Maud Nordwald Pollock

Vom Herzen
durch die Hände

Zum Umschlagbild

Elizabeth Sundance hat auf dem Umschlagbild unsere Vision von bedingungsloser Liebe farblich umgesetzt. Das Rosarot am äußeren Rand soll die reine Zuneigung zu sich selbst und anderen. Je reiner diese Liebe wird, desto blasser wird ihre rosarote Farbe, bis sie eine so hohe Frequenz erreicht, dass das Rosa in ein reines Weiß übergeht. Es ist Ausdruck der völligen Bedingungslosigkeit, der Liebe, die alles und alle einbezieht.

Maud Nordwald Pollock

Vom Herzen durch die Hände

Bedingungslose Liebe und
Therapeutic Touch

Eine neue Methode des Heilens

Aus dem Amerikanischen
von Thomas Niehaus

Lüchow

Copyright © 2004 der deutschsprachigen Ausgabe
Lüchow Verlag, Stuttgart
Der Lüchow Verlag ist ein Unternehmen
der Verlagsgruppe Dornier
Copyright © 1990 Maud Nordwald Pollock
Alle Rechte vorbehalten
Überarbeitete Neuausgabe des 1994 beim Bauer Verlag
erschienenen gleichnamigen Titels
Umschlaggestaltung: Nies-Lamott Design, Sternenfels
Umschlagmotiv: Elizabeth Sundance
Farbtafeln und Illustrationen: Elizabeth Sundance
Satz: de·te·pe, Aalen
Druck und Bindung: Ebner & Spiegel, Ulm
Printed in Germany

ISBN 3-363-03042-8

www.luechow-verlag.de

Inhalt

Zu den Abbildungen

Zusammen mit der Künstlerin Elizabeth Sundance beschloß ich, in dieses Buch Abbildungen der sieben Lichtkörper aufzunehmen, die sie in einem idealisierten und höchstentwickelten Zustand, in harmonischer und klarer Form zeigen. Wir wollen damit allen Lesern und Leserinnen eine visuelle Vorstellung der Lichtkörper vermitteln, die zur Identifikation einlädt. Die Illustrationen können auch als Meditationsbilder dienen. Folgen Sie Ihrem inneren Impuls, wenn Sie einen speziellen Lichtkörper auswählen, auf den Sie sich besonders konzentrieren wollen.

Wir diskutierten lange, wie wir die Lichtkörper des Menschen, diese hochkomplizierten und noch wenig verstandenen Aspekte unseres Wesens, am besten darstellen sollten, und entschieden uns schließlich für Pastellfarben, weil sie am natürlichsten sind und obendrein mit den Fingerspitzen aufgetragen werden können. Sie gehen weich ineinander über und verlieren nichts von ihrem Glanz; nur das Ausfuhren von Details ist mit ihnen nicht so gut möglich, wie es nötig wäre, um einen Äther- oder Mentalkörper in seiner ganzen Komplexität oder ein Kobalt-Ei in seiner ganzen Feinheit wiederzugeben. Die Illustrationen sind gewissermaßen impressionistische Eindrücke, die, so gut es geht, widerspiegeln, was wir derzeit über feinstoffliche Körper wissen.

Zum besseren Verständnis der spirituellen Anatomie haben wir die Lichtkörper so abgebildet, dass der Betrachter die Außenfläche von vorne sieht. Elizabeth Sundance macht mit ihrer künstlerischen Arbeit Form und Umfang der Lichtkörper sichtbar. In der Mitte finden wir unsere leibliche Form angedeutet, und zwar in idealisierter androgyner Gestalt, fest auf dem Boden stehend, mit leicht geöffneten Beinen, die Arme seitwärts herabhängend, mit nach außen gekehrten Handflächen. Eigentlich dient die Figur nur dazu, das Verhältnis zwischen der Größe des physischen Körpers und der des ihn umgebenden Lichtkörpers anschaulich

zu machen. Jeder Lichtkörper ist ein in sich strukturierter Körper aus Lichtschwingungen; in ihm drücken sich die Eigenschaften und Attribute der zugehörigen geistigen Ebene aus, so wie der physische Körper Ausdruck der physischen Welt ist. Da die Lichtkörper mit zunehmender Frequenz immer größer werden, mussten wir ab dem Kobalt-Ei die Figur kleiner werden lassen; im Kausalkörper ist sie schon winzig und auf der Stufe des buddhischen Körpers gar nicht mehr zu sehen.

Der *Ätherkörper* wird hier als eine lichte Struktur dargestellt; sie besteht aus Lichtfäden mit blauer Prana-Energie. Der Ätherkörper ist etwas größer als der physische, wie an der hellblauen Linie zu erkennen ist, und in etwa wie dieser geformt, so dass er ihn mitträgt. Die dunkelblauen Linien zeigen den Verlauf einiger Meridiane an. Die Chakras, die hier bis an den äußeren Rand des Ätherkörpers reichen, sind auf dieser Stufe noch relativ klein. Die Nebenchakras an den Hand- und Fußgelenken sowie in der Innenseite der Hände sind als weiße Punkte eingezeichnet; das Milz-Chakra hat hier eine bläuliche Farbe.

Vorwort

Uns selbst und andere bedingungslos zu lieben ist eine Erfahrung, die wir nur machen können, wenn wir uns auf uns selbst besinnen und das Gefühlswirrwarr auflösen, das uns beherrscht und irreleitet. Liebe hat mit emotionaler Leidenschaft nichts zu tun. Liebe ist eine Schwingung, die sich im Mitgefühl ausdrückt und ganz und gar urteilslos ist. Bedingungslos zu lieben heißt auch, dass wir in unserer Entwicklung über die starren Regeln und Gesetze der alten Denksysteme hinaus zu einem neuen Bewusstsein gelangen, zu einer spirituellen Wissenschaft, die auf Vertrauen und innerem Wissen aufbaut.

Bedingungslos lieben können wir aber erst, wenn wir wissen, was es heißt, uns selbst zu lieben. Die Liebe zu uns selbst ist die Grundlage, die wir aufbauen müssen, damit wir bedingungslose Liebe ausstrahlen können. Wenn wir dies verstanden haben, sehen wir in aller Klarheit, was wir in unserem Leben kreieren, wofür wir verantwortlich sind und wofür nicht.

Wenn wir andere heilen wollen, indem wir ihren Selbstheilungsprozess bewusst beeinflussen, so übernehmen wir Verantwortung. Bei der Anwendung der in diesem Buch vorgestellten Heilmethode berühren wir den Patienten nicht im herkömmlichen Sinn – auch wenn eine Heilmassage durchaus einbezogen werden kann –, sondern wir wirken auf energetische Weise, so wie es die Heilkundigen zu allen Zeiten gemacht haben, nämlich durch das Auflegen der Hände. Dabei kann Liebe ungehindert durch uns hindurch in den anderen Menschen hineinfließen und seine Heilung fördern. Wenn wir dies auf verständnisvolle, einfühlsame Weise tun und wirklich die Absicht haben zu heilen, sind wir auch imstande, die positivste aller Energien, Liebe, weiterzuleiten. Inzwischen ist diese Methode des Heilens durch liebevolle Berührung zu einem Begriff geworden: Therapeutic Touch (TT).

Wenn wir die TT-Methode anwenden, arbeiten wir mit Schwingungsfeldern, die den menschlichen Körper durchdringen und ihn umgeben. Diese Energiefelder sind uns unter dem Begriff »Aura« allgemein bekannt. Die Aura eines Menschen hat viele Schichten, die ich als Lichtkörper bezeichne. Genauso wie die Menschen auf diesem Planeten in verschiedenen Ländern leben, mit unterschiedlichen Sprachen, Gebräuchen und Sitten, existieren auch die Lichtkörper in verschiedenen Räumen oder Ebenen mit unterschiedlichen Schwingungen. Da jede Ebene eine andere Aufgabe hat, zeigen folglich auch die Lichtkörper jeweils eine andere Qualität. Wie unser grobstofflicher Körper besitzen zudem unsere Lichtkörper so etwas wie Organe: die Chakras. Diese Energiezentren haben, unseren Organen entsprechend, eine bestimmte Funktion, und wie unser Leib kann auch jeder Lichtkörper erkranken. Mit dem Wissen, das meine Synthese des Heilens vermittelt, sind wir in der Lage, die Ursachen der Erkrankung dieser Lichtkörper zu verstehen. Wir lernen, wie eine solche Erkrankung den physischen Körper in Mitleidenschaft zieht und was wir tun können, um uns selbst und andere wieder in Harmonie zu bringen.

Die Arbeit an den Lichtkörpern anderer bedarf ganz besonderer Behutsamkeit. Zwar ist es möglich, sich der Beeinflussung eines Lichtkörpers zu widersetzen. Dringt die behandelnde Person bewusst in das Schwingungsfeld eines Patienten vor, darf dies jedoch nur mit dem allergrößten Respekt geschehen. Es muss absolut klar sein, warum die behandelnde Person oder, besser gesagt, ihr Ego die Absicht hat, einen anderen Menschen auf dieser Ebene zu verändern. Wenn wir die Entwicklung eines anderen Menschen beeinflussen wollen, dürfen wir in keiner Weise voreingenommen sein. Nur wenn wir wirklich frei von Erwartungen und Urteilen sind, können sich echtes Mitgefühl und damit bedingungslose Liebe entfalten.

Dadurch, dass jeder von uns sich selbst liebt und für sich selbst Sorge trägt, erlangen wir letztlich unsere eigene Heilung. Natürlich tragen auch unsere persönlichen Wandlungsprozesse dazu bei. Menschen, die uns mit ihren heilenden Fähigkeiten unterstützen, sind nur ein Medium, um etwas in Gang zu setzen. Sie können den Heilungsprozess unterstützen, weil sie nicht mit ihrem Ego verstrickt und deshalb zu bedingungsloser Liebe imstande sind. Wenn wir selbst heilen wollen, müssen wir also das intuitive Wissen der zu heilenden Person würdigen, indem wir nicht mit aller Macht darauf aus sind, lediglich die Symptome zu kurieren. Wir sollten es uns zum Leitsatz machen, dass das geschehen soll, was für den Patienten das Beste ist. In diesem Zusammenhang ist eine Methode hilfreich, die es uns ermöglicht, unsere Gefühle zu klären.

Das Lösen von Gefühlen (Feeling Dissolve) ist der Schlüssel, um bedingungslose Liebe wirklich zu leben. Wie mit ihrer Hilfe unsere Selbstheilungskräfte geweckt werden, sollen die folgenden Kapitel zeigen. Wenn wir unsere verwirrenden Gefühle bewusst loslassen, wirkt sich das auf alle Lichtkörper aus, die auch mit der TT-Methode behandelt werden. Statt unsere Hände einzusetzen, um durch heilende Berührung innere Blockierungen zu beseitigen, lassen wir in diesem Fall unsere Gefühle los.

Vor Jahren, während meiner Seminartätigkeit als TT-Lehrerin, spürte ich, dass es eigentlich viel mehr bedurfte, als lediglich die TT-Methode zu erlernen. Um die Liebe zu uns selbst und zu unseren Mitmenschen wirklich einfließen zu lassen, sollten wir versuchen, gerade im Alltag bedingungslose Liebe zu praktizieren. Die TT-Methode zeigt ganz konkret, welchen Einfluss wir auf andere durch das Übertragen von Energie haben, und zwar nicht nur, wenn dies durch unsere Hände geschieht. Wir rufen Fähigkeiten wach, die in jedem von uns stecken, denn wir alle sind fähig, Licht und Liebe auszustrahlen. Wir brauchen sie nur durch uns wie durch einen Kanal hindurchströmen zu lassen. Therapeutic Touch ist deshalb nicht nur eine Heilmethode, sondern kann auch dazu dienen, alle unsere Lebensbereiche positiv zu beeinflussen. Dasselbe gilt auch für die von mir entwickelte Methode des Lösens von Gefühlen. Beide bewirken, dass wir unserer selbst bewusst werden, und diese Stufe des Bewusstseins ist entscheidend, damit unser Geist zur Ruhe kommt und wir glücklich sind. In diesem Zustand ist unser Denken klar, und unsere Gefühle fließen frei und unbefangen.

Wie lassen sich spirituelle Psychologie und Therapeutic Touch mit den anderen derzeitigen Methoden verbinden? Für mich sind alle Teil des Ganzen: Jede Methode hat ihren Platz, und jeder von uns wird sich zu derjenigen hingezogen fühlen, die für ihn die richtige ist. Therapeutic Touch ist wie das Handauflegen oder Reiki eine Heilmethode, bei der wir mit unseren Händen Energie übertragen.

Bei der spirituellen Psychologie, zu der meine psychotherapeutische Methode des Lösens von Gefühlen gehört, tun wir jedoch unabhängig von einem Heiler etwas für uns selbst. Sie wirkt auf dieselben feinstofflichen Körper wie die TT-Methode, wobei der Grad des Selbstheilungsprozesses immer Sache jedes einzelnen ist.

Die TT-Methode hat mein Leben wie kaum etwas anderes verändert. Als ich 1984 die ersten Seminare gab, konzentrierte ich mich darauf, sie in erster Linie Menschen näherzubringen, die im Gesundheitswesen tätig waren: Ärzte, Krankenschwestern, Physiotherapeuten, Zahnärzte und so weiter. Im Lauf der Zeit wurde ich gewahr, dass diese Methode generell dazu dienen kann, anderen Menschen zu helfen, sich mit all ihren potentiellen Fähigkeiten anzunehmen. Ich sah ein, dass der Mangel an Liebe zu sich selbst das größte Problem für fast jeden von uns darstellte. Während meiner weiteren Entwicklung lernte ich, neue Techniken einzugliedern, darunter auch meine spezielle Methode des Lösens von Gefühlen. Meine Seminare haben insofern etwas Transformierendes, als alle, die daran teilnehmen, lernen, wie wir als Lichtwesen funktionieren und wie wichtig es ist, uns selbst ohne Wenn und Aber zu lieben. Nur so sind wir fähig, andere zu lieben. Aus dieser Liebe zu sich selbst und dem Wissen darum erwächst die Kraft, in jeder Beziehung auch für andere da zu sein und ihren Heilungsprozess zu unterstützen.

Mit meinem Buch stelle ich das Arbeitsmaterial genauso vor, wie ich es in meinen Seminaren verwende. Um von diesem Buch soviel wie möglich zu haben, sollten Sie beim Lesen die Reihenfolge der Kapitel einhalten und sich damit durch die Visualisierungsübungen führen lassen, wie ich sie hier vorgebe. Jedes der geistigen Bilder entspricht einer Entwicklungsstufe, von der aus das vorangegangene und nachfolgende Material leichter zu verstehen und einzuordnen ist.

1. Unser Bild von der Wirklichkeit

Bei der TT-Methode dienen unsere Hände als Heilinstrumente. Nur wenn wir sie bewusst einsetzen, können wir herausfinden, wie das Energiefeld des Lichtkörpers beschaffen ist. Diese Energiefelder, die den physischen Körper durchdringen und umhüllen, besitzt jedes menschliche Wesen. Wenn wir mit unseren Händen die Schwingungen wahrnehmen, können wir feststellen, ob sie vom Normalzustand abweichen, und sie gegebenenfalls verändern. Die uralte Kunst des Handauflegens ist zu einer modernen Methode entwickelt worden, die intuitiv und einfühlend vorgeht.

Bei der Methode des Lösens von Gefühlen werden wir uns unserer selbst als Wesen, die Schwingungen aussenden, bewusst. Zudem sollten wir unser reaktives Verhalten verstehen, das durch Denkmuster geprägt wird, die wiederum eine blockierende Energie auslösen. Diese blockierten Schwingungen gilt es gezielt zu lösen.

Um zu verstehen, wie die Energien in uns gelenkt und gesteuert werden, welche Bedeutung das Auflegen der Hände hat und wie Blockaden im Gefühlsbereich durch das Lösen von Gefühlen beseitigt werden, ist ein gewisses Grundlagenwissen erforderlich. Dazu gehört, dass wir bereit sind, neue Konzepte anzunehmen, auch wenn sie unserer augenblicklichen Denkweise fremd sein mögen. Wir müssen verstehen, worauf wir das gründen, was wir für »wirklich« halten.

Was bedeutet Wirklichkeit?

Was wir für Realität halten, basiert darauf, was wir von unseren Eltern beigebracht bekommen haben, kombiniert mit unseren eigenen inneren und äußeren Erfahrungen sowie den Moralvorschriften und Traditionen der Gesellschaft, in der wir leben.

Die Ebenen der Realität, die für »Wahrheiten« gehalten werden, sind eigentlich subjektive Eindrücke, eingefärbt durch begrenzte Vorstellungen der uns aufgezwungenen gesellschaftlichen Sichtweisen. Jean Houston spricht von »kulturellen Linsen« und erwähnt einen Stamm in der Kalahari, dessen Angehörige glauben, dass ungefähr zweihundertfünfzig Meter außerhalb ihres Territoriums die Welt zu Ende sei. Den Berichten von Anthropologen zufolge nehmen sie nur eine riesige Leere wahr, wenn sie an den »Rand der Welt« kommen. Als man sie bewegen wollte, die Grenzlinie wenigstens versuchsweise zu überschreiten, glaubten sie, sterben zu müssen. Versuchte man, ihnen diesen Schritt selbst vorzuführen, konnten sie die betreffende Person nicht mehr erkennen. Sie fielen dann in tiefe Trauer, weil sie glaubten, der andere wäre tot. Diese Eingeborenen lebten so sehr in ihrer Realität, dass sie durch nichts zu überzeugen waren. Mehr oder weniger sind wir alle in einem ähnlichen Glaubenssystem verhaftet. Um eine neue Idee oder Wirklichkeit anzunehmen, müssen wir die Welt mit anderen Augen sehen, und dazu haben wir unsere Denkmuster beziehungsweise Paradigmen zu verändern.

Paradigma

Das Wort »Paradigma« stammt aus dem Griechischen und bedeutet soviel wie »Muster«. In der Wissenschaftssprache ist ein Paradigma das Kernstück einer wissenschaftlichen Formel oder Aussage. Sobald ein Paradigma als Regelwerk oder als Theorie akzeptiert ist, wird es kaum noch hinterfragt; es entwickelt sich zum Dogma. Nun verewigen sich wissenschaftliche Paradigmen, die zum Dogma werden, gewöhnlich von selbst, und Wissenschaftler neigen dann dazu, Phänomene zu negieren, die nicht mit ihrem augenblicklichen Modell der Realität übereinstimmen. Diese dogmatische Verfestigung macht sich daraufhin in allen Lebensbereichen breit. Es gibt alle möglichen Dogmen: persönliche, moralische, politische und religiöse.

Die meisten von uns sind in ihrem Denken von der traditionellen abendländischen Wissenschaft und Medizin beeinflusst. Ihre Dogmen haben uns in unserer Wahrnehmung eingeschränkt. Derartige Scheuklappen beeinträchtigen jedoch jede Entwicklung. Die Angst vor dem Neuen oder die Überzeugung, dass die etablierte Weltanschauung die einzig wahre sei, hat zeitweise ein Vorankommen des menschlichen Bewusstseins behindert. Wer eine neue Idee propagierte, wurde zuweilen sehr hart bestraft – wie Marco Polo, Kopernikus oder Galileo oder wie die heilkundigen Frauen im Mittelalter, die als Hexen verbrannt wurden.

Ein Paradigmenwandel ist eine Änderung in der Weltanschauung, meistens durch irgendein Phänomen erzwungen, das bis dahin nicht akzeptiert wurde, aber mit einem Mal so offenkundig ist, dass seine Existenz nicht mehr länger geleugnet werden kann. Es gibt Statistiken, wonach 75 Prozent der Bevölkerung von einer neuen Idee gehört haben müssen, damit etwa 25 Prozent bereit sind, sie in die bestehenden Konzepte einzureihen. Wie dieser Akzeptanz- und Integrationsprozess verläuft, hängt in der Regel davon ab, welcher Stellenwert der neuen Idee beigemessen wird.

Gesellschaftsordnungen, religiöse Anschauungen, wissenschaftliche Erklärungen, Moralauffassungen – das alles sind Paradigmen, die unsere Sicht der Wirklichkeit beeinflussen. Peter Russell hat den Begriff »Meta-Paradigma« geprägt, um damit ein weiteres und für uns ganz wesentliches Glaubenssystem zu beschreiben, nämlich was wir in Wahrheit von uns selbst halten und wie dadurch unser Leben geprägt wird.[1]*

Das persönliche Meta-Paradigma

Dieses besondere Paradigma entsteht in jedem Menschen durch eine tiefgreifende Programmierung seiner Schwingungen. Man kann auch sagen, dass die emotionale Konditionierung durch Kodierung von Schwingungen zustande kommt, was meines Erachtens nach bereits vor der Empfängnis

geschieht. Wir werden durch sie ähnlich programmiert wie durch den uns vererbten genetischen Kode der DNS, der unsere physische Form vorgibt und uns physisch konditioniert, beispielsweise mit einer Neigung zu bestimmten Krankheiten, die in der Familie typisch sind.

Unsere Programmierung beginnt in jedem Leben mit der Einstellung unserer Eltern im Moment der sexuellen Vereinigung, der Zeugung und Empfängnis. Sie hängt davon ab, wie unsere Eltern zu diesem sexuellen Akt eingestellt sind, was Sexualität für sie bedeutet und welche tief sitzenden Ängste sie in dieser Beziehung haben.

Liebte unser Vater in diesem Augenblick unsere Mutter von ganzem Herzen oder nur aus Begierde einzig mit dem Geschlechtsorgan? Hatte er irgendwann Angst, sein Sperma zu geben, die tief sitzende Angst vor der Verantwortung als Vater? Was waren seine Gefühle, als er sich der Liebe ganz öffnete, sich ihr hingab, als er sein Ego losließ? All diese persönlichen Einstellungen sind bereits im Sperma als Kode enthalten. Solche tiefen, unbewussten Erinnerungen bringt die Primärtherapie durch ein methodisches Zurückkehren in die ganz frühen Phasen eines Menschen an die Oberfläche.

Die Frage, ob das Gefühl aus dem Herzen kam oder ob es nur die schiere Begierde des Geschlechtsorgans war, trifft natürlich auch auf unsere Mutter zu. Entscheidend ist, wie sie gefühlsmäßig im Unterbewussten zu unserem Vater stand, ja überhaupt zu der Möglichkeit, schwanger zu werden, und was sie in dem Moment fühlte, als sie zum ersten Mal entdeckte, dass sie schwanger war.

Wie reagierte unser Vater auf die Schwangerschaft unserer Mutter, als sie ihn einweihte? War Angst die Reaktion, dann bekamen wir als Embryo diese Schwingung wie mit der Injektionsnadel energetisch in unser emotionales Selbst einverleibt. Es hätte auch passieren können, dass unsere Mutter eine Angstreaktion unseres Vaters so aufnahm, als wäre sie persönlich zurückgewiesen worden. Auch das würden wir als Embryo erfahren und praktisch einkodiert bekommen.

---

* Die hochstehenden Ziffern beziehen sich auf die Anmerkungen, die am Schluss des Buches ab Seite 246 kapitelweise zusammengefasst sind.

Schwangerschaft

Wie unsere Mutter zu ihrer Schwangerschaft insgesamt stand, spielte auch eine Rolle. War unsere Mutter, um mit Thomas Verny, einem Spezialisten der pränatalen Psychologie,[2] zu sprechen, eine »ideale« Mutter, die den bewussten und unbewussten Wunsch hatte, das Kind zu bekommen, oder war sie eine »kühle« Mutter, die das Kind nicht bewusst, sondern unbewusst wollte, oder eine »ambivalente« Mutter, die aus persönlicher Überzeugung oder wegen des Drucks der Familie dachte, sich ein Kind zu wünschen, während sie es unterbewusst gar nicht haben wollte, oder war sie eine »katastrophale« Mutter, die sich das Kind weder bewusst noch unbewusst wünschte? Solche Einstellungen bringen mit ihren Schwingungen Kodierungen mit sich, die in die Schwingungen unseres Lichtkörpers eingehen.

Welche Erfahrungen machte unsere Mutter während der Schwangerschaft und Geburt? Forschungen haben ergeben, dass äußere Störungen im Umfeld der Schwangeren das emotionale Gleichgewicht des ungeborenen Kindes nicht schädigen, bei länger anhaltenden persönlichen Stresssituationen jedoch häufig Schäden eintreten.

Wie war unsere Mutter während der Schwangerschaft zu ihrem Körper eingestellt? Pflegte sie ihn, oder rauchte und trank sie, oder nahm sie Tabletten und Drogen? Empfanden wir als Embryo das energetische Umfeld als vergiftend und unangenehm? Wie war ihr Verhältnis zu uns in dieser Phase? Man weiß, dass eine starke Mutter-Embryo-Bindung für das Ungeborene ein wirkungsvoller Schutz gegen traumatische Schockeinwirkungen sein kann.

Welche Bindungen hatte unser Vater während der ersten neun Monate zu uns? Wie empfanden wir den energetischen Austausch? Kaputte Ehen oder Beziehungen sind bekanntlich die größte Ursache für körperliche oder emotionale Schäden im embryonalen Stadium. Bei Frauen, die in einem schlechten Eheklima leben, mit anderen Worten, die ein traumatisches Schwingungsumfeld haben, ist die Wahrscheinlichkeit, ein körperlich oder geistig geschädigtes Kind auf die Welt zu bringen, schätzungsweise 237 Prozent höher. In der embryonalen Phase finden die ersten Erfahrungen mit der Welt statt. Ihr Verlauf hat unweigerlich Einfluss auf unsere charakterlichen und persönlichen Veranlagungen, was sich im späteren Leben individuell verschieden auf das Befinden auswirken wird.

In ihrem Buch *Ich kann sprechen* beschreiben Mirabelle und Rene Coudris, wie ihr Kind Manuel-David als Embryo seine Erfahrungen telepathisch an die Mutter während ihrer Meditationen übermittelt.[3] Es lässt sie genau wissen, wie extrem empfindlich sein junges Leben ist und wie es die Ereignisse im Leben seiner Eltern mitbekommt, wie es von ihren Emotionen und Stimmungsumschwüngen betroffen wird und wie es diese Schwingungen von anderen unterscheiden kann. Es spürt genau, welche Schwingungen von seiner Mutter kommen und welche beispielsweise von den elektromagnetischen Druckwellen eines Gewitters stammen. Es beschreibt, wie es die Anwesenheit des Vaters energetisch registriert.

Mütter wie Väter können das Feld des Embryos wahrnehmen, wenn sie dafür ein Gespür bekommen. In dieser Hinsicht vermag eine TT-Anwendung ganz besonders hilfreich zu sein.

Geburt

Wie verlief unsere Geburt? War sie leicht und problemlos oder traumatisch, langwierig und schmerzreich für unsere Mutter? Bei einer schmerzhaften Geburt kann in dem Baby, das gerade zur Welt kommt, Angst entstehen, was möglicherweise energetisch sowohl eine chemische als auch eine emotionale Kodierung zur Folge haben wird, die sich in den Zellen und Feldstrukturen fest verankert und die emotionalen Muster künftig prägt.

Ein weiterer wichtiger Faktor, der die Geburt beeinflusst, ist die Einstellung der Frau im Moment der Geburt. Während der Wehen nimmt das Kind die Gefühle seiner Mutter ganz genau wahr. Die Erinnerungen daran können Jahrzehnte später bei einer Behandlung oder auch ganz spontan auftauchen, nachdem sie bis dahin die Lebensanschauung der Person gefärbt oder gar verzerrt haben. Frauen mit vielen Sorgen neigen häufiger zu schwierigen Geburten. Welche Medikamente und wie viel davon eine Frau während der Schwangerschaft und Entbindung eingenommen hat, wirkt sich auf das Kind chemisch aus, möglicherweise sogar mit jahrelangen Nebenwirkungen auf die Gehirnfunktionen. Kaiserschnitte können Einbußen bei der Sinneswahrnehmung zur Folge haben oder im späteren Leben sexuelle Probleme mit sich bringen, weil die Erfahrung der sinnlichen Körper- und Hautmassage während der Geburt ausbleibt, was für die Entwicklung der individuellen Sexualität eine wichtige Rolle spielt. Ashley Montagu befasst sich damit ausführlich in seinem Buch *Körperkontakt*.[4]

Ein weiterer Aspekt während der Geburt ist, dass ein gewisser Urärger über den durch die Geburt verursachten körperlichen Schmerz im Unterbewussten zurückbleiben kann. Dieses Gefühl wird sich eventuell noch verstärken, wenn zum körperlichen Schmerz die Erfahrung des emotionalen Schmerzes hinzukommt, nicht geliebt zu werden. Diese Schwingungen werden möglicherweise im späteren Leben bestimmte Glaubensmuster und innere Einstellungen erzeugen. Körperliche Schmerzen können in tiefe Freude umgewandelt werden, wenn die Frau im Verlauf der Geburt sinnliche oder orgastische Erfahrungen machen kann. Auch diese Schwingungen gehen auf das zur Welt kommende Baby über. Es nimmt sie in sein Gedächtnis auf und wird später im Erwachsenenalter entsprechende sexuelle Ausdrucksformen suchen.

Natürlich spielen auch die Ereignisse unmittelbar nach der Geburt eine Rolle, also vom Moment unseres Eintritts in das Schwerkraftfeld der Erde bis zum Moment, in dem unsere Nabelschnur durchschnitten wird. Es kommt darauf an, wie die Abtrennung erfolgt und wie die Umgebung ist, in der wir zur Welt kommen. Für sich genommen erscheinen diese Ereignisse vielleicht unbedeutend, in ihrer Gesamtheit wirken sie sich jedoch darauf aus, wie wir uns selbst sehen, welches Selbstwertgefühl wir besitzen und inwieweit wir uns selbst lieben.

Unser Selbstbild

Wie wir uns selbst in Bezug zu allem anderen, was existiert, sehen, kennzeichnet unser so genanntes Selbstbild. Im allgemeinen sehen wir uns von anderen getrennt. Wir sind vermeintlich anders als die anderen, nach dem Motto: »Ich stecke in meinem Körper, alle anderen sind außerhalb von mir.« Dieses Selbstbild liegt unseren Meta-Paradigmen zugrunde. Es ist ein durch Schwingungen kodiertes persönliches Informationssystem, das unser Wesen durchdringt und unsere Einstellungen, Meinungen und Urteile beeinflusst. Wir leben mit den Paradigmen der Systeme, und dazu gehören moralische, religiöse, wissenschaftliche, gesellschaftliche, politische, wirtschaftliche und kulturelle Auffassungen, die zusammen wiederum die Paradigmen bedingen. Auf diese Weise schaffen sie für uns ein riesiges System von Illusionen. Für die meisten von uns ist es fast unmöglich zu erkennen, welch enorme Wirkungen diese Modelle auf unser Denken und Erleben haben. Die Kodierung, die durch Schwingungen in unseren Lichtkörper eingedrungen ist, blockiert unsere Fähigkeit, klar und objektiv zu denken.

Der Psychologe Peter Russell meint, dass neben diesem Bild, wonach wir uns durch unsere Haut begrenzt und von den anderen getrennt sehen, noch ein anderes denkbar ist. Er spricht von einem Bild eines universellen Selbst, das sich mit der gesamten Schöpfung eins fühlt. Auch wenn dies eher im Sinne einer Lebenseinstellung gemeint ist, so drücken seine Gedanken dennoch aus, dass alle Menschen ihrem Wesen nach miteinander energetisch verbunden sind und sich und die ganze Natur sowie den Kosmos durch Schwingungen beeinflussen.

Wenn wir verstehen, wie wir bis in unser tiefstes Innerstes in unserer Einstellung zur Realität und in unserer Sicht der Dinge konditioniert werden, sind wir imstande, die Wirklichkeit neu wahrzunehmen und neue Wege zu gehen. Wenn wir uns anderen Möglichkeiten öffnen, sind wir fähig, über unseren augenblicklichen Horizont hinauszusehen und persönlich zu entscheiden, wie unsere Realität unserem Wunsch nach sein soll. Realität auch in der Form zu verstehen und anzuerkennen, dass wir von Schwingungen beeinflusst werden, wäre der Beginn eines Paradigmenwandels, der uns in vielerlei Hinsicht offen macht, so dass wir Methoden wie das Lösen von Gefühlen und Therapeutic Touch bewusst einzusetzen verstehen.

2. Was sind Schwingungen?

Schwingungen manifestieren sich als Schall, Farbe, Licht und Form. Um die Prinzipien von Schwingungen zu verstehen und zu wissen, wie diese bei den energetischen Prozessen des Handauflegens im Sinne von Therapeutic Touch sowie im Sinne meiner Methode des Lösens von Gefühlen angewandt werden, sind einige theoretische Kenntnisse der Quantenphysik und verwandter Gebiete hilfreich. Sie bilden zum Teil auch die philosophische Grundlage der spirituellen Wissenschaft.

Was ist Form?

Wenn wir von Form sprechen, meinen wir alles, was innerhalb dessen existiert, was wir als Zeit und Raum bezeichnen und mit unseren fünf Sinnen erfassen können: von Planeten und Sternen bis zu Steinen, Pflanzen, Tieren, Gewässern, Gasen und Objekten, die vom Menschen stammen – kurzum alles, was Substanz hat und Teil der Realität in unserem Bewusstsein ist, also alles, was wir sehen, hören, riechen, schmecken oder berühren können.

Feste Formen sind die dichtesten Erscheinungen von Schwingungen: Sie bestehen aus vielen Atomen, die in einem bestimmten Raum eng zusammengepackt sind und mit enormer Geschwindigkeit im selben Rhythmus hin und her schwingen. In Flüssigkeiten sind Atome weniger komprimiert angeordnet, in Gasen noch weniger.

Sauerstoff ist ein gutes Beispiel, um das Phänomen der Umwandlung der Schwingungsgeschwindigkeit einer Substanz zu verstehen. Sauerstoff, ein Gas, verflüssigt sich ab dem Gefrierpunkt, während Wasser zu Eis wird. Diese Umwandlung tritt ein, weil durch das Gefrieren die Frequenzen der atomaren Schwingung langsamer und die Zwischenräume kleiner werden, so dass die Atome enger aneinanderrücken. Langsamere und dichtere Atomkonzentrationen lassen feste Formen entstehen. So zusammengekettete Atome, die allesamt in Schwingung sind, bilden im Kern ein Schwingungsfeld.

Was ist ein Schwingungsfeld?

Es ist wissenschaftlich bewiesen, dass Atome nicht die Grundlage der Materie bilden. Atome bestehen selbst aus noch kleineren Teilchen. Zu den Hunderten von Elementarteilchen, die man heute kennt, gehören unter anderem die Elektronen, Neutronen und Protonen.

Ein Elektron ist ein Substanzteilchen mit einer winzigen negativen elektrischen Ladung und einem ganz besonderen Merkmal, das der Physiker Niels Bohr definierte. In der Quantenphysik spricht man seither vom Komplementaritätsprinzip, das heißt, innerhalb desselben Gebildes der Mikrophysik existieren unterschiedliche oder gegensätzliche Eigenschaften: Statt wie Billardbälle nach einem vorhersagbaren Muster zusammenzustoßen, transformieren Elektronen und zeigen ihre komplementäre Eigenschaft, indem sie sowohl als Teilchen als auch als Welle in Erscheinung treten.

Was ist ein Teilchen?
Was ist eine Welle?

In seinem Buch *Der Quantensprung ist keine Hexerei* erklärt Fred Alan Wolf, wie sich ein Teilchen von einer Welle durch eine ganz besondere Eigenschaft unterscheidet: Seine Position ist festgelegt, und weil es zu einer bestimmten Zeit nur an einem bestimmten Ort im Raum sein kann, ist es immer zu lokalisieren.[1] Wellen sind dagegen Bewegung. Man könnte von einer Welle als etwas Subatomarem sprechen, das dermaßen schnell pulsiert, dass es die Teile des Raums, die die Menschen voneinander trennen, nicht mehr zu geben scheint. Wellen sind also wie pulsierende Schwingungen, die sich zu einem Ganzen vereinen. Eine Welle wird folglich zu einem Teilchen, sobald das Pulsieren für einen Moment zum Stillstand kommt.

Diese vibrierende subatomare Substanz, die sich im ganzen Weltraum ausbreitet, scheint an vielen Orten gleichzeitig zu sein. Man spricht hier von tendenzieller Existenz oder, in der Terminologie der Physik und Mathematik, von Wahrscheinlichkeitswellen. Wenn wir sagen, dass diese Wellen tendenziell existieren, heißt das, dass sie möglich sind. Sie treten aber erst in dem Moment hervor, wenn sich der Experimentator darauf konzentriert und eine Beziehung zu ihnen aufbaut, indem er ihr Verhalten untersucht. Nur die auf die Welle gerichtete Aufmerksamkeit macht diese wahrscheinlich, nicht die Tatsache, dass sie existieren könnte.

Das wissenschaftliche Modell des Universums, wie es die Quantenphysik vorgibt, unterscheidet sich stark von dem der klassischen Physik.[2] Wahrscheinlichkeitswellen sind keine Wahrscheinlichkeiten von tatsächlichen Dingen, das heißt Teilchen, sondern die Wahrscheinlichkeiten jenes interaktiven Moments der Beobachtung und Untersuchung. Die Konzentration auf etwas, was potentiell da ist, bewirkt, dass es tatsächlich eintritt oder erscheint. Wie wir später sehen werden, ist dies ein sehr wichtiger Aspekt, wenn es darum geht, Kreativität und kreative Vorstellungskraft einzusetzen.

Die Wissenschaft bezeichnet das Verhalten eines Elektrons, woran das Phänomen seiner Wahrscheinlichkeit zu erkennen ist, als Unschärferelation, deren Entdeckung auf Werner Heisenberg zurückgeht. Um die Bewegung eines Elektrons verfolgen zu können, muss es mit Hilfe einer sehr niedrigen Wellenlänge des Lichts, unter einem sogenannten Photonenstrahl, eingefangen werden. (Unter Photonen versteht man eine Lichtwelle, die die Eigenschaft hat, erst bei längerer Beobachtung in Erscheinung zu treten.) Im gefrorenen Zustand werden Photonen zu Lichtkörnchen beziehungsweise Lichtquanten. Die niedrige Photonenwelle hat eine erhebliche Kraft, die am größten ist, wenn es sich um eine ganz konzentrierte Welle handelt. Um ein Elektron beobachten zu können, muss das Photon es mit großer Geschwindigkeit treffen. Es genügt, das Elektron untersuchen zu wollen, um seine Bewegung zu beeinflussen. Ein Elektron mit Licht einzufangen oder es unter einem Mikroskop zu sehen bedeutet aber nicht, dass man seine Bewegung erkennt. Seine Position ist hingegen durchaus festlegbar. Wie es sich bewegt – wie schnell und in welche Richtung –, ist im Augenblick des Aufpralls der Photonen jedoch nicht zu erkennen.

Will man den Weg eines Elektrons untersuchen, braucht man andere Photonen, das heißt Licht mit einer größeren Wellenlänge, was aber bedeutet, dass die genaue Position des Elektrons verloren geht. Das langsamere Licht kann den Weg des Elektrons sichtbar machen, nicht aber das Elektron selbst. Heisenberg war der Ansicht, dass auch der Weg nur existiert, wenn man nach ihm Ausschau hält.

Um diese Eigenschaften einer solchen Welle oder eines solchen Teilchens besser zu verstehen, stelle man sich zum Beispiel die Propeller eines Flugzeugmotors vor, die mit so großer Geschwindigkeit rotieren, dass man die einzelnen Propellerblätter gar nicht erkennen kann, sondern nur ein schattenhaftes Wellenmuster, das durch die schnelle Drehung entsteht. Zielte ein Laserlicht auf den rotierenden Propeller, würde es das Bild jedes einzelnen Propellerblatts in dem Augenblick einfangen, wenn Licht und Propellerblatt in Kontakt kommen. Nur in diesem Moment, nicht vorher oder nachher, kann das einzelne Propellerblatt gesehen werden, aber welches es ist, vermögen wir bei der Drehgeschwindigkeit nicht zu sagen.

Wir können daraus ableiten, dass das Elektron als Teil der Materie mehrere Eigenschaften besitzt. Es erscheint in Form eines Teilchens, wenn ein Beobachter vorhanden ist; ist kein Beobachter präsent, existiert es potentiell in Form einer Welle. Durch Beobachtung beeinflussen wir seine Bewegung. Außerdem können wir immer nur einen Aspekt eines Elektrons sehen, aber nur dann, wenn Licht darauf fällt. Taucht das Teilchen auf, verschwindet die Welle, und umgekehrt. Wir vermögen nicht zu sagen, woher das Elektron kommt und wohin es sich bewegt, auch wenn wir es noch so aufmerksam verfolgten. Wenn wir erkennen wollen, welchen Weg es nimmt, sehen wir insgesamt nur einen Schatten seiner Bewegung: die Welle, die überall zu sein scheint.

Die Anwendbarkeit dieser Prinzipien auf den Menschen

Philosophisch gesehen behandelt Niels Bohrs Komplementaritätsprinzip unsere Erkenntnisfähigkeit angesichts des Verhaltens von Materie. Die Realität besitzt immer noch mehr Facetten, als wir zu einem bestimmten Zeitpunkt wahrnehmen können. Komplementarität bedeutet auch, dass die Realität keine Frage von »entweder/ oder« ist, sondern eher im »Und« oder im »Sowohl-als-auch« zu suchen ist. Heisenbergs Unschärferelation macht anhand des Phänomens von Wahrscheinlichkeitswellen eines klar: Man muss etwas sehen wollen, damit es sich zeigt. Wenn wir unsere Aufmerksamkeit auf etwas potentiell Vorhandenes richten, wird es Realität. Wir bringen etwas zuwege, weil wir etwas ins Auge fassen. Sich zu konzentrieren ist ein schöpferischer Vorgang. Auch Wellen sind Realität, mit der wir in eine wechselseitige Beziehung treten können. Das Wellenmodell macht uns deutlich, dass es immer unbegrenzte Möglichkeiten gibt und dass wir diese Möglichkeiten heranholen können, indem wir uns auf sie konzentrieren. Die Wirklichkeit erschaffen wir mit unseren Gedanken und damit, wie wir denken. Methoden wie »Silva Mind Control«, womit die positive Anwendung kreativer Vorstellungskraft erlernbar ist, greifen auf dieses menschliche Urvermögen zurück und bestätigen es auch immer wieder.

Die Unschärferelation zeigt uns außerdem, dass wir nur den Teil der Realität sehen, den wir in einem bestimmten Moment aufleben lassen. Das Beispiel des Teilchens macht deutlich, dass wir nicht in der Lage sind, alle wahrscheinlichen Realitäten zur selben Zeit zu erkennen. Wir können entweder wahrnehmen, wo sich das Teilchen aufhält oder welchen Weg es einschlägt, was jedoch immer nur ein einzelner Aspekt seiner vielseitigen Realität ist. Verständlicherweise sind wir eher geneigt, selektiv zu denken statt ganzheitlich. Wir sehen nur, was in unser Blickfeld gerät, ohne das gesamte Bild vor Augen zu haben. Wenn wir unsere Urteile darauf stützen, was real ist, gründen wir sie auf der begrenzten Information, die uns zu einem bestimmten Moment zur Verfügung steht. Wir bleiben all den anderen Informationen und Möglichkeiten gegenüber verschlossen, die ihrer Existenz nach genauso wahrscheinlich sein können.

Das gleiche gilt für die Zeit. Zeit wird für uns als Welle erfahrbar, wenn wir zum Beispiel Tagträumen nachhängen oder uns stark konzentrieren. Wir verlieren dann unser Zeitgefühl, und Minuten, ja sogar Stunden vergehen wie im Flug, sobald wir die Zeit vergessen. Schauen wir dagegen ständig auf die Uhr, weil wir ungeduldig oder in Eile sind, sind wir uns jeder Sekunde bewusst, die dann eine Ewigkeit zu währen scheint. Wenn wir das Phänomen näher betrachten, erkennen wir, dass Zeit tatsächlich eine Illusion ist.

Diese Ideen sind nichts anderes als die philosophische Grundlage der spirituellen Wissenschaft und Psychologie. Auf dieser Grundlage baut Therapeutic Touch auf. Dies bedeutet, dass wir uns mit unseren Urteilen zurückhalten, was unserer Ansicht nach für andere richtig oder falsch ist, nur weil es uns von außen so vorkommt. Es wäre lediglich unsere Auslegung der Realität, während es andere Wahrscheinlichkeiten gibt, die wir noch gar nicht kennen, geschweige denn verstehen, weil uns dazu bislang die Einsicht fehlte. Diese neutrale, unvoreingenommene Haltung können wir erlangen, wenn wir lernen, unsere Gefühle zu lösen.

Auf den Alltag übertragen, bedeuten diese Prinzipien, dass wir unsere Aufmerksamkeit immer auf etwas Bestimmtes richten müssen, wenn wir etwas erreichen wollen. Anderenfalls ist unsere Energie verpufft. Wenn wir uns mit allem Möglichen abgeben, werden wir nichts Besonderes erreichen. Wenn wir unsere Energie in alle Richtungen verschleudern, können wir uns auf nichts konzentrieren und bleiben erfolglos. Genauso ist es, wenn wir zu viele Dinge auf einmal tun; dann wird im einzelnen weniger erreicht. Um im Leben optimale Ergebnisse zu erzielen, müssen wir wissen, worauf wir uns konzentrieren sollen und worauf nicht, sowie wann wir uns darauf konzentrieren sollen und wann nicht. Es bedeutet auch, dass wir mit unserer ganzen Aufmerksamkeit in der Gegenwart, nicht in der Vergangenheit oder Zukunft, leben. Das ist der optimale Zustand.

Materie als gefrorenes Licht

In Form einer Welle ist das Elektron also Energie. Richtet man einen Lichtstrahl darauf, so wird daraus Materie in Form eines Teilchens. Dass Materie Energie ist, bewies Einstein mit seiner berühmten Formel $E = m \cdot c^2$ (E = Energie, m = Materie, c = Lichtgeschwindigkeit). Dabei sind Energie und Materie nichts anderes als ein Ausdruck ein und desselben universalen Stoffes. Man kann also nicht nur Materie in Energie, sondern auch Energie in Materie umwandeln.

Richard Gerber beschreibt in seinem Buch *Vibrational Mediane* (Schwingungsorientierte Medizin), wie die Umwandlung von Energie in Materie in speziellen Laboratorien experimenteller Nukleareinrichtungen bewiesen werden konnte.[3] Dieser Umwandlungsprozess wurde photographisch festgehalten. Gelangen hochenergetische Photonen, etwa ein kosmischer Strahl, in den Bereich eines schweren Atomkerns, hinterlassen sie auf einem Film eine Spur, wenn sie sich spontan trennen und sich dabei in Teilchen-/Antiteilchenpaare verwandeln. Dies zeigt, dass Energie in dem Moment zu Materie wird, wenn das Photon seine Form verändert, indem es zu zwei sich spiegelbildlich verhaltenden Teilchen wird. Das Quantum elektromagnetischer Energie oder eines Photons beziehungsweise Lichtpartikels wird zu zwei Teilchen. Im Moment der Umwandlung muss die Energie oder das Licht langsamer werden, um die Eigenschaften eines Teilchens oder einer Masse zu bekommen, wobei es seine wellengleiche Eigenschaft nicht ganz aufgibt. Lichtbündel gefrieren, wenn sie genügend verlangsamt werden. Die subatomare Welt der Teilchenphysik zeigt, dass die makroskopische Illusion ein Ende haben und Materie als gefrorenes Licht angesehen werden muss.

Farbe

Farbe ist eine Form des Lichts, die sich in bestimmten Frequenzen von Wellenlängen ausdrückt. Farbe, so wie wir sie kennen, wenn wir sie innerhalb des sichtbaren Lichtspektrums mit bloßem Auge sehen, ist auf subatomarer Ebene ein Ausdruck von kleinen Energiewellen. Diese erzeugen ganz feine Wärme, die wiederum als Licht mit einer bestimmten Farbe gesehen werden kann. Die jeweiligen Qualitäten von Farbfrequenzen können wir mit unseren Händen fühlen.

Wir wissen, dass zunehmende Hitze unterschiedliche Farben hervorbringt. So wird beispielsweise Metall beim Erhitzen in einem Hochofen zuerst rot, dann gelborange, ehe es sich im weiteren von grünblau zu blau und schließlich weiß färbt.

Der ausgewogenste Aspekt des Lichtspektrums ist Weiß. Es besteht aus der höchsten Wellenfrequenz und ist das größte Lichtquantum. Weiß hat zwei Seiten. Zum einen ist Weiß Ausdruck von Hitze in ihrer größten Intensität, zum anderen hat Weiß aber auch die Fähigkeit, Hitze zu reflektieren, so dass es eine kühlende Farbe ist. Weiß strahlt das meiste Licht ab, wohingegen Schwarz das meiste Licht auffängt. Das Sonnenlicht, das wegen seiner Reinheit als weißes Licht bezeichnet wird, kann mit einem Prisma aufgespalten werden. Die Lichtstrahlen teilen sich dann in primäre und sekundäre Farben auf. Zu den primären Farben gehören Rot, Gelb und Blau, zu den sekundären Orange, Grün und Violett. Bei einem Regenbogen sehen wir, wie sich eine Primärfarbe mit der nächsten vermischt, wodurch eine Zwischenfarbe entsteht: zum Beispiel Orange, wenn sich Rot und Gelb mischen, oder Grün, wenn sich Gelb und Blau mischen, oder Violett, wenn sich Blau und Rot mischen. In vollkommener Balance erscheinen alle diese Farben zusammen als Weiß. Wie wichtig es ist, die Farbprinzipien zu verstehen, sehen wir, wenn wir uns den Lichtkörpern und Chakras zuwenden.

Materie gibt Lichtenergie ab und absorbiert Wärmeenergie. Dies geschieht sprunghaft oder unstetig, was bedeutet, dass die Energie bündelweise als Wellenenergie abgegeben wird. Die Farbe, die wir sehen, hängt von der Art der ausgesandten Wellenlänge ab. Der Physiker Max Planck beschrieb dieses Phänomen anhand der Formel $E = h \cdot f$; E ergibt sich also aus der Frequenz des ausgesandten Lichts (f) mal eine bestimmte Konstante (h). Die Frequenzen bestehen sozusagen aus Bündeln, wobei jedes dieser Lichtpakete wiederum aus einer bestimmten Menge beziehungsweise einem Quantum besteht. Eine Lichtwelle mit höherer Frequenz ist aus größeren Bündeln oder Quanten zusammengesetzt, so dass davon weniger gebraucht werden, um eine bestimmte Menge an Energie zu produzieren. Die Lichtwellen mit niedriger Frequenz bestehen aus kleineren Bündeln, so dass davon mehr gebraucht werden, um eine bestimmte Energiemenge zu produzieren. Höhere Frequenzen definieren sich durch die Lichtmenge, die in einem Quantum enthalten ist, und nicht dadurch, wie oft diese ausgesandt wird.

Eine Farbe, die durch Hitze entsteht, wirkt um so dunkler, je niedriger die Frequenz der Lichtwelle ist. Diese Welle mit niedrigerer Frequenz sendet mehr von ihren kleineren und schwächeren Lichtbündeln aus, die wiederum weniger heiße Energie emittieren. Mehr Energie (größere Hitze) zeigt sich als hellere Lichtfrequenz, da von den dichteren und stärkeren Lichtbündeln mehr Energie ausgeht. Die ganz dichte und intensive Frequenz, die weißes Licht darstellt, wird sichtbar, wenn die Hitze am größten ist. Gestützt auf die Plancksche Formel zog Einstein den Schluss, dass Wärme und Licht Energie sind.

In seinem Buch *Der Quantensprung ist keine Hexerei* erläutert Fred Alan Wolf, was die Plancksche Formel $E = h \cdot f$ festlegt: Um das vollkommen stetige Farbspektrum des Lichts zu erklären, wie es zum Beispiel in einem Regenbogen zu sehen ist, war Planck zu der Ansicht gelangt, dass Licht unstetig ausgesandt wird. Dies bedeutet, dass irgend etwas die farbliche Veränderung ermöglichen muss.[4]

Nehmen wir zum Beispiel ein Wasserstoffatom, um zu sehen, wie dieser unstetige Emissionsvorgang vonstatten geht und wie eine Substanz ihr Farbmerkmal erhält. Das von einem Wasserstoffatom ausgehende Licht produziert ein spezielles Farbspektrum. Anders als das Sonnenlicht, das seinen Ausdruck in den Regenbogenfarben findet, gibt das Wasserstoffatom die Farbe Rot ab, überspringt Orange, sendet Gelb aus, überspringt Grün und Blau und sendet am Ende Blauviolett aus. Dieses individuelle Farbspektrum erklärt sich durch die so genannten Elektronensprünge. Die Elektronen springen nämlich im Atom von einer Umlaufbahn zur anderen, wobei jede Umlaufbahn für die Aussendung des Lichts auf der besonderen Farbfrequenz verantwortlich ist. Diese Vorgänge sind als Quantensprünge bekannt.

Das von Niels Bohr aufgestellte Korrespondenzprinzip erklärt einen Quantensprung als ein Phänomen, das in der sogenannten materiellen Wirklich-

keit auftritt. Unsere materielle Welt scheint aber so stetig zu sein wie das Ineinanderfließen der Regenbogenfarben und auch bestimmten Gesetzmäßigkeiten zu folgen. Dennoch basiert die Realität im Grunde auf einer Abfolge von Quantensprüngen oder auf Unstetigkeit. Wie dies zu vereinbaren ist, wird anhand einer besonderen Art von Wellen, den sogenannten stehenden Wellen, deutlich, womit wir wieder bei der Unterscheidung von Teilchen und Welle sind.

Stehende Wellen

Wie sieht eine stehende Welle aus? Stellen wir uns einfach eine Schnur vor, die zwischen zwei Pflöcken festgespannt ist. Zupft man nun an dieser Schnur, so vibriert sie in der Mitte auf und ab. Diese Wellenbewegung ist eine stehende Welle. Schlägt man zum Beispiel eine Gitarrensaite an, ergibt sich aus ihrer wellenartigen Auf- und Abwärtsbewegung ein Ton. Diese Wellenbewegung nennt man Oszillation.

Teilt sich die Welle in zwei oszillierende Wellenbewegungen auf, wobei die Mitte ruhig bleibt, entsteht ein Ton mit höherer Frequenz oder eine Oktave. Der ruhende Punkt in der Mitte zwischen den beiden oszillierenden Abschnitten ist ein sogenannter Knoten. Kommt es zu zwei Ruhepunkten oder Knoten und zu drei oszillierenden Abschnitten oder stehenden Wellen, entsteht ein Phänomen, das musikalisch als der dritte Oberton bekannt ist. Mit zunehmender Zahl der Knoten erhöht sich die Zahl der stehenden Wellen, und je mehr davon vorkommen, desto höher ist der erzeugte Ton. Die stehenden Wellen niedrigerer Frequenz haben zwei Knoten, die nächsthöheren drei und so weiter. Sind stehende Wellen in einer kreisförmigen Bahn angelegt, gibt es darin mindestens zwei Wellenbewegungen. In der nächsthöheren Frequenz verdoppelt sich die Anzahl der Wellenbewegungen, so dass daraus eine Kreisbahn mit vier Wellen wird, aus denen sechs werden und so weiter. Die Muster stehender Wellen von verschiedenen Kreisbahnen stellen verschiedene Farben und verschiedene Tonhöhen dar. Farben und Töne ergänzen sich also: Bei ihnen gibt es kein »Entweder/Oder«, sondern nur ein »Und« beziehungsweise ein »Sowohl-als-auch«.

Das kreisende Elektron verändert seinen Ton, wenn es die Kreisbahn wechselt. Dies wird am Beispiel des Klaviers verständlich, wo der Ton jeder Anschlagtaste eine Note darstellt. Werden zwei Tasten hintereinander angeschlagen, gibt es einen Moment, wo beide Töne verschmelzen. In diesem Moment, wenn zwei harmonische Töne zusammenkommen, entsteht Harmonie. Harmonie ist der Moment, da jener dritte Oberton erzeugt wird, der Moment des Übergangs. Beim Wellenphänomen bezeichnet man dieses Wechselspiel als Rhythmus.

In der Quantenmechanik sind die Rhythmen die Photonen oder die Frequenzen der Lichtwellen, die ausgesandt werden, wenn sich das Elektron in einem Atom von einer Kreisbahn zur anderen bewegt. Die Lichtemission geschieht in dem Moment, da das Elektron in einen Zustand der Harmonie eintritt, sobald es von einer Kreisbahn höherer oder niedrigerer Wellenbewegungsfrequenz wechselt. In dem Augenblick, wenn der verbindende Sprung stattfindet, entsteht Gleichzeitigkeit, und Licht wird pulsierend abgegeben. Dies passiert auch, wenn wir uns im Zustand der Gleichzeitigkeit befinden. Der Mikrokosmos ist repräsentativ für den Makrokosmos. Dieses pulsierende Licht hat eine Farbe. Die abgegebene Farbe hängt von der Zahl der Wellenbewegungen in der einen Kreisbahn und der Zahl der Wellenbewegungen in der nächsten Kreisbahn ab, zu der der Sprung erfolgt. Der harmonische Zustand ist der Moment, wenn der Sprung geschieht, und das ist der Moment, in dem das Licht ausgesandt und der dritte Oberton erzeugt wird. Der Prozess, den ich beschrieben habe, wird noch klarer, wenn ich darauf zu sprechen komme, wie wir Licht zentrieren und kanalisieren, um damit zu heilen.

Schall

Farbe und Klang stehen miteinander in Beziehung und sind ein anderer Ausdruck für dasselbe Ereignis, wie ich oben bereits erwähnt habe. Dies bringt uns zu Niels Bohrs Komplementaritätsprinzip zurück, also zu den beiden Aspekten der Realität. Wenn wir in der Natur eine Farbe sehen, hören wir ihren Klang nicht wissentlich, und wenn wir einen Klang hören, nehmen wir seine Farbe nicht bewusst wahr. Trotzdem gibt es sie.

Wir unterscheiden drei Zustände von Schall: Infraschall, der unterhalb der hörbaren Grenze liegt, hörbaren Schall und Schall, der übermäßig laut und von so hoher Tonlage ist, dass er für einen Moment gehört wird und dann als Überschau in einen unhörbaren Bereich übergeht. Schall setzt sich wie die Farben aus Wellen unterschiedlicher Frequenz zusammen.

Eine Möglichkeit, miteinander zu kommunizieren, ist die Lautbildung beim Sprechen, wodurch Worte entstehen, die in verschiedenen Lautkombinationen Sprache erzeugen. Was in unserer Umwelt vor sich geht, nehmen wir teilweise aufgrund der Geräusche wahr, die wir hören. Aber es gibt auch Geräusche, die für uns unhörbar sind. Jede Luftbewegung erzeugt einen Schall, selbst eine Fliege, die mit ihren Flügeln schlägt. Jede Art rhythmischer und periodischer Bewegung erzeugt einen Ton. Wenn wir unsere Arme schwenken, wird dadurch die Luft zusammengedrückt. Die komprimierte Luft entfernt sich von uns mit Schallgeschwindigkeit (ungefähr eintausend Meter pro Sekunde).

Ein einfacher Versuch mit einem Draht zwischen zwei Polen, die an einer Batterie mit einem Schalter hängen, erzeugt eine Reihe von Ereignissen, die den Kosmos beeinflussen. Wird der Schalter betätigt und fließt Strom zwischen den beiden Enden, wird sich der Draht langsam erhitzen. Mit zunehmender Ausdehnung verdrängt er die Luft, wodurch ein Geräusch entsteht. Theoretisch wird die Luftbewegung zu den äußeren Grenzen unserer Atmosphäre ausgestrahlt. Ein senkrecht zum Strom befindliches Magnetfeld schießt heraus und dehnt sich mit Lichtgeschwindigkeit (ungefähr dreihunderttausend Kilometer pro Sekunde) bis in die Unendlichkeit des Kosmos aus. Schließlich wird die Masse des Drahts beschleunigt; es werden Schwerkraftwellen produziert, die bis ans Ende des Universums dringen. Wer hätte gedacht, dass so ein scheinbar unbedeutender Vorgang wie der, Elektrizität durch ein kurzes Stück Draht zu leiten, so weitreichende Wirkungen hervorbringt?

Das Beispiel zeigt uns, dass selbst durch die unbedeutendste Aktion irgend jemand oder irgend etwas auf irgendeine Weise, von der niemand zu wissen scheint, berührt wird. Es kann sich dabei um einen Schall handeln, der nicht hörbar ist, aber gleichzeitig unser Leben beeinflussen wird. Ein Beispiel: Dauerschall erzeugt Geräuschwellen, an die wir uns gewöhnen können. Auch wenn wir sie nicht beachten, vermögen sie uns jedoch sehr zu beeinflussen. Sie können heilend wirken oder so störend, dass sie möglicherweise unsere Gesundheit gefährden. Auf der anderen Seite können natürliche Geräusche wie Vogelgezwitscher oder rhythmisches Meeresrauschen sehr erholsam und heilend sein. In den Kapiteln über die Lichtkörper und Chakras wird es ganz klar werden, in welcher Weise die Schwingungen von Geräuschen mit unseren feinstofflichen Körpern und ihren Organen zusammenwirken.

Töne sind eine der grundlegenden Kräfte, die in unserem Leben wirken. Die Töne, die wir als Sprache von uns geben können, sind Ausdruck unserer Kreativität. Mit dem Äußern von Tönen formulieren wir aus etwas Abstraktem individuelle Gedanken oder Ideen, die in Form von Wörtern vermittelt werden.

Der Gemütszustand eines Menschen zeigt sich am Ton, der durch die Stimme produziert wird. Durch unsere Stimmlage wird unser Gesundheitszustand offenbar, wie wir uns fühlen und welche Einstellung wir im Moment haben. Aus dem Ton einer Stimme können wir Traurigkeit und Freude heraushören. Laurel E. Keyes schreibt in ihrem Buch *Toning*, dass ihrer Erfahrung nach ein bestimmter weinerlicher Klang auf eine Krankheit schließen lässt, weil damit eine entsprechende geistige Haltung zum Ausdruck kommt.[5] Der Ton der Stimme ist der Klangspiegel der Seele. Keyes führt auch aus, dass die geistige Haltung durch Änderung der Stimmlage beeinflusst werden kann.

John Diamond, der für seine Arbeit auf dem Gebiet der Kinesiologie bekannt ist und von dem das Buch *Der Körper lügt nicht*[6] stammt, entwickelte Muskeltests, um festzustellen, ob Musik und Stimmlagen heilende oder störende Wirkungen haben. Man hat auch untersucht, wie sich bestimmte Arten von Musik auswirken. In einem Fall wurden Pflanzen mit Rockmusik dauerbeschallt. Die Pflanzen begannen unter Wachstumshemmungen zu leiden und in eine andere Richtung als die der Schallquelle zu streben. Dagegen nahm das Wachstum der Wurzeln bei Pflanzen zu, die mit klassischer oder meditativer Musik berieselt wurden. Sie blühten auf, und es zog sie zu dieser Schallquelle hin. Das gleiche gilt wahrscheinlich auch für uns Menschen. Wenn wir Rockmusik permanent ausgesetzt sind, werden unsere Sinne abstumpfen (ein Fall, den ich im Kapitel über die Lichtkörper beschreibe, bestätigt dies), wohingegen klassische oder meditative Musik der Tendenz nach erholsam und inspirierend wirkt.

In der esoterischen Wissenschaft weiß man, dass es heilige Töne oder Worte gibt, die besondere Frequenzen erzeugen, um den Körper oder das Gemüt zu heilen. Man betrachtet sie als Mittel zur Transformation. »Mantra« ist die Sanskritbezeichnung für ein heiliges Wort oder einen heiligen Ton. (Mehr dazu im Kapitel über die Chakras.) Ein Mantra wird von einem spirituellen Meister für seinen Schüler ausgesucht, der es dann für sich wiederholt. Die Schwingungen des Mantras erzeugen eine Resonanz, die die auseinandergerissenen Frequenzen der Lichtkörper bei demjenigen wieder in Einklang bringt, der das Mantra spricht. Dies bewirkt auch eine persönliche Wandlung. Erinnern wir uns daran, was mit dem Elektron passiert, wenn es in den Zustand der Harmonie eintritt. Es verändert seine Kreisbahn, was dazu führt, dass es Licht abgibt. Auch wir interagieren mit Licht, wenn wir durch das Lösen von Gefühlen und durch Zentrieren bei der TT-Anwendung in den Zustand der Harmonie eintreten, wie ich noch zeigen werde. Einen Ton wie ein Mantra einzusetzen kann der Auslöser für eine persönliche Veränderung und spirituelle Entwicklung sein.

Jedes Wort, das wir äußern, und die Schwingungen, die mit dem Ton einhergehen, haben bestimmte Vibrationen, deren Frequenzen in uns und anderen widerhallen. Diese Vibrationen werden als angenehm oder unangenehm empfunden und entweder heilsam oder verletzend sein. Welche Wörter wir verwenden und in welchem Ton, offenbart, wie wir uns fühlen. Unsere Gefühlseinstellung beeinflusst unsere physische Gesundheit, wie unser Immunsystem es widerspiegelt. Optimisten sind gesünder als Pessimisten. Die geistige Haltung reflektiert den Zustand unserer emotionalen Gesundheit. Alle in unserer Nähe werden von den Tönen beeinflusst, die wir von uns geben, auch die Pflanzen und Tiere. Wenn wir zu Pflanzen sprechen, so ist das, was sie wachsen lässt, die Einstellung, die hinter unseren Worten steckt, und die Art und Weise, wie wir mit ihnen kommunizieren.

Valerie Hunt untersuchte den Infraschall, der von verschiedenen Farben ausgeht. Genauer gesagt: Sie maß den Schall, der von den Farben der menschlichen Aura produziert wird, und zeichnete ihn auf. Dies geschah im Rahmen einer Untersuchung über die Auswirkungen, die das Roifing, eine tiefe Massage, auf die behandelten Personen hatte.[7]

Bei der Aufnahme auf Band kombinierte Dr. Hunt unter anderem auch verschiedene Tonfrequenzen, um sie bei einem Experiment älteren Leuten vorzuspielen. Die Töne wurden mit einer nur unterschwellig hörbaren Lautstärke wiedergegeben; sie waren mehr oder weniger Hintergrundgeräusch. Die Bänder wurden zu verschiedenen Tageszeiten abgespielt, je nachdem, welches Ergebnis man sich wünschte. Dr. Hunt beobachtete einige erstaunliche Resultate, denn die älteren Leute erfuhren so manche Veränderungen an sich: Die einen fühlten sich von Angst und Depression befreit, andere verspürten eine vermehrte Vitalität, und wiederum andere, die sonst Schlafschwierigkeiten hatten, konnten plötzlich tief schlafen.

Valerie Hunts Experimente zeigen, dass sowohl unser Gemütszustand als auch unser Wohlbefinden tatsächlich durch Farben und durch Töne, die von gewissen Farben ausgehen, beeinflusst werden können. Wie wir wissen, gehen aber nicht nur von den Farben der Aura Töne aus, sondern von allen Farben. Damit liegt auf der Hand, dass auch die Farben eines Gemäldes, die Farben unserer Umwelt und die Farben der Kleider, die wir tragen, auf unser Wesen Einfluss haben. Sie wirken auf unsere Stimmung ein und spiegeln sie auch wider. Die Farben, die ein Künstler benutzt, sind somit auch Ausdruck seines emotionalen Zustands. Mehr über Farben und ihre Bedeutung erörtere ich in den Kapiteln über die Lichtkörper und Chakras.

Licht

Wir wissen nun, dass Licht Energie ist, dass Licht Farbe ist und dass die Wellenfrequenzen, die vom Licht ausgehen, wenn es eine Farbe erzeugt, einen Ton ergeben, so dass Licht also auch Schall ist.

Licht erscheint in vielen Formen: als natürliches Licht, das die Sonne ausstrahlt, oder als künstliches Licht wie das von einer Glühlampe, Leuchtstoffröhre oder von einem Laser. Das Licht einer Glühbirne ist ein sogenanntes inkohärentes Licht, da es gebrochene Wellenmuster aufweist. Inkohärentes Licht verhält sich chaotisch. Seine Wellen bewegen sich nämlich ohne Muster in alle Richtungen. Laserlicht ist eine direkte oder regulierte Form von Licht, so dass man in diesem Fall von kohärentem Licht spricht. Das Besondere an kohärentem Licht ist seine extreme Bündelung, so dass seine Wellen sich ganz geordnet bewegen. Licht gibt Schwingungen mit langsameren oder schnelleren Frequenzen ab, die für das menschliche Auge unsichtbar zu sein scheinen, so wie der Bereich des Infrarot- und ultravioletten Lichts. Diese Lichtemissionen werden in Nanometern gemessen.

Richard Gerber vergleicht in seinem Buch *Vibrational Mediane* (Schwingungsorientierte Medizin) den Übergang von inkohärentem zu kohärentem Licht mit Veränderungen im menschlichen Bewusstsein. Untersuchungen der psychischen Funktion des Menschen anhand von Messungen der Gehirnwellen im Delta- und Theta-Bereich ergaben, dass eine Verschiebung eintreten kann, die als Synchronisation beider Gehirnhälften anzusehen ist: Die Schwingungen, die von der linken und rechten Gehirnhälfte ausgehen, finden zu einer harmonischen Übereinstimmung. In diesem Fall verlässt das Gehirn den Zustand der willkürlichen und verstreuten Beta-Wellen (was dem Wachzustand beziehungsweise aktivem Denken entspricht) und gerät in einen Zustand langsamerer, rhythmischer Theta-Wellen (wie im Schlafzustand), während der Mensch gleichzeitig bei vollem Bewusstsein ist. Gerber schließt daraus, dass mit dem kohärenten Bewusstsein, also mit einem Bewusstsein, das über das normale Wachbewusstsein hinausgeht, neue Wege eröffnet werden. Seiner Meinung nach könnte sich der Übergang vom inkohärenten willkürlichen Gedanken zum kohärenten Bewusstsein als ebenso bahnbrechend erweisen wie der Schritt von der Glühbirne zum energiegeladenen Laserstrahl. Wenn wir diese Bewusstseinsebene erreichen könnten, wären wir vielleicht in der Lage, so Gerbers Schlussfolgerung, menschliche Fähigkeiten anzuzapfen, die normalerweise nur unbewusst oder latent in uns vorhanden sind. Wie wir sehen werden, ist dies eine sehr richtige Vermutung. In den Kapiteln über die Lichtkörper und Chakras werde ich noch eingehender auf Gehirnwellen zu sprechen kommen, auch darauf, wie sie die Lichtkörper und ihre Organe, die Chakras, beeinflussen und von diesen dann widergespiegelt werden. Gerber schreibt:

»Wir sind mehr als nur Muskeln und Knochen, Zellen und Proteine. Wir sind Wesen im dynamischen Gleichgewicht mit einem Universum aus Energie und Licht vieler unterschiedlicher Frequenzen und Formen. Wir sind aus dem Stoff des Universums, der ... eigentlich gefrorenes Licht ist. Mystiker sprechen seit jeher von uns als Lichtwesen. Aber erst jetzt hat die Wissenschaft damit begonnen, die grundlegende Prämisse, die hinter dieser Aussage steckt, auf ihre Gültigkeit zu prüfen.«[8]

Nach diesen eher allgemeinen Bemerkungen zum Thema Schwingung als Form, Farbe, Schall und Licht wollen wir uns nun genauer der Art und Weise zuwenden, wie sich diese Erscheinungen auf den Menschen und seine Gesundheit anwenden lassen.

3. Wie Schwingungen die Form beeinflussen

Jede Form, sei es ein Stein oder ein Organ, hat eine spezifische Schwingungsfrequenz beziehungsweise ein pulsierendes Feld. Dadurch erhält die Form ihre Schwingungsidentität. Diese Felder vibrieren in Verbindung mit anderen Feldern, so dass daraus ein größeres Gesamtfeld entsteht, wie es zum Beispiel der Körper eines Menschen darstellt. Alle Organe, Muskeln, Knochen, Blutgefäße, Gewebe und flüssigen Bestandteile im menschlichen Körper weisen unterschiedliche chemische Zusammensetzungen auf. Sie alle haben auch unterschiedliche atomare Strukturen, deren zugrundeliegende Schwingungsfrequenzen sich unterscheiden. Um dennoch wirksam zusammenarbeiten zu können, müssen sich diese Schwingungsfelder miteinander abstimmen und sich harmonisch verbinden.

Lehnen wir uns an das Modell des Autors und Forschers Itzhak Bentov an, wie er es in seinem Buch *Töne, Wellen, Vibrationen* beschreibt, um die Strukturen der Natur mit einem Supermikroskop hypothetisch zu beobachten: Stellen wir es auf die Atome in einem Molekül ein. Diese erscheinen zunächst als schattenhafte Kugeln, die an Ort und Stelle schwingen. Mit jeder Vergrößerung ist immer weniger von ihnen zu sehen. Was eine von Elektronen erzeugte Schale war, scheint sich aufgelöst zu haben und an ihre Stelle ein Vakuum zu treten. Bei weiterer Vergrößerung kann man etwas ganz Winziges erkennen: Das Mikroskop ist nun auf den Atomkern gerichtet, der in diesem großen und scheinbar leeren Raum innerhalb des Atoms steckt. Nimmt man, um die Relationen deutlich zu machen, den Durchmesser eines Wasserstoffatomkerns mit einem Millimeter an, dann hat die Kreisbahn des Elektrons einen Durchmesser von ungefähr zehn Metern, was einem Verhältnis von eins zu zehntausend entspricht, wobei der Raum dazwischen leer ist.

Mit weiterer Vergrößerung scheint sich der vibrierende Kern aufzulösen. Man sieht nur noch ein schattenhaftes Pulsieren. Mit noch weiterer Ver-größerung scheint der Kern verschwunden zu sein. Was wie Materie aussah, ist nicht mehr da. Man hat nur noch gefühlsmäßig den Eindruck, dass hier Energie am Pulsieren ist. Bentov schließt daraus:

»Nun, es scheint, als bestünde die wahre Realität – die Mikrorealität, die hinter unserer guten alten, soliden Alltagsrealität steckt – aus unermesslichem, leerem Raum, angefüllt mit oszillierenden Feldern! Es sind viele verschiedene Arten von Feldern, die alle miteinander in Beziehung stehen. Schon die kleinste Veränderung in einem dieser Felder überträgt sich auf die anderen. Es ist ein verflochtenes Gewebe aus Feldern, die alle, obwohl sie in ihrem eigenen Rhythmus pulsieren, mit den anderen in Harmonie sind, und alle Schwingungen breiten sich weiter und weiter in den Kosmos hinaus.«[1]

Andere Existenzebenen

Das Bild oben zeigt, was in atomarer Hinsicht mit Materie vor sich geht. Substanz existiert auf anderen Ebenen, jenseits von denen, die wir mit der physikalischen Realität in Verbindung bringen. Ein indischer Yogi bezeichnet diese Substanz jenseits von Materie als »Mikro-Vita« (winzig kleines Leben).

Der Forscher William Tiller beschäftigte sich intensiv mit der Existenz einer »Mikro-Vita«. Er kam zu dem Schluss, dass es sich um eine Substanz handelt, die schneller als Lichtgeschwindigkeit schwingt. Quantenphysiker bezeichnen solche Substanzen als superluminal. Sie werden Tachyonen genannt, was sich von dem griechischen Wort »tachys« ableitet und soviel wie »schnell« bedeutet. Materie findet ihren Ausdruck in *sub*luminaler Form, also unterhalb der Lichtgeschwindigkeit. Tachyonen als höherdimensionale Phänomene, die bei Überlichtgeschwindigkeit existieren, scheinen innerhalb eines sogenannten negativen Raum-Zeit-Kontinuums vorzukommen.

Dieses negative Raum-Zeit-Kontinuum ist eine glatte Kausalitätsverletzung, das heißt, dass bei Überlichtgeschwindigkeit die üblichen Gesetze von Ursache und Wirkung auf den Kopf gestellt werden: Die Ursache eines Ereignisses tritt hier erst nach der Wirkung ein. Dazu folgendes Beispiel von Fred Alan Wolf, das den Fall einer Kausalitätsverletzung ziemlich vereinfacht wiedergibt: Normalerweise verläuft der Prozess von Ursache und Wirkung ja so, dass eine aus einem Gewehr abgefeuerte Kugel auf das Ziel zufliegt und dort explosionsartig einschlägt. Im Bereich oberhalb der Lichtgeschwindigkeit würde dagegen das passieren, was man auch in einem rückwärts laufenden Film sehen kann. Zuerst würde das Ziel explodieren, dann würde der Pulverdampf zum Gewehr fliegen, durch den engen Lauf kriechen, bis zum Zylinder hindurchziehen und schließlich in der Patrone landen.[2]

Die TT-Methode findet ihre Anwendung bei den Energiefeldern, die über den physischen Körper hinausreichen. In diesen Feldern erleben wir ein Phänomen, das der Kausalitätsverletzung eines negativen Raum-Zeit-Kontinuums ähnlich ist. Es bezieht sich insbesondere auf das Ausbrechen von Krankheit im physischen Körper. Noch bevor sich eine Krankheit im physischen Körper manifestiert, tritt die Wirkung, die die Krankheit erzeugt, bereits im Energiefeld auf. In den Kapiteln 8 bis 10 werden dazu einige Fälle beschrieben. Man kann mit den Händen feststellen, dass die wahrscheinliche körperliche Erkrankung von den Schwingungen her bereits in dem Teil der Energiefelder in Erscheinung getreten ist, der außerhalb des physischen Körpers existiert, obwohl die tatsächliche physische Erkrankung erst später auftritt. TT-Behandler mit viel Erfahrung haben manchmal Blockaden ausfindig gemacht, die sich im physischen Körper als Tumor metastasenartig hätten fortsetzen können. Die Blockaden oder Störungen, die im Energiefeld ausfindig gemacht werden, repräsentieren potentielle Probleme, die sich dort vorerst nur zusammenbrauen. Als erste Wirkungen sind sie die Vorboten einer dem Ausbruch nahen physischen Erkrankung.

Dieses Phänomen lässt sich auch auf andere Weise erkennen, die mit der Existenz von Wahrscheinlichkeitswellen und der Erscheinung des Elektrons, wenn es von einem Photon getroffen wird, große Ähnlichkeit hat. Die Schwingung der Krankheit ist potentiell im Energiefeld vorhanden. Sie wird wahrscheinlich, wenn sich die Energie verdichtet, die dann nicht in ihrem normalen Rhythmus fließen kann und infolgedessen hin und her schießt beziehungsweise sich chaotisch verhält. Krankheit ist gefrorene, erstarrte Energie, die herumirrt und die mit den übrigen Schwingungen der betroffenen Zone nicht mehr harmoniert.

Das Phänomen der Entropie

Das Phänomen der Entropie basiert auf der Theorie wachsender Unordnung. Es hat mit Chaos und Veränderung zu tun. Entropie bildet eine theoretische Größe im Rahmen des Zweiten Hauptsatzes der Thermodynamik, der sich mit sogenannten geschlossenen Systemen, wie die vom Menschen gemachten Systeme in Form von Maschinen, befasst. Diesen leblosen Systemen muss von einer äußeren Quelle Energie zugeführt werden, um eine maximale Entropie zu verhindern, die das System zum völligen Erliegen oder zum Zusammenbruch bringen würde. Um also einen Motor am Laufen zu halten, ist die Zufuhr von Treibstoff nötig.

In einem lebenden System wie dem des Menschen, das mit der Außenwelt in einem dauernden Austausch steht und von daher seinen »Treibstoff« erhält, ist der totale Zusammenbruch erst im Moment des Todes möglich. Aufgrund des Austausches mit der Umwelt besteht in einem lebenden System die Tendenz zu einer Ordnung oder Neuordnung. Diese Tendenz kann jedoch nur durch die Schaffung eines neuen Systems zustande kommen. Je größer die Unordnung, desto größer ist die Entropie; je größer die Disharmonie der Schwingungen, desto größer ist das Chaos; je größer das Chaos, desto mehr besteht für das System die Tendenz zum Zusammenbruch, der wiederum ein neues System schafft beziehungsweise einen Wechsel zu einer neuen Frequenz bewirkt. Ein praktisches Beispiel ist die Verbrennung von Holz, wenn durch die entropische Veränderung Hitze auftritt, die das Holz in Asche und Gase verwandelt.

Die Theorie über dissipative Strukturen, die der Physiker und Nobelpreisträger Ilya Prigogine ent-

23

wickelt hat, besagt, dass eine chemische Reaktion Entropie erzeugen und als Dauerzustand beibehalten kann, solange sie ihre Tendenz zur dauernden Entropie nicht durch einen Austausch mit der Umwelt aufgibt. Das heißt, dass dieses chaotische Verhalten erst dann überwunden werden kann, wenn eine neue Energie zugeführt wird. Die Überwindung des Chaos ist also nur möglich, wenn eine Veränderung eintritt. Oder anders gesagt: Die Entropie zu verringern heißt, ein neues System schaffen zu müssen. Auf einer höheren Ebene von Ordnung oder in der Ordnung durch Fluktuation ist die Tendenz zur Selbsterneuerung gegeben.

Die dissipativen Strukturen beweisen, dass lebende Systeme zu etwas neigen, was man als negative Entropie oder verkleinerte Entropie bezeichnet. Diese negative Entropie hat die Tendenz, die Ordnung des Systems zu vergrößern, was sich daran erkennen lässt, dass das System geringer organisierte Elemente aufnimmt, um sie dann stärker zu strukturieren. Dies geschieht zum Beispiel bei der Nahrungsaufnahme, wenn die einfachen Bestandteile anschließend in komplexe Strukturen makromolekularer Natur wie etwa Proteine organisiert werden.

Es ist wichtig, dass wir verstehen, was es mit der Entropie auf sich hat. Entropie zu verringern, ist nämlich die erklärte Absicht, die meiner Methode des Lösens von Gefühlen und der heilenden Interaktion von Therapeutic Touch zugrunde liegt. Wir können sehen, dass Störungen in unserem Feld und im Feld der behandelten Person in einem Zustand der Entropie sind. Die Felder weisen Bereiche auf, die sich im Chaos befinden. Bleiben diese chaotischen Zustände unbeachtet, wird sich ihr Chaos nur verstärken. Sie gefährden den freien Energiestrom, wobei sie immer mehr Energie anziehen, bis der Energiefluss so verdichtet und verlangsamt wird, dass er auf die nächstniedrigere Ebene fällt, wo er sich als Schmerz oder Unwohlsein im physischen Körper bemerkbar macht. Der Energieaustausch, der durch die Methode des Lösens von Gefühlen stattfindet, entfernt aufgrund unserer eigenen Aktivität die alte, Chaos auslösende Energie von innen, wodurch eine neue Ordnung geschaffen wird. Bei einer TT-Behandlung findet der Energieaustausch von außen statt, das heißt, die Energie trifft von außen auf das Energiefeld des Patienten. Wenn ein Therapeut auf eine zu behandelnde Person Energie überträgt, besteht die Tendenz, dass in ihm selbst eine Erneuerung stattfindet, die zu einem Energieschub wird, der das Energiefeld des Patienten auf eine neue, höhere Ebene der Ordnung hebt. Diese neue Ebene der Ordnung oder Harmonie, die mit der Auflösung der chaotischen Zustände erreicht wird, ist die Feldqualität, ohne die die Heilung nicht eintreten kann. Ist ein Umfeld von höherer Ordnung geschaffen, können die gestärkten und harmonisierten heilenden Energien des Patienten zu wirken beginnen.

Der Stoff, der uns Gestalt gibt

Da wir nun wissen, dass der Körper aus Millionen schwingender Atome zusammengesetzt ist, die ganz nach Belieben fließen, stellt sich eigentlich die Frage von selbst, wie ein Körper zu seiner Gestalt kommt. Wie können die Atome wissen, dass sie in dieser besonderen Form zusammenbleiben müssen, die die Gestalt des Menschen ausmacht? Wie wissen sie, dass die eine Person groß und schlank ist, die andere dick, die dritte durchschnittlich gebaut und so weiter?

Unter den vielen noch unentdeckten Aspekten hinsichtlich der menschlichen Schwingungen gibt es einen, der als die kolloide Struktur bezeichnet wird (»kolla« ist das griechische Wort für »Leim«). Ralph M. DeBit nennt die kolloide Struktur den Leim, der die elektromagnetische Struktur von Materie zusammenhält. Harold Saxon Burr sprach von den L-(Lebens-)Feldern. Dieser leimartige Stoff ist die Substanz, die jeder materiellen Erscheinung, von der stellaren bis zur molekularen, ihre Form gibt und sie zudem bewahrt. Dieses Kolloid oder L-Feld ist der Gürtel der Materie. Soweit die Wissenschaft in der Lage ist, mit den augenblicklichen Instrumenten in unsichtbare Bereiche vorzudringen, existiert dieses Kolloid wenigstens hypothetisch. Die spirituelle Wissenschaft bezeichnet diese Substanz als ätherische Materie. Damit ist jene Substanz gemeint, die zum einen der Form zugrunde liegt und zum anderen dafür sorgt, dass die Form hält. In den Kapiteln 8 bis 12 werde ich diese ätherische oder kolloide Substanz näher erörtern, wenn ich die verschiedenen Lichtkörper bespreche.

Das Schwingungen speichernde Gedächtnis der Zellen: das Hologramm

Schwingungen aller Art können uns in vielerlei Hinsicht beeinflussen, seien es Schwingungen, die von der Umwelt ausgehen, von anderen Menschen, von der Natur oder von uns selbst infolge unseres eigenen emotionalen Prozesses. Die Frage ist, ob wir in der Lage sind, Stress erzeugende Schwingungen umzuwandeln und zu sublimieren; oder ist es so, dass *sie* uns sublimieren und in uns kristallisieren? Im Falle, dass sie in uns kristallisieren, sammeln sie sich in unserem zellulären Gedächtnisspeicher und werden eventuell zu Krankheitsauslösern. Diese Kristallisation markiert den Beginn einer Gesundheitsstörung: Es sind die verschiedenen Wehwehchen und Schmerzen, die der Körper einsetzt, um uns zu sagen, dass wir etwas nicht richtig verarbeiten.

Wie sich diese Schwingungsstörungen in unserem System verfestigen und die Kristallisationen zustande kommen, sind Vorgänge, die dem System der Holonomie zugeschrieben werden können und sich am besten durch die Holographie erklären lassen. In Kapitel 2 war die Rede von den Wellenmustern, die als stehende Wellen bekannt sind. Wirft man einen Stein in einen Teich, so bilden sich kleine kräuselnde Wellen, also stehende Wellen. Wirft man gleichzeitig zwei Steine hinein, entstehen zwei Sorten von Wellen. Dort, wo sich das erste und zweite Wellenpaar treffen, bildet sich ein drittes Wellenmuster. Dieses Muster, das durch die sich überschneidenden Wellen entsteht, ist ein sogenanntes Interferenzmuster. In diesem Interferenzmuster ist die Kodierung der gesamten Wellenbewegung beider Wellengruppen von dem Moment an enthalten, als der Stein ins Wasser fiel, ganz ähnlich dem Klang zweier Musiknoten, wenn sie harmonisch sind. Das Wort »Hologramm« (ein Diagramm des holographischen Prozesses) bedeutet soviel wie

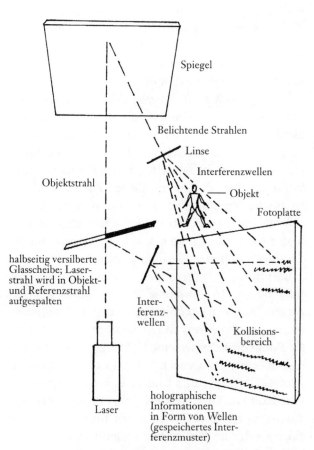

Abb. l: Entstehung holographischer Information Speicherung auf einer Fotoplatte (Schritt 1)

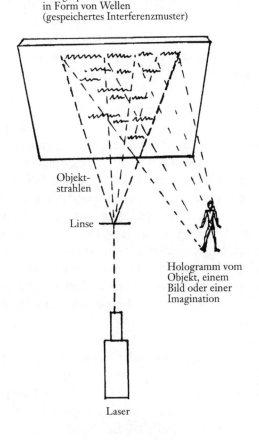

Abb. 2: Entstehung eines Hologramms (Schritt 2)

»vollständige Mitteilung«. Ein photographisches Hologramm ist ein dreidimensionales Bild, das durch eine Reihe von Lichtwelleninterferenzmustern entsteht. Dabei geht ein Laserstrahl durch einen Spiegel, bei dem eine Hälfte versilbert ist. Dies bewirkt, dass der Spiegel den Strahl in zwei Teile teilt. Der eine Teil des Strahls, der sogenannte Referenzstrahl, geht direkt durch die nichtversilberte Spiegelhälfte hindurch und trifft auf einen Film. Der andere Teil, der Leuchtstrahl, wird von der versilberten Spiegelhälfte auf das photographierte Objekt zurückgeworfen und dann ebenfalls auf den Film zurückgelenkt. Wenn sich die beiden Strahlen treffen, bilden sie ein Interferenzmuster, das auf einer Fotoplatte festgehalten wird (Abb. 1). Das so gespeicherte Bild kann auf der Platte durch Laserlicht auf spezielle Weise neu kreiert werden. Das Resultat ist ein dreidimensionales Bild, das ein exaktes Duplikat des Originals darstellt (Abb. 2). Würde man einen Teil des Originals davon wegnehmen, würde dieser Teil immer noch die gesamte intakte Kodierung des Originalbilds enthalten.

Eines der bekanntesten Beispiele, die dieses Phänomen beschreiben, ist zugleich eines der ältesten. Jean Houston schreibt in ihrem Buch *The Possible Human* (Der mögliche Mensch) über das *Avatamsaka Sutra:*

> »Im Himmel von Indra soll es ein Perlennetzwerk von ganz besonderer Anordnung geben. Wer nur eine Perle davon ansieht, sieht alle anderen darin reflektiert, und durch jeden Teil des Netzwerks, durch jeden Teil der Realität, ertönen Glocken, die immer dort zu klingen anfangen, wo man gerade ist. Und so sind alle Menschen, alle Objekte in der Welt nicht bloß sie selbst, sondern jeder Mensch bezieht jeden anderen Menschen mit ein und ›ist‹ auf einer Ebene jeder andere Mensch, wie auch jedes Objekt jedes andere Objekt mit einbezieht und auf einer Ebene jedes andere Objekt ›ist‹.«[3]

Die neueste Forschung in der Holonomie setzt den Kristall als Speichersystem für Informationen ein. Bekanntlich sind die Atome in einem Kristall die geordnetsten und stabilsten in der ganzen Natur. Außerdem sind Kristalle als die Struktur in der Natur mit der geringsten Neigung zur Entropie bekannt. Da der Kristall dermaßen stabil zusammengesetzt ist, kann er mehr Information als jede andere Form von Datenspeichersystem aufnehmen. Die Information verbleibt dort in Form von Schwingungsmustern, bis sie von einem Laserstrahl abgerufen wird. In den Kapiteln 5 und 6 komme ich darauf noch einmal zurück, wenn ich über die Schwingungsebenen spreche.

Der berühmte Gehirnchirurg Karl Pribram gelangt in einer seiner Arbeiten über Holonomie und Wahrnehmung zu der Ansicht, dass das Gedächtnis holographisch ist, dass die Interferenzmuster, die das Denken erzeugt, in Form von Hologrammen ins Gehirn einkodiert und zu Erinnerungen werden.[4] Meiner Meinung nach werden Erinnerungen in allen Teilen des physischen Körpers festgehalten. Die vibrierenden Interferenzmuster, die im physischen Körper durch emotionalen Stress und Aufregung erzeugt werden, gehen in die Zellen ein und werden zu kristallisierten emotionalen, erinnerungsgefüllten vibrierenden Hologrammen. Somit wird der physische Körper auf der Ebene seiner Zellstruktur zu einem emotionsgeladenen Gedächtnis. Besonders deutlich wird dies in den Kapiteln 7 bis 12, wenn ich auf die Funktion der Lichtkörper zu sprechen komme.

So zeigt sich zum Beispiel auch, dass während der tiefen Gewebemassage durch die Rolfing-Behandlung der Behandelte mitunter traumatische und emotionsangereicherte Ereignisse wiedererlebt, die in den behandelten Körperteilen stecken. Während des Massierens dieser Zonen wird die Kristallisation aufgelöst, und die darin gespeicherte Erinnerung kann herausfließen. Der Behandelte ist in der Lage, das Ereignis wiederzuerleben und die damit verbundenen Gefühle loszulassen.

Bestimmte Erinnerungen verfestigen sich als schwingende Hologramme in bestimmten Körperzonen. Wenn die damit verbundenen Emotionen immer wiederkehren und intensiv genug sind, wird ein Punkt erreicht, wo eine Körperzone keine Information mehr aufnehmen kann. In dieser Situation wird die Entropie zum Chaos, und eine ausgewachsene Krankheit manifestiert sich. Für den einzelnen muss dies zu einer Veränderung führen, sei es im Körper oder im Bewusstsein, damit eine Entwicklung zum Besseren eintreten kann.

Schwingungen als Ausstrahlungen

Es gibt Schwingungen, deren Frequenzen aufmunternd und belebend wirken, und solche, deren Frequenzen einen störenden Einfluss haben. Regt sich jemand emotional auf, entsteht dadurch in seinem Feld eine Schwingungsstörung, die auch von anderen in der unmittelbaren Nähe als mehr oder weniger unangenehm empfunden wird. Kinder sind für Schwingungen besonders empfänglich. Sie spüren sehr deutlich die schlechten Schwingungen, die im Raum sind, wenn sich die Eltern gestritten haben, obgleich sie so tun, als sei nichts gewesen. Wir alle erfahren die Schwingungen eines Menschen oder eines Raums als mehr oder weniger angenehm: Wir sagen, dass eine Person eine wunderbare Ausstrahlung habe oder dass wir ihre Ausstrahlung nicht mögen.

Harmonische Schwingungsfrequenzen werden als wohltuend und entspannend empfunden. Jemand, der meditiert oder sich auf andere Weise in einen harmonischen Zustand bringt, sendet Frequenzen aus, die auf die Menschen der unmittelbaren Umgebung beruhigend wirken.

Es ist sicherlich längst deutlich geworden, dass Schwingungen verschiedenster Form – sichtbare wie unsichtbare, hörbare wie unhörbare – für die Existenz von uns Menschen von grundlegender Bedeutung sind. Insofern tragen wir Menschen mit unserer Fähigkeit, zu denken und Gefühle zu haben, die Schwingungen erzeugen, kreativ zur Qualität der Schwingungen in der gesamten Evolution der Natur bei. Wir besitzen die Fähigkeit, die Qualität unserer Gedanken und die Schwingungen, die durch sie erzeugt werden, zu kontrollieren. Wir können auch unsere Gefühle klären und dadurch unsere Denk- und Handlungsweise verändern.

Wir sollten verstehen, dass unsere Denk- und Umgangsweisen Schwingungen hervorbringen, die auf jeden von uns einwirken, sei es in so harmonischer Weise, dass sie heilend sind, oder in so zersetzender Weise, dass sie krank machen. Und wir sollten erkennen, dass wir mit unserem Denken, Handeln und Verhalten und den damit zusammenhängenden Schwingungen starke Kraftfelder aufbauen, die unsere Umgebung beeinflussen.

Wie einzelne Gruppen oder wie Nationen gedacht haben und welche Handlungen aus diesem Denken erwuchsen, rief im Evolutionsprozess des Menschen und der ganzen Natur Schwingungsstörungen in Form von Verschmutzung hervor. Diese Verschmutzung ist auf den feinstofflichen höheren Frequenzebenen als destruktives und aggressives Schwingungsfeld erkennbar. Nach außen hin verwandeln sich diese starken kollektiv erzeugten Gedankenformen in Aggression und Hass, so dass es zu destruktivem Verhalten kommt, das sogar zum Krieg fahren kann. In der Natur offenbaren sich diese kollektiven Gedankenformen in der Verschmutzung der Erde, der Luft, des Wassers und in der Lärmproduktion. Durch diese Formen von Schwingungsunordnung geraten alle Lebewesen in Mitleidenschaft; sie werden geschwächt und damit anfällig für Krankheiten.

Von den Schwingungen her gesehen, würden wir alle wohl am liebsten zur Harmonie finden. Harmonie wirkt sich darauf aus, wie wir denken und wie sich unser Denken auf der Ebene unserer Gefühle ausdrückt, wie wir klingen und wie wir uns verhalten. Von einem Punkt innerer Harmonie her zu denken und zu handeln hilft uns, sowohl innerhalb als auch außerhalb unseres Körpers zu einem harmonischen Schwingungsfeld zu kommen und diese Harmonie an unsere Mitmenschen und die Natur weiterzugeben.

Ein Weg zur Herstellung von Harmonie in Körper und Geist ist die Meditation. Die Schwingungen, die von meditierenden Gruppen ausgehen, schaffen ein Kraftfeld, das die Gruppe und darüber hinaus sogar die Umwelt transformieren kann. Große Gruppen können durch Meditation zum Beispiel bewirken, dass die Kriminalitätsrate einer Stadt sinkt oder die Qualität der Arbeitswelt besser wird.

Schwingungen können als Pulsationen einer Mikrosubstanz definiert werden. Sie haben einen bestimmten Rhythmus, die dieser Substanz eine Form gibt. Entsprechend des charakteristischen Rhythmus erhält die Form ein gewisses Merkmal. Die Wellenmuster, die diese Rhythmen bilden, sind als Gefühle oder Gedanken erfahrbar. Zudem geben Schwingungen Schallfrequenzen ab, die im Bereich von normal bis zu Überschau und Infraschall liegen, oder Farbtöne, die sich im sichtbaren Lichtspektrum befinden können, aber auch bis in den unsichtbaren Infrarot- und Ultraviolettbereich gehen.

Schwingungen werden übertragen, was unabsichtlich oder absichtlich geschehen kann. Dieses Buch soll dazu dienen, die verschiedenen Arten und Qualitäten von Schwingungen verstehen zu lernen, die von lebenden Organismen ausgehen, ganz besonders vom Menschen. Die besonderen Methoden, um Gefühle zu lösen und Therapeutic Touch anzuwenden, sollen dazu dienen, dass wir lernen, wie Schwingungen, die für uns und andere heilend wirken, umgewandelt und übertragen werden können.

Form, die als dichte Atomstruktur definiert wurde, bedeutet dem Wort nach auch Gestalt. Gestalt und Farbe existieren in einer gewissen Lichtfrequenz, die wir mit unserer gewöhnlichen Sehkraft erkennen können. Aber Gestalt und Farbe sind auch in anderen Lichtfrequenzen sichtbar, etwa im Infrarot- und Ultraviolettbereich, wie Jack Schwarz in seinem Buch *Human Energy Systems* (Menschliche Energiesysteme) schreibt.[5] In diesen Lichtfrequenzen sehen zu können, erfordert zwar spezielle Fähigkeiten, aber keine übermenschlichen Gaben, denn sie stecken in jedem von uns. Mit Hilfe unserer Hände können wir Gestalt und Farbe erspüren. Unsere Hände müssen nur hoch genug sensibilisiert sein. Haben wir diese Fähigkeit entwickelt, können wir zu anderen Dimensionen unseres Wesens Zugang finden. Wir werden dann zu dem Bewusstsein gelangen, dass wir Lichtwesen sind, mit vielen Schwingungskörpern, die auf vielen unterschiedlichen Schwingungsfrequenzen existieren, und erkennen, dass jeder von uns ein multidimensionales Selbst ist.

4. Übungen zur Sensibilisierung der Hände

An dieser Stelle erlebe ich in meinen Seminaren immer wieder, dass die Teilnehmer langsam neugierig werden, worum es denn eigentlich geht. Für den Verstand ist die theoretische Information leicht nachvollziehbar. Aber wie steht es mit dem Gefühl? Und wie bekommen wir überhaupt ein Bewusstsein für die vielen Lichtkörper? Wie erfahren wir durch unsere Hände diese Schwingungen, aus denen sich die verschiedenen Lichtkörper zusammensetzen? Eine Antwort darauf können uns am besten praktische Übungen vermitteln.

Ein Experiment

Abgeleitet ist die TT-Methode, wie schon gesagt, vom Handauflegen, was bedeutet, dass in der Hauptsache die Hände dazu dienen, die Schwingungsfelder der verschiedenen Lichtkörper zu fühlen. Damit Sie in dieser Hinsicht eine persönliche Erfahrung bekommen, sollten Sie mit Ihren Händen folgenden Versuch machen:

1. Entspannen Sie sich, und atmen Sie einige Male tief aus und ein. Halten Sie dann Ihre Hände vor Ihrem Oberkörper, und reiben Sie die Handflächen fest aneinander. Nehmen Sie dann die Hände etwa dreißig Zentimeter auseinander, wobei die Handflächen zueinander schauen, wie in Abbildung 3 zu sehen ist.
Stellen Sie sich vor, Sie halten einen Luftballon zwischen Ihren Händen, den Sie langsam zusammendrücken und dann wieder größer werden lassen. Machen Sie das bitte ganz langsam, und nehmen Sie die Hände nicht zu weit auseinander. Atmen Sie im sanften Rhythmus, wobei Sie mit jedem Einatmen den Ballon zwischen Ihren Händen größer werden lassen und mit jedem Ausatmen zusammendrücken. Richten Sie Ihre Aufmerksamkeit aber nicht so sehr auf das Atmen, sondern auf Ihre Hände. Der Atem soll nur dazu

dienen, einen Rhythmus zu finden. Fühlen Sie in Ihre Hände hinein, in die Mitte der Handflächen, in die Spitzen der Finger und in den Raum zwischen Ihren Händen, wenn Sie die Hände zusammen- und auseinandergehen lassen. Es kann sein, dass Sie Wärme spüren oder eine Art Widerstand zwischen den Händen. Machen Sie ruhig so lange weiter, bis Sie etwas spüren. Schließen Sie die Augen dabei, und lassen Sie Ihre Aufmerksamkeit in Ihren Händen. Versuchen Sie nicht, etwas mit dem Verstand zu erfahren oder zu verstehen. Versuchen Sie einfach, nur das Gefühl zu erleben.

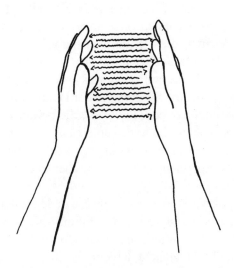

Abb. 3: Energetisieren der Hände

2. Als nächstes sensibilisieren Sie Ihre Hände. Halten Sie die Hände wie in Abbildung 4.
Die Handflächen schauen im Abstand von ungefähr fünfzehn Zentimeter zueinander. Dabei sind die Hände entspannt. Drehen Sie eine Hand parallel zur anderen, die Handflächen zueinander. Schließen Sie die Augen, und konzentrieren Sie sich auf Ihre Hände. Achten Sie darauf, was in der Mitte der einen und der anderen Hand oder in den Fingerspitzen passiert. Spüren Sie so etwas wie einen kalten Wind oder ein Kreisen in

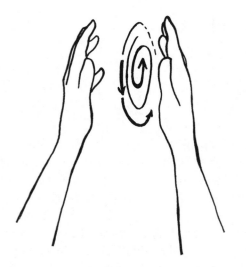

Abb. 4: Energetisieren der Hände (durch Drehen der Hände)

der Mitte der Handfläche oder ein Kribbeln in den Fingerspitzen? Oder haben Sie ein warmes Gefühl in der Mitte der Hände? Wird es Ihnen warm? Drehen Sie die eine Hand weiter, bis Sie etwas in der einen oder anderen Hand spüren. Sie können die Hände auch näher zusammenbringen oder weiter auseinander halten. Versuchen Sie herauszufinden, was jeweils passiert. Es kann sein, dass Sie etwas in der Hand spüren, die Sie stillhalten, oder in der, die Sie bewegen.

Dabei sollten Sie weder an einem sonnigen noch an einem windigen Ort sitzen, da dies anfangs Ihr zart ausgeprägtes Gespür durcheinanderbringen könnte.

Auf diese Weise entwickeln Sie in der einen oder anderen Hand mehr Sensibilität, das heißt ein sehr feines Gefühl, einem sanften Lufthauch vergleichbar. Vielleicht denken Sie, dass Sie sich das nur einbilden, aber dem ist nicht so. Üben Sie einfach weiter.

3. Bringen Sie nun die Hand, die Ihrem Gefühl nach am meisten sensibilisiert ist, in einen Abstand von etwa fünfundvierzig Zentimetern zu Ihrem Arm wie in Abbildung 5.

Lassen Sie sie langsam in Richtung Ihres Armes sinken. Machen Sie das wirklich ganz langsam und sanft, und lassen Sie ruhig zu, was Sie dabei fühlen. Früher oder später werden Sie den gleichen Widerstand spüren wie ganz zu Anfang. Sie werden wieder den unsichtbaren Ballon spüren oder ein warmes Schild, das bis zu fünf Zentime-

ter an Ihren Körper heranreicht und sich außerhalb davon ungefähr fünfzehn bis fünfundzwanzig Zentimeter ausdehnt. Möglicherweise spüren Sie es in der Mitte Ihrer Hand oder in Ihren Fingerspitzen. Folgen Sie dem warmen oder kribbelnden Gefühl im Arm, wie es auf und ab fließt, in den Brustraum oder in den Unterleib geht, die Oberschenkel hinunter bis in die Füße. Oder fühlen Sie es im Gesicht und im Kopf. Erforschen Sie Ihr Biosplasmafeld, wie es russische Forscher nennen. Sie werden merken, dass es Sie überall einhüllt.

4. Wenn sich in Ihrer Nähe eine andere Person, ein Tier oder eine Pflanze befindet, versuchen Sie einfach einmal herauszufinden, wie weit die Ausdehnung des anderen Wesens reicht, und zwar genauso wie Sie es bei sich selbst gemacht haben. Fragen Sie die andere Person, welche Emp-

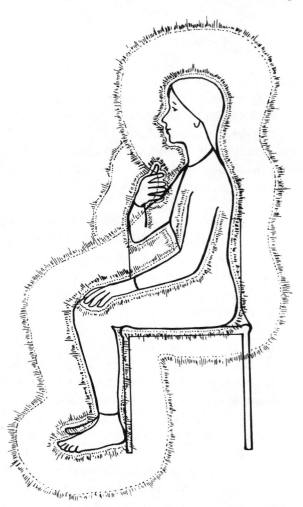

Abb. 5: Abtasten des Energiefeldes

findungen sie dabei hat. Halten Sie Ihre Hände bei der anderen Person aber nie zu lange in der Nähe des Kopfes, da dieser Bereich sehr empfindlich ist. Anderenfalls könnte es sein, dass der Person schwindelig wird.

Streichen Sie mit den Händen immer nach unten, als würden Sie Samt berühren, indem Sie mit der Faserrichtung, nicht gegen sie streichen. Gehen Sie niemals von den Füßen nach oben, sondern immer vom Kopf aus nach unten. Heben Sie Ihre Hände immer wieder hoch, und fangen Sie erneut oben an, ehe Sie weiter nach unten streichen. Bewegen Sie die Hände nicht wie auf einem Waschbrett hin und her. Es könnte das Feld stören und als unangenehm empfunden werden.

Wenn Sie diese Übungen machen, bekommen Sie einen ersten Eindruck davon, wie es sich anfühlt, die ersten zwei Lichtkörper des Menschen zu berühren, und zwar den Ätherkörper und den Gefühlskörper. Beide gehören zum Bioplasmafeld, das sich, vom äußeren Rand unseres physischen Körpers gesehen, ungefähr zwanzig bis fünfundzwanzig Zentimeter nach außen ausdehnt. Wenn Sie intuitiv lieber den Energiekörper fühlen möchten, dessen Rand ungefähr drei bis fünf Zentimeter außerhalb des physischen Körpers wahrnehmbar ist, würden Sie direkt den Ätherkörper erfassen, der sich etwas kühl anfühlen kann.

An dieser Stelle möchte ich allerdings betonen, dass das, was Sie fühlen, vollkommen subjektiv ist. Vielleicht fühlen Sie mit Ihren Händen Unterschiede in der Beschaffenheit des Felds. Jeder von uns fühlt in erster Linie auf seine ganz eigene Weise. Falls jemand anders empfinden sollte, bedeutet dies nicht, dass Ihre eigene Empfindung null und nichtig ist. Die einen empfinden Hitze, andere Kühle, die nächsten ein Kribbeln, etwas Breiiges, Verklumptes, elektrische Aufladung, Leere oder einfach etwas Undeutliches oder gleichzeitig mehrere solcher Merkmale in verschiedenen Bereichen des Felds. Vielleicht fühlen Sie in Ihrem eigenen Körper etwas genau an der Stelle, wo die andere Person ein Problem hat. In diesem Fall wird Ihr Körper zum Spiegel für den anderen, oder es tauchen vor Ihrem geistigen Auge Bilder von der Problemzone auf, oder Sie sehen die unterschiedlichen Farben der verschiedenen Zonen.

Wenn Sie noch weiter nach außen gehen, kommen Sie zum Mentalkörper, der ungefähr fünfundsiebzig Zentimeter weit reicht. Der Mentalkörper fühlt sich etwas anders an als der Gefühlskörper. Meiner Erfahrung nach ist er heller und etwas stachelig, während ich beim Gefühlskörper in der Regel ganz viele verschiedene Temperaturen erspüre. Natürlich sind die einzelnen Abstände und Eigenschaften, die man fühlt, von Mensch zu Mensch verschieden und davon abhängig, in welchem gesundheitlichen Zustand sich der Behandelte befindet und wie sensibel der Behandelnde ist.

Besonders gut lässt sich zum Beispiel an Bäumen üben, da sie sehr starke Felder haben. Versuchen Sie einmal zu fühlen, wie weit das Feld eines Baumes reicht. Sie werden erstaunt sein, welche Unterschiede es in den Reichweiten und Eigenschaften einzelner Baumfelder gibt. Einer meiner Seminarteilnehmer konnte bei einem Baum unterschiedliche Schwingungen zu verschiedenen Tageszeiten ausmachen: Am Morgen schien der Baum munter und voller Energie zu sein, als wäre er hellwach; am Abend erschien er ruhiger und schläfriger, als wäre er sehr müde.

Visualisierungsübung

Eine weitere Erfahrung mit Schwingungen ist im Rahmen einer Visualisierungsübung möglich, zu der ich Sie im folgenden anleite. Mit Hilfe der geistigen Vorstellung können wir mit jenen Teilen von uns in Verbindung treten, mit denen wir am wenigsten vertraut sind. Auch diese Übung dient dazu, Ihre Sensibilität für Schwingungen zu fördern.

Bevor wir jedoch beginnen, möchte ich einige Grundregeln erklären. Während eines Seminars leite ich die Teilnehmer zuerst dazu an, sich mit geschlossenen Augen vollkommen zu entspannen. Dies lässt sich natürlich jetzt für Sie nicht durchführen. Aber auch das Lesen hat etwas mit einem veränderten Bewusstseinszustand zu tun, und wenn Sie ganz konzentriert sind, können Sie halb in Trance sein. Folgen Sie also einfach meinen Anweisungen. Sie sollten dabei ruhig von Zeit zu Zeit die Augen schließen und sich einfach den inneren Bildern hingeben. Oder Sie lassen sich den Text der Übung vorlesen oder benutzen ein Tonband.

Für ihre Vorstellung gebe ich später mehrmals folgende Anweisung: »Lassen Sie sich Zeit. Sie haben alle Zeit der Welt … eine Minute (oder zwei Minuten).«

Diese Anweisung verwende ich in dem Sinne, dass wir nicht mehr an die Uhrzeit gebunden sind, wenn wir uns in einem anderen Bewusstseinszustand befinden. In einem Traum, der eine Minute dauert, können wir ein ganzes Abenteuer erleben. Das gleiche passiert, wenn wir in einen anderen Bewusstseinszustand treten, indem wir uns wie jetzt zum Beispiel auf innere geistige Bilder konzentrieren. Dadurch gelangen wir in eine Art zeitlose Zeit, wo eine Minute eine unendliche Ausdehnung bekommen kann.[1] Sie werden lernen, Ihrer inneren Uhr zu vertrauen, und wann immer ich darauf hinweise, dass Sie nun ein oder zwei Minuten Zeit haben, um die Augen zu schließen und die Vorstellung kommen zu lassen, werden Sie feststellen, dass Sie Ihre Augen tatsächlich nach ein oder zwei Minuten wieder öffnen werden, um weiterzulesen. Wenn wir vertrauen lernen, dass wir die Fähigkeit haben, mit unserer Zeit gut umzugehen, wird uns immer genügend Zeit zur Verfügung stehen, das zu tun, was wir tun müssen, einfach indem wir uns sagen: »Ich habe alle Zeit der Welt, um es zu erledigen.«

Genügend Zeit zu haben heißt, auf etwas ganz konzentriert zu sein. Bei der TT-Behandlung sprechen wir von Zentriertheit. Wenn wir auf etwas vollständig konzentriert sind, scheint die Zeit stillzustehen.

Zeit ist wirklich dehnbar, wie mir besonders in meinen Seminaren immer wieder bewusst wird. Nach jedem Mal, wenn ich die Teilnehmer bei einer Visualisierungsübung angeleitet habe, tauschen sie gegenseitig ihre Erfahrungen aus. Dieser Austausch ist für mich sehr wichtig, damit ich sagen kann, an welchen Bereichen der einzelne arbeiten müsste. Aus diesem Grund wird niemand ausgelassen und niemandem das Wort abgeschnitten. Auch sind die Erzählungen immer wieder faszinierend, da wir aus der gemeinsamen Erfahrung lernen, wie einzigartig jeder von uns ist. Wenn wir unsere Erfahrung wiedergeben, verstärken wir sie und verleihen ihr mehr Realität, während die anderen, die uns zuhören, ebenfalls unsere Erfahrung miterleben. Wenn eine Geschichte besonders schön ist, ist das auch für die Gruppe sehr erhebend. Bei einer kleinen Gruppe ist die Zeit kein Problem, die die einzelnen brauchen, um ihre Geschichten zu erzählen. Bei einer großen Gruppe mit zwanzig oder mehr Teilnehmern scheint es unmöglich zu sein, Zeit für jeden Beitrag zu haben und trotzdem das ganze Kurspensum mit sämtlichen Übungen zu schaffen. Es erstaunt mich immer wieder, dass wir in den großen Gruppen ebenfalls alles schaffen wie in den kleinen, obwohl doch mehr Erfahrungen berichtet werden. Es ist so, dass wir uns als Gruppe in einem Raum von Zeit und Nicht-Zeit befinden und dann eigentlich sehr viel Zeit haben, um all das zu tun, was wir sollen. Diese Einstellung, mit der wir uns erlauben, so viel Zeit zu haben, wie wir brauchen, kann auch zu Hause oder am Arbeitsplatz praktiziert werden. Zu wissen, dass man genügend Zeit hat, um etwas zu Ende zu führen, heißt, eine Menge Stress zu vermeiden, was wiederum bedeutet, dass wir das, was wir tun, schneller und besser machen.

Doch nun zu der Visualisierungsübung, in diesem Fall mit einer Blume. Wählen Sie eine Blume, die Sie lieben und gerne sein möchten. Wenn Sie in Ihrem veränderten Bewusstseinszustand sind, kann es sein, dass die Blume, die vor Ihrem geistigen Auge erscheint, nicht die ist, für die Sie sich ursprünglich entschieden haben. Kümmern Sie sich nicht darum. Die Blume ist ein Symbol, eine Botschafterin aus Ihrem Unterbewusstsein, die viel über Sie zu sagen weiß. Betrachten Sie sie aufmerksam, und nutzen Sie sie, so gut Sie können.

Nehmen Sie eine bequeme Sitzstellung ein. Der Rücken sollte gerade sein (ein gerader Rücken gleicht einer Antenne und macht es leichter, in einen Alpha-Zustand zu kommen). Ihr Kopf ruht bequem und locker, aber ganz gerade auf der Wirbelsäule. Die Füße berühren den Boden, sie werden nicht gekreuzt. Atmen Sie tief ein, und lassen Sie die Luft Ihre Lungen füllen, so weit es geht, wenn möglich bis hinunter in den Bauchraum, ohne die Schultern hochzuziehen. Lassen Sie Ihren Bauch los und beim Einatmen sich ausweiten. Lockern Sie gegebenenfalls Gürtel und eng sitzende Kleidung an der Taille. Schließen Sie dann die Augen.

Wenn Sie all das nicht tun können, folgen Sie einfach nur den Worten, und versuchen Sie, während des Lesens Ihre Empfindungen wahrzunehmen:

Entspannen Sie Ihren Kopf. Entspannen Sie den Kopf bis ganz hinauf zum Scheitelpunkt. Entspannen Sie Ihre Stirn. Entspannen Sie Ihre Augen. Entspannen Sie Ihre Nase. Entspannen Sie Ihren Mund. Entspannen Sie Ihre Lippen; dabei können Ihre Lippen leicht geöffnet sein. Legen Sie die Zungenspitze sanft an den oberen Gaumen (dies unterstützt den Speichelfluss in die Kehle). Entspannen Sie Ihr Kinn. Fühlen Sie, wie Ihr ganzes Gesicht entspannt ist. Entspannen Sie Ihren Hals. Entspannen Sie Ihren Nacken. Fühlen Sie, wie sich die Entspannung über Ihre Schultern ausbreitet, über Ihr Rückgrat hinunter, und wie sich die Rückenmuskeln entspannen. Fühlen Sie, wie sich Ihre Arme entspannen. Fühlen Sie, wie die Entspannung über Ihre Arme hinunterfließt, wie sich Ihre Hände entspannen und wie sich Ihre Finger entspannen.

Entspannen Sie Ihre Brust. Entspannen Sie Ihren Bauch und Ihren Magen. Entspannen Sie Ihren Unterleib. Entspannen Sie Ihre Hüften. Entspannen Sie die Muskeln in Ihren Pobacken. Lassen Sie die Verspannungen herausfließen. Entspannen Sie Ihre Beine. Entspannen Sie Ihre Oberschenkel. Entspannen Sie Ihre Unterschenkel. Entspannen Sie Ihre Füße. Entspannen Sie Ihre Zehen. Lassen Sie alles los.

Sie fühlen sich jetzt herrlich entspannt!

1. Versuchen Sie sich vorzustellen, Sie wären eine Blume, Ihre Lieblingsblume. Erzwingen Sie nichts, lassen Sie sich einfach zu der Blume werden, die zu Ihnen kommen möchte. Lassen Sie sich ruhig Zeit. Sie haben alle Zeit der Welt, um zu entscheiden, welche Blume es sein soll; eine Minute Zeit...

2. Versuchen Sie sich vorzustellen, wie aus Ihrem Kopf die Blüte wird, aus Ihren Armen Blätter, aus Ihrem Körper der Stengel. Unter Ihren Füßen treiben Sie wie die Blume Wurzeln in den Boden. Lassen Sie sich ruhig Zeit. Sie haben alle Zeit der Welt, um zu erfahren, wie es ist; eine Minute Zeit ...

3. Versuchen Sie sich vorzustellen, dass Sie die Wurzeln im Boden fühlen und die Erde, die die Wurzeln umgibt. Lassen Sie sich ruhig Zeit. Sie haben alle Zeit der Welt, um zu erfahren, wie es ist; eine Minute Zeit...

4. Versuchen Sie sich vorzustellen, dass Sie die Energie der Erde spüren. Lassen Sie sich ruhig Zeit. Sie haben alle Zeit der Welt...

5. Versuchen Sie sich vorzustellen, wie die Energie der Erde in Ihre Wurzeln zieht und weiter hinauf in den Stengel der Blume, in ihre Blätter. Lassen Sie die Energie nach oben fließen, wenn Sie möchten. Spüren Sie, wie Sie sich mit der Energie der Erde erfüllen? Ist es angenehm? Oder fühlen Sie sich nicht so wohl? Seien Sie sich Ihres Gefühls bewusst. Hören Sie auf, wenn es Ihnen zuviel wird. Lassen Sie sich Zeit. Sie haben alle Zeit der Welt ...
Ruhen Sie sich aus und holen Sie tief Luft.

6. Versuchen Sie sich vorzustellen, dass die Sonne scheint und die warmen Sonnenstrahlen durch den Scheitelpunkt Ihres Kopfs hindurch auf die Blumenblüte fallen. Ist es angenehm oder unangenehm? Seien Sie sich des Gefühls bewusst. Hören Sie auf, wenn es Ihnen zuviel wird. Lassen Sie sich Zeit. Sie haben alle Zeit der Welt; eine Minute Zeit...

7. Versuchen sie sich vorzustellen, dass Sie die Energie in die Blume fließen lassen – bis in die Wurzeln, wenn Sie dies möchten. Lassen Sie sich ruhig Zeit. Sie haben alle Zeit der Welt; eine Minute Zeit...

8. Versuchen Sie, den Unterschied zwischen der Erdenergie und der Sonnenenergie zu empfinden. Wenn Sie wollen, können Sie auch beide vermischen, so dass sie eins werden. Lassen Sie sich Zeit. Sie haben alle Zeit der Welt; zwei Minuten Zeit...

9. Versuchen Sie sich vorzustellen, sich ganz mit Sonnenenergie aufzufallen und die überschüssige Energie aus den Wurzeln in die Erde fließen zu lassen. Könnten Sie sich vorstellen, wie ein Teil dieser überschüssigen Sonnenenergie aus den Enden Ihrer Blätter, das heißt aus Ihren Händen und Fingern, fließt? Achten Sie darauf, ob dies möglich ist. Wie fühlt es sich an? Lassen Sie sich ruhig Zeit. Sie haben alle Zeit der Welt; eine Minute Zeit...

10. Versuchen Sie sich vorzustellen, dass Sie sich jetzt ganz entspannen und einfach Ihren Zustand als Blume erleben. Schauen Sie sich dann um. Was sehen Sie? Was fühlen Sie? Was hören Sie? Was riechen Sie? Lassen Sie sich Zeit. Sie haben alle Zeit der Welt; eine Minute Zeit...

11. Handelt es sich um andere Blumen, die Sie wahrnehmen? Insekten? Schmetterlinge? Vögel? Menschen? Tiere? Wenn es Menschen oder Tiere sind, wer sind sie? Was bedeuten sie für die Blume? Lassen Sie die Antwort spontan kommen. Lassen Sie es sich von Ihrem inneren Wissen sagen. Lassen Sie sich ruhig Zeit. Sie haben alle Zeit der Welt; zwei Minuten Zeit…

12. Versuchen Sie sich vorzustellen, dass Sie sich jetzt alle Zeit der Welt nehmen, um Ihre Erfahrung abzuschließen. Eine Minute Zeit, um zu Ihnen selbst zurückzukommen und langsam Ihre Augen zu öffnen …

Legen Sie Ihren Kopf zwischen die Knie, wenn Sie die Übung im Sitzen gemacht haben, und schütteln Sie Ihre Arme aus, um sich in einen normalen Wachzustand zurückzubringen.

In Kapitel 35 erörtere ich die Erfahrungen einiger meiner Kursteilnehmer und was ich über die Bedeutung dieser Erfahrungen gelernt habe. Bevor Sie jedoch dort nachlesen, sollten Sie zuerst Ihrer eigenen Erfahrung Raum geben, damit Sie in dieser Hinsicht nicht beeinflusst werden. Machen Sie sich Notizen, damit Sie besondere Erlebnisse und Empfindungen nicht vergessen und sie später vergleichen können, denn es ist wie mit Träumen: Im ersten Moment denken wir zwar, dass wir sie behalten, aber dann vergessen wir sie meistens doch.

Stellen Sie sich Fragen wie: Welche Blume habe ich gewählt? War ich mit der gewählten Blume zufrieden? Wo wächst diese Blume? Wie tief gingen die Wurzeln? Wie fühlte sich die Erdenergie an – war sie dick, schwer oder dunkel? War es ein angenehmes oder eher ein unangenehmes Gefühl? Wie hoch stieg die Erdenergie? Über die Taille? Wie fühlte sich die Sonnenenergie an? Fühlte ich einen Unterschied zwischen ihr und der Erdenergie? War sie hell oder leichter, und drang sie besser ein? Ging sie bis zu den Wurzeln? Vermischte sich die Erdenergie mit ihr? Konnte ich die Sonnenenergie aus meinen Blättern beziehungsweise Händen und Fingern ausströmen lassen? Wie fühlte sich dies an? Konnte ich so etwas wie eine Blume sehen, hören, riechen? Wie fühlte es sich an? Waren Insekten, Vögel, Menschen um die Blume? Was bedeuteten sie für die Blume? Wie fühle ich mich jetzt?

Sie haben nun die Feinheiten einiger Schwingungen kennen gelernt und gesehen, wie einfach es ist, die Schwingungen, die den menschlichen Körper umgeben, sowie die der Erde und der Sonne zu erfahren, weil diese Fähigkeit in uns allen vorhanden ist. Was Sie aus den vorangegangenen Übungen gelernt haben, dient auch als Einstieg in das nächste Kapitel, worin ich die Lichtkörper detailliert beschreibe.

5. Die Schwingungsebenen des Bewusstseins

Die Übungen im vorangegangenen Kapitel haben Ihnen gezeigt, wie empfänglich Sie seit jeher für Schwingungen gewesen sind. Sie haben Schwingungen gefühlt, die von Ihnen und anderen Menschen ausgehen, und möglicherweise auch schon solche von Tieren, Pflanzen, Bäumen oder sogar Gegenständen, so dass Sie eigentlich keinen Zweifel mehr haben, dass jede Materie ein Schwingungsfeld besitzt. Vielleicht wird auch das, was Sie in diesem Kapitel lesen, Ihnen vertraut erscheinen, denn ich meine, dass jeder von uns eigentlich alles weiß; es ist daher nur eine Frage, sich daran zu erinnern.

Die Art und Weise, wie wir mit unserem Verstand die Realität sehen, ist strukturell durch die begrenzten Daten zustande gekommen, die uns die Naturwissenschaften geliefert haben. Mit der Annährung an die spirituelle Wissenschaft kommen wir auf unsere Intuition zurück und vertrauen unserem inneren Wissen und unserer persönlichen Erfahrung.

Die Information in den vorangegangenen Kapiteln basiert auf den Realitäten, wie sie von den Naturwissenschaften durch Messungen erfasst und definiert werden. Das sind die Grundlagen. Integrieren wir dieses Wissen nun auch in das, was wir von den ersten Übungsversuchen im vorangegangenen Kapitel her wissen, wo Sie die Möglichkeit hatten, die feineren Wirklichkeiten auf der Ebene der Schwingungen aus erster Hand zu erfahren. Mit Hilfe dieser neuen Einsichten werden wir uns von den nächsten Ebenen der Wirklichkeit eher ein Bild machen können.

Der Mensch ist ein Lichtwesen, bestehend aus einer Reihe feinstofflicher Schichten, die über den physischen Körper hinausreichen. In der esoterischen Literatur werden diese wahrnehmbaren Schichten als Aura bezeichnet. Die Aura setzt sich aus verschiedenen separaten Einheiten zusammen. Jede Einheit wird als Körper bezeichnet, wie man in Ermangelung eines besseren Begriffs sagt. Diese Lichtkörper durchdringen sich gegenseitig. Jeder besteht aus einer hellen Substanz, die in ihrer spezifischen Frequenz oder Oktave schwingt und Licht aussendet. Ich würde diese Substanz der Lichtkörper durchaus als Mikro-Vita bezeichnen. Die Schwingungen der Ebenen von Mikro-Vita klingen wie die Oktaven auf einem Klavier, von den hohen bis zu den tiefen Tönen. Die Beschaffenheit der Mikro-Vita-Substanz reicht von ziemlich dichter bis zu unendlich feiner Qualität. Soweit ich weiß, hat dafür die spirituelle Wissenschaft bis heute noch keine wissenschaftlich messbaren Normen aufgestellt.

Es gibt zu dem Thema einige verlässliche Schriften, auch wenn sich die Beschreibungen darin auf subjektive Wahrnehmungen einzelner stützen, die diese Ebenen empfinden, sehen oder hören können. Menschen, die Erfahrung im Lesen der Aura haben, wissen, dass jeder von ihnen etwas ganz anderes wahrnehmen würde, wenn sie zu mehreren gleichzeitig die Aura eines Lebewesens studieren sollten, weil jeder von ihnen unterschiedliche Fähigkeiten ausgebildet hat, womit sie sich zu unterschiedlichen Schwingungsebenen mit unterschiedlich dargestellten Informationen Zugang verschaffen.

Gewisse Phänomene, die von Sensitiven wahrgenommen wurden, sind in verschiedenen Büchern und Artikeln beschrieben worden. Auch wenn es Unterschiede gibt, scheint im großen und ganzen doch Übereinstimmung zu herrschen. Die Beschreibung, die ich von den Lichtebenen und Lichtkörpern gebe, ist meine subjektive Zusammenfassung dessen, wie meinem Gefühl nach diese Realitäten beschaffen sind. Dabei stütze ich mich auf das Wissen, das ich in den vergangenen achtzehn Jahren angesammelt habe.

Jack Schwarz erläutert in seinem Buch *Human Energy Systems* (Menschliche Energiesysteme), wie man es trainieren kann, die unterschiedlichen Schwingungsebenen zu sehen oder zu hören.«[1] Unterschiedliche Übungen beeinflussen die verschiedenen Zentren, wie Sie in Kapitel 13 über die

Chakras nachlesen können. Für hellsichtige Fähigkeiten verwende ich lieber Begriffe wie »wahrnehmen« oder »Einsicht haben«.

Die Lichtkörper, die für manche sichtbar sind und von anderen mit den Händen gefühlt werden können, sind anscheinend unterschiedlich beschaffen und aufgebaut. Einige bestehen aus schwingenden Lichtfäden, andere aus Gebilden, die wie schwingende Farbwolken aussehen. Diese Eigenschaften beziehen sich auf die unterschiedlichen Ebenen und ihre verschiedenen Zwecke.

Die Physik sagt aus, dass jedes Atom seinen Raum hat, worin es schwingt und aktiv ist, was auf immens viele leere Räume hinausläuft. Diese Räume sind eigentlich gar nicht leer, sondern beeinhalten die nächsthöhere Frequenzstufe der Mikro-Vita. Durch ihre Struktur schafft sie ihren eigenen leeren Raum, der wiederum die nächste Stufe der Mikro-Vita beinhaltet und so weiter, wobei die Frequenzen immer feiner werden.

Einer der zuverlässigsten Experten unter den Hellsichtigen ist Charles W. Leadbeater. Er gibt uns zu verstehen, dass wir uns die Schwingungsebenen nicht wie übereinandergeordnete Regalbretter vorstellen sollen. In seinem Buch *Der sichtbare und der unsichtbare Mensch* schreibt er:

> »Jedes physische Atom schwimmt in einem Meere von Astralmaterie, die es von allen Seiten umgibt und jeden Zwischenraum des physischen Stoffes ausfüllt. Es ist allgemein anerkannt, dass der Äther alle bekannten Substanzen durchdringt, und zwar die dichtesten, festen ebensowohl, wie die feinsten, gasförmigen; und ebenso, wie es sich vollkommen frei zwischen den Teilchen der festeren Materie bewegt, so durchdringt ihn wiederum der Astralstoff und bewegt sich ebenso frei darin. Der Mentalstoff durchdringt wiederum den Astralstoff in genau derselben Weise. Somit sind also die verschiedenen Daseinspläne keineswegs räumlich voneinander getrennt, sondern alle befinden sich um uns und über uns, hier und überall.«[2]

Nach reiflicher Überlegung möchte ich behaupten, dass das ganze Universum aus einem hierarchischen System von Interferenzwellen und dynamischer Energie besteht, die durch ihre Interaktion Hologramme erzeugen. Diese Frequenzstufen setzen sich aus kosmischer Information zusammen. Werden sie entsprechend angeregt, erzeugen sie ein Hologramm in Form eines dichteren Schwingungssystems, das seinerseits ein weiteres Hologramm in Form eines noch dichteren Schwingungssystems erzeugt, bis hinunter zur festen Materie. Auch wenn wir Materie gerne für etwas Feststoffliches halten, so ist alles im Universum nichts anderes als schwingende Hologramme. So wie die Elektronenwelle als Teilchen erkennbar wird, wenn sie von einem Photon getroffen wird, so enthalten diese schwingenden kosmischen Interferenzsysteme auf jeder Stufe ihre potentielle Information, wobei sie auf den richtigen Impuls warten, der ein weiteres Hologramm erzeugt.

Die Ebenen

Um das kosmische Modell besser verständlich zu machen, lassen Sie mich für die Schwingungsebenen ein Radio als Metapher verwenden. Ein hochempfindliches Radiogerät kann zahlreiche Sender auf unterschiedlichen Frequenzen empfangen: UKW, Kurzwelle, Langwelle, Mittelwelle. Es gibt lokale, regionale, überregionale, nationale und internationale Sender. Wir können jeden dieser Sender empfangen, wenn wir ihn einstellen. Wenn wir ihn nicht einstellen, heißt das aber nicht, dass es ihn nicht gibt. Die Wellen, die die Radiosender ausstrahlen, stehen uns ständig als Informationsquellen zur Verfügung. Wir müssen lediglich einen Knopf oder eine Taste am Radio bedienen und den Sender auf der Radioskala suchen. Ist der Sender eingestellt, erreicht uns die Information in Form eines Schalls.

Wie das Radio, so stellen auch die Schwingungsebenen Informationsquellen beziehungsweise Informationssysteme mit schwingenden Frequenzen dar. Um uns die Information dieser Frequenzen zugänglich zu machen, müssen wir so etwas wie ein Vehikel (physischer beziehungsweise spiritueller Körper) schaffen, das in die Schwingungsfrequenz (das Interferenzsystem) hineinfindet und die auslösenden Frequenzen (den Laserstrahl) erzeugt, die durch den Aufbau einer Verbindung die Information freisetzen (Hologramme erzeugen).

Selbst wenn in diesem Augenblick nicht die ganze kosmische Information direkt zugänglich ist, können wir immerhin versuchen, sie zu verstehen, indem wir unsere kreative Vorstellungskraft einsetzen. Betrachten wir einmal, was die Frequenzen der Schwingungsebenen darstellen, und welche Eigenschaften sie ausdrücken.

Die Ebenen mit einer dichteren Schwingungsfrequenz stellen ein einfaches Gewahrsein oder Bewusstheit dar. Jede stoffliche Materie in der Natur, von der dichtesten Materie wie in Form eines Steins bis zum Menschen, verfügt darüber. Beim Menschen ist Bewusstheit für mich jene Stufe der Vergegenwärtigung, wo er weiß, dass es eine Erfahrung gibt, die sich Leben nennt und im Raum-Zeit-Kontinuum stattfindet, wo Leben Existenz ist, ein Überleben in der materiellen Wirklichkeit. Zwar mag auf dieser Stufe ein begrenztes Modell spiritueller Wirklichkeit vorhanden sein, aber damit kann die tiefere Bedeutung dieser Manifestation, die wir Leben nennen, höchstens teilweise verstanden werden. Bewusstheit entspricht für mich einem begrenzten Zustand, der von gewohnheitsmäßigem Verhalten beherrscht wird, das von gesellschaftlichen und familiären Denkmustern geprägt ist.

Erst der Zugang zur Information, die in den höheren Frequenzen enthalten ist, erlaubt es uns, *Bewusstsein* zu entfalten.

Die verschiedenen Systeme von Schwingungsfrequenzen werden durch die unterschiedlichen Lichtkörper dargestellt. Wie jedes der Organe im physischen Körper einem bestimmten Zweck dient, so haben wir auch einen Lichtkörper für jede Ebene der Existenz. Diese Körper scheinen in einer Interaktion mit der Ebene zu stehen, die sie verkörpern. Das heißt, sie sind auf dieser Schwingungsstufe aktiv. Im Wachzustand merkt man im physischen Körper vielleicht nichts von diesem gegenseitigen Austausch; das Unbewusste, das das Unterbewusste und Überbewusste einschließt, weiß es allerdings. Wenn wir auf der physischen Ebene auf die Welt kommen, ist das gesamte Netzwerk der Evolution angesprochen. Substanzen verschiedener Schwingungseigenschaften haben eine Möglichkeit zur Transformation. Die Gelegenheit dazu schafft das Kraftfeld, das von der Substanz aufgebaut wird, die sich zusammenfügt und zum Lichtkörper eines Menschen formt. Meiner Meinung nach benutzt die Substanz der Mikro-Vita das Individuum, das die Körper besitzt, um sich auf seiner Ebene zu entwickeln. Gleichzeitig braucht das Individuum den Lichtkörper, um in der physischen Form zu existieren und sich durch die Inkarnation als Seele zu entfalten. Das physische Leben hat zum Ziel, die Eigenschaften, die sich durch die Lichtkörper ausdrücken, zu integrieren, indem man als Mensch lernt, sich seiner selbst bewusst zu werden.

In der esoterischen Literatur wird die Existenz der Mikro-Vita in fünf Hauptkategorien oder Schwingungsebenen beschrieben. Unterteilt in ihre Aspekte ergeben sich aus diesen fünf Hauptkategorien oder Ebenen neun Bereiche oder Abteilungen, wobei die Ebenen im großen und ganzen darstellen, was die Eigenschaft bezweckt, und die Bereiche, welche Wirkung die Eigenschaften haben.

Die Ebenen teilen sich in zwei Gruppen auf. Eine Gruppe besteht aus Ebenen und Bereichen, die schneller und feiner pulsieren und die archetypische Information enthalten. In ihnen drückt sich der Makrokosmos aus. Die zweite Gruppe besteht aus Ebenen und Bereichen, wo die Schwingungen dichter und langsamer pulsieren. Sie enthalten und liefern die Schwingungsinformation zur Unterstützung unseres Universums – des Mikrokosmos.

Der Mensch ist der Mikrokosmos des Makrokosmos. In seiner Ganzheit auf den höheren Ebenen ist er mit dem archetypischen Menschen identisch, während er auf den niedrigeren Ebenen als der individuelle Mensch agiert.[3] Dies bedeutet, dass der Mensch in seiner männlichen oder weiblichen Inkarnation eine Variante des göttlichen Modells ist oder, wenn man so will, nach dem Bild Gottes geschaffen wird. Und je mehr wir die unterschiedlichen Ebenen und Lichtkörper verstehen, desto mehr begreifen wir auch, dass wir aus den elementaren Substanzen des Kosmos bestehen. Jeder von uns verkörpert als Einzelwesen sämtliche Eigenschaften des Kosmos. Diese Eigenschaften sind in unseren Lichtkörpern enthalten, die zusammen eine Einheit bilden. Auf der materiellen Stufe verkörpert unser physischer Körper diese Einheit. Allerdings besteht nicht allein der Mensch aus den elementaren kosmischen Substanzen; alles was sich im Universum materialisiert, ist daraus gemacht.

Man muss verstehen, dass die Schwingungsebenen Ausdrucksformen von etwas Absolutem sind, von etwas Göttlichem, das sich nicht manifestiert; von allem, was ist, vom Logos, der sich aufspaltet und zu den Ebenen und Bereichen wird, die wir mit der Evolution verbinden. Die Schwingungsebenen, zu denen wir Zugang haben, sind vielleicht nur für den Lauf der Dinge auf unserem Planeten von Bedeutung. Vielleicht haben andere Systeme Lichtkörper, deren Ebenen ganz anders strukturiert sind und deshalb ganz andere Resonanzen zeigen, woraus sich ganz andere Formen von Erfahrungen ergeben.

Liste der Schwingungsebenen und Bereiche mit ihren Sanskritbezeichnungen

Fünfte Ebene: die himmlische oder atmische Ebene

Bereich IX	Bereich VIII
Mahaparanirvanischer Bereich:	Paranirvanischer Bereich:
über allem höchsten Spirituellen,	über dem höchsten Spirituellen,
der Bereich der Liebe und des reinen weißen Lichts	die Welt innerer Macht und Stärke

Vierte Ebene: die spirituelle Ebene

Bereich VII	Bereich VI
Nirvanischer Bereich: das höchste Spirituelle, der Bereich der Weisheit	Buddhischer Bereich: das Intuitive

Dritte Ebene: die mentale Ebene, die Verkörperung von Manas, der Frequenz des Geistes

Bereich V	Bereich IV
Arupa-mentaler Bereich: das höhere Mentale	Rupa-mentaler Bereich: das untere Mentale

Zweite Ebene: die astrale/emotionale Ebene oder Kama

Bereich III	Bereich II
Die Sphäre der Gefühle: der Bereich der Wünsche und der Begierden	Die Welt der Ebenbildlichkeit

Erste Ebene: die ätherische Ebene oder Sthula, die physische Ebene

Bereich I	Bereich -I
Ätherische Substanz	Feststofflich, flüssig, gasförmig

Zusätzlich zu der nun folgenden kurzen Beschreibung der Ebenen und Bereiche füge ich in Klammern arabische Ziffern für den oder die Lichtkörper (siehe Kapitel 8) ein, die der jeweiligen Ebene oder dem jeweiligen Bereich entsprechen, damit Sie diese mit ihren Eigenschaften leichter verknüpfen können. Beginnen wir ganz oben mit den Ebenen feinerer Frequenz, und verfolgen wir dann ihren Weg in die Materie. Die spirituellen Ebenen des Bewusstseins sind also folgende:

Die fünfte Ebene – die himmlische oder atmische Ebene (8), (9) – hat zwei Aspekte.

Erstens: das Mahaparanirvanische oder das allerhöchste Spirituelle, der Bereich der Liebe und des reinen weißen Lichts, der IX. Bereich

Dies ist der höchste spirituelle Schwingungsbereich für den Menschen. Die Frequenz der mahaparanirvanischen Sphäre berührt die Erfahrung des himmlischen Zustands: der Zustand des Einsseins, der Ungeteiltheit, der Ganzheit, der Segen spendet und Ekstase erzeugt. Gemeint ist das Göttliche als »Das, was ist«. Es ist die Frequenz göttlicher Liebe.

Die mahaparanirvanische Schwingung verkörpert das, was man bedingungslose, ungeteilte Liebe oder auch Agape nennt. Diese Eigenschaft ist dann präsent, wenn der Mensch auf dieser höchsten Frequenz mitschwingt. Sie kommt in ihm durch seine Einstellung zum Ausdruck, auf der Grundlage urteilsfreier göttlicher Liebe Vereinigung zu suchen.

Nach unten in den astralen Schwingungsbereich gestuft, manifestiert sich diese göttliche Liebe als Eigenschaft, die wir Gefühl nennen. Im Menschen drückt sie sich so aus, dass wir uns zu etwas oder jemanden hingezogen fühlen, was wir lieben nennen. Noch weiter nach unten gebracht, wird daraus eine sogenannte animalische oder sexuelle Anziehung. Das Merkmal ist nicht der sexuelle Akt, sondern der Wunsch nach Vereinigung. Wie wir wissen, ist diese Eigenschaft für den dynamischen Prozess der physischen Fortpflanzung unerlässlich.

Was anziehend wirkt, ist die Schwingung, der leimartige Stoff, der die Substanz zusammenhält, so dass sie Form annehmen kann, und dies alles in den sichtbaren oder – für unsere physischen Augen – unsichtbaren Bereichen. Ohne die bindende Eigenschaft von Liebe als eine »Das, was ist«-Manifestation könnte die dynamische Frequenz des Seinswillens nicht entstehen. Die Chinesen nennen diese Eigenschaft Yin, das Empfangende, der weibliche Aspekt, der ein Teil des Ganzen ist.

Zweitens: das Paranirvanische oder über dem höchsten Spirituellen Gelegene, die Welt innerer Macht und Stärke, der VIII. Bereich
Diese Schwingung der himmlischen oder atmischen Ebene ist die kreative Kraft des Göttlichen: der Seinswille. Dieser Seinswille manifestiert sich durch sein Zusammenwirken mit der mahaparanirvanischen Eigenschaft. Er verkörpert das Photon und seine Bewegung. Er ist die dynamische Energie, die das Photon dazu bringt, sich mit der Elektronenwelle zu verbinden, so dass sie durch ihre Interaktion zu einem Teilchen werden. Stellen Sie sich die mahaparanirvanische Schwingung als die Interferenzwelle vor und die paranirvanische Eigenschaft als das Laserlicht und seine dynamische Bewegung. Zusammen ergeben sie ein Hologramm, genauer gesagt, ein riesiges holographisches System. Die paranirvanische Eigenschaft des Willens ist der auslösende Impuls jeder Existenz, die treibende kreative Kraft, die das Werden jeder Substanz will, und zwar durch alle Schwingungsstufen hindurch bis hinunter zur dichten Materie. Es ist die Kraft, die den Aufbau all dessen, was ist, herbeiführt: von Galaxien bis zu allem, was für unsere Augen unsichtbar ist.

Der Seinswille ist jene dynamische Eigenschaft, die die Seele inkarnieren lässt. Es ist die Kraft, die die Hologramme auslöst, die sich dank der Anziehungskraft des »Das, was ist«-Prinzips in Zeit und Raum als Formen manifestieren. Im chinesischen System ist es das Kreative, das Männliche, Yang genannt, das zusammen mit dem Weiblichen, Yin, Ganzheit hervorbringt.

Die Frequenz göttlicher Liebe kann noch auf andere Weise erfahren werden, und zwar durch die Erweckung der Kundalini. Der dynamische Zustand, der als Kundalini bezeichnet wird und ebenfalls vereinende Qualität hat, wird dann erreicht, wenn die kreative Frequenz des Seinswillens mit der rezeptiven Frequenz des »Das, was ist«-Prinzips zusammenkommt. Wenn der Mensch bereit ist, göttliche Liebe zu integrieren, kann sie in ihn einströmen, was einen Zustand des Einssein bewirkt. Die damit verbundene Erfahrung ist die sogenannte Ekstase. In der Frequenz weißen Lichts ist der Mensch vom Göttlichen nicht mehr getrennt. Dies ist der Moment absoluter innerer Harmonie, wo man mit allem, was ist, eins ist. Mystiker, Heilige und Gurus berichten von dieser ekstatischen Erfahrung.

Am unteren Ende der Skala drückt sich diese Erfahrung der Kundalini-Energie oder des Einsseins in unendlich abgeschwächter Form als orgastische Erfahrung aus, sei sie sexueller oder anderer Art. Wilhelm Reich sprach in diesem Zusammenhang von Orgonenergie.

Das dynamische Einssein, das im Moment der Empfängnis geschieht, ist ein weiterer Ausdruck dieses göttlichen Einsseins. Der Wunsch nach Heirat oder enger Vereinigung spiegelt es ebenso wider.

Die vierte Ebene – die spirituelle Ebene (6), (7) – hat zwei Aspekte.

Erstens: das Nirvanische oder höchste Spirituelle, der Bereich der Weisheit, der VII. Bereich
Dieser nirvanische oder höchste spirituelle Schwingungsbereich der vierten Ebene ist Ausdruck der emotionsfreien Weisheit: eine rezeptive Eigenschaft und repräsentativ für »Das, was ist«. Eine andere Bezeichnung ist Atman (Wissen). Die Fähigkeit zu wissen bedeutet, Zugang zum nirvanischen Bereich zu haben. Potentiell steht dem Menschen alles Wissen zur Verfügung, ist absolute Erkenntnis möglich. Wenn Erkenntnis eintritt, findet sie ihren Ausdruck in Zeit und Raum als sogenannte Erleuchtung, worin sich das Licht manifestiert. Dies bedeutet, mit der nirvanischen Qualität in Harmonie zu sein, ohne dass es zu Verzerrungen durch störende Einflüsse kommt. Der Bereich der Weisheit ist das Interferenzsystem, wo die Erleuchtung, die potentielle Allwissenheit des Kosmos, ihren Platz hat.

Zweitens: das Intuitive oder Buddhische, der VI. Bereich

Die buddhische oder intuitive Schwingung ist auch als die Welt von Urbildern oder archetypischen Formen bekannt und stellt den Seinswillen dar. Man spricht von einer Welt fester Prototypen oder Urbilder, weil sie der auslösende Mechanismus ist, wodurch die »allwissenden« nirvanischen Urbilder aus dem göttlichen Geist frei werden können. Man bezeichnet diese Allwissenheit auch als Akasha-Chronik. Die buddhische Schwingungsfrequenz entspricht dem Laserlicht, das das Hologramm aus der nirvanischen Sphäre (»Das, was ist«) manifest werden lässt, worin alles Wissen enthalten und damit verfügbar ist. Diese Frequenz beinhaltet das Wissen von allem Vergangenen und Zukünftigen, wenn wir es aus der Perspektive des Menschen betrachten.

Die Hologramme, die durch die buddhische Schwingungsfrequenz manifest werden, sind uns Menschen zugänglich. Einige manifestieren sich in Form neuer philosophischer, wissenschaftlicher, humanitärer oder spiritueller Ideen, die zu uns in die Welt kommen. Sie bilden auch die Grundlage für Erfindungen, mathematische Formeln oder künstlerische Schöpfungen. In ihnen ist zudem das ganze Wissen über alle persönlichen, historischen und natürlichen Ereignisse auf diesem Planeten enthalten. Wenn diese Urinformationen in untere, dichtere Frequenzen gelangen, kann es sein, dass sie sich mit ihnen vermischen und auf astraler Ebene durch die emotionalen Eigenschaften eines Individuums, das sie heranzieht, gefärbt oder gar entstellt werden. Damit sind sie nicht mehr das, was sie ursprünglich waren. Sie können, abhängig von der Art der Färbung oder Verzerrung, die sie angenommen haben, im Evolutionsprozess des Planeten und der Menschheit Harmonie bewirken oder Chaos hervorrufen, je nachdem, wie man damit umgeht.

Um zu der Information der nirvanischen Ebene Zugang zu bekommen, muss man in der Lage sein, sich auf die buddhische Frequenz einzustimmen. Dies erfordert höchste Klarheit und Konzentration. Geistige Klarheit findet ihren Ausdruck in der Intuition, was inneres Wissen oder innere visionäre Kraft bedeutet. Intuition ist nicht mit Instinkt zu verwechseln, der ein auf unsere animalische Natur bezogenes Gefühl unseres Körpers ist. Intuition als

Aspekt der buddhischen Frequenz wird durch die Fähigkeit hellsichtigen Erkennens unterstützt. Wenn wir in der Lage sind, auf dieser hohen Frequenz mitzuschwingen, beherrschen wir diese Intuition voll und ganz. Das befähigt uns, Wissen intuitiv zu erfahren, beziehungsweise intuitiv zu spüren, was richtig ist. Das Hologramm, das dabei entsteht, kann sich in Form eines Bildes, einer Stimme, die man hört, eines Klangs, Geschmacks oder Geruchs zeigen. All dies können Bestätigungen jenes intuitiven Wissens sein.

Soviel zu den Ebenen, die sich auf den Makrokosmos beziehen. Die nächste Gruppe hat mit dem Mikrokosmos zu tun, der Natur, der stofflichen Materie. Beim Menschen stehen die Frequenzen dieser Ebenen mit der Funktion seines Körpers in Verbindung sowie damit, was wir durch unsere Gefühle erfahren: also mit der Fähigkeit unserer fünf Sinne, Informationen zu interpretieren, was wir auch als spüren oder fühlen bezeichnen, und mit der Fähigkeit, Informationen zu verarbeiten, um denken zu können. All dies sind notwendige Eigenschaften für die Existenz auf diesem Planeten.

Die dritte Ebene – das Mentale oder Manas, die Frequenz des Geistes (3), (4), (5) – hat zwei Aspekte.

Erstens: das Arupa-Mentale oder höhere Mentale, der V. Bereich

Der Arupa-mentale Bereich hat die Funktion, die Eigenschaft des Geistes zu zeigen. »Das, was ist« spiegelt sich hierin wider. Er hat eine intensive Schwingung und erkennbare Farbe. Auf seiner Schwingungsstufe drückt sich die Intelligenz des Menschen aus. Unser Denkvermögen hängt davon ab, wie viel Geistsubstanz vorhanden ist und wie leicht sie schwingen kann. Es kommt auch die Art des Denkens zum Ausdruck, das heißt, ob es vorwiegend rational/intellektuell, intuitiv/kreativ oder ausgewogen ist.

Diese Frequenz beinhaltet alle unsere Ideen, augenblicklich nützliche genauso wie längst ausgediente, die in uns als Teil unseres Glaubenssystems einprogrammiert worden sind. Es ist kein stillstehendes Feld; es kann sich ausdehnen und verändern, wenn wir uns verändern. Die alten Ideen, die in der Arupa-mentalen Schwingung stecken, sind solche, die wir aus anderen Leben mitgenommen haben, sogenannte Gedankenmuster, die über Raum und Zeit hinausgehen. Sie konditionieren uns, und wir kommen vielleicht mehrere Leben lang nicht von ihnen los. Diese Gedankenmuster sind sehr stark. Sie beeinflussen uns darin, wie wir denken und folglich, wie wir uns verhalten. In unserem Arupa-Feld werden alle unsere Einstellungen zur Gesellschaft, Religion, Wissenschaft, Philosophie, Ökonomie, ja sogar zur Realität als Ideen festgehalten und gespeichert. [4]

Die Arupa-Schwingung des fünften Bereichs hat die Fähigkeit, Informationen zu verarbeiten, die von der archetypischen kreativen Kraft des sechsten Bereichs, der buddhischen Sphäre, freigegeben werden. Aus diesem Grund ist es auch der Bereich der Ursachen. Zu einem Gedanken oder einer Idee auf ihrer kausalen Stufe Zugang zu finden stellt die Intelligenz eines Individuums dar, seine Fähigkeit, kreativ zu denken. Gedanken oder Ideen aus ihrer Ur- oder archetypischen Form heranzuziehen bedeutet, diese Urgedanken und Urideen interpretieren, anpassen und funktionell anwenden zu können.

Zweitens: das Rupa-Mentale oder untere Mentale, der IV. Bereich

In der schwingenden Substanz des Rupa-mentalen Bereichs manifestieren und bewegen sich die Formen der Gedanken und Ideen. Er spiegelt den Seinswillen wider. Ausgelöst durch die Schwingungseigenschaft der Geistsubstanz (der Laserstrahl) können die holographischen Gedankenformen erscheinen. Sie repräsentieren Gedanken oder Ideen, die so gestaltet sind, dass sie fast wie geometrische Figuren, wie Würfel, Kreise, Dreiecke und so weiter, aussehen. Durch diese Schwingungsfrequenz kommt die Idee ihrer Form nach in Bewegung. Sie durchquert die Mentalebene wie eine Rakete und irgend jemand oder eine Gruppe nimmt sie dann auf. [5]

Die zweite Ebene – das Astrale/Emotionale oder Kama, die Ebene der Gefühle (2), (4), (6) – hat zwei Aspekte.

Erstens: der Bereich der Wunsche und der Begierden, der HL Bereich

Dieser Aspekt der astralen Schwingungsfrequenz drückt all unser Wünschen aus. »Das, was ist« spiegelt sich hier wider. Wunsch, Begehren und Sehnsucht kommen ihrerseits als Gefühle zum Ausdruck. Es ist eine Schwingung, die die Information der verschiedenen Gefühlskategorien durch ihre Frequenz spiegelt: also langsamere, dichte Schwingung entspricht energieaufzehrenden Gefühlen; intensive, schnellere Schwingung entspricht klareren Gefühlen oder energiebringenden Gefühlen oder einem Minimum an Gefühlen. Hoher Frequenz entsprechen spirituelle Gefühle, niedriger Frequenz entsprechen alltagsbezogene Gefühle.

Im Bereich der Wünsche trägt das konstante Verstärken von Gefühlen dazu bei, dass die Schwingung immer dichter und intensiver wird. Das Hologramm, das sich bildet und die Gefühle darstellt, bekommt dabei Formen, die in Größe und Stärke zunehmen und positive oder negative Ausstrahlungen haben können. Manchmal mag dabei fast so etwas wie ein Schwarzes Loch herauskommen, das die Energie einsaugt, statt sie auszustrahlen; oder es passiert umgekehrt, dass ganz viele positive und mit Liebe aufgefüllte Energie- und Lichtmengen ausgestrahlt werden.

Zweitens: die Welt der Ebenbildlichkeit, der II. Bereich

Dieser Aspekt der Astralebene drückt den Seinswillen aus. Es ist der Bereich, in dem die Ebenbilder manifest werden. Dieser Aspekt der astralen Schwingung spielt die Rolle des Laserstrahls (die kreative Eigenschaft). Im Zusammenwirken mit der Eigenschaft des Wünschens (die rezeptive Eigenschaft) entsteht das Hologramm als Ausdruck der von uns geschaffenen Illusion. »Illusionshologramme« sind durch Gedankenformen mit dem Arupa/Rupa-Geist verknüpft. Verbindet sich ein Gefühl mit einer Idee, so entsteht das, was wir Emotion nennen. Angeregt von der Eigenschaft der Ebenbildlichkeit erzeugt das Wünschen mit seiner Eigenschaft Hologramme, die wie Farbwolken erscheinen. Dies sind die Gefühle, wobei jedes eine bestimmte Farbe ausstrahlt: von ganz weichen, leuchtenden Pastelltönen höchster Frequenz bis zu ganz tiefem schmutzigem Schwarz dichtester Frequenz.

Die Schwingungsstufen der Astralebene reichen von sehr feinen, hohen Frequenzen bis zu ganz niedrigen, die fast die ätherische berühren. Durch das gegenseitige Aufeinandereinwirken der Arupa/Rupa-mentalen und astralen Eigenschaften entsteht unser sogenanntes Vorstellungsvermögen, die kreative Kraft, die holographische Formen hervorbringt. Diese holographischen Formen können im Bereich der Astralschwingungen niedriger Frequenz Imitationen oder Ebenbilder dessen sein, was man in der äußeren »Realität« vorfindet. Die Flexibilität dieser Schwingungssubstanz erlaubt es unserer Vorstellungskraft, zum Beispiel in Tagträumen die Realität erneut zu erschaffen, zu verändern oder zu verschönern. Im Frequenzbereich der Astralschwingung haben die holographischen Formen Eigenschaften, die als Gefühle erfahren werden, oder sie zeigen sich uns als Bilder. Träume und Phantasien materialisieren sich als Bilder, zum Teil ergänzt durch Klänge, Gerüche, Geschmackserlebnisse und Gefühle, bisweilen sogar mit der Empfindung, berührt zu werden. Durch die Interaktion von astraler und physischer Ebene können unsere fünf Sinne angeregt werden.

Die emotionsbefrachtete Information oder, anders gesagt, die Gefühle, die auf der Astralebene festgehalten werden, können zusammen mit den damit verbundenen Gedanken der Mentalebene holographische Formen hervorbringen, die Ausdruck kürzlich erlebter Erfahrungen sind und nur kurze Zeit bestehen. Oder sie werden möglicherweise zu Formen, die immer wieder ausgelöst werden und ein Leben lang existieren oder die gar aus anderen Leben stammen.

Die erste Ebene – das Ätherische oder Sthula (1), (5) – der L Bereich

Ätherische Materie ist eine Ausdrucksform des kosmischen Prana, jener Energie, die das Leben möglich macht. Die ätherische Ebene kommt der physischen in der Dichte der Schwingungen am nächsten. In den meisten esoterischen Texten wird sie als deren Ergänzung betrachtet. Das Ätherische bewirkt das Physische. Diese ätherische Frequenz versorgt und nährt die physische mit lebenswichtiger Energie. Wie gesund der physische Körper eines Menschen, Tieres, einer Pflanze oder eines anorganischen Stoffes ist, hängt davon ab, wie gut die ätherische Substanz fließt.

Welchen Zweck die Schwingungsebenen haben, wird im folgenden Kapitel beschrieben.

6. Die Funktion der Schwingungsebenen

Im folgenden möchte ich erläutern, welche Funktion die Ebenen haben, und zunächst mit der ätherischen Ebene beginnen. Jedes Chakra in den Lichtkörpern drückt bestimmte Eigenschaften aus und verarbeitet sie auch gleichzeitig. Dies trifft logischerweise auch für das ganze System zu: Die Lichtkörper besitzen zwölf unterschiedliche Hauptchakras mit unterschiedlichen Aspekten, die aller Wahrscheinlichkeit nach denen des mit ihnen jeweils verbundenen Ebene entsprechen. Aus allem, was ich bisher weiß, kann ich schließen, dass jede Ebene bis zu zwölf unterschiedliche Eigenschaften haben kann.[1] Ich vermag diese Eigenschaften allgemein zu definieren, ihre Besonderheiten aber nur insoweit zu erklären, wie es mein gegenwärtiges Wissen erlaubt. Andererseits bin ich überzeugt, dass sich unser Wissen darüber mit der weiteren Entwicklung unserer Spezies allmählich vergrößern wird.

Die ätherische Ebene

Das Ätherische ist sozusagen jene Mikro-Vita, deren Frequenzdichte an die grobstoffliche Materie am nächsten herankommt. Es wird als ein Teil der physischen Ebene betrachtet. Der Name leitet sich von dem Wort »Äther« ab, was soviel wie »Gas« bedeutet, da man glaubt, dass die ätherische Substanz von gasförmiger Beschaffenheit ist. Die Mikro-Vita schwingt mit einer Frequenz, die wenig über der der physischen Welt liegt, die wir mit unseren Sinnen wahrzunehmen gewohnt sind. Die ätherische Substanz ist eine Zwischenform, die die notwendigen Schwingungen in den grobstofflichen Bereich durchlässt. Sie besteht aus Tausenden von winzigen Lichtstrahlen, die wie ein Spinnennetz erscheinen. Diese Lichtstrahlen bilden die Unterstrukturen von allem Grobstofflichen und übertragen jene kosmische Lebenskraft, die im Sanskrit als Prana bezeichnet wird.

Die ätherische Ebene ist ein Spiegel für den Gesundheits- oder Krankheitszustand aller grob-stofflichen Formen. Wie hell und klar die Ausstrahlung ist, die in der ätherischen Substanz zum Ausdruck kommt, ist ein Gradmesser dafür, wie gesund jemand oder etwas ist. Erscheint die ätherische Substanz trüb oder gar ohne jede Ausstrahlung, offenbart dies, dass der Mensch, das Tier, die Pflanze oder das Mineral krank ist. Auf der ätherischen Frequenzstufe können wir feststellen, ob der Fluss der kosmischen Lebenskraft (Prana) optimal funktioniert oder nicht.

Die Astralebene

Die astrale Frequenz oder Ebene ist auch als Ebene der Illusion zu bezeichnen, denn wie ich bereits erwähnt habe, ist sie der Hort aller emotionsbefrachteten Informationen. Die Astralebene bildet die Brücke zwischen den unteren Schwingungen der physischen Welt und denen höherer Spiritualität. Sie ist wie ein riesiges schwingendes Gefäß, worin diese verschiedenen Realitäten zusammenkommen und ausgedrückt werden können.

Wie die ätherische, so besteht auch die Astralebene aus mehr als nur einer einzigen Schwingungsfrequenz. Sie hat Schwingungsbereiche, die von sehr dichten bis zu nur vereinzelt auftretenden Pulsationen reichen. Eine Ebene, die alle emotionsbefrachteten menschlichen Erfahrungen seit Beginn der Schöpfung und mehr enthält, ist so unermesslich, dass sie sich nicht in ein paar Zeilen beschreiben lässt. Ich kann nur versuchen, Ihnen einen kleinen Einblick zu geben.

Als ein umfassender Speicher von Gefühlseigenschaften beziehungsweise Empfindungen drückt die Astralebene viele Erfahrungsstufen aus, von den niedrigsten Gefühlen oder Emotionen bis zum höchsten Gefühl, das man sich vorstellen kann, und noch darüber hinaus. All diese Stufen haben unterschiedliche Schwingungsfrequenzen, den Tasten eines Klaviers vergleichbar, die unterschiedliche Töne wiedergeben, aber alle von ein und demselben Klavier stammen. Wenn die Schwingungen zu höheren Frequenzen überwechseln, so bekommt das, was auf einer bestimmten Frequenzstufe hervortritt oder erfahren wird, eine ganz andere Erscheinung.

Die in der astralen Schwingungsfrequenz enthaltene Information ist auf Gefühle bezogen. Gefühle sind von einer zähen, klebrigen Substanz, die wie Kleister zusammenklumpt, überall hängenbleibt und sich an Gedanken heftet. Gedanke (Manas) und Gefühl (Kama) erzeugen zusammen Emotion. Aus diesem Grund hält man die Astralebene auch für die Emotionalebene. Eine Emotion ist etwas, das wir erfahren, das heißt, sie ist an das Ego gebunden, während der reine Geist jenseits der Bedürfnisse des Ego existiert und nicht mit dem Persönlichen verhaftet ist.

Bedürfnisse sind immer gefühlsbezogene Emotionen. Bedürfnisse, Wünsche und Sehnsüchte werden vom Ego ausgedrückt. Die nächste Stufe, die Mentalebene als Ausdruck des reinen Geistes, offenbart nur abstrakte Gedankenformen. Im Kapitel über die spirituelle Psychologie werde ich deutlich machen, dass die zähen, klebrigen Gefühle keine wirkliche Substanz sind, sondern Illusionen. Illusion ist eine selbsterzeugte Wand aus gefühlsbeladener, dichter, klebriger schwingender Mikro-Vita. Sie verzerrt unseren Blick und beeinträchtigt unsere Fähigkeit, objektiv zu denken.

Diese dichtschwingende Mikro-Vita, die eine Wand von Gefühlen bildet, ist notwendig, damit wir einen Bezug zu Zeit und Raum haben und darin wirken können. Als spirituelle Wesen in einem evolutionären Prozess müssen wir diese unterschiedlichen Schwingungseigenschaften verarbeiten, um uns höher zu entwickeln und von der klebrigen Mikro-Vita zu befreien. Die von uns verarbeiteten oder erfahrenen unterschiedlichen Schwingungseigenschaften lassen sich nach Gefühlseigenschaften einordnen.

Aufgrund der Existenz dieser Gefühlseigenschaften können wir verstehen, was es bedeutet, dieses oder jenes Gefühl zu haben. Ein Gefühl zu haben, es festzuhalten oder es loszulassen kann uns in unserer Entwicklung weiterbringen. Zu den Eigen-

schaften gehören energieaufzehrende Gefühle wie Hoffnungslosigkeit, Schmerz, Angst, Schuld, Sucht, Wut und Arroganz oder energiefördernde Gefühle wie Mut, Annahmebereitschaft und Harmonie. Dies sind elf große Kategorien, die unzählige andere Bezeichnungen führen können (siehe Anhang). Je weiter wir uns entwickeln, desto mehr gelangen wir in einen Bewusstseinszustand jenseits von Emotion und erreichen schließlich bedingungslose Liebe.

Ab einem bestimmten Punkt unserer Entwicklung wird es so sein, dass sich ein Großteil der Menschen nicht mehr von Gefühlen überwältigen lässt, sondern sie versteht und akzeptiert. Wir werden in der Lage sein, Gefühle zu betrachten, und erkennen, was es bedeutet, sie zu haben. Wir werden in der Lage sein, unproduktive Gefühle zu lösen, weil wir wissen werden, dass sie Energie aufzehren, während wir gleichzeitig produktive Gefühle beibehalten und verstärken werden, weil sie Energie spenden, wie wir im Kapitel über die spirituelle Psychologie erfahren werden.

Viele Konflikte, Schmerzen und Verwirrungen, die es heute noch gibt, weil falsch verstandene Gefühle nur Illusionen erzeugen, werden dann nicht mehr auftreten. Liebe wird es weiterhin geben, auch viele andere Gefühle. Aber viele werden als überflüssig erkannt werden, weil die meisten Menschen sie überwinden konnten. Die Menschheit wird sich von dem bis heute vorherrschenden Bewusstsein, Opfer zu sein, was durch die Unfähigkeit, mit Gefühlen umzugehen, zustande kommt, dahin gelangen, dass sie sich bewusst wird, Schöpfer zu sein, wobei nicht die Gefühle regieren, sondern Verständnis und Einsicht. Der Mensch wird wissen, dass er der Meister und Schöpfer seines Lebens ist, statt sich als Opfer des Schicksals zu fühlen.

Gefühle, Emotionen, Träume, Phantasien, Drogenerlebnisse und selbst manche spirituellen Erfahrungen haben ihren Ursprung in den astralen Schwingungsfrequenzen. All diese Erfahrungen erscheinen in Form konstruierter, Substanzhaltiger Hologramme. Haben sie verschwommene, wolkenartige Formen, die nur aus Farben bestehen, dann sind sie nur gefühlsgeprägt. Konkreter gestaltete Formen besitzen eine emotionale Qualität; sie sind an einen Gedanken gebunden. Emotionen weisen

Substanz, Gestalt und Farbe auf, die etwas von der gewöhnlichen Realität haben können oder nicht. Die darin enthaltene Information kann nicht nur erkannt, sondern auch transformiert und gegebenenfalls ganz aufgelöst werden.[2]

Zu den verschiedenen Gefühlen der Astralebene, die durch Farben zum Ausdruck kommen, gehören alle Arten spiritueller Gefühle (Harmonie, Hingabe, Idealismus), alle Arten von Liebe (die ganz bewusst praktizierte reine bedingungslose Liebe, die aufopfernde Liebe, die philantropische Liebe, Mitgefühl, Sympathie), alle Arten von Zuneigung (von Uneigennützigkeit bis Selbstsucht), alle Arten von Sehnsuchtsgefühlen (von heftigem Verlangen bis zur Besessenheit), alle Arten von sinnlichen Gefühlen (von reiner sinnlicher Liebe oder Eros bis zum selbstsüchtigen sinnlichen Begehren), alle Arten von religiösen und sozialen Gefühlen (von reiner Hingabe bis zu reinem Egoismus, von Angst bis zu Fanatismus), alle Arten von Gefühlen des Stolzes und der Arroganz, alle Arten von Ärger (vom Verärgertsein bis zu Wut, Hass und Bösartigkeit), alle Arten von Angst (Schreck, Gier, Neid), alle Arten von Trauer, Hoffnungslosigkeit und Depression.[3] Hellsichtige sehen diese Farben und wissen, welche Gefühle jemand wo festhält. Eine andere Möglichkeit ist, den Tastsinn unserer Hände so fein auszubilden, dass wir die Farben fühlen können, die von diesen Gefühlen reflektiert werden.

Die meisten der oben aufgezählten Gefühle sind aus astraler Mikro-Vita, deren Schwingungsdichte am nächsten an die physischen/ätherischen Schwingungen herankommt. Wegen ihrer dichten Zusammensetzung nehmen sie direkt physische Form an und entsprechen somit mehr oder weniger der physischen Gestalt, die den Gefühlskörper ausmacht. Die alltäglichen Gefühle finden ihren Ausdruck in den Schwingungen von Farben, die wie ein Wolkengebilde aussehen, das den physischen Körper durchdringt und umhüllt.

Auf einer anderen Stufe kann die Astralebene ein Raum sein, der nur mit Farben und abstrakten Formen gefüllt ist. Auf ihrer höchsten Frequenz ist die Astralebene am schönsten: Sie spiegelt die Eigenschaften der höheren Wirklichkeiten wider, ohne selbst die Realität zu sein. Aber auch in ihrer höchsten Frequenz enthält die Astralebene immer noch die eine oder andere klebrige Gefühlseigenschaft, die trennend und verzerrend wirkt und dadurch Illusion erzeugt. In der mittelalterlichen Alchimie bezog sich »astral« auf die Sterne. Nach Leadbeater wurde dieser Frequenzbereich wegen seiner hellen Erscheinung so benannt, die mit einer schnelleren Schwingung beziehungsweise höheren Frequenz verbunden ist. Bei den unterschiedlichen Schwingungsstufen handelt es sich, wie Leadbeater erklärt, um einen Aufstieg in höhere Farboktaven.[4] Wenn die Schwingungsfrequenzen in höhere Bereiche kommen, ergeben sich dadurch Farben, die immer strahlender und heller werden und immer schwieriger wahrzunehmen sind. Der höchste Bereich kommt farblich fast an strahlendes Weiß heran, wie wir in einem späteren Kapitel noch sehen werden.

Im Licht innerer Vision oder eines außerkörperlichen Zustands wie der sogenannten Astralreise kann die Astralebene als Fortsetzung der physischen Realität erscheinen, wo die Hologramme, die die Gedankenformen darstellen, nicht von denen getrennt werden können, die die Realität duplizieren, wie folgendes Beispiel zeigt: In einem parapsychologischen Experiment ging die Versuchsperson, während sie sich in einem außerkörperlichen Zustand befand, eine Freundin besuchen. Sie konnte die Freundin am Tisch sitzen sehen, wo sie eine Tasse Tee trank, das Fernsehgerät laufen hatte und einen Brief tippte. Nach dem Experiment rief die Versuchsperson die Freundin an, weil sie wissen wollte, ob es stimmte, was sie gesehen hatte. Sie habe eine Tasse Tee getrunken, ferngesehen und daran gedacht, einen Brief zu schreiben, sagte die Freundin. Dies bestätigt, dass die Unterscheidung zwischen dem wirklichen Geschehen und den wahrscheinlichen Ereignissen, die nur Gedankenformen sind, oft sehr schwierig ist, wenn man auf jene Weise »in die Ferne schaut«. Damit wird auch erklärt, warum telepathische Informationen ziemlich ungenau sein können, weil das Medium nämlich nicht immer den Unterschied zwischen einem wahrscheinlichen, gleich eintretenden realen Ereignis und dem Wunsch, es würde geschehen, also der Gedankenform, die die andere Person hat, erkennen kann. Denn meistens ist es ja so, dass das, was unserem Wunsch nach geschehen sollte, im Grunde nur das war, was sich unser Ego gewünscht hat, und das muss nicht unbedingt in Übereinstimmung mit der Weisheit der Seele gewesen sein. Es ist immer zu berücksichtigen, dass eine Situation, die von einem Medium als wahrscheinlich gesehen wird, einen ganz anderen Verlauf nehmen kann, weil jemand etwas Unerwartetes tut, denn schließlich hat jeder Mensch einen freien Willen.

Kehren wir noch einmal zum Beispiel des Radios zurück, das auch für die Astralebene zutrifft. Mit den vielen Aspekten der Astralebene in Verbindung zu kommen ist gewissermaßen mit dem Einstellen eines Radiosenders vergleichbar. Wir müssen eine bestimmte Frequenz einstellen, um an die ausgestrahlte Information zu gelangen. Manchmal hören wir nur einem einzigen Sender zu, weil dessen Programm unserem Geschmack oder unserem Standpunkt entspricht oder weil wir gar keine andere Wahl haben, da das Gerät so gebaut ist oder die Information zensiert wird. Dies schränkt unsere Fähigkeit zur vorurteilsfreien Meinungsbildung ein, da die Information, die uns dafür zur Verfügung steht, begrenzt ist.

Die Astralebene funktioniert in der gleichen Weise. Sie hat unzählige Stufen beziehungsweise Sender, die alle erreicht werden können, wenn wir das geeignete Instrument dazu haben. Wenn wir nur eine bestimmte Stufe anpeilen, könnten andere Realitäten ausgeschlossen bleiben, und man könnte zu der Annahme kommen, dies sei die einzige Realität, die die Astralebene habe.

Die folgenden Beispiele sollen etwas über die Informationen aussagen, die in dieser riesigen Astralebene je nach Frequenz enthalten sein können: Auf einer der astralen Frequenzen beispielsweise spielen sich Traumerlebnisse ab. Auf einer anderen Stufe dieser Ebene der Illusion ist die Welt der Vorfahren zu finden, wie sie beispielsweise von nordamerikanischen Indianern erlebt wird, wenn sie ihren Körper verlassen, oder die Welt, in die sogenannte Astralreisen fahren, was ebenfalls eine Erfahrung ist, die man macht, wenn man den Körper verlässt. Eine andere Frequenz der Astralebene ist die, wo Geistführer Gestalt und Persönlichkeit annehmen und sichtbar werden.[5] Eine weitere kann die Welt verstorbener Personen, Geister oder unsichtbarer Freunde von Kindern sein.

Auf einer bestimmten Stufe der astralen Substanz, die sehr eng mit der ätherischen zusammenhängt, lässt die Frequenz Naturgeister Form anneh-

men. Diese Phänomene, die lediglich Sphären der Information auf höheren Stufen darstellen, sind Hologramme mit körperähnlicher Erscheinung. Zu diesen Formen gehören Feen, Elfen, Zwerge und andere sogenannte Fabelwesen. Wenn sie sich auf dieser Mikro-Vita-Frequenz manifestieren, erlaubt die Eigenschaft dieser Substanz es ihnen, Gefühle zu erfahren und ein physisches Sein anzunehmen. Naturgeister, die diese dichteren Astralkörper haben, können von Hellsichtigen beobachtet werden. Sie spielen in der Natur und hüten sie. Außerdem können sie dazu gebracht werden, anderen Menschen zu helfen oder ihnen zu schaden. Naturgeister urteilen nicht, sondern reagieren auf Gefühlsschwingungen; für sie gibt es weder Gut noch Böse. Da sie von den Gefühlsschwingungen in ihrer Umgebung beeinflusst werden, kann es manchmal dazu kommen, dass sie sich schelmisch verhalten.

Einige Hellsichtige nehmen, wenn sie den Astralkörper der menschlichen Aura sehen, menschliche und nichtmenschliche Gesichter oder Formen von Tieren und Pflanzen wahr, womit Aspekte zum Ausdruck kommen, die mit dem Leben und der Persönlichkeit des Betreffenden verbunden sind.[6] Andere sehen Bilder, die die Geschicke eines Menschen aus diesem und aus anderen Leben darstellen.

Aufgrund der kreativen Qualität der Astralschwingung erzeugt der Mensch seine Illusionen. Auf der Astralebene sind Gut und Böse immer noch existent, zum einen als Manifestationen von äußerst schönen und positiven Kräften, zum anderen als Manifestationen von äußerst hässlichen und zuweilen sogar ganz schrecklichen und unheilträchtigen Kräften. Auch Ärger, Habsucht und Gier können auf dieser Ebene in Form bedrohlicher Monster erscheinen. Solche Monster mögen Ausdruck einer geballten Energieform sein, die ein Überbleibsel von Erfahrungen aus früheren Leben darstellt.[7] Wenn eine solche Gedankenform in unserem Feld eingeschlossen ist, hat dies unweigerlich Auswirkungen auf unser Verhalten. Es kann zum Beispiel auch passieren, dass eine solche Entität während einer Meditation oder Astralreise wahrgenommen wird. Es ist dann sehr wichtig, dass man ganz zentriert bleibt. Mit Hilfe meiner Technik des Lösens von Gefühlen kann man sich von den Ängsten befreien, die durch eine so finstere Erscheinung ausgelöst werden. Zudem sollte man Licht und Liebe zu dieser Entität schicken und sie damit einhüllen. Dies hilft, sie aufzulösen. Obwohl die Erscheinung tief sitzende negative Gefühle wie Ärger, Angst, Hass, Habsucht und so weiter enthält und infolgedessen sehr stark sein kann, haben wir es letztlich doch nur mit einer Gedankenform zu tun. Wenn wir uns einer solchen Entität stellen, sie annehmen und Licht und Liebe zu ihr aussenden, wird sie ihre Macht über uns verlieren. Wenn wir aber vor ihr wegzulaufen versuchen, laufen wir im Grunde nur vor uns selbst weg beziehungsweise vor jenem Teil von uns, den diese Gedankenform darstellt. Wenn wir vor ihr weglaufen, geben wir unsere eigene Macht auf, wodurch sie noch mehr Macht über uns bekommt, so dass sie uns in der Hand hat und uns in einem Zustand der Angst zurücklassen kann. Wenn wir ihr aber gegenübertreten und ihr Licht und Liebe senden, wird sie explodieren und sich auflösen.

Diese monströsen Erscheinungen können von Menschen benutzt werden, um durch Bilddarstellungen, Filme oder Bücher und so weiter Schrecken zu erzeugen. Dieser Schrecken ist ein Angstmerkmal, das in einem Menschen verstärkt oder wiederbelebt wird, weil er eine Gefühlserinnerung daran in sich trägt. Solche Gefühlserinnerungen können im Menschen eine besondere Art von Erregung hervorrufen. Dies kann sogar so weit gehen, dass ein Mensch von diesen Angstgefühlen abhängig wird und alle damit verbundenen möglichen abträglichen Auswirkungen erlebt.

Die Astralebene enthält auch emotionsangereicherte Informationen aus früheren Leben. Andere Leben auf der astralen Stufe zu sehen, bedeutet nach Arthur E. Powells Auffassung allerdings nicht, dass sich daraus unbedingt ein authentisches Bild ergibt, da die Emotionen Verzerrungen hervorrufen.[8] Die Information ist nur dann genau, wenn sie der Akasha-Chronik entnommen wird, die jedoch erst auf der buddhischen Stufe zugänglich ist. Die Informationen aus früheren Leben können in Form von Bildern erscheinen oder als Emotionen erfahren werden. Erfahrungen dieser Art treten zum Teil ganz spontan auf. Es kann eine Vision sein oder ein Gefühl, etwas über jenen Moment in Zeit und Raum zu wissen. Es mag auch sein, dass man in eine Umgebung kommt, wo die Erinnerung durch die Schwingung des Ortes ausgelöst wird, also eine sogenannte Déjà-vu-Erfahrung gemacht wird. Auch Handlungen von anderen Menschen können Auslöser sein, ebenso Drogen (was aber in keinem Fall ratsam ist) oder gezielte Methoden wie zum Beispiel die Reinkarnationstherapie.

Alles, was die Menschheit an Kreativem erschafft, alle wissenschaftlichen, künstlerischen, musikalischen, schriftstellerischen Arbeiten, alle Erfindungen und so weiter sind in der astralen Schwingung beziehungsweise Ebene enthalten. Einer meiner Kursteilnehmer, der hellsichtig ist, bestätigte dies. Er leitet Töpferkurse, und dabei fällt ihm immer wieder auf, wie die Gefühle seiner Teilnehmer beim Töpfern aus ihren Händen in den Ton übergehen. Es verbinden sich also die Gefühlsschwingungen mit den Erdschwingungen, um Teil des entstehenden Gefäßes zu werden. Ähnlich ist es, wenn wir ein Buch lesen oder Musik hören oder ein Gemälde betrachten. Immer ist es ein Sich-Verbinden mit der Schwingung, die von diesem oder jenem Objekt, Material oder Ton ausgeht und die Stimmung ausdrückt, die den Entstehungsprozess begleitete. Diese individuelle Schwingungseigenschaft ist auf der Astralebene erfahrbar, ohne dass man das jeweilige Objekt vor sich haben muss. Durch unser Erinnerungsvermögen verbinden wir uns mit seinem innersten Wesen und kreieren dadurch entweder ein Hologramm in Form eines Bildes oder die Schwingung eines Tons oder die Erinnerung an geschriebene Wörter. Wenn wir uns in ein Buch vertiefen, verbinden wir uns in der Tat mit den Schwingungen des Autors und stimmen uns auf ihn ein, egal ob er lebt oder längst verstorben ist. Wir werden von dieser Eigenschaft beeinflusst, weil sie mit den uns innewohnenden Eigenschaften mitschwingt. Wenn ein Künstler zum Beispiel während seiner Arbeit an einem Bild sehr frustriert, verärgert oder traurig war, werden all diese Gefühle als Schwingungen von der Leinwand abstrahlen. Und wenn wir selbst ähnliche Gefühle haben, schwingen diese mit denen des Künstlers mit, und wir verspüren eine gewisse Vertrautheit mit seinem Werk, so dass es uns möglicherweise gefällt. Wenn die Gefühle, die von dem Kunstwerk ausstrahlen, uns an Gefühle erinnern, die wir nicht anerkennen wollen, wird uns das Kunstwerk abstoßen. Natürlich ist auch das Gegenteil der Fall. Ein Bild, das in

47

einer friedlichen, meditativen Stimmung gemalt wurde, hat ebenso eine friedliche und erhebende Ausstrahlung. Es kann aber auch sein, dass wir voller Aggression sind und deshalb das Bild verärgert ablehnen oder als Kitsch bezeichnen. Andererseits kann es auf uns auch entspannend wirken, uns veranlassen, in uns zu gehen, und uns ein gutes Gefühl geben. Und so ist es mit allem, sei es ein Musikstück oder ein Gedicht oder ein Zeitungsartikel und so weiter.

Jeder von uns erschafft sich seine Realität aus der astralen Schwingungssubstanz. Es kann eine schöne oder hässliche, gute oder schlechte Realität sein, je nachdem, was wir denken, welche Einstellungen oder welche Vorstellungen wir haben. Wenn die Gedanken, die wir auf der Astralebene produzieren, genügend Dichte und Stärke besitzen, können sie unsere Realität beeinflussen. Wenn es zum Beispiel genügend Menschen gibt, die einen Krieg für möglich halten, vor Krieg Angst haben, sich über Krieg ärgern oder eine kriegerische Einstellung haben, kann es durchaus sein, dass es tatsächlich zu einem Krieg kommt. Gibt es andererseits genügend Menschen, die sich auf Frieden besinnen und dafür meditieren, kann auch das einen Wandel bewirken. Wenn jemand fürchtet, er könne einen Unfall haben und sich in dieser Hinsicht viele sorgenvolle Gedanken macht, wird es früher oder später auch so weit kommen. Sind es die sorgenvollen Gedanken, die den Unfall geschehen lassen? Oder beeinflusste das innere Wissen, dass der Unfall passieren würde, die Gedanken? Quälen wir uns nicht mit solchen Fragen. Wie wir von derartigen Gedanken und Sorgen wegkommen, dafür gibt es eine Methode, die ich im Kapitel über die spirituelle Psychologie beschreibe.

Ein angestautes Gefühl, sei es bei einem einzelnen oder bei einer Gruppe, kann sehr stark werden, wobei es keinen Unterschied macht, ob es konstruktiv oder destruktiv ist. Gefühle, die eine große Kraft haben, strahlen Schwingungen aus, die nicht nur die nähere Umgebung beeinflussen, sondern sehr weit reichen können, im negativen Fall beispielsweise bis zur Massenhysterie in Form von Fanatismus.

Diese starken, von Gruppen gebildeten emotionsangereicherten Gedankenformen sind bei Massenveranstaltungen spürbar. Sie können inspirieren oder Chaos bewirken. Es ist, als ob in solchen Momenten das Individuum seine Identität, seine Mitte verliert und von der Energie der Masse verschlungen wird, was zuweilen so weit geht, dass der einzelne völlig unerwartete Verhaltensweisen zeigt. Es können extreme Ereignisse eintreten wie die Wunderheilungen in Lourdes oder das Massaker von My Lai, wo es offensichtlich nur einem einzigen Soldaten gelang, sich dem Kraftfeld der Gruppe zu entziehen und nicht mitzumachen.

Oder nehmen wir die Rituale von Eingeborenen wie zum Beispiel Kriegstänze, die die emotionale Bereitschaft steigern, wobei in der Gruppe eine gemeinsame Gedankenform entsteht, die einen tranceähnlichen Zustand auslöst, in dem der einzelne seine Angst verliert und in seinem Handeln bestätigt wird. Über glühende Kohlen zu laufen, hat mit demselben Phänomen zu tun. Es ist wichtig, sich daran zu erinnern, dass jeder von uns für sich selbst verantwortlich ist, wenn uns ein Gefühl überkommt und wir uns sozusagen in astralen Schwingungen suhlen, weil uns dann jede freie Wahl genommen ist.

Die Astralebene ist jener Bereich, mit dem wir Menschen am meisten vertraut sind. Wir sind eingehüllt in die astrale Mikro-Vita. Wir haben verschiedene andere Astralkörper. Durch unsere Vorstellungskraft und durch unsere Träume leben wir einen Großteil der Zeit auf der Astralebene. Wir sind mit dieser Ebene am direktesten verbunden, da sie nach der ätherischen Ebene diejenige ist, die am unmittelbarsten an unsere Raum-Zeit-Frequenz herankommt.

Die Mentalebene

Die Schwingungsfrequenz der mentalen Substanz beziehungsweise Ebene hat, wie gesagt, zwei Aspekte. Die Schwingungseigenschaft des Rupa-Mentalen ist für den Aufbau der holographischen Ideenformen verantwortlich. Diese Hologramme bestehen aus alltäglichen Ideen, komplexen gedanklichen Konzepten und Ideenmustern. Das Hologramm unseres Denkens manifestiert sich in geometrischen Formen. Es können ganz einfache wie zum Beispiel ein Dreieck oder Viereck für simple Ideen sein, aber auch ganz komplizierte, je nachdem, wie komplex die Idee ist, die sie darstellen.

Das Rupa-/Arupa-Mentale ist eine Eigenschaft, die mit dem Gehirn in Verbindung steht, wobei das Gehirn seinerseits in der Lage ist, diese abstrakten Formen des Rupa-Mentalen so umzuwandeln, dass es sie verstehen und damit umgehen kann. Die höhere Arupa-Schwingung ist als Mikro-Vita-Frequenz Ausdrucksform der Intelligenz. Jede der beiden Gehirnhälften unterstützt einen bestimmten Denkstil. Jemand, der die linke Gehirnhälfte vorzieht, denkt rational/intellektuell, jemand, der die rechte Gehirnhälfte vorzieht, intuitiv/kreativ. Wenn beide Gehirnhälften gleichermaßen zusammenwirken, ist das Denken ausgewogen.

Wenn die Schwingung des Arupa-Mentalen intensiver wird und eine sehr hohe Frequenz erreicht, kann sie sich mit der Frequenz des archetypischen buddhischen oder kausalen Bereichs verbinden. In diesem Bereich erscheinen dann zum ersten Mal reine kosmische, kausale Kräfte oder Archetypen. Diese Archetypen oder Prototypen existieren in ihrer kosmischen, schwingenden Urkodierung, einem sehr feinen Geistkörper, durch den der Zugang zu der Information auf jener höheren Schwingungsebene des Buddhischen möglich wird. Diese Urbilder und Urgedanken vermögen dann nach unten in die dichtere Frequenz geholt zu werden, wo sie sich manifestieren. Solche Kräfte haben wie Hologramme Formen, in denen Gedanken enthalten sind, die vom Gehirn verstanden und mit den fünf Sinnen wahrgenommen werden können.

Wenn jedoch das Feld des menschlichen Gefühlskörpers, das von niedrigerer Frequenz ist, wegen all der darin festgehaltenen ungelösten Gefühle völlig verdichtet ist, verliert die urbildliche, prototypische Information aus dem Arupa-Bereich ihre reine Qualität und wird verzerrt. Was der Empfänger dann interpretiert, ist die verzerrte Fassung. Kreative Einfalle, revolutionäre wissenschaftliche oder mathematische Ideen, werden auf dieser Frequenz geboren. Auch ethisches oder idealistisches Denken, das den Lauf der Menschheit beeinflusst, vollzieht sich auf dieser Frequenz.[9] Die Akasha-Chronik, diese kosmische archetypische Bibliothek, wo zum Beispiel alle Informationen zu jeder individuellen Seele aufbewahrt sind, kann ebenfalls auf dieser Frequenz erreicht werden.

Die Mentalebene scheint auch Gedanken an Geschehnisse zu speichern, allerdings in ihrem eher archetypischen Zustand. Alte oder aus anderen Leben stammende Erinnerungen, die mit Gefühlen befrachtet und in der Astralebene gespeichert sind, haben auf der Mentalebene offenbar eine Ergänzung. Bevor das Geschehnis wirklich geklärt werden kann, muss sowohl die Gefühlserinnerung als auch die Idee, die damit auf der Mentalebene verbunden ist, aus dem Weg geräumt werden.

Sensitive können beobachten, wie Gedankenformen von einer Person zur anderen geschickt werden, manchmal sogar über Kontinente hinweg. Dazu ist zu sagen, dass es auf der Mentalebene keine Entfernungen gibt, genauso wenig gibt es sie auf der Astralebene. Entfernung gehört zu der Trennung, die eine Illusion der physischen Ebene ist. Wann immer wir an jemanden denken oder jemand an uns denkt, so ist dies eine Interaktion, die auf der Mentalebene stattfindet.

Bei der Anwendung von Therapeutic Touch erreichen wir indirekt die Ebenen des Ätherischen, Emotionalen und unteren Mentalen.

Die Ebenen höherer Frequenzen sind dem Großteil der Menschen immer noch unbekannt, und solange die Menschen so im unklaren leben wie bisher, werden es nur wenige sein, die imstande sind, ihre Schwingung zu erhöhen, um in diese ganz feinen Frequenzbereiche vorzustoßen.

Das Höhere Selbst

Wenn die Frequenz höher wird, bewegt sie sich in die vierte Ebene, und wir erreichen die Schwingung des Buddhischen und Nirvanischen. Abgesehen von den bereits erwähnten Besonderheiten hat diese Ebene noch eine andere Funktion. Angeregt durch die dynamische buddhische Schwingung lässt die rezeptive nirvanische das Hologramm des Höheren Selbst manifest werden. Es ist aber noch mit in der buddhischen Eigenschaft enthalten, während es seine potentiellen nirvanischen Eigenschaften weiter verwirklicht, was durch den Prozess der Involution, der Entwicklung von einer höheren zu einer niedrigeren Form, und der Evolution, der Entwicklung von einer niedrigeren zu einer höheren Form, geschieht. Dieser Vorgang wird auch als Reinkarnationsprozess bezeichnet. Das holographische Höhere Selbst löst einen Zusammenschluss von Eigenschaften aus den unterschiedlichen Daseinsebenen aus. Sie bilden eine zusammengesetzte Information, die nach unten kommt und Form erhält. Dieser Involutionsprozess der Mikro-Vita ist notwendig, damit ihre Substanz sämtliche Schwingungsstufen durchmachen kann. Die Seele erzeugt ein Hologramm von Lichtkörpern, die einen Zusammenschluss bilden, um Substanz zu verarbeiten. Wenn dies abgeschlossen ist, werden die erworbenen Attribute vom Höheren Selbst integriert. Damit verwirklichen sie sich als nirvanische Eigenschaft. Dies ist der Prozess der Evolution.

Diese Ebene ist dann als die Stufe zu betrachten, auf die sich das Höhere Selbst herunterbegeben hat und von der es zu seinem Zustand der Vollendung am Ende der Evolution aufsteigt. Auf der vierten Ebene befindet sich das Höhere Selbst in einem potentiellen und latenten Zustand, darauf wartend, dass das Bewusstsein des vervollkommneten Ego diese Stufe erreicht und sein Erbe in Anspruch nimmt, damit es manifest und aktiv werden kann.

Das Höhere Selbst ist der vom kosmischen Ganzen abgetrennte und individualisierte Aspekt, den wir Seele nennen: eine kosmische Einzelseele im Evolutionsprozess. Es ist das Höhere Selbst, das in Zeit und Raum inkarniert werden wollte, um zu wachsen. Es ist das, was das Hologramm in Zeit und Raum manifest werden ließ, das wir jetzt sind. Auf unserem Weg von einem Zustand der Bewusstlosigkeit (oder Schlafzustand, wie Gurdjieff es nannte) in einen des Bewusstseins (oder Wachzustand) verfeinern wir unser Wesen so, dass wir imstande sind, mit der Schwingung des Höheren Selbst mitzugehen und eins mir ihr zu werden.

Laut Gaskell sind in dieser vierten Ebene auch die höchsten Eigenschaften und Ideen des Seins in Form von »Machtwesen« enthalten, die helfen, die niedrigen Eigenschaften in höhere umzuwandeln.[10] Diese geistigen Mächte können als Engelwesen verstanden werden, die auf jener Stufe Form annehmen. Es gibt demnach keine *Schutzengel,* sondern nur *Schutzgeister.* Letztere manifestieren sich auf der Astralebene. Die dichteste Schwingung, auf die Engelwesen herabsteigen können und wo sie Form annehmen, ist die der vierten Ebene. Die Form wird dort durch die buddhische Frequenz ausgelöst.

Auf dieser Schwingungsfrequenz arbeiten große Lichtwesen, sogenannte Devas oder Engel, für den Kosmos. Sie transformieren und helfen, die Eigenschaften einzubringen, die die Aufrechterhaltung und Transformation aller Formen, einschließlich dieses Planeten, unterstützen. Diese Wesen werden zum Beispiel als »Gott des Berges«, »Gott des Sees« und so weiter bezeichnet[11] und in vielen Kulturen verehrt. Ein »Baumgeist« ist demgegenüber ein astraler Naturgeist, der sich auf der viel niedrigeren Schwingung der Astralebene manifestiert. Er ist aber dennoch Teil der Evolution zum Engelwesen.[12]

Die himmlische oder atmische Ebene

Sie ist die Ebene der Liebe und des Lichts, die Ebene der Monaden von Leben und Form, der festen Prototypen. Im derzeitigen Zyklus der planetarischen Evolution wird sie als die höchste Manifestationsebene betrachtet.

Der Zweck

Welchen Zweck hat der kosmische und persönliche Evolutionsprozess, und warum muss er überhaupt stattfinden? Leadbeater schreibt dazu folgendes:

»Oft wird gefragt, warum es denn nötig ist, diese ganze Entwicklung durchzumachen, die mit so viel Kummer und Leid verbunden ist, damit die Monade einfach zu ihrer Quelle zurückkehre, obwohl ihre Essenz doch gleich anfangs göttlich war und zuletzt wieder zur Göttlichkeit eingeht, und die menschliche Monade, als sie die lange Reise durch die Materie antrat, ja doch schon allweise und allgütig war ... Als das, was man fälschlicherweise als menschliche Monade bezeichnete, vom Göttlichen ausströmte, war es keine Monade und noch viel weniger eine allweise und allgütige, es war kein Einzelwesen, sondern nur eine Masse monadischer Essenz. Zwischen Hervorgehendem und Zurückkehrendem besteht ein ähnlicher Unterschied, wie zwischen einer Nebelmasse und einem geordneten Sonnensysteme, das sich aus dieser entwickelt hat.«[13]

Meiner Ansicht nach sind die Ebenen Bewusstseinsstufen, und die Mikro-Vita, diese substantielle Zusammensetzung jeder Ebene, hat zum Ziel, aus der Eigenschaft ihrer jeweiligen Stufe das Höchste zu machen. Jeder Lichtkörper ist eine Wesenheit für sich und besitzt Bewusstsein. Während sich das individualisierte Bewusstsein des Lichtkörpers auf der Stufe seiner Ebene entwickelt, lernt es gleichzeitig, mit den anderen Lichtkörpern auf anderen Schwingungsstufen zu interagieren und auf sie zu wirken. Die verschiedenen Lichtkörper dienen als Brücken, um Eindrücke von außen an den inkarnierenden Kern des Bewusstseins, das Höhere Selbst, zu übermitteln. Gleichzeitig ist das Höhere Selbst in der Lage, sich über die verschiedenen Körper auf den verschiedenen Ebenen auszudrücken. Leadbeater beschreibt die unterschiedlichen Lichtkörper als Systeme, die ähnlich wie Fernschreiber arbeiten, mit Schaltstationen auf dem Verbindungsweg zwischen dem Höheren Selbst und dem physischen Körper. In der physischen Materie empfangen wir Eindrücke durch unsere fünf Sinne, aber das ist nicht alles. Astrale Substanz kann Schwingungseindrücke von der ätherischen Substanz bekommen und sie an die mentale Substanz übermitteln, genauso wie sie Eindrücke von der eigenen Ebene erhalten und diese an die Mentalebene weiterleiten kann, so dass sie weiter an das Höhere Selbst gehen. Was die meisten von uns wohl nicht wissen, ist, dass unser Astralkörper auf der Astralebene beobachtet und bewertet, was auf dieser Stufe stattfindet und es dann für die Seelenentwicklung verwendet. Auch im Mentalkörper ist es in bezug auf die Mentalebene und alle anderen nicht anders, und das gilt für alle Ebenen.

Um ihr Potential zu verwirklichen, muss die kosmische Mikro-Vita-Substanz sich auf den Weg der Involution begeben und in dichte Materie übergehen. Sie entwickelt sich, indem sie lernt, Eindrücke aufzunehmen und Schwingungen von einer Stufe zur anderen zu übertragen. Gleichzeitig bekommt sie die Fähigkeit, Eindrücke auf ihrer Stufe zu empfangen und darauf zu reagieren. Je langsamer die Pulsation wird, desto mehr verdichtet sie sich, bis sie schließlich zu Materie wird und Form annimmt.

Umgewandelt in ihre dichteste Form, die des Minerals, erreicht sie den Punkt, wo sie am tiefsten in die Materie eingetaucht ist, um anschließend durch die Form nach oben zu steigen: ein von grobstofflicher Materie und Lichtkörpereigenschaften geprägter Zustand. Sie beginnt beim Mineral, und von einem gewöhnlichen Stein wird sie sich bis zum höchstentwickelten Mineral, dem Kristall, hocharbeiten, und weiter nach oben durch pflanzliches Leben hindurch zum Tier, zum Menschen, bis ins spirituelle Sein.

Mineralisches Bewusstsein besteht aus physischem, ätherischem und einem ganz niedrigen astralen Bewusstsein. Mit anderen Worten: Minerale haben Gefühle. Die Autoren des Buchs *The Rainbow Bridge* (Die Regenbogenbrücke), die sich »The Two Disciples« (Die zwei Jünger) nennen, schreiben, dass sich mineralisches Bewusstsein durch seine normalerweise langsame Abfolge von Geschehnissen ausdrückt, da es auf seine Umwelt aus Gewohnheit heraus reagiert. Pflanzen besitzen hingegen ein Bewusstsein physischer und ätherischer Natur sowie eine breitere und höhere Sensibilität für astrales Bewusstsein. Im Pflanzenreich zeigt sich Bewusstsein durch die stärkere Reaktion auf die Umgebung und durch die Vielfalt der Formen. Aufgrund dieser großen Vielfalt innerhalb des Pflanzenreichs kann man sagen, dass es einen viel höheren Evolutionsstand erreicht hat als einige andere Reiche.[14] Untersuchungen des Verhaltens von Pflanzen bestätigen dies. Tiere besitzen ein physisches, ätherisches und ein weites astrales Bewusstsein wie auch etwas Verstand. Tiere können also viele Gefühle haben und denken, wobei sie diese Fähigkeiten mit dem Instinkt verflechten. Man ist der Ansicht, dass das Tierreich fast ausschließlich durch den Instinkt gelenkt wird. Instinkt lässt sich als eine automatische Reaktion beschreiben, die teilweise vorausahnend sein kann. Tiere, die einen sehr hohen Instinkt und Intelligenz entwickelt haben, besitzen die Fähigkeit, aus dem Muster der Gruppenseele auszubrechen. Ein hoch entwickeltes Tier hat die Fähigkeit, in die menschliche Form und in das Evolutionsmuster der individualisierten Seele aufzusteigen.

Selbst wenn das Bewusstsein so weit entwickelt ist, dass es ein erleuchtetes spirituelles Wesen darstellt, kann es immer noch in menschlicher Form inkarnieren. Es tut dies, wenn es den Wunsch hat, dass seine Seele wächst, und nicht, weil es nicht anders kann. Dieses Wesen steht außerhalb des

Erdanziehungsgesetzes, das die übrige Menschheit nach unten in dichtere Materie zieht. Dieser Typus eines individualisierten Wesens ist vollkommen bewusst und für alle Schwingungen durchlässig, also fähig, ungehindert die paranormalen Fähigkeiten einzusetzen, die Ausdrucksformen der nirvanischen spirituellen Ebene sind.

Der Zweck einer solchen Inkarnation besteht darin, von der potentiellen Göttlichkeit zur verwirklichten Göttlichkeit zu gelangen: reines, strahlendes und mit Liebe gefülltes Licht zu werden und mit allem zu verschmelzen, um von neuem die geläuterten und entwickelten Eigenschaften hinzuzufügen, die im Verlauf der Evolution erworben wurden, sowie Teil des Wandlungsprozesses des Ganzen zu werden, aus Gründen, die nur das Bewusstsein hinter dem ganzen Prozess versteht. Alice Bailey nennt es den »Plan«.

Eine sehr schöne Definition von Bewusstsein gibt Gaskell. Für ihn ist Bewusstsein das Abschließen des Prozesses der persönlichen Evolution. Er betrachtet Bewusstsein als Geistwesen in seinem passiven Zustand auf der Mentalebene, wo es unsterblich und ewig ist. Wenn Bewusstsein sich manifestiert, teilt es sich und ist dann Dualität höherer und niedrigerer Aspekte. Bewusstsein taucht in Materie ein, und während es von der höheren Mentalebene nach unten kommt, ist es gleichzeitig dieses Eintauchen in die Materie, das ihm den Aufstieg aus der Materie erlaubt. Während die physische Materie sich mit Eigenschaften auffüllt, die von oben reguliert werden, ist das göttliche Bewusstsein gleichzeitig in der Lage, sich selbst auf der Stufe seiner Ebene – der atmischen Ebene – auszudrücken. Diese dualen Eigenschaften des Bewusstseins haben immer das Bestreben, sich in sich zu vereinigen. Manifestation scheint aus Konflikten und der Anerkennung der Polarität zu bestehen. Wenn die Realität von Gegensätzlichkeiten als nicht wirklich gegensätzlich, sondern als wahr, gut und hilfreich füreinander wahrgenommen wird, beginnt das höhere Bewusstsein zu herrschen.

Dies ist nur möglich, wenn das Göttliche in uns selbst Materie integriert und unsere Lichtkörper verbindet, um die Aktivität auf den individuellen Ebenen zum Abschluss zu bringen. »Das höhere Bewusstsein ist allumfassend, wenn die Tätigkeit auf allen Ebenen zum Abschluss gekommen ist. Dieses Stadium bedeutet praktisch die Vereinigung des Niederen mit dem Höheren auf der oberen Mentalebene, wenn das Männliche und Weibliche (Manas und Buddhi), nicht mehr entzweit, sondern eins ist. Dies wird in den Schriften allgemein als ›heilige Hochzeit‹ bezeichnet.«[15]

Damit ist die Erörterung der Ebenen und ihrer besonderen Aspekte und Zwecke abgeschlossen. Im nächsten Kapitel wird die spirituelle Anatomie eines jeden Lichtwesens ausführlicher besprochen.

7. Die Lichtkörper: eine Einführung

Am besten lässt sich die Struktur eines Lichtwesens vielleicht verstehen, wenn man sich seine Lichtkörper insgesamt als große dreidimensionale Skulptur aus einem Flechtwerk von unterschiedlich dicken Plastikbändern vorstellt. Beginnen wir mit einem bläulichen, durchsichtigen Band, das ganz fein in die Form des menschlichen Körpers eingewebt ist: Es handelt sich um den Ätherkörper. In die Zwischenräume ist ein noch feineres Band mit mehreren sehr intensiven Farben eingewebt, das von einer Seite hindurch zur anderen geht, so dass es rundherum aussieht, als würde die Figur Strahlen aussenden. Dies ist der Gefühlskörper. Als nächstes kommen noch feinere Bänder, diesmal in Gelb, die durch die noch kleineren Öffnungen geflochten sind, so dass sie noch weiter herausragen: Dies stellt den Mentalkörper dar. Eine weitere Schicht von pastellfarbenen Bändern bildet dann den Astralkörper. Die nächste Schicht ist aus kobaltblauen Bändern gewirkt und hat die Form eines Eis, daher auch ihr Name: Kobalt-Ei. Danach kommt der Kausalkörper, eine noch feinere Schicht aus leuchtenden Pastellfarben. Wiederum viel feiner ist die nächste Schicht, die man sich aus hellgoldenen Bändern und wie einen riesigen Ball mit sechzehn Metern Durchmesser vorstellen muss: Es ist der buddhische Körper. Auf dessen Außenseite dehnen sich noch einmal zwei Schichten aus ganz feinen, halb durchsichtigen Bändern einige weitere Meter aus. Insgesamt sind es also neun Schichten, wobei die Bänder, die in die Zwischenräume eingeflochten sind, von Mal zu Mal feiner werden. Die allerfeinsten von ihnen, die sich nach oben, unten und seitlich meterweit ausdehnen, scheinen einen riesigen strahlenden Ball zu bilden, der in der Mitte, wo all die Bänder der einzelnen Schichten hindurchgeflochten sind, ganz dicht verknäuelt ist. Nur deshalb kann die ganze Struktur überhaupt zusammenhalten. Stellen wir uns statt der Plastikbänder nun einfach Schwingungen in Form von Lichtfäden vor. Damit müsste es jetzt schon einigermaßen ver-ständlich sein, worum es bei einem Lichtwesen mit Lichtkörpern geht.

Alles, was ich aus dem Aussehen der Lichtkörper schließen kann und in diesem Kapitel beschreibe, geht auf meine Erfahrungen zurück, die ich mit meinen Händen gemacht, das heißt, erfühlt habe. Was die Darstellung ihrer Erscheinung und Funktion an sich betrifft, so kann sie nur eine Mischung sein aus meinen eigenen Anschauungen und dem, was ich fremden Quellen entnehmen konnte. Unschätzbare Informationen liefern die diesbezüglich sehr ausführlichen Arbeiten von Arthur E. Powell (siehe Literaturverzeichnis). Eine besonders wichtige Quelle ist auch Barbara Ann Brennans Buch *Licht-Arbeit,* eine andere das Buch *Human Energy Systems* (Menschliche Energiesysteme) von Jack Schwarz, eines Hellsichtigen, dessen Wahrnehmungen mir sehr geholfen haben. Aufgrund der Bilddarstellungen und Beschreibungen in dem klassischen Buch *Der sichtbare und der unsichtbare Mensch* von C. W. Leadbeater vermochte ich vieles zu erkennen. Recht aufschlussreich sind die bildlichen Darstellungen von Franz Wenzels Wahrnehmungen der Aura aus einer anderen Perspektive in dem Buch *Die entschleierte Aura* wie auch die bildlichen Darstellungen in dem Buch *The Rainbow Bridge* (Die Regenbogenbrücke) von »The Two Disciples« (Die zwei Jünger). Neben all diesen Quellen gab es noch viele andere, die in mir Erkenntnisse wachriefen und die es mir meiner Ansicht nach erlauben, die spirituelle Anatomie auf eine neue Stufe zu bringen.

Ein Lichtwesen – was ist das?

Das Lichtwesen, diese überaus große, aus vielen Schichten zusammengesetzte Manifestation von Schwingungen, die der Mensch ist, erscheint wie eine riesige Lichtblase von allerhöchster Feinheit. Sie dehnt sich durchschnittlich bis zu acht Metern in eine Richtung aus, was einem Durchmesser von sechzehn Metern entspricht. Bei manchen Menschen reicht die Ausstrahlung sogar noch weiter, bei anderen ist sie etwas geringer. Buddha soll der Legende nach eine Aura gehabt haben, die fast dreihundertfünfzig Kilometer maß. Man kann also davon ausgehen, dass die Ausstrahlung bei Menschen, die ein hochentwickeltes Bewusstsein haben, größer ist. Es kann sein, dass ein hellsichtiger Mensch ihre volle Größe gar nicht erkennen kann, weil sein Wahrnehmungsvermögen der Aura nicht ausreicht.

In dieser äußeren Sphäre sind die anderen Lichtkörper enthalten, wobei die Frequenz von Mal zu Mal immer niedriger wird, bis sie sich zum physischen Körper verdichtet. Der riesige kugelförmige, goldfarbene äußere Lichtkörper, den die buddhische Frequenz ausmacht, ist allem Anschein nach nicht die letzte Schicht, denn auch Barbara Brennan und Jack Schwarz sprechen von noch zwei weiteren, die darüber hinaus gehen. Diese beiden Körper scheinen mit dem Kosmos verbunden zu sein und mit den Prozessen des Hier und Jetzt nichts zu tun zu haben.

Die Lichtkörper, wie ich sie wahrnehme und wie auch verschiedene Hellsichtige zu berichten wissen, bestehen aus sieben bis neun großen Schichten, die übereinander liegen wie durchsichtige konzentrische Farbringe und dabei auch ineinander übergehen. Einige sind aus einem farbigen Nebel gebildet, andere ein Maschenwerk aus Millionen Lichtfäden, das wie ein Spinnennetz im Sonnenlicht glitzert. Unter den Schichten, die aus Farben sind, ist eine, bei der Gefühle und Gedanken Veränderungen hervorrufen. Für einige der Hellsichtigen bewegen sich die Farben dann fast genauso wie die schillernden Farbmuster einer Seifenblase, während sie für andere eher stabil bleiben, da sie sich nur in bestimmten Momenten verschieben.

Leadbeater erkannte, dass die Bewegung nicht immer sehr sanft verläuft, sondern an sprudelnd kochendes Wasser erinnert. Die Substanz scheint herumzuwirbeln und an immer neuen Stellen mal an die Oberfläche zu steigen, mal wieder abzusinken. Die Farben können mehr oder weniger durchsichtig sein, schmutzig erscheinen oder heller aufleuchten, was von den Gedanken und den individuellen Eigenschaften der Person abhängt,

deren Aura betrachtet wird. Es scheint auch, dass die helleren Pastellfarben in Richtung Kopf und Schulterbereich gezogen werden, während die Farben, die niedere Emotionen wie Geiz, Falschheit, Hass oder Egoismus kennzeichnen, mehr der Erdanziehung folgen und zu den unteren Partien der Beine und zu den Füßen streben. Im Rumpfbereich finden sich die Farben, die sinnliche Gefühle ausdrücken. So jedenfalls nehmen es einige Hellsichtige wahr, während andere Bilder und Gedankenformen erkennen, die die farbigen eiförmigen Schichten ausfüllen.

Im letzten Kapitel erörterte ich die verschiedenen Körper kosmischer Essenz, die von dem individualisierenden Bewusstsein während seines Integrationsprozesses in immer dichter werdende Materie assimiliert werden. Diese unterschiedlichen Stufen des kosmischen Bewusstseins sind für die Individualisation des Seins notwendig. Sie helfen dem kosmischen Bewusstsein, sich in der dichten Materie von Zeit und Raum auszudrücken. Die Lichtkörper sind Essenzen, die mit unterschiedlichen Frequenzen schwingen.

Visuell werden die Schwingungen dadurch erkennbar, dass die hellsichtig begabte Person bestimmte paranormale Eigenschaften einsetzt, wie ich im Kapitel über die spirituellen Organe, die Chakras, noch erklären werde. In einer Hinsicht scheint es mit der Fähigkeit zusammenzuhängen, sich in einen immer tieferen Zustand zu versenken, in eine Art leichter Trance, in der die Gehirnwellen im Alpha-Bereich liegen, bis letztlich zum Theta-Bereich, der es erlaubt, in den infraroten und ultravioletten Lichtbereich hineinsehen zu können.[1]

Die sieben Lichtkörper, die sich am nächsten zum physischen Körper befinden, sind diejenigen, die mit dem menschlichen Dasein verbunden sind und direkt mit der physischen Erfahrung im Hier und Jetzt zu tun haben. Die anderen beiden Schichten, (8) und (9), scheinen, wie gesagt, weitestgehend mit dem Kosmos in Verbindung zu stehen.

Bevor ich die Lichtkörper und ihre Funktion ausführlich beschreibe, möchte ich noch zwei besondere Systeme erwähnen: zum einen das sogenannte Bioplasmafeld, zum anderen das emotionale Feld, wie ich es nenne.

Das Bioplasmafeld

Der Begriff »Bioplasmafeld« wurde von russischen Forschern geprägt. Meiner Meinung nach handelt es sich dabei um eine Kombination aus zwei Feldern. In der Regel sind es die beiden Felder, die die Hände bei der Anwendung von Therapeutic Touch erreichen. Die ersten Bilder, die den mehrschichtigen Aspekt des Bioplasmafelds bestätigen, fand ich in Barbara Brennans Buch. Ihren Informationen und Illustrationen entnahm ich, was mir meine Hände schon gesagt hatten: dass sich das Bioplasmafeld aus mehr als nur einem Körper zusammensetzt. Es besteht sowohl aus dem Äther- als auch aus dem Gefühlskörper. Dies erklärt auch, warum einige TT-Praktizierende ihrem Gefühl nach am physischen Körper in einem Abstand von 2,5 bis 4 Zentimetern arbeiten wollen, und somit auf den äußeren Rand des Ätherkörpers einwirken, während andere, darunter auch ich, das Bedürfnis haben, im Abstand von 15 bis 25 Zentimetern zum physischen Körper zu arbeiten, um somit die Funktion des Äther- als auch die des Gefühlskörpers zu beeinflussen, wie wir später noch genau sehen werden, wenn ich die Technik vorstelle.

Wenn ich also vom Bioplasmafeld spreche, dann meine ich damit nicht einen bestimmten Lichtkörper, sondern einen Bereich, der den physischen Körper umgibt und der mit den Händen wahrgenommen werden kann – und mit dem man sich buchstäblich befasst, wenn man Therapeutic Touch anwendet.

Das emotionale Feld

In der Literatur wird der Emotionalkörper, der, wie der Name schon sagt, Emotionen enthält, mit dem Astralfeld in Zusammenhang gebracht und deshalb auch Astralkörper genannt. Zwischen diesem und dem, was ich als emotionales Feld bezeichne, ist jedoch ein Unterschied. Mehrere Lichtkörper haben nämlich, wie wir später noch sehen werden, mit der astralen Gefühlssubstanz zu tun. Emotion ist etwas, das sich aus einem Gefühl und einem Gedanken zusammensetzt. Als Gefühlskörper bezeichne ich daher den ersten Lichtkörper, der sich ganz nah am physischen Körper befindet und aus astraler Gefühlssubstanz besteht. Wie das Bioplasmafeld, so ist auch das emotionale Feld als solches kein Lichtkörper; es ist als ein System zu definieren, das sich aus der Kombination von Gefühlskörper und Mentalkörper ergibt. Diese beiden Körper haben gemeinsam an dem Prozess teil, den wir als Emotion bezeichnen.

Wenden wir uns nun den Lichtkörpern zu, indem wir mit dem Ätherkörper beginnen, um von niedrigeren Frequenzbereichen in die höheren zu gehen.

8. Der Ätherkörper (1)

Der Ätherkörper ist Ausdruck der ätherischen Ebene. Die Bezeichnung »ätherisch« leitet sich von »Äther« ab und ist der Definition nach ein Zustand zwischen Energie und Materie. Der Ätherkörper ist am engsten mit dem physischen Körper verbunden. Er soll den physischen Körper in die Energiekörper der Erde und des Sonnensystems integrieren.[1] Die esoterische Wissenschaft betrachtet ihn als Teil der physischen Materie.

Seine Struktur wird durch das Meridiansystem festgelegt. Laut Motoyama gibt es je nach Lehre zwischen 72 000 und 340 000 Nadis im Meridiansystem. Die ätherische Substanz ist das Blut des ätherischen Systems. Das, was die ätherische Substanz vitalisiert, ist ein Produkt der kosmischen Lebensenergie, die jedes Leben unterstützt. Man nennt sie Prana (oder chinesisch: Qi oder Chi, japanisch: Ki). Ich vergleiche das Prana gerne mit dem Sauerstoff im Blut. Das Prana verleiht der ätherischen Substanz ihre blaue Farbe, was volle Lebenskraft widerspiegelt.

Wenn der ätherische Fluss unterbrochen ist, wie zum Beispiel in vernarbtem Gewebe oder bei Blockierungen im Feld, überspringt die ätherische Substanz diesen Bereich. Das heißt, sie fließt an dieser unterbrochenen Stelle nicht mehr in ihrem normalen Meridian, sondern überbrückt sie durch eine Art Sprung, ähnlich wie ein Funke, um sich wieder mit dem vitalen Bereich zu verbinden. Wenn der Ätherkörper blockiert ist, sammelt sich die ätherische Substanz ohne Prana an und stagniert, da sie nicht durch das zugehörige Chakra aus dem Körper gelassen wird. Dadurch kommt es in dem betroffenen Bereich zu einer grauen bis schwarzen Färbung.

Eine andere lebenswichtige Kraft für unser Dasein ist das Sonnen-Prana, worüber ich ausführlicher sprechen werde, wenn wir zu den Chakras kommen. Das Sonnen-Prana ist eine von der Sonne kommende Energie mit vielen Farben, im Unterschied zum kosmischen Prana, das eine kosmische Schwingungsfrequenz ist, die die Farbe Blau ausstrahlt.

Ätherische Substanz erzeugt ein Netzwerk von Energielinien, die den physischen Körper durchdringen und von ihm symmetrisch wegstrahlen, meiner Wahrnehmung nach bis zu fünf Zentimetern über die Hautgrenze hinaus. Barbara Brennans Wahrnehmung nach sind es ganz feine Energielinien, die ähnlich aussehen wie die Zeilen auf einem Bildschirm: ein Netz unzähliger Leuchtstrahlen, als wäre es eine Matrix leuchtender Energie. Diese ätherische Matrix, die der Gestalt des Körpers Substanz und Form gibt und sie zusammenhält, ist da, bevor die Materie des physischen Körpers existiert. Barbara Brennan konnte beobachten, dass Pflanzen, bevor sie ein neues Blatt bekommen, eine ätherische Matrix in der Gestalt des Blattes projizieren, und das Blatt dann in der Lage ist, in die bereits im voraus existierende Form hineinzuwachsen.[2] Wie wichtig diese Beobachtung ist, wird deutlich, wenn ich auf das Kobalt-Ei zu sprechen komme.

Die netzartig angeordneten Energiestrahlen haben eine halb durchsichtige bläuliche Farbe und fühlen sich wie ein leichtes Prickeln an, wenn man sie berührt. Die Energielinien entlang fließt die kosmische Kraft des Lichts mit dem Prana, ähnlich wie das Blut in den Adern fließt.

Die Farbe, die in der ätherischen Substanz eines Menschen ausgestrahlt wird, hat unterschiedliche Töne. Bei einem gesunden Menschen erscheint sie strahlend blau. Für die Hände fühlt es sich energetisch und vital an. Wenn die Lebenskraft schwach ist, behält der ätherische Körper zwar seine Struktur bei, aber die ätherische Substanz, die durch das System fließt, ist erschöpft und zeigt eine blaugraue Färbung. Bei noch schwächerer Lebenskraft schrumpft das Feld ein, so dass es sich für die Hände schlaff anfühlt. Dies ist ein deutliches Anzeichen für fehlendes Prana. Bei zwei Personen, die immer schwarze Kleidung trugen und obendrein in schwarz bezogenen Betten schliefen, führte es dazu, dass die Schwingungen dieser Farbe die Lebensenergie abhielten, in ihr Feld zu kommen, was beide ziemlich schwächte, wie man an der Beschaffenheit und der graublauen Farbe ihrer Ätherkörper ablesen konnte.

Anderen Wahrnehmungen nach soll sich der Ätherkörper ungefähr bis zu fünfzehn Zentimetern außerhalb des physischen Körpers erstrecken.[3] Meiner Meinung nach handelt es sich dabei jedoch um das Bioplasmafeld. Für einige, die gerade erst begonnen haben, den Ätherkörper zu sehen, erscheint er wie eine bläuliche bis graue, rauchfarbene Wolke, die den Körper umhüllt. Für Leadbeater scheint er aus unendlich vielen einzelnen Lichtbahnen zu bestehen, die aus jeder Pore nach außen strahlen, und zwar mehr oder weniger parallel zueinander, je nachdem, wie es die ausströmende Strahlung gerade zulässt. Bei Disharmonie und Unausgeglichenheit geraten jedoch die Lichtbahnen in der Umgebung der Störung völlig durcheinander und verlieren an Kraft. Färbung, Größe und Musterung des Ätherkörpers sind Kennzeichen für den Gesundheitszustand eines Menschen.

Gehirnschwingungen des Ätherkörpers

Damit Körper, Gefühl und Verstand optimal funktionieren, ist es für uns sehr wichtig, dass die Gehirnhälften miteinander synchron sind. Die physischen Gehirnhälften finden ihre Entsprechung im Gehirn des Ätherkörpers, worin sich auch ihr Zustand widerspiegelt. Das Interesse an den Gehirnfunktionen hat in den letzten Jahren stark zugenommen, und inzwischen gibt es verschiedene Methoden, mit denen man versucht, weitere Aufschlüsse darüber zu bekommen. Wenn die Gehirnhälften nicht synchron und harmonisch zusammenarbeiten, leiden offensichtlich der Energiefluss und die Denkfähigkeit, und das Gehirn hat Schwierigkeiten, seinen physischen Funktionen nachzukommen.

Soviel ich weiß, werden wir alle mit einem integrierten Gehirn geboren, vorausgesetzt, es gab während der Schwangerschaft oder Geburt keine traumatischen Ereignisse. Ein Schock für das System in Form eines größeren emotionalen Traumas, in Form einer durch Drogen oder Tabletten ausgelösten Zerrüttung oder in Form eines körperlichen Traumas, zum Beispiel durch einen schweren Sturz, kann zur Folge haben, dass die Gehirnhälften energetisch getrennt werden und auseinanderklaffen, so dass das Gehirn blockiert ist.

Gesunde, synchron arbeitende ätherische Gehirnhälften sehen leicht bläulich aus, und der Spalt, der sie trennt, zeigt eine fast weiße Farbe. Wenn Denkprozesse ablaufen, pulsieren die beiden Gehirnhälften so aufeinander abgestimmt, als wären sie eins. Die Energie kann sich ungehindert durch beide hin und her bewegen. Dies bringt gedankliche Klarheit mit sich, bessere Gedächtnisleistungen und die Fähigkeit, abstrakte und komplizierte gedankliche Zusammenhänge zu verarbeiten. So ergehen an den Körper auch klare Mitteilungen, wodurch seine Funktion optimal unterstützt wird.

Wenn die Gehirnhälften nicht synchron arbeiten, erscheint das ätherische Gehirn durch einen dunklen grauen, zuweilen sogar schwarzen Spalt getrennt, was den Energiefluss von einer Gehirnhälfte zur anderen verhindert. Wenn das synchrone Zusammenspiel der beiden Gehirnhälften nur teilweise behindert ist, kann es sein, dass der Spalt entweder zur Hälfte von oben nach unten oder von unten nach oben blockiert wird. Ein Gehirn, das nicht integriert ist, zeigt einen etwas grauen Blauton, als ob es nicht genügend mit Prana versorgt wird und deswegen nicht über so viel Energie verfügt wie das einheitlich funktionierende Gehirn.

Wenn die rechte Gehirnhälfte, die intuitive Seite, und die linke, die rationale Seite, zwar zusammen funktionieren, aber dennoch getrennt sind, pulsiert abwechselnd mal die eine, mal die andere Seite. Ein intuitiv-kreativer Gedanke geht zur rechten Gehirnhälfte und wird dort verarbeitet, ohne dass seine Präsenz eine Auswirkung auf die linke Hälfte hat. Bei einem rational-linearen Gedanken läuft es umgekehrt. Beide Male jedoch wird die Information nicht optimal integriert und verarbeitet, so dass das Denken einseitig ist. Jemand, der von Natur aus zu rationalem Denken tendiert, kann keine intuitiven Gedanken integrieren, die nicht in das rationale, lineare Modell passen. Da es sich nicht um etwas handelt, das sich vernunftmäßig erschließen lässt, kann es nicht an die andere Gehirnseite übermittelt und deshalb auch nicht ganz, vielleicht sogar überhaupt nicht, verstanden werden.

Wenn jede der Gehirnhälften für sich, und zwar abwechselnd mal die eine, mal die andere, funktioniert, fehlt jegliche Verbindung. Man spricht dann von parallelem Denken.

Ist in erster Linie die linke Gehirnhälfte am Denkprozess beteiligt, so dass alles mit dem Verstand begriffen wird, wie zum Beispiel bei einem erfolgreichen Geschäftsmann, Ingenieur oder Wissenschaftler, dann erscheint das ätherische linksseitige Gehirn viel größer als die linke Hälfte des physischen Gehirns. Wenn andererseits das rechte Gehirn nicht voll ausgenutzt wird, so zeigt sich das energetisch daran, dass es an Größe verliert und manchmal wie eine etwas vertrocknete Pflaume aussieht. Der umgekehrte Fall tritt ein, wenn überwiegend die rechte Gehirnhälfte beansprucht wird. Sind beide Gehirnhälften integriert, dann sind die Gehirnhemisphären des ätherischen Körpers gleich groß, und die Energie kann sich gleichmäßig verteilen.

Ein Gehirn, das nicht synchron arbeitet, kann nicht optimal denken. Die beiden Gehirnhälften funktionieren zwar, aber eben voneinander getrennt, das heißt, sie pulsieren arrhythmisch, wobei die Energie blindlings von einer Gehirnhälfte zur anderen springt. Man spricht in diesem Fall von ziellosem Denken, was bedeutet, dass logisches, praktisches Denken nicht in die Tat umgesetzt werden kann. Intuitiv mag jemand viele kreative Ideen haben, aber wenn es zur praktischen Anwendung im Alltag kommen soll, versagt er einfach. Selbst wenn so ein Mensch sich alles anhört, was man ihm sagt, ist er außerstande, diese Informationen, Ratschläge und Anregungen umzusetzen. Das Gedächtnis ist nicht so effektiv, wie es sein sollte, und der Körper gesundheitlich nicht ganz auf der Höhe, da die Botschaften vom Gehirn verstümmelt werden. Dies hat jedoch nichts mit der Intelligenz dieses Menschen zu tun – er kann sogar äußerst intelligent sein –, nur funktioniert sie bei ihm nicht optimal. Es gibt verschiedene Methoden, um die Funktionsart des Gehirns festzustellen, unter anderen beschäftigt sich damit die Kinesiologie. Anhand spezieller Diagramme und Muskeltests kann man erkennen, wie die Gehirnenergie arbeitet, ob die Gehirnhälften synchron sind oder ob das Denken parallel beziehungsweise ziellos ist. Entsprechend gibt es Übungen, um das Gehirn wieder in Gleichklang zu bringen. Jean Houston, eine der Wegbereiterinnen auf dem Gebiet, was Denken und Gehirn betrifft, hat sich in ihrem Buch *The Possible Human* (Der mögliche Mensch) mit diesem Thema befasst und darin eine Reihe von Übungen beschrieben.[4] Auch mit Instrumenten, die elektronische Impulse abgeben, wird versucht, das Problem in den Griff zu bekommen. Vera Suchanek, eine Heilpraktikerin, hat jahrelang Untersuchungen durchgeführt, um die Wirkung von Farbschwingungen auf das menschliche Energiesystem herauszufinden. Mit den von ihr entwickelten Verana-Farbtransparenten kann sie das Gehirn eines Patienten auf homöopathische Weise synchronisieren, indem sie den Patienten durch bestimmte Leuchtbilder hindurchschauen lässt. Auch durch Meditation, wenn sie kontinuierlich über einen längeren Zeitraum praktiziert wird, können die Gehirnhälften miteinander in Einklang gebracht werden.

Auswirkungen bestimmter Krankheiten auf den Ätherkörper

Offensichtlich gibt es auf der ätherischen Stufe Unterschiede zwischen gesunden und kranken Menschen. Das folgende geht auf Beobachtungen zurück, die bei Krebs- und Aidskranken gemacht wurden. Man konnte sehen, dass das ätherische Feld in den betroffenen Bereichen seine Vitalität verloren und eine schwarze Färbung bekommen hatte. Bei Aidserkrankungen ging die Energieblockade vom Kopf aus, setzte sich langsam über den Hauptmeridian der Wirbelsäule fort und breitete sich weiter im Körper aus. Interessant ist, dass in einem Fall der HIV-Test negativ ausfiel, obwohl die Information im Feld der Person bereits deutlich zu erkennen war. Das Virus war also noch nicht so weit vorgedrungen, um im Körper konventionell nachgewiesen werden zu können. In einem anderen Fall zeigte sich, dass in den späteren Stadien überhaupt keine blaue Farbe mehr in der ätherischen Substanz vorhanden war; der Ätherkörper war grauschwarz geworden, was den völligen Zusammenbruch des Immunsystems bestätigen würde. Die Immunforscherin Candice Pert äußerte in einem Fernsehinterview, dass Aids ihrer Meinung nach im Kopf beginne.[5]

Bei verschiedenen Aidskranken konnte die Beobachtung gemacht werden, dass die Zirbeldrüse (Epiphyse) und die Hirnanhangdrüse (Hypophyse) in Mitleidenschaft gezogen werden. In einem gesunden Ätherkörper erscheinen diese Drüsen wie ovale, hell schillernde Opale, die Licht ausstrahlen. Der Thalamus, der ebenfalls eine weißlich strahlende Drüse ist, funktioniert ähnlich wie das Herz-Lungen-System. Die bläuliche ätherische Energie erreicht diese Region durch die Meridiane und Drüsen. Dort zieht der Thalamus die bläuliche ätherische Substanz vollkommen heraus und schiebt die verbrauchte graublaue Substanz bis an die Ränder, wo sie dann nach hinten durch einen zweiten Kanal auf der Außenseite des Meridiansystems läuft, um durch das Chakra-System herausgelassen zu werden, ein Vorgang ähnlich dem der Venen und Arterien auf der ätherischen Stufe. Der Thalamus ist eine Art Umschaltstation, die die Energie dorthin lenkt, wo sie gebraucht wird. Wenn die ätherische Energie durch den Körper fließt, hat der Hauptmeridian am Rückgrat eine bläuliche Farbe.

Bei einer Aidserkrankung sind die Drüsen innerhalb einer Schale aus schwarzer Energie blockiert. Die Drüsen verlieren ihre opalisierende, hell strahlende Eigenschaft und werden schwarz. Mit fortschreitender Krankheit wird auch der Thalamus schwarz, der nicht mehr in der Lage ist, zu »atmen« und die ätherische Energie zu verarbeiten. Die ätherische Substanz, deren Fluss von dieser Drüse gelenkt wird, kommt zum Stillstand und verkrustet. Jack Schwarz hat beschrieben, wie ein Organ, dem die Energie fehlt, nicht mehr richtig funktionieren kann. Die Energie vermag nicht mehr auszustrahlen und wird absorbiert. Die Farbe des betroffenen Bereichs verändert sich, indem sie ihren Blauton verliert und zunächst mattsilbern wird. Je mehr sich die Situation verschlechtert, desto grauer wird die ausströmende Farbe, bis am Ende so etwas wie ein Schwarzes Loch entsteht. Wenn der Bereich schwarz ist, ist es ziemlich ernst. Jack Schwarz schreibt, dass die dunklen Flecken im Feld auftauchen, noch ehe man merkt, dass etwas im Körper nicht in Ordnung ist.[6] Dieses Phänomen wurde im Ätherkörper einer an Prostatakrebs erkrankten Person beobachtet. Wie man sah, war bei ihr der ätherische Energiefluss an den Hüften blockiert; im Unterleib und in den Beinen erschien die Energie grau, mit ein paar blauen Nuancen dazwischen, und in

der Bewegung sehr stagnierend, was ebenfalls anzeigte, dass der Energiefluss blockiert war. Der Patient hatte die meiste Zeit seines Lebens das Gefühl gehabt, als wäre er an den Hüften abgeschnitten. Es schien dort zwei Blockaden zu geben, die von einer Körperseite zur anderen gingen, als ob der Bereich wie mit einer Schnur abgebunden gewesen wäre. In einem anderen Fall, bei dem jemand unter Migräne litt, tauchte die Schmerzstelle im ätherischen Feld wie ein intensiver dunkler Fleck auf, der den pochenden Schmerz widerspiegelte. Im Kopfbereich scheint es eine größere Konzentration ätherischer Substanz zu geben als an anderen Körperzonen. Erfahrene TT-Praktizierende können dieses Phänomen im Feld des Patienten mit ihren Händen ausmachen.

Es gibt zahlreiche Heilmethoden, die auf den Ätherkörper einwirken, unter anderen die Akupunktur und alle damit zusammenhängenden Verfahren, Meridianarbeit wie Touch for Health, Homöopathie, sämtliche Arten von Massage, Reiki, alle Arten des Heilens mit den Händen, die aus Italien kommende Pranotherapie wie auch das, was philippinische Heiler praktizieren oder was als Schamanismus bezeichnet wird. Man kann auf den Ätherkörper direkt einwirken, indem man am Körper arbeitet, oder indirekt durch den Geist, wozu auch die sogenannte Fernheilung gehört.

Ein erfahrener Fernheiler, der messbare Erfolge erzielt hat, wurde bei seiner Arbeit beobachtet. Um mit dem Patienten in Verbindung zu treten, benutzte er ein Gebet. Die Verbindung war eine zeitweilige Energielinie, die aus seinem Solarplexus-Chakra in das des Patienten ging. Die ausgesandte Energie bewegte sich auf dieser Verbindungslinie zum Empfänger, wo sie im jeweiligen Problembereich des Ätherkörpers eine Reaktion auslöste. Diese Art des Heilens nenne ich mediales Heilen, wodurch der Ätherkörper zwar instandgesetzt werden kann, aber wovon keine Heilung des emotionalen Felds ausgeht. Insofern ist diese Methode auch nicht als ganzheitlich zu betrachten. Obwohl es Leute gibt, die aus dem Solarplexus-Chakra heraus in bester Absicht heilen, scheint die Arbeit mit einer Befriedigung des eigenen Ego zusammenzuhängen. Bedingungsloses Heilen, das spirituelles Heilen ausmacht, ist in seiner Wirkung ganzheitlich und kommt aus dem Stirn-Chakra, dem Dritten Auge, und aus dem Herz-Chakra.

9. Der Gefühlskörper (2)

Der Gefühlskörper ist der Lichtkörper mit der zweitdichtesten Schwingung. Er geht durch den Ätherkörper und den physischen Körper hindurch. Die Ebene mit der zweitdichtesten Schwingung ist die Astralebene, wie in Kapitel 8 beschrieben. Sie ist die Ebene der Emotion und der Gefühle. Der Gefühlskörper besteht aus astraler Substanz, die mit einer niedrigeren Frequenz schwingt. Er wird vielfach als Astralkörper bezeichnet. Der Astralkörper, auf den ich noch zu sprechen komme, ist meiner Meinung nach eigentlich etwas anderes. Wenn die astrale MikroVita-Substanz den Körper auf der Stufe physischer Dichte durchdringt, kommen lediglich Gefühle in Form von Farben zum Ausdruck.

Meine Erfahrung besagt, dass sich der Gefühlskörper mehr oder weniger bis zu dreißig Zentimetern über den physischen Körper hinaus ausdehnt. Gefühlskörper und Ätherkörper beeinflussen sich direkt in ihren Eigenschaften. Auch das Wohlbefinden des physischen Körpers wird vom Gefühlskörper mit gesteuert. Blockaden im Gefühlskörper können mit den Händen erfühlt werden. Die Eigenschaften dieses Felds sind auch unter dem Gesichtspunkt zu sehen, dass es ein Teil des Bioplasmafelds ist. Der Gefühlszustand eines Menschen wird durch die Farben widergespiegelt, die im Gefühlskörper angezeigt werden. Diese Farben können von ganz klaren bis zu ganz schmutzigen reichen, die Farbtöne von dunkel bis hell, von durchsichtig und strahlend bis ganz matt und stumpf. Darin sind alle Regenbogenfarben enthalten, und jedes Gefühl hat seine eigene Farbkodierung, wie im vorangegangenen Kapitel bereits erwähnt. Der Farbkode ist ein untrügliches Kennzeichen für die Art des Gefühls, das jemand in sich festhält oder momentan auslebt, und zeigt an, wie der physische Gesundheitszustand eines Menschen durch die Gegenwart eines solchen Gefühls beeinflusst werden kann. Jack Schwarz erwähnt, dass er bei einer Person vierundsechzig Farben gesehen habe und meint, dass eine solche Vielzahl von Farben auf einen hyperemotionalen Menschen hinweise, wobei diese Überladung an Emotionen auf den physischen Körper zurückschlage.[1] TT-Praktizierende fühlen diese Farben als eindeutige, wenngleich sehr unterschiedlich beschaffene Störungen im Feld des Patienten.

Barbara Brennan, die nicht vom Gefühlskörper, sondern vom emotionalen Körper spricht, sieht ihn als wolkenartiges Farbfeld, wobei unaufhörlich Farben herauswirbeln, die die Gefühle reflektieren, die die Person von einem Moment zum anderen hat. Für andere schwingen die Farben, die die festgehaltenen Gefühle reflektieren, von denen Menschen beeinflusst oder beherrscht werden, relativ stabil an Ort und Stelle. Anders ist es mit besonders intensiven Gefühlen; sie erzeugen im Feld eine kurzzeitige Erregung, die sich in einem vorübergehenden Farbwechsel ausdrückt, solange das Gefühl vorherrscht.

Bei der Anwendung meiner Methode des Lösens von Gefühlen, die ich in den Kapiteln 19 bis 21 erörtere, lässt sich anfangs das Gefühl am besten im Bereich des Solarplexus lokalisieren, wo es sich konzentriert. Wenn wir die Methode verfeinern, merken wir, dass es auch bei den übrigen Chakras zu finden ist. Sobald wir mit dem Lösen der Gefühle beginnen, kann sich die Gefühlseigenschaft im Solarplexus-Bereich sammeln, bis sie am Ende der Übung wie eine Rauchwolke entweicht. Dies wurde von vielen hellsichtigen Teilnehmern in verschiedenen Seminaren so beobachtet. Der im Gefühlskörper frei gewordene Raum hat eine ähnliche Form wie eine Stelle in einem Puzzlespiel, wo nur ein Gefühl wieder hineinpaßt, das irgendwie mit dem Ereignis zusammenhängt. Damit das alte Gefühl oder ein damit verwandtes nicht wieder dorthin zurückkehren kann, füllen wir den Raum mit Licht aus. Wenn wir mit dem Lösen von Gefühlen Fortschritte machen, können wir die Gefühle auch von dem Chakra aus lösen, das am nächsten zu dem

Bereich liegt, wo sich das Gefühl festgesetzt hat. Wenn das zu überwindende Gefühl mit etwas zusammenhängt, das ans Herz geht, wie zum Beispiel eine menschliche Beziehung, kann es im Bereich des Herz-Chakra losgelassen werden.

Wenn wir wirklich mit unserem Leben besser zurechtkommen und nicht von unseren Gefühlen beherrscht werden wollen, dürfen wir dieses durch und durch trübe Gefühlsfeld, diesen »Kleister«, wie Chris Griscom es nennt, nicht unnötigerweise mit uns herumschleppen. Durch das methodische Lösen von Gefühlen und andere Übungen sind wir in der Lage, langsam aber sicher den alten Gefühlskleister, den wir in uns haben, loszuwerden. Nur wenn wir die alten unnützen Gefühle herauslassen, können wir für neue Erfahrungen Platz machen und neue Erkenntnisse aus der höheren geistigen Frequenz heranziehen. Erst diese höhere spirituelle Frequenz erlaubt es uns, klar zu denken, klar zu handeln und ein klares Bewusstsein zu bekommen.

Wir sind bislang so an die Eigenschaft der Gefühle gewöhnt gewesen, die uns durchdringen, dass wir sie nicht mehr missen wollten: sie ähnelten einem schönen warmen Wintermantel, von dem wir uns im Traum nicht trennen mochten, sei er noch so schwer, noch so altmodisch und abgetragen. Wir hingen so an dem Zustand unseres Gefühlskörpers, dass uns jede Änderung zuwider war. Wir wollen das Vertraute nicht gegen etwas Neues, das wir nicht kennen, eintauschen.

Ich erinnere mich an einen Fall, bei dem ich zusammen mit einem anderen Heiler eine Person behandelte, deren Gefühlsfeld ganz trüb und überladen war. Danach glich die Person einer strahlenden, hellen Sonne. Wie viele Menschen, die das gleiche Problem haben, war diese Person ein äußerst feinfühliges Wesen. Seit ihrer Kindheit hatte sie versucht, vor all ihrem Schmerz, ihrer Wut und so weiter davonzulaufen, indem sie diese Gefühle einfach unterdrückte. Mit großen Mengen Alkohol und allen möglichen Drogen wie LSD, Marihuana und halluzinogenen Pilzen schaffte sie es, sich in einen Gefühlskörper einzuschließen, der sich aufgrund des Missbrauchs solcher Substanzen energetisch völlig verdichtet hatte.[2] Wir mussten erkennen, dass die Person nach der Behandlung nicht in der Lage war, die hohe Schwingung von so viel Licht länger auszuhalten, obwohl es ihre eigenen

Eigenschaften waren, die wir wieder zutage gefördert hatten. Bei der nächstbesten Gelegenheit rauchte sie erneut Opium, ohne auf unseren Rat zu hören, von Substanzen abzulassen, die das Feld nur verschmutzen. Es dauerte nicht lange, und ihr Feld war wieder von neuem völlig verstopft. Es war wie mit einem Hund, den man badet und der sich dann im Dreck wälzen muss, um sich wieder normal zu fühlen. Diese Person kam damit einfach nicht zurecht, ein strahlendes Wesen zu sein. Sie hätte ihr Leben ganz neu angehen müssen, was viel Arbeit an sich selbst bedeutet, Disziplin und Anstrengung abverlangt, etwas, was diese Person zum damaligen Zeitpunkt nicht aufbringen konnte, weil sie nicht reif dafür war, auch wenn der tiefe Wunsch nach Selbsthilfe bestand und sie damals veranlasste, Heilung zu suchen. Nachdem sie ihr Feld neu »versaut« hatte, fühlte es sich für sie wieder vertraut an, und damit bestand für sie keine Notwendigkeit mehr, an sich selbst zu arbeiten. Genau das gleiche Verhalten zeigte eine meiner Seminarteilnehmerinnen. Nachdem sie eine sehr gründliche TT-Behandlung bekommen hatte, die ihr ganz verklumptes Feld gereinigt hatte, griff sie kurz darauf wieder zu Schlaftabletten, die ihre Empfindungen erneut eintrübten. Viele hängen in dieser Weise an ihrer Krankheit, sei sie psychisch oder physisch. Psychische Erkrankungen setzen sich in erster Linie im Gefühlskörper fest; physische Erkrankungen gehen über den Ätherkörper zum physischen Körper, auch wenn sie alle direkt miteinander zusammenhängen.

Daran kann man sehen, dass es nicht reicht, wenn sich jemand nur wünscht, gesund zu werden; man muss sich schon aktiv dem Selbstheilungsprozess stellen. Auch wenn, wie oben beschrieben, die Transformation offensichtlich abgeschlossen ist, so heißt das nicht, dass das Ego in der Lage wäre, die Arbeit zu vollenden. Es kann stattdessen sehr leicht zu einem Rückfall in die alten Muster kommen. Zusätzlich zu unserer TT-Methode wäre in beiden Fällen noch eine Therapie nötig gewesen. Es war, als ob beide die Schönheit nicht fassen konnten, die von ihnen ausstrahlte, und aufgrund mangelnder Selbstliebe, aufgrund von Hass auf das Leben und jahrelangem selbstzerstörerischem Verhalten die ganze Arbeit zunichte machten.

Von ähnlichen Phänomenen wussten russische

Heiler zu berichten, die die Methode des Handauflegens praktizierten, wie mir eine meiner TT-Kolleginnen erzählte. Auch sie hatten Patienten von ihren physischen Krankheiten völlig geheilt, mussten aber nach mehreren Jahren feststellen, dass die Patienten mit einem neuen schweren Leiden zu ihnen zurückkamen.[3] Wenn also jemand von einer schweren Krankheit wirklich geheilt werden will, die eigentlich auf erstarrte Gefühle und Denkmuster zurückgeht, muss er am Genesungsprozess mitwirken, indem er daran arbeitet, sich selbst zu heilen. Dabei kann man mehrere Wege einschlagen, aber zwei Dinge sind unerlässlich, nämlich für sich selbst die Verantwortung zu übernehmen und zu einer Einstellung zu finden, die mit der Liebe zu sich selbst zu tun hat. Ansonsten ist Heilung nur so etwas wie eine temporäre Beseitigung von Störungen. Nicht an sich selbst zu arbeiten kann in der Konsequenz bedeuten, dass eine Änderung erzwungen wird, womöglich durch eine Herausforderung, bei der es sogar um Leben und Tod gehen kann. Wenn man nicht darauf reagiert, wird man die Arbeit in einem nächsten Leben erledigen müssen. Es ist besser für uns, wir vollenden die Dinge, solange wir in diesem Leben Gelegenheit dazu haben, denn sonst müssen wir den ganzen Prozess noch einmal durchmachen, so, als hätten wir das Klassenziel nicht erreicht.

Die Krankheiten im Gefühlskörper

Im Abschnitt über den Ätherkörper habe ich einzelne Krankheitszustände beschrieben. Im Fall des Prostatakrebs war es eindeutig, dass der Zustand des Gefühlskörpers den Ätherkörper beeinflusste. Die Zone um den Unterleib war äußerst verdichtet, denn von der Taille abwärts hatte sich eine Menge Ärger und Angst angesammelt und im Bereich der Prostata, einschließlich des Wurzel-Chakra, gab es eine Zone, die sich ganz verdichtet hatte und schwarz geworden war und aus der dunkle Energie abstrahlte, sozusagen ein Duplikat des Schwarzen Lochs im Ätherkörper. Von der Taille aufwärts war das Feld sehr strahlend und klar, was die spirituelle Arbeit dieses Menschen widerspiegelte. Interessanterweise hatte er sich für eine ganzheitliche Behandlung entschieden, indem er allopathische wie auch alternative Methoden einsetzte; eine Operation sollte nur als letzter Ausweg in Frage kommen. Bis zu dem Zeitpunkt, als wir zusammenarbeiteten, hatte er sich nicht mit seiner Sexualität auseinandergesetzt. Meiner Ansicht nach hing seine sexuelle Einstellung, die er hatte, als er noch ein Kind war, unweigerlich mit dem Problem zusammen, neben anderen ungelösten Konflikten aus vergangenen Leben, was daraus zu entnehmen war, dass er schon immer das Gefühl verspürte, als wäre er an der Hüfte gefesselt.

Bei den Aidserkrankungen zeigte sich im Gefühlsfeld ein wiederholt beobachtetes Phänomen: Ein seltsames S-förmiges Gebilde, das oberhalb des Kopfes begann und im Kronen-Chakra eine Energieblockade bewirkte, dehnte sich an der linken Körperseite hinunter über die Brust weiter aus. In den Vor Stadien der Krankheit, also noch bevor es dafür im physischen Körper Anzeichen gab, die den HIV-Test hätten positiv ausfallen lassen müssen, war sie bereits im Feld vollkommen präsent und erkennbar. Der Gefühlskörper des Patienten reflektierte Farben, die Ärger, Neid, Angst ausdrückten, und der ganze Bereich von der Stirn hinunter bis zur Brustmitte wurde immer grauer, als ob er sich verschließen und immer mehr Traurigkeit und Angst in sich bergen würde. Dieser Patient spürte Probleme im Beinbereich, bevor die Krankheit zum Ausbruch kam; sie verschlimmerten sich später, was zu einer weiteren Verdichtung in dem ohnehin schon grauen Beinbereich führte. Bei einem anderen Patienten, dessen Aidserkrankung in einem fortgeschrittenerem Stadium war, wurde die Konzentration von Gefühlen wie Angst, Ärger, Neid und Traurigkeit im Torso immer größer. Das Feld erschien entsprechend dunkel, verklebt, schwer, unbeweglich und belastet, und auch die Chakras färbten sich schon dunkelgrau bis schwarz. Keiner der beiden Kranken hatte alternative Heilmethoden ausprobiert, und so wie ihre Felder aussahen, holten sie sich weder Hilfe durch eine Therapie noch durch Meditation. Ihre Köpfe waren in der blockierten Energie eingeschlossen.

Wir leben in einer Ganzheit von Schwingungen. Jeder von uns ist eine individuelle Wesenheit, und trotzdem sind wir miteinander verbunden und beeinflussen uns mit den Schwingungen, die von uns ausgehen, so wie wir die Menschen in unserer Nähe mit unseren Stimmungen und Launen anstecken oder mit unseren Einstellungen und Ansichten Einfluss auf andere in der Gesellschaft ausüben. Wir werden auch von unserer Umwelt beeinflusst und von dem, was wir erschaffen. Als Beispiel dafür mag der Fall eines jungen Musikers dienen, der begann, in einer Hard-Rock-Band zu spielen. Nach einer gewissen Zeit sah sein Gefühlskörper keineswegs mehr gesund und unversehrt aus. Es entstanden Löcher und Risse, die Farben wurden matt und dunkel. Auf der ätherischen Ebene kam es zu einer Trennung der Gehirnhälften. Der ganze Ätherkörper verlagerte sich auf eine Seite, so dass das Individuum, bezogen auf den physischen Körper, aus der Balance geriet. Da der junge Mann wenig ätherische Lebenskraft besaß, wurde er für die Familie zu einer Art Vampir, der von den Angehörigen Energie saugte. Seine Schwestern gerieten außer sich, wenn sie ihn nur ins Haus kommen hörten, weil sie seine Schwingung sofort auffingen. Natürlich veränderte sich seine Persönlichkeit, da sie die Veränderungen im Feld reflektierte. Er war nervös, rastlos und aggressiv. Zudem war die ganze Familienatmosphäre von Nervosität, Ängstlichkeit und Aggression geprägt, da alle Angehörigen ihren schwachen Punkt hatten, der auf die negative Ausstrahlung reagierte.

Wie man ganz konkret beobachten konnte, wirken sich die Schwingungen eines so aggressiven Rhythmus wie des Hard Rock destruktiv auf das Energiefeld aus. Man weiß ja auch, dass das Repertoire mancher Hard-Rock-Bands sehr negative Songtexte umfasst. Das Feld wird nicht nur durch die Art des Musikrhythmus zerrissen, sondern auch durch die Botschaft der dazugehörigen Texte. Die hier projizierten Gedanken werden dadurch, dass sie mit jedem Auftritt wiederholt werden, in ihrer Wirkung verstärkt. Andererseits können natürlich positive Gedanken heilen. Kaum konnte der junge Mann überredet werden, mit dieser Art von Musik aufzuhören, klärte sich die Atmosphäre. Die Eltern halfen mit, indem sie die Methode des Lösens von Gefühlen anwandten, ihren Sohn so annahmen, wie er war, und ihm Licht und Liebe sandten, was jeder von uns zu jeder Zeit tun kann, egal wie nah oder fern unsere Lieben sind.

Das Senden von Liebe und seine Wirkungen

Liebe wird aus dem Bereich des Herz-Chakra in der Brustmitte gesendet. Sie hat eine rosarote Farbe und bewegt sich in Form einer Lichtbahn zu dem Menschen, an den sie gerichtet wird. Die Schwingung der Liebe berührt dann die Außenseite des Chakra des vorderen Gefühlskörpers, das dem Herz-Chakra entspricht. Wenn die empfangende Person es zulässt, geht die Energie auf der Außenseite des Gefühlskörpers weiter bis zum hinteren Chakra, das ebenfalls dem Herz-Chakra entspricht, wo sie absorbiert und dann aus dem vorderen Chakra des Ätherkörpers ausgestoßen wird, was im physischen Körper ein warmes Gefühl im Brustbereich erzeugt, während sich im ganzen Gefühlskörper ein sanftes Rosa ausbreitet. Wer auf diese Weise Liebe zugesandt bekommt, badet im rosafarbenem Licht der Liebe. Gleichzeitig fließt diese Liebesenergie an die Person, die sie ausgesandt hat, zurück, so dass auch sie die Empfindung von Liebe erfährt, sobald sich das Feld bei ihr auffüllt. Diese Liebe schwingt zwischen beiden hin und her, wobei die Lichtbahn, die sie miteinander verbindet, immer stärker wird. Welche Effekte das Aussenden von Liebe auf den Gefühlskörper darüber hinaus noch hat, finden wir bei Leadbeater beschrieben, der zu dem Schluss kommt, dass die Wirkung allmählich immer größer wird, auch wenn die Geste der Zuneigung, in diesem Fall von einer Mutter, die ihr Kind an sich drückt, nur Augenblicke dauert. Jedesmal, wenn ein Individuum einer solchen Liebesstimulation ausgesetzt ist, kann der Gefühlskörper darauf bereitwilliger reagieren. Je mehr das Gefühl von empfangener Liebe integriert wird, desto besser steht es für die Liebe zu sich selbst.[4] Das gleiche gilt für jedes andere Gefühl: Je öfter es im Gefühlskörper stimuliert wird, desto mehr konzentriert es sich, und früher oder später beherrschen dann nicht wir unsere Gefühle, sondern unsere Gefühle beherrschen uns. Je mehr Ärger, Angst und so weiter wir in uns festhalten, desto leichter können sie stimuliert werden und uns überrumpeln, so dass wir ihretwegen zu Reaktionen verleitet werden. Deshalb ist das Lösen von Gefühlen eine so wertvolle Methode.

Wenn die empfangende Person nicht in der Lage ist, die Liebe aufzunehmen, weil das Herz-Chakra blockiert ist, weil Schuldgefühle es verhindern oder weil Ärger, Angst, Schmerz es nicht zulassen, bleibt die ausgesandte Liebesenergie in der Lichtbahn stecken und staut sich wie Wasser in einem verstopften Rohr bei der Person, die die Energie aussendet, die dann im Brustraum, der zum Herz-Chakra gehört, Schmerz empfinden wird. In ihrem Gefühlskörper zeigt sich daraufhin im Brustbereich eine graue Wolke aus Schmerz, Traurigkeit oder Angst.

Die Auswirkungen von Ärger, Wut oder Zorn im Gefühlskörper

Wenn man sich streitet, drückt sich die Aggression in Form wütender roter Pfeile oder Blitze aus, die in den Gefühlskörper des anderen zielen. Wenn diese pfeilartigen Schwingungen im Gefühlsfeld des anderen landen können und der andere in seinem Gefühlsfeld ebenfalls Ärger, Wut oder Zorn festhält, kommt es zu einer entsprechenden Reaktion. Auf der Gefühlsebene kann das wie ein Gewittersturm aussehen.[5] Es können auch Monstergestalten und hässliche Formen erscheinen, die der eine dem anderen entgegenspuckt. Dies beobachtete jemand, der einen Streit zwischen Vater und Sohn miterlebte, wobei die Gedankenformen des Vaters monströser waren als die des Kindes. So ein Streit hinterlässt im Raum Schwingungsreste voller Ärger, Wut und Zorn.

Kinder sind für diese Schwingungen besonders empfänglich. Sie nehmen das Geschehene wahr, auch ohne dabeigewesen zu sein. Wenn aber die bösartigen Pfeile solcher Gefühle wie Ärger, Wut oder Zorn im Gefühlsfeld des anderen keine Resonanz finden, schießen sie wie ein Bumerang in das Feld desjenigen zurück, der sie ausgesandt hat. Das geschieht allerdings viel schneller, wodurch die Wut in ihm noch größer wird, so dass noch mehr Wut aus ihm herauskommen wird. Wenn er diesen Prozess nicht stoppen kann, wird er irgendwann total in Rage geraten.

Wichtig ist, dass wir an diesen Beispielen erkennen, dass jede Art von Gefühl, das von uns ausgesandt wird und im anderen keine Resonanz findet, zu uns zurückkehrt. Dies wird besonders auffällig, wenn die Gefühle negativ sind, weil dann die Wirkung aufgrund der Rückkopplung noch verstärkt wird. Wenn wir darauf aus sind, jemandem weh zu tun, kommt dieser Schmerz, wenn er nicht aufgenommen wurde, wie wir uns das vorstellten, verstärkt zu uns zurück. Die negative Qualität, die in unser Feld zurückkehrt, schädigt es nun noch mehr. Natürlich lässt sich dies auch im positiven Sinne realisieren, wie wir daran sehen können, wenn wir Liebe aussenden und sie aufgenommen wird.

10. Der Mentalkörper (3)

Der Lichtkörper mit der drittdichtesten Schwingungsfrequenz, der gleichzeitig den physischen Körper, den Ätherkörper und den Gefühlskörper durchdringt, ist der Mentalkörper. Die Essenz des Mentalkörpers besteht aus Schwingungen, die wie gelbe Lichtstrahlen erscheinen und sich durch den physischen Körper hindurch ungefähr fünfundsiebzig Zentimeter weit ausbreiten, also ungefähr so weit, wie die Fingerspitzen bei ausgestrecktem Arm reichen. Der Mentalkörper fühlt sich für meine Hände prickelnd an, fast so wie wenn ein paar Tropfen Champagner in den Handflächen moussieren würden. Dieser perlende Stoff des Mentalkörpers ist das sogenannte Chitta (Geistmaterie). Er hat zwei Funktionen. Die eine, die Rupa-Eigenschaft, unterstützt mit ihrer Schwingungsfrequenz die Art und Weise, wie die Denkprozesse ablaufen, das heißt, ob sie intuitiv oder rational sind. Daraus entstehen dann die Ideenhologramme oder geistigen Gedankenformen, die erscheinen, wenn der Mensch denkt. Die andere, die Arupa-Eigenschaft, ist so etwas wie eine treibende Kraft, durch die der Denkprozess bei einem Menschen in Gang kommt, ähnlich dem Photon, das auf eine Elektronenwelle trifft, um das Teilchen Form annehmen zu lassen. Sie verschlüsselt die in den Rupa-Wellen enthaltene Information in einem von ihr erzeugten Hologramm, das sie dann in ein Chakra im Kopf lenkt.

Für Menschen, die diese Rupa-mentalen Muster sehen können, erscheinen sie wie geometrische Hologramme, die von einfachsten bis zu kompliziertesten Formen reichen. Es scheinen durchsichtige, dreidimensional gestaltete Lichtfiguren zu sein, mit weißlichen bis zitronengelben Lichtbahnen für rationale Ideen und mit orange- bis gelbfarbenen für intuitive Ideen. Diese Muster gelangen durch die Chakras in den Kopf: auf einer fadendünnen Welle einer ganz hellgelben Arupa-Schwingung. Handelt es sich um Gedanken oder Ideen rationaler Art mit einem weißlichen bis zitronengelben Ton, dann erfolgt der Eintritt durch das Kronen-Chakra. Gedan-

ken oder Ideen intuitiver Natur mit einem warmen Orange- bis Gelbton nehmen den Weg durch das Stirn-Chakra, das Dritte Auge. Im einen Fall erfolgt die Absorption durch die Zirbeldrüse, im anderen durch die Hypophyse, während der Thalamus als Verteiler die Schwingung an die entsprechende Gehirnseite schickt.

Die Rupa-Schwingung drückt auch aus, wie intelligent ein Mensch ist. Im Mentalkörper zeigt sich dies zunächst durch eine quantitative Konzentration, was wahrscheinlich bedeutet, dass mehr Information gespeichert ist, wie auch durch die Intensität der Schwingungsfrequenz, was die Aktivität der geistigen Substanz wiedergibt. Diese beiden Charakteristika spiegeln sich in den Farben wider, die vom Mentalkörper ausgehen. Je intelligenter ein Mensch ist, desto dichter erscheint zum einen die quantitative Konzentration der Rupa-mentalen Substanz und desto stärker zum anderen ihre Schwingungsfrequenz, was sich jeweils durch eine entsprechende Farbgebung ausdrückt. Bei einem weniger intelligenten Menschen scheint es so zu sein, dass sich in seinem Mentalkörper nicht so viel geistige Substanz angehäuft hat. Sein Mentalkörper ist von der Struktur her schwächer und die Rupa-Eigenschaft in ihrer Bewegung eher träge bis scheinbar inaktiv, ohne dass sich viele Ideen manifestieren würden. Dieser Mangel an Rupa-Substanz zeigt sich daran, dass nur wenige matte Farben vorkommen. Ein solcher Mensch scheint eher instinkt- als vernunftmäßig zu denken. Im Gegensatz dazu erzeugt der Mentalkörper eines hochentwickelten Menschen intensive und leuchtende Farben, deren Helligkeit ein Zeichen dafür ist, dass die Schwingungen klarer und lichtvoller sind und infolgedessen auch eine höhere Frequenz haben.

Auswirkungen von Gehirnzuständen auf den Mentalkörper

Da alle diese Lichtkörper miteinander verwoben sind, bleibt das, was in dem einen passiert, nicht ohne Auswirkung auf den anderen, wie ich anhand der Krankheitsbilder zu zeigen versuche, die sich jeweils in allen Schichten der menschlichen Aura manifestieren. Das gleiche passiert bei den unterschiedlichen Gehirnzuständen. Welche Wirkung der Gehirnzustand auf der Stufe des Ätherkörpers hat, ist auf der Stufe des Mentalkörpers an der Schwingungsdichte und Färbung ablesbar. Nehmen wir zum Beispiel wieder einen Menschen, der überwiegend mit der linken Gehirnhälfte, also rational, denkt. Die vorherrschende Farbe, die von der Schwingung seines Mentalkörpers ausgeht, ist ein kühler, weißlicher bis zitronengelber Ton, und vielleicht erscheint ein schmaler Ring mit einer zart orangefarbenen bis gelben Färbung auf der Innenseite des Mentalkörpers, um ein gewisses Maß an intuitiv-kreativem Denken anzuzeigen. Anders sieht es aus, wenn es sich um einen Menschen handelt, der überwiegend mit der rechten Gehirnhälfte denkt, also eine intuitiv-kreativ geprägte Person wie beispielsweise ein Designer. In diesem Fall besteht der größte Teil des Mentalkörpers aus jener Schwingung, die einen warmen, zart orangefarbenen bis gelben Ton hat, und vielleicht ist auf der Innenseite des Mentalkörpers etwas von der kühlen, weißlichen bis zitronengelben Färbung zu sehen, die das rational-lineare Denken kennzeichnet. Wenn es jemand ist, der sehr schnell denkt und immer neue Ideen hat, gleichzeitig aber von einer zur anderen springt, mit der Tendenz, etwas irrational zu sein, oszilliert das Schwingungsfeld eines solchen Mentalkörpers blindlings hin und her, als ob die Ideen darin nur so herumkreisen: mit rasender Geschwindigkeit mal im Uhrzeigersinn, mal dagegen.

Wenn die Gehirnhälften im Gleichgewicht, vollständig integriert und damit das rationallineare sowie das intuitiv-kreative Denken in einem Menschen gleichermaßen ausgeprägt sind, vermischt sich der kühle, weißliche bis zitronengelbe Ton mit dem warmen, orangefarbenen bis gelben, so dass der Geistkörper eher goldgelb erscheint. Die Schwingungen oszillieren in einem gegen den Uhr-

zeigersinn gerichteten gleichmäßigen Muster, das umso dichter wird, je intensiver der Denkprozess ist. Die Farbtöne im Feld werden ebenfalls intensiver, sowie sich der Denkprozess von einer Gehirnhälfte zur anderen vollzieht. Die Gedankenformen, die keine feste Gestalt, sondern durchsichtige und gewissermaßen holographische, aus Lichtbahnen zusammengesetzte Formen haben, nehmen die Färbung an, die dem entspricht, was sie repräsentieren: Kreative Gedankenformen färben sich also orange bis gelb, rein logische weiß bis zitronengelb, während sie durch das Kronen-Chakra oder das Dritte Auge in den Kopf eintreten. Je effektiver ein Mensch Gedanken verarbeiten kann, desto schneller bewegen sich die Gedankenformen und desto dichter und intensiver werden die Schwingungen.

Wenn die Chakras im Kopf blockiert oder verletzt sind, so dass die Energie nicht gleichmäßig fließen kann, sei es im Ätherkörper, Gefühlskörper oder Mentalkörper, kommen die Hologramme, die die Ideen und Gedanken enthalten, mehr oder weniger verzerrt an. Sie geraten aus der Form und erscheinen teilweise wie in die Länge gezogen oder eingedrückt. Wenn im Kopfbereich des Gefühlskörpers die für Emotionen typischen Farben auftreten, so deshalb, weil die Schwingung, mit der das Hologramm eines Gedankens nach unten sinkt, etwas von der Farbe des jeweiligen Bereichs annimmt. Es sieht aus, als wäre das Hologramm gefärbt, denn die Farbe scheint bis ins Innere des Hologramms zu dringen. Dies hat natürlich auch Einfluss auf die Schwingung, die in den Kopf eintritt, was ausreicht, um die Reinheit des Gedankens zu beeinträchtigen und damit seinen ursprünglichen Informationskode zu entstellen.

Wenn der Mentalkörper – so die Auffassung von Jack Schwarz, der dafür den Begriff »geistige Aura« gebraucht – in eine goldgelbe Farbe übergeht, bedeutet dies ein synchrones Zusammenwirken von Bewusstem und Unterbewusstem. Die betreffende Person produziert selbstregulierende Alpha-Gehirnwellen, die ihrerseits positive physiologische Veränderungen bewirken. Wie man weiß, erhöht sich durch Meditation, bei der sich das Gehirn im Alpha-Zustand befindet, der Sauerstoffspiegel im Hämoglobin.[1]

Auswirkungen bestimmter Krankheiten auf den Mentalkörper

Wie man an Aidskranken beobachten konnte, wird auch der Mentalkörper in Mitleidenschaft gezogen, wenn im Ätherkörper und in den Chakras Fehlfunktionen und im Gefühlskörper Blockaden auftreten. Kronen- und Stirn-Chakra des Mentalkörpers pulsieren dann arrhythmisch, und die mentale Substanz wird ungleichmäßig verteilt. Die Folge ist eine gewisse Furchenbildung von dunklen und helleren Farben. Eine Gedankenform geht mit ihrem Entstehen zwar in das Chakra des Mentalkörpers ein, aber sie wird nicht mit gleichmäßiger Pulsation durchgefiltert und absorbiert; sie spritzt stattdessen hinein. Für die Qualität des Denkens ist dieser ganze Prozess nur abträglich. Darüber hinaus wird der Weg in das Gehirn blockiert, wenn eine Fehlfunktion von Zirbel- und Hirnanhangdrüse vorliegt, die die Energie der Gedankenformen normalerweise in das Gehirn leiten.

Weitere Erkenntnisse über Gedankenformen

Offenbar hat der Mentalkörper noch andere Eigenschaften, wie Barbara Brennan bestätigt. Ihrer Wahrnehmung nach besitzt der Mentalkörper eine gewisse Elastizität, da er anscheinend größer wird, wenn sich der betreffende Mensch auf etwas stark konzentriert. Außerdem machte sie die Beobachtung, dass sich eine Idee umso besser darstellt, je klarer ihre Gedankenform ist. Gedankenformen weisen ihrer Meinung nach eine Reihe unterschiedlicher Strukturen auf, wie zum Beispiel die eines Kügelchens. Sie haben auch verschiedene Helligkeiten, und wenn sie von anderen Farben überlagert werden, ist dies auf den Gefühlskörper zurückzuführen.[2]

Eine meiner Seminarteilnehmerinnen, eine sehr feinfühlige Krankenschwester, konnte bei ihrer Arbeit ähnliche Beobachtungen machen. Jedesmal, wenn der Oberarzt sich auf eine Operation konzentrierte, bemerkte sie, wie sein Mentalkörper auf sein Gefühlsfeld übergriff, so dass es aussah, als vergrößerte er sich, während der Bereich um den Kopf herum gelb wurde, als bildete sich so etwas wie ein Heiligenschein. Es war eine geistige Form,

die sich dort als ein pulsierendes Viereck aus strahlenden weißen Linien manifestierte, umgeben von einem leuchtenden Smaragdgrün, einer ausgesprochenen Heilfarbe. Diese geistige Form verblieb während des ganzen Operationsverlaufs im Feld, und zwar in der Nähe der rechten Kopfseite des Arztes. Danach verschwand sie. Eine ähnliche Form trat auch bei einer anderen, mehr oder weniger routinemäßigen Operation in Erscheinung, allerdings nicht als Viereck, sondern als Oval und mit nicht ganz so strahlenden weißen Linien, aber auch mit der smaragdgrünen Kolorierung außen.

Wie Mentalkörper und Gefühlskörper von Rupa-Ideen beeinflusst werden, zeigte zum Beispiel die Beobachtung einer Frau, die in ein Buch vertieft war. So nahmen die Rupa-Formen beim Lesen Gestalt an, um dann durch die entsprechenden Chakras in das Gehirn zu gelangen. Kurz danach schössen sie aber wieder heraus. Als man die Frau fragte, was passiert sei, antwortete sie, dass sie mit den Ideen, die sie im Buch gelesen habe, nicht einverstanden sei, auch wenn sie sie verstehen könne. Infolge der Ablehnung kehrten die Rupa-Formen offensichtlich an den äußeren Rand des Mentalkörpers zurück, um wieder in die Schwingung des universalen Gedächtnisses integriert zu werden.

In einem anderen Fall beobachtete man eine Person, die einen Gedanken fassen sollte. Der Gedanke, um den es sich handelte, war der farblichen Erscheinung nach intuitiv-kreativ, aber nicht sehr kompliziert. Als er in den Kopf eintrat, zeigte sich sofort eine Reaktion im Gefühlskörper in Form einer leichten Farberregung. Aller Wahrscheinlichkeit nach war es aber kein sehr bewegender Gedanke, da das Gefühl nicht anhielt, denn innerhalb von wenigen Sekunden zeigte der Gefühlskörper wieder einen normalen Zustand.

Auch wenn wir an jemanden denken, der von uns geographisch mehr oder weniger weit entfernt ist, entsteht eine Rupa-Form, die sich mit der Schwingung der Mentalebene zum Mentalkörper der anderen Person hinbewegt. Sie tritt dort in das entsprechende Chakra ein, um dann in ihrem Gefühlskörper eine Resonanz zu erzeugen, woraufhin sich eine neue Rupa-Form bildet, die an die erste Person zurückgeht. Man nennt diesen Vorgang Telepathie. Wenn jemand an eine andere Person einen Gedanken schickt, der dem Glaubenssystem des anderen willkommen erscheint und in seiner geistigen Schwingungssubstanz Anklang findet, kann dieser Gedanke von der anderen Person unversehrt empfangen und absorbiert werden. Wenn der Gedanke nur teilweise ins Glaubenssystems der anderen Person passt und nur zum Teil auf Resonanz stößt, kommt er verzerrt an und wird in dieser abgeänderten Form integriert. Oder er löst eine Reaktion in Form zweier neuer Gedankenformen aus, eine intuitiv-kreative und eine rational-intellektuelle, selbst wenn es ursprünglich nur ein intuitivkreativer Gedanke war. Wenn der ausgesandte Gedanke überhaupt nichts mit dem Glaubenssystem der anderen Person zu tun hat und ohne Resonanz bleibt, wird er zwar kurzzeitig aufgesaugt, um zu sehen, ob er nicht doch irgendwohin passt, aber schon in kürzester Zeit wieder davongejagt.

Wie Gedankenformen reisen

Gedanken können in der mentalen Substanz reisen. Die holographische Gedankenform wird aus dem Kopf der sendenden Person herausgelassen, um sich dann durch die Mentalebene wie ein Flugzeug zu bewegen, wobei sie sogar eine Art Kondensstreifen hinter sich her zieht. Dieser Kondensstreifen hat etwas von einem Gummiband an sich, das immer dünner und länger wird, bis es fast nicht mehr zu sehen ist. Wird der Gedanke empfangen und angenommen und wird er von der sendenden Person losgelassen, zieht sich der Gedanke wie ein Gummiband, das man erst in die Länge zieht und dann loslässt, für einen Augenblick zusammen, um sich mit der Absorption wie der Kondensstreifen eines Flugzeugs zu verflüchtigen. Wenn der Gedanke nicht aufgenommen wird, schießt er entlang seiner Lichtbahn zu der Person zurück, die ihn losgeschickt hat. Es kann sein, dass sie in diesem Fall einen leichten Druck in der Stirn spürt, ähnlich dem Druck in der Brust, wenn die ausgesandte Liebe auf der Empfängerseite verschmäht wird.

Wenn zwei Personen eine sehr starke geistige Resonanz haben, die sie gegenseitig beeinflusst, bedeutet dies, dass sie ihre Gedanken lesen können, so wie jemand etwas denkt und der andere es ausspricht. Oder wenn das Telefon klingelt und man sofort weiß, wer anruft. Es kann aber auch zu Unannehm-

lichkeiten führen, wenn die Beteiligten nicht wissen, was vor sich geht. Zwei sehr liebe Freunde von mir, die verheiratet sind, mussten diese Erfahrung machen, denn wegen dieser Art Telepathie kam es immer wieder zu Konflikten. Während des allmorgendlichen gemeinsamen Frühstücks dachte sich die Frau aus, was sie zu Abend essen würden. Am Abend wurde ihr Mann dann stets ärgerlich, weil er das gleiche bereits mittags gegessen hatte. Offensichtlich nahm er jedesmal die Gedankenformen seiner Frau auf, die er dann zu den seinigen machte und mittags beim Essen umsetzte. Ich schlug vor, dass seine Frau ihm sagte, was sie abends zu kochen gedachte, um dieses Ungemach aus der Welt zu schaffen. Wenn man weiß, was geschehen ist, findet man es natürlich lustig und kann es auf die leichte Schulter nehmen. Wenn nicht, hat man das Gefühl, manipuliert zu werden oder gesagt zu bekommen, was man tun soll, als ob man nicht für sich selbst entscheiden könnte. Ein derartiges Problem hatte ich vor Jahren mit einer meiner besten Freundinnen. Entweder sprach sie aus, was ich gerade dachte, oder umgekehrt. Wir gingen uns damit ziemlich oft auf die Nerven, bis wir herausfanden, was eigentlich los war. Dies war zu einer Zeit, als ich das Lösen von Gefühlen noch nicht beherrschte, was uns eine Menge Ärger und verletzte Gefühle erspart hätte.

Während des Lösens von Gefühlen nach der von mir beschriebenen Methode kommt es zu einer deutlichen Interaktion zwischen Mentalkörper und Gefühlskörper. Wenn man sich auf das zu lösende Gefühl konzentriert, entsteht im Mentalkörper eine Rupa-Form, die am Ende des Prozesses durch den Solarplexus oder ein anderes Chakra, das man zur Freilassung benutzt, aus dem Gefühlskörper entweicht. Der Vorgang, der dazu führt, dass man eine Emotion hat, kommt deshalb zustande, weil das, was auf der Gefühlsebene passiert, auch die Mentalebene beeinflusst und umgekehrt.

Ätherkörper, Gefühlskörper und Mentalkörper sind die Lichtkörper, die durch die Heilbehandlung nach der TT-Methode untereinander beeinflusst werden. Mit der Methode des Lösens von Gefühlen wirken wir auf dieselben Lichtkörper ein, jedoch durch unser eigenes Tun. Wenn wir am Gefühlskörper arbeiten, sorgen wir dafür, dass die Energie im Ätherkörper besser fließt, während der Mentalkörper klarere Botschaften an das Gehirn schicken kann.

11. Der Astralkörper (4)

Der Lichtkörper mit der nächsthöheren Frequenz, der den physischen Körper, den Ätherkörper, den Gefühlskörper und den Mentalkörper durchdringt, ist der sogenannte Astralkörper, ein sehr kompliziertes Gebilde. Er kann als das höhere und geläuterte emotionale Feld betrachtet werden, das Gefühle wie Liebe und Hingabe ausdrückt. Er reflektiert noch tiefer den Seinszustand des Menschen, einschließlich emotionaler Erinnerungen aus anderen Leben. Seine Farben können schöner und lichter erscheinen als die des normalen Gefühlskörpers. In der farblichen Erscheinung des Astralkörpers spiegelt sich wider, wenn ein Mensch eine Menge ungelöster Gefühle in seinem Gefühlskörper festhält. Die Farben sind dann durchlässiger, aber nicht so durchsichtig und pastellfarben luftig, wie es sich für den Astralkörper gehört, sondern sie ähneln Wolken, die mal heller, mal ganz dunkel sein können.[1]

Der Astralkörper ist praktisch gestaltlos; nur im perfekt ausgewogenen Zustand erscheint er eiförmig. Der innere Rand soll nach den Angaben von Jack Schwarz ungefähr einem halben Meter außerhalb des physischen Körpers verlaufen, der äußere ungefähr zwanzig bis dreißig Zentimeter vom inneren Rand entfernt. Barbara Brennan macht in etwa die gleichen Angaben. Ich selbst kann dem nicht zustimmen, da wir mit unseren Händen herausgefunden haben, dass seine Peripherie weit darüber hinausgeht. Für uns war sie ungefähr eineinhalb Meter vom physischen Körper entfernt wahrnehmbar. Der Astralkörper selbst fühlt sich recht uneben an, wobei die unterschiedlichen Farbfrequenzen deutlich wahrzunehmen sind, auch wenn die Ausstrahlungen in der Intensität feiner sind als beim Gefühlskörper, was den feineren Frequenzen der Pastellfarben entspricht. Wie der Gefühlskörper, so drückt auch der Astralkörper Veränderungen in den Emotionen durch ständigen Farbwechsel und Nuancierungen aus, einem bunten, changierenden Regenbogen oder dem schillernden Farbenspiel in einer Seifenblase vergleichbar.

Nach Chris Griscom sitzen im Astralfeld emotionale Erfahrungen aus früheren Leben fest und bilden dort entsprechende emotionale Blockaden.[2] Dies wurde mir auch durch die Beobachtungen bestätigt, die einer meiner hellsichtigen Seminarteilnehmer gemacht hatte. Die Tatsache, dass Erfahrungen aus anderen Leben sich auf dieser Stufe der astralen Schwingungsfrequenz äußern, wurde in einem Fall ganz besonders offensichtlich. Er hatte gerade an einer unter migräneartigem Kopfschmerz leidenden Person gearbeitet und es auch geschafft, ihr Feld davon zu reinigen, als mit einem Mal das Muster der Migräne aus dem Astralkörper an die alte Stelle zurückkehrte. Damit war klar, dass der Kopfschmerz die Folge einer Erfahrung aus einem früheren Leben war. Eine Heilung, die diese Prägung nachhaltig aus dem Feld beseitigte, konnte nur durch persönliche Ursachenforschung erfolgen, also durch Reinkarnationsarbeit.

Um es noch einmal zu sagen: Inwieweit etwas wahrgenommen wird, hängt von der Erkenntnisfähigkeit des Hellsichtigen ab. So sah zum Beispiel Franz Wenzel ein Feld mit einem Astralkörper voller Tiere, Pflanzen, Gesichter und Farben. Dazwischen mischten sich Rupa-Formen aus dem Mentalkörper, zahlreiche Symbole sowie Bilder von der höheren Frequenzstufe des Kausalkörpers, die jedoch größere Klarheit aufwiesen. Der Astralkörper enthielt also eine Unzahl unterschiedlicher Arten von Informationen, und das alles auf einmal. Auch Dora Kunz nimmt hier diese Vielfalt an Informationen wahr.[3] Dazu ist zu sagen, dass der Astralkörper die Brücke zwischen den unteren und den höheren Körpern bildet. Für jemanden wie Franz Wenzel, wie auch für viele meiner Seminarteilnehmer, ist es ein Körper von starker Bewegung, so dass Bilder und Erinnerungen aus früheren Leben an die Oberfläche kommen. Es können auch Bilder von Tieren und Pflanzen sein, gleichsam als symbolische Aspekte der betreffenden Persönlichkeit. Die Bilder kommen und gehen so schnell, dass es schwierig ist, zu bestimmen, was all die Informationen bedeuten. Auch Leadbeaters Darstellung, dass der Astralkörper kochendem Wasser ähnelt, wobei wie durch Herumrühren Farbblasen entstehen, die ganz schnell auftauchen und gleich wieder verschwinden, konnte von meinen Teilnehmern des öfteren bestätigt werden.

Astrale Verbindungsbahnen

Auf der Astralebene gibt es keine Trennung von unseren »Geliebten« oder »Feinden«, mit denen wir eine Seelenverwandtschaft haben, denn Partner sind wir allemal, egal welche Rolle wir auf der Bühne des Lebens spielen. Und wer lernt, seine Gefühle zu lösen, für den wird es auch offenkundig, dass unsere Einstellung zu anderen Menschen mit unseren Gefühlen zusammenhängt und eine Illusion ist, die nur verzerrt. Wir sind zu jeder Zeit mit all diesen Seelen verbunden – mit denen, die wir lieben genauso wie mit anderen, egal wo wir uns auf diesem Planeten befinden. Wir stehen in ständigem Kontakt, weil wir durch Lichtbahnen wie mit einer Nabelschnur verbunden sind. Und wir sind besonders mit denen verbunden, die mit uns in diesem Leben in einer tieferen Wechselbeziehung stehen.

Diese Realität fand ich in Barbara Brennans Beschreibung bestätigt, wie sich zwischen den Herzen zweier Menschen, die sich verlieben, Verbindungslinien aufbauen. Sie bemerkt, dass diese Linien wie rosafarbene Lichtbögen aussehen und dass die normale goldene Pulsation, die sie in der Hirnanhangdrüse beobachtet, die Farbe Rosa beigemischt bekommt. Sie bestätigt auch ein ganz besonderes Merkmal bei Beziehungen, nämlich dass sich Menschen durch die Lichtlinien bestimmter Chakras verbinden, zum Beispiel am Sakral-, Solarplexus-, Herz-, Kehl- und Stirn-Chakra. Dadurch wird ihre Beziehung widergespiegelt, und mit innigerer und längerer Beziehung werden immer mehr Verbindungsbahnen aufgebaut und zugleich immer mehr verstärkt.[4]

Wenn die Lichtbahn als Bote der Liebe dient, ist sie sehr hell; sie kann aber auch ganz dunkel sein, wenn sie von Hass geprägt ist. Eine meiner TT-Kolleginnen, Cathleen Fanslow, spricht von Gier-, Liebes- oder Hassklammern. Wo diese Lichtverbindungen sich einhaken und welche Wirkungen sie haben, zeigt sich im täglichen Leben durch das psychologische Wechselspiel der betreffenden Personen. Die innigsten Verbindungsbahnen bestehen natürlich zwischen Mutter und Kind, Vater und Kind und so weiter. Barbara Brennan sagt, dass in einer gesunden Beziehung zwischen den Partnern die Mehrzahl der Chakras in dieser Weise verbunden sind und ein golden strahlendes gleichmäßiges Licht von den Verbindungsbahnen ausgeht.[5] Bei einer von Streit geprägten Beziehung duplizieren die Verbindungsbahnen die Muster, die von Anbeginn zwischen Kind und Eltern existierten. Ihr fiel dabei auch auf, dass die Verbindungsbahnen in solchen Fällen dunkle Abhängigkeitsbeziehungen darstellen und oftmals am Solarplexus festgemacht sind. Um einen möglichen Wandlungsprozess von einer krankmachenden zu einer gesunden Beziehung zu unterstützen, sind ihrer Erfahrung nach zunächst die ungesunden Verbindungsbahnen zu lösen. Bevor sie wieder an das Innerste des Menschen angeschlossen werden können, müssen sie jedoch erst energetisch behandelt werden.

Diese Lichtbahnen, die mit verschiedenen Chakras verbunden sein können, müssen nicht unbedingt erst in unserem gegenwärtigen Leben entstanden sein, sondern können auch aus früheren Leben stammen. Es kann zum Beispiel sein, dass eine Mutter bereits in einem anderen Leben eine Liebesbeziehung zu der Seele hatte, die nun in ihrem Sohn wohnt. Das ist gar keine Seltenheit zwischen Eltern und Kindern. Wenn diese Liebesbeziehung nicht zur beiderseitigen Zufriedenheit abgeschlossen, also nicht auf harmonische Weise in jenem anderen Zeit-Raum-Kontinuum gelöst wurde, werden die ungeklärten Probleme in die Gegenwart übernommen. Es kann sein, dass der Sohn über eine dunkle Lichtbahn mit der Mutter im Bereich des Sakral-Chakra verknüpft ist. Psychologisch stellt sich diese Beziehung in einer ungelösten Mutter-Sohn-Bindung dar. Der Sohn ist vorübergehend unfähig, seine Sexualität in Partnerschaftsbeziehungen völlig auszuleben; die sexuelle Nabelschnur verhindert dies. Gewöhnlich ist das Sexual-Chakra sowohl bei der Mutter als auch beim Sohn blockiert. Darüber hinaus entstehen zwischen beiden alle möglichen Arten von Abhängigkeitsspielchen; meistens ist es eine Hassliebe, die beide verbindet und voneinander abhängig macht und psychologisch behandelt werden sollte, da es nötig ist, dass der Sohn diese Beziehung zwischen sich und seiner Mutter anerkennt und sich davon in liebevoller Weise löst. Natürlich kann die Mutter, wenn sie will, an dieser Abtrennung mitarbeiten, was meistens davon abhängt, wie die Generationen zueinander stehen und ob das Interesse vorhanden ist, zu wachsen. Alter ist nie ein Hinderungsgrund für eine Veränderung; man muss sie nur wollen.

Diese Verbindung behindert den Sohn mehr als die Mutter; darum muss sich der Sohn dem Veränderungsprozess unterziehen. Bei Vater und Tochter wäre es das gleiche, auch bei Mutter und Tochter oder Vater und Sohn. Es gibt keine Regeln, wer als was inkarniert. Wenn dem Sohn die Ablösung gelingt, wird auch die Mutter von ihrem Band befreit, so dass beide wachsen können. Erst dann wird die Arbeit am Gefühlsfeld und an den Chakras Erfolg haben, da die betreffende Person die Verantwortung auf sich nimmt, aktiv an der Transformation ihrer selbst teilzuhaben. Wenn beide Prozesse nicht gleichzeitig ablaufen, wird die Behandlung nur partiell wirken. Das passive Verhalten, sich »heilen zu lassen«, ohne selbst etwas dazu beizutragen, führt zu nichts.

Besessenheit

In der esoterischen Literatur ist oft von dem leidenschaftlichen, wenn nicht sogar manischen Gefühl der Besessenheit die Rede. Ich habe für dieses Thema nie viel Interesse aufgebracht, vielleicht weil ich der Meinung bin, dass es vielmehr unsere Angst vor dem Besessensein ist, die uns zu schaffen macht. In den letzten Jahren sind mir allerdings mehrere Arten des Besessenseins bewusst geworden, die ich hier erörtern möchte.

Vampirismus

Die einfachste Art der Besessenheit ist die »ätherische Energiesaugerei«, wie ich es nenne. Ich habe etliche Fälle dieser Art erlebt. Es ist eine milde Form des Besessenseins, die sich so äußert, dass sich jemand in den anderen einhakt, meistens am Solarplexus, und dann dessen ätherische Energie aussaugt. Dies kommt in meinen Seminaren zuweilen vor, wenn ein Teilnehmer besonders gierig ist. Es ist, als würden Klammern der Gier nach meinem Feld greifen und meine Vitalenergie ausschöpfen, so dass ich mich immer müder fühle. Da ich für meine Teilnehmer da bin, bin ich für sie ganz offen, aber wenn ich in mir diese Müdigkeit verspüre, schotte ich mich ab. Ich schütze mich mit einer Barriere aus Kristallen, die ich um mich herum aufbaue. Manchmal genügt es auch, wenn ich nur mein Feld absperre, indem ich mich in einen Mantel aus Licht hülle. Einmal machte ich die Bekanntschaft einer liebenswürdigen Dame, und da wir vieles gemeinsam hatten, verabredeten wir uns wieder. Nachdem wir einen Abend zusammen ausgegangen waren, fühlte ich mich am nächsten Tag sehr müde. Ich dachte mir nichts dabei, denn ich nahm an, dass es mit unseren Aktivitäten vom Vorabend zusammenhing, zumal wir noch zum Tanzen gegangen waren. Weil es mit ihr Spaß machte, hatte ich nichts dagegen, uns am nächsten Abend wieder zu treffen. Tags darauf fühlte ich mich völlig erschöpft und kam kaum aus dem Bett, obwohl es gar nicht so spät geworden war. Nun merkte ich, dass ich förmlich »vampirisiert«, also ausgesaugt worden war: Sie hatte sich an meinen Solarplexus geheftet und meine Vitalenergie herausgezogen. Mein Ätherfeld verfügte über so wenig Prana, dass es kaum noch zu sehen war. Was übrig blieb, war graublaue, also verbrauchte ätherische Substanz. Ich konnte mich kaum bewegen und fühlte mich wie eine verwelkte Blume.

Es ist enorm wichtig, dass man sich dieser Art Energiesaugerei bewusst wird, denn sie kann praktisch überall passieren, selbst an öffentlichen Plätzen und besonders in Krankenhäusern. Ich habe es in Restaurants erlebt, bei Freunden und im Familienkreis. Ein Freund kommt vorbei, schüttet sein Herz aus, und wenn er gegangen ist, fühlt man sich wie ein nasser Schwamm – ist es nicht manchmal so? Depressiv veranlagte Menschen gehören zu dieser Art von Vampiren. Wenn man sich in dieser Weise ausgelaugt fühlt, ist ein Vollbad mit etwa einem Pfund Salz und zwei Tassen Natriumbikarbonat ein gutes Gegenmittel; danach sollte man sich richtig ausschlafen. Wenn man mit so einem Menschen wieder zusammenkommt, genügt es, einfach das Feld abzuschotten; doch davon später.

Besessenheit durch eine Gedankenform

In dem Buch *The Rainbow Bridge* (Die Regenbogenbrücke) ist eine sehr hässliche und machtvolle Gedankenform abgebildet, die die beiden Autoren im Feld einer Person eingeschlossen sahen.[6] Durch spezielle Übungen war es gelungen, diese Gedankenform, die aus verschiedenen früheren Leben stammte, manifest werden zu lassen. Sie bestand aus psychisch-ätherischem, astralem und mentalem Stoff, der sehr verdichtet war und die Gestalt der ursprünglichen Gedankenform zeigte. Als diese Gedankenform aktiv wurde, war sie eine sehr bedrohliche Erscheinung: knurrend, grollend und sogar übelriechend. Im Altertum war es üblich gewesen, Bilder von Satyren und Nymphen mit Gedankenformen zu verknüpfen. Deshalb erschien das Böse in diesem Fall auch in Form eines großen schwarzen Satyrs, eine Gedankenform, die nichts anderes war als eine angesammelte Masse negativer, teuflischer und schmerzreicher Handlungen und Gedanken. Man könnte durchaus sagen, dass die betroffene Person von ihrer eigenen astralen Gedankenform besessen war. Ihr spirituelles Wachstum war dadurch mehr als behindert, und ich bin sicher, dass sich dies auch auf ihr ganzes Leben negativ ausgewirkt haben muss, selbst wenn darüber in dem Buch nichts zu lesen ist, da dieser Fall in erster Linie deshalb vorgestellt wird, um in diesem Zusammenhang Übungen zu erläutern, mit denen ein Mensch von derartigen Erscheinungen in seinem Feld befreit werden kann. Erwähnt wird natürlich, dass nicht alle Gedankenformen von derartig abstoßender Erscheinung sind. Es gibt Gedankenformen, die zwar auch in der Vergangenheit entstanden sind, aber göttliche Gestalten oder Engelwesen manifest werden lassen. Manchmal handelt es sich auch um Gedankenformen von großen Meistern, von denen wir ebenso besessen sein können. Am besten ist, sich mit keiner dieser Arten von Gedankenformen zu identifizieren und sich auch nicht durch sie verunsichern zu lassen, sondern sie eher aufzulösen, denn sie sind nichts weiter als Formen bedeutungslos gewordener Ideale und Anschauungen. Was immer sie an guten Schwingungen haben, fließt in unseren Kausalkörper ein.

Eine ähnliche, wenngleich auch nicht so massive Art von Besessenheit durch eine negative Gedankenform trat bei einem Krebspatienten während der Rückbildung des Tumors auf, von der er aber kurz danach befreit werden konnte. Sie schien an der Stelle im Körper festzusitzen, wo sich der Krebs entwickelt hatte, womit die Problemzone zusätzlich belastet war.

Lichtbahnen-Besessenheit

Diese Art des Besessenseins ist sicherlich nicht ungewöhnlich, auch wenn aus so einer Situation extreme Folgen erwachsen können. Sie wird an einer Wechselbeziehung deutlich, die sich zwischen zwei Männern abspielte, von denen der eine abhängig und scheinbar hilflos, der andere aggressiv, dominierend und destruktiv war. Um die Dynamik, die zwischen diesen beiden bestand, besser zu verstehen, untersuchte man sie auf ihre Lichtbahnen hin, die sie miteinander verbanden. Dabei entdeckte man, dass der in der abhängigen Rolle auf der Astralebene von dem anderen »gefangengehalten« wurde. Der andere, der Fänger, hatte sich nämlich an verschiedenen Stellen bei ihm festgeklammert, und zwar am hinteren Nacken, am Kehl-Chakra, an der Herzrückseite, am Solarplexus und am Sexual-Chakra. Im äußeren Leben hatte der Fänger den Gefangenen zu Drogen verführt und jahrelang damit versorgt und abhängig gemacht. Man muss jedoch verstehen, dass kein Mensch jemals ein Opfer von jemandem oder etwas ist, so dass auch in diesem Fall der Abhängige für seine Abhängigkeit gleichermaßen verantwortlich war. Der Fänger, der selbst große Mengen Drogen und Alkohol konsumierte, war in seinem Innern außerdem voller Wut, die er in alle Richtungen versprühte. Durch ihren Drogenkonsum hatten die beiden das Band einer Abhängigkeitsbeziehung geschaffen. Der Gefangene versorgte den Fänger, einen Künstler, mit dem nötigen Geld und verhielt sich in seinem Beisein wie ein Gefangener und Untergebener. Er schien seinen freien Willen völlig aufgegeben zu haben und tat, was der andere von ihm verlangte. Der Gefangene dachte, der Fänger wäre sein Freund, und es war ja auch eine Art von Freundschaft, solange der Gefangene tat, was der Fänger wollte. Der Fänger setzte dem Gefangenen in äußerst destruktiver Weise zu und untergrub dessen ohnehin geringe Selbstachtung, indem er ihn bei jeder Gelegenheit verächtlich niedermachte und ihm zu verstehen gab, dass er ein Versager und wertloses Subjekt wäre. In seiner Gegenwart schien der Gefangene keine Energie zu haben, sich dagegen zu wehren. Nur wenn es dem Fänger von Nutzen war, zeigte er sich von einer netten Seite. Es war eine extreme Manipulation, für einen Außenstehenden kaum nachvollziehbar und daher recht bizarr.

Bei näherer Betrachtung dieser astralen Verbindungslinien machte jedoch alles Sinn. Man konnte davon ausgehen, dass beide in einer früheren Inkarnation ein Liebespaar gewesen sein mussten, da sie durch das Sexual-Chakra miteinander verbunden waren. Dadurch, dass sich der Fänger zudem am Solarplexus-Chakra des Gefangenen eingehakt hatte, wurde diesem die Fähigkeit genommen, sich emotional zu wehren, und es sah in der Tat so aus, als saugte der Fänger buchstäblich allen Lebenssaft aus dem Gefangenen. Er hatte sich bei diesem noch an vielen anderen Stellen des Rückens innerhalb des Gefühlskörpers festgehängt. Am Herz-Chakra hängend, raubte er dem Gefangenen alle Selbstliebe und pumpte stattdessen finstere Wut-Energie in ihn hinein. Auch am Nacken hatte er sich festgehakt und dadurch den Gefangenen daran gehindert, sich gegenüber anderen auszudrücken. Es war eine kaum vorstellbare Inbesitznahme, als ob der Fänger nur darauf aus war, im Gefangenen Schmerz zu verursachen, koste es in seinem eigenen Inneren so viel es wolle. Dies übertrug sich natürlich in der destruktiven Wechselbeziehung wieder nach außen. Es gelang jedoch mit spezieller Arbeit, die beiden Individuen zu trennen. Als die Verbindung am Herz-Chakra unterbrochen wurde, sprühte rote, wütende Energie heraus, die ansonsten in den Gefangenen hineingepumpt worden wäre. Der Fänger wurde in Licht und Liebe eingehüllt und damit seine bisherige Macht zum Schrumpfen gebracht. Auch im Alltagsleben vollzog sich eine Trennung und Distanzierung zwischen beiden Männern.

Das astrale Gedächtnis

Dr. Roger J. Woolger, ein bekannter Reinkarnationstherapeut, geht auf der Basis traditioneller Yoga-Lehren davon aus, dass jeder Mensch nach seinem Tod und der Auflösung des grobstofflichen Körpers einen inneren, feinstofflichen Körper behält, mit spirituellen Organen, Sinnesfähigkeiten und vitalem Atem. Dieser Körper, der so von Geburt zu Geburt wandert, ist der Kern, von dem aus das reinkarnierende Individuum sein neues Vehikel und seine neue Persönlichkeit aufbaut. Deren Struktur hängt von dem Gedächtnis ab, das der alte Körper zum Zeitpunkt des Todes besaß, von den Erinnerungen an all das, was der betreffende Mensch tat, ersehnte, wollte, sowie an Verhaltens- und Gewohnheitsmuster, an Gutes und Schmerzreiches.[7]

Die Yoga-Lehren bestätigen auch, dass jedes Ereignis, das in jedem der von uns gelebten Leben vorkam, auf der Astralebene registriert ist. Das bezieht sich nicht nur auf unsere Handlungen und unsere Gedanken, sondern auch auf das, was wir gesagt haben. Die Worte, die uns über die Lippen gehen, bestimmen weitgehend unser zukünftiges Schicksal.

Die Bedeutung von Klang und Ton zu verstehen ist deshalb so wichtig, um uns bewusst zu werden, wie wir durch Schwingungen etwas bewirken: Wir denken und erzeugen dadurch Infraschall, oder wir sprechen und produzieren dadurch Schall. Alice Bailey hebt in diesem Zusammenhang eine auf Harmlosigkeit bedachte Einstellung hervor.[8] Wir sollten demnach wissen, was wir in die Welt setzen, wenn wir denken und sprechen und unsere Gedanken und Worte so ausrichten, dass sie keinen Schaden stiften.

12. Das Kobalt-Ei, der Kausalkörper und der buddhische Körper

Das Kobalt-Ei (5)

Ich nenne diesen Lichtkörper das Kobalt-Ei, da er tatsächlich die Form eines Eis und eine ins Kobaltblau gehende Schwingungsfrequenz hat. In diese pulsierende kobaltblaue Schwingung mischen sich Muster aus hellblau strahlenden Lichtfasern. Qualitativ besteht er aus kosmischem Prana.

Barbara Brennan hat in ihrem Buch *Licht-Arbeit* diesen Lichtkörper als erste spezifisch beschrieben. Sie spricht vom »ätherischen Negativkörper«, da dieser Lichtkörper ihrer Erkenntnis nach sozusagen »die Blaupause der ätherischen Schicht« ist, worauf alle Formen beruhen, die auf der physischen Ebene existieren.[1] Die Struktur des Ätherkörpers baut sich auf der Grundlage der archetypischen Schwingungskodierung auf, die die kobaltblaue Frequenzstufe mit sich bringt. Für einen meiner Seminarteilnehmer bildete diese Frequenz seiner Erfahrung nach den Hauptkörper: ein kristallähnliches Kontrollzentrum, das sich physisch manifestiert.

Nach Barbara Brennan bildet das Innere des Kobalt-Eis den Raum, in den der ätherische/ menschliche Körper hineinkommt. Das Heilen des Ätherkörpers gelingt nicht ohne ein Einwirken auf die prototypische Schicht des Kobalt-Eis.

Bei Jack Schwarz finden wir in seinem Buch *Human Energy Systems* einen Raum außerhalb des Bioplasmafelds beschrieben, den er »Ovum« (lateinisch für »Ei«) nennt.[2] Abbildungen und Beschreibungen in Büchern von Leadbeater, Wenzel und anderen bekräftigen die Existenz dieser eiförmigen Aura.

Untersuchungen haben gezeigt, dass das Kobalt-Ei von der Farbe und Struktur her so beschaffen ist, wie Barbara Brennan diesen Körper beschrieben hat, der sich drei Meter weit durch den physischen Körper nach außen ausdehnt. Allem Anschein nach gibt es auf der Außenseite noch eine Art Haut, die wie eine netzartige Membrane aussieht. Das Innere ist mit einer Substanz ausgefüllt, die wie ein Gas erscheint, das man sehen kann und auch so pulsiert wie eine helle Gasflamme. V-ähnliche Filter gehen oben von der Außenschale der Eiform bis hinunter zur Kopfspitze und unten bis hinauf zum Wurzel-Chakra. Eine weitere Besonderheit ist, dass im Innern des Kobalt-Eis gleichzeitig der physische Körper und drei Lichtkörper zu sehen sind, nämlich der Ätherkörper, der Gefühlskörper und der Mentalkörper, die sich allesamt gegenseitig durchdringen. Nicht sichtbar ist auf dieser Schwingungsfrequenz der Astralkörper. Dieses Einsichtsvermögen zu haben ist etwas sehr Faszinierendes, da man normalerweise von einer Frequenzoktave zur nächsten gehen muss, um die Eigenschaften und Aktivitäten eines jeden Lichtkörpers sehen zu können. Gelangt man dagegen sogleich in das Kobalt-Ei, können all jene Lichtkörper auf einmal betrachtet werden, auch wenn dies einer gewissen Übung bedarf, da die Körper alle ineinander reichen und sehr viel auf einmal abläuft.

Meiner Meinung nach bilden die mit Lichtfasern durchzogenen Schwingungen dieses eiförmigen Sammelgefäßes eine Art Energieschild, der den physischen Körper eines Menschen im Hier und Jetzt energetisch abschottet als Schutz gegen die Bombardierung durch die Energie der kosmischen Schwingungen. Ansonsten wäre seine Existenz unerträglich. Gleichzeitig ist diese gefäßartige Schicht dazu da, die atomare Struktur des physischen Körpers in ihrer Form und Gestalt zusammenzuhalten. Sie fühlt sich beim Berühren kühl und kribbelnd an und scheint eine grünlich-blaue Farbe abzustrahlen.

Barbara Brennan hat festgestellt, dass die Frequenz, die ich das Kobalt-Ei nenne, genau diejenige ist, auf der der Schall Materie erzeugt. Auf dieser Stufe ist es ihr möglich, Klänge als Heilmittel einzusetzen. Versuche in dieser Richtung haben gezeigt, dass die Tonschwingungen, die durch das Singen eines heiligen Lauts wie OM entstehen, tatsächlich Substanzen lösen, die in dieser Schicht festsitzen. Das Singen von OM stellt in dem Kobalt-Ei auch eine ausgleichende Schwingungsresonanz her. Unablässig wiederholt, wirkt es wahrscheinlich bis in den Ätherkörper hinein. Dies würde auch erklären, warum man gewisse Töne oder Laute seit Menschengedenken als harmonisierende Schwingungen verwendet hat.

Vielen meiner Seminarteilnehmer ist dieser Lichtkörper der liebste; auf dieser Frequenz fühlen sie sich sicher und geborgen, als wäre sie ihr Zuhause.

Der Kausalkörper (6)

Es folgt der Kausalkörper, wie ich ihn nenne. Er durchdringt die fünf dichteren Schichten, die darunter liegen: Kobalt-Ei, Astralkörper, Mentalkörper, Gefühlskörper, Ätherkörper bis hinein in den physischen Körper.

Das Feld dieses sechsten Körpers hat eine pastellfarbene Ausstrahlung, etwa so, wie sie durch bunte Lichtstrahlen entsteht, und reicht ungefähr viereinhalb Meter über den physischen Körper hinaus. Für mich stellt der Kausalkörper diejenigen abgeschlossenen Kama-Eigenschaften (Kama = Begehren) dar, die die Seele im Lauf ihrer Geschichte angehäuft hat. Je klarer die darunterliegenden Körper sind, desto strahlender erscheint der Kausalkörper. Erst wenn die unteren Körper geläutert sind, so dass sie weniger Gefühlskleister an sich haben und fast durchsichtig leuchten, kann die Verbindung mit der göttlichen Quelle durch den Kausalkörper hergestellt werden und ein Austausch stattfinden, ein Austausch zwischen den Schwingungen des Kausalkörpers und der meiner Ansicht nach wahrscheinlich höchsten Frequenz der Astralebene, die man als das Kausalfeld bezeichnen könnte. Der Mensch integriert dann Schwingungen vom reinsten und zartesten Hellrosa bedingungsloser Liebe oder vom blassesten Blau höchster Spiritualität oder vom sanftesten und schimmerndsten Grün der Nächstenliebe, so dass er die Eigenschaften dieser Schwingungen, diese Tugenden, wirklich zum Ausdruck bringen und leben kann. Ich meine, solange in dem Feld Farben vorhanden sind, handelt es sich dabei um Ausdrucksformen von Gefühlen, und solange es Gefühle sind, wie geläutert sie auch sein mögen, haben wir die Astralebene vor uns.

Bis heute wissen wir über diese Auraschicht sehr wenig, die ich als Kausalkörper bezeichne und Barbara Brennan den »himmlischen Körper« nennt. Meine folgende kurze Zusammenfassung, die mit darauf beruht, was auch andere wahrgenommen haben, soll etwas mehr über diese kaum bekannte Schwingung aussagen.

Nach Barbara Brennan ist der Kausalkörper aus einem wunderschönen, schimmernden pastellfarbenen Licht, das wie Perlmutt erscheint, und er besitzt einen opalisierenden gold-silbernen Schein. So, wie sie diesen Körper wahrnimmt, strahlt von ihm ein helles Licht aus, ähnlich dem leuchtenden Schimmer einer Kerzenflamme. Ihrer Auffassung nach ist dieser kosmische Körper aus strahlendem Licht so etwas wie ein emotionaler Körper von hoher spiritueller Natur und die Stufe, von wo aus bedingungslose Liebe ausströmt, die allerdings nur durchfließen kann, wenn alle Chakras, die mit dem Herz-Cha-kra in Verbindung stehen, auf jeder Stufe gereinigt und offen sind.[3]

Jack Schwarz meint, dass der Körper, den er die »Kausalaura« nennt, an sich Emanationen der Seele darstellt. Als eine Ausdrucksform der Individualisation als Seele präsentiert die Kausalaura das, was sich in ihr an Erfahrungen angesammelt hat. Was er außerdem auf der Stufe des Kausalkörpers wahrnimmt, sind Kodierungen aus früheren Leben. Seinen Beobachtungen nach zeigen sich in der Kausalaura auch Farbbänder, die auf sehr interessante Weise auftauchen. Er spricht in diesem Zusammenhang von Inseln, die, im dreidimensionalen Raum gesehen, auf einer bestimmten Körperhöhe wie Atolle den Menschen umschließen, oder von einem festen farbigen Band, das von einer anderen Farbe umhüllt wird, ähnlich einem dünnen Kabel mit einer farbigen Isolierung außen herum. Seiner Meinung nach sind diese Farben stellvertretend für vergangene Ereignisse, in denen die individuelle Seele daran gehindert war, etwas zum Ausdruck zu bringen.[4] Hier würde ich sagen, dass dieses Etwas, das nicht zum Ausdruck gebracht werden konnte, durch die Farbe im Innern der Isolierung reflektiert wird. Es dürfte sich dabei wohl um emotionale Probleme handeln, da hier Farben mit im Spiel sind, die wahrscheinlich mehr mit dem Astralkörper als mit dem Kausalkörper zusammenhängen.

Für Leadbeater erscheint der Kausalkörper eines

entwickelten Menschen wie eine Zusammensetzung aus unvorstellbar feinem, zartem, ätherischem Stoff, pulsierend wie ein glühendes Feuer und höchst lebendig. Ein sich entwickelnder Kausalkörper ähnelt einer Kugel aus strahlenden Farben, die immer wieder aufleuchten, da über ihrer Oberfläche Farben changieren, die durch die äußerst hohen und hellen Schwingungen ausgelöst werden. Der Kausalkörper erscheint von einer Frequenz erfüllt, die wie ein glühendes Feuer ist und von einer höheren Ebene über einen zuckenden Faden aus intensivem Licht nach unten gezogen wird. Wenn die Seele, so Leadbeater, die Fähigkeit entwickelt, immer mehr von diesem unerschöpflichen Ozean des göttlichen Geistes in sich aufzunehmen, der durch den Faden wie durch einen Kanal strömt, dehnt sich der Kausalkörper immer mehr aus, bis er wegzuschmelzen scheint, sobald die Frequenz durch ihn hindurch in die nächsten, darunter liegenden Ebenen kommt und dort integriert wird.[5] Diesen höheren Frequenzen im täglichen Leben Ausdruck zu verleihen ist die Aufgabe eines entwickelten Menschen.

Der buddhische Körper (7)

Kausalkörper, Kobalt-Ei, Astralkörper, Mentalkörper, Gefühlskörper, Ätherkörper und physischer Körper werden von einer goldenen Kugel durchdrungen, einem Lichtkörper, den ich als buddhischen Körper bezeichne. In anderen Systemen wird dieser buddhische Körper mit dem Kausalkörper in Verbindung gebracht. Es ist eine Frequenz, die archetypisches Wissen zugänglich macht, ursächlich für die Materialisation ist und die Schwingungen vollendeter Prozesse registriert.

Im buddhischen Körper sind all die Körper enthalten, die nötig sind, damit ein Leben als eine Inkarnation in Zeit und Raum möglich ist. Dieser Lichtkörper kann als äußere Grenze der Aura betrachtet werden, eine Sphäre, die im allgemeinen einen Durchmesser von etwa sechzehn Metern hat. Wenn wir durch Meditation in diesen buddhischen Raum gelangen, erfahren wir, was Allwissenheit ist, ein Gefühl eines ewigen Verbundenseins mit all dem Wissen, das es gibt, mit dem Akasha. Seminarteilnehmer bekommen ein Gefühl völliger Gren

zenlosigkeit und unendlicher Weite, da sie ihren physischen Körper überhaupt nicht mehr spüren. Es kann sein, dass man sozusagen nicht mehr weiß, was oben und unten ist, wenn man diese Schwingungsfrequenz erlebt, die immerhin die der vierten Ebene ist, der nirvanischen Erleuchtungsebene. Dort finden wir unser Höheres Selbst, das aus der buddhischen Schwingung entstandene Hologramm, das darauf wartet, dass es von den unteren Schwingungsebenen erreicht wird.

Barbara Brennan nennt diese Schicht der Aura den »ketherischen Negativkörper« und spricht vom »mentalen Aspekt der Geistebene«.[6] Sie ist nach allen mir verfügbaren Informationen aus hellsichtigen Kreisen die einzige, die diesen Lichtkörper definiert hat. Ihrer Wahrnehmung nach besteht er aus goldenen Lichtfäden. Der äußere Rand, der ungefähr fünf Zentimeter dick ist und etwas nachgibt, fühlt sich für unsere Hände wie die glattpolierte Schale einer reifen Orange an. Unsere Hände können ihn etwa acht Meter außerhalb des physischen Körpers fühlen.

Barbara Brennan schreibt, dass sie »feine Fäden aus golden-silbrigem Licht« sieht, die sehr kräftig und stabil erscheinen und die ganze Aura in ihrer Form zusammenhalten. Ihren Worten nach ist der buddhische Körper eine goldene, gitterartige Struktur des physischen Körpers und aller Chakras. Seine Schwingungsfrequenz scheint so hoch zu sein, dass sie fast den Ton hört, wenn sie in diese Schicht Einblick nimmt. Powell erwähnt, dass auf der Kausalstufe, wie er die in meinen Augen buddhische Ebene nennt, jede Seele eine bestimmte Frequenzkombination oder einen Akkord hat, worauf sie verstärkt reagiert. Ein geübter Seher, der sich auf einen solchen Akkord einstimmen und dadurch eine Verbindung herstellen kann, ist immer in der Lage, die Seele ausfindig zu machen, egal wo sie sich auf ihrem Weg in die Inkarnation oder aus ihr heraus befindet. Dieser Akkord ist der wahre spirituelle Name eines Wesens. Meiner Ansicht nach reflektiert der Akkord die Summe all seiner Erfahrungen. Wenn die Entwicklung vom Unteren zum Höheren voranschreitet und mehr Eigenschaften integriert werden, kommt es zu einem Prozess, der als Einweihung in die Spiritualität anzusehen ist, was darauf hinausläuft, dass der Name oder Akkord sich ändert. Der Name, den wir bekommen haben, weil wir im Hier und Jetzt so heißen wollen, spiegelt jenen höheren Schwingungsakkord wider.

Barbara Brennan hat zudem herausgefunden, dass diese goldene Frequenz den ganzen Körper mit Energie versorgt und dabei in der Wirbelsäule auf und ab pulsiert und durch die Wurzeln der Chakras geht, um auf diese Weise die Aufnahme von Energie durch diese Zentren zu unterstützen. Meiner Ansicht nach ist diese goldene pulsierende Schwingung die verbindende Energie, die die Lichtkörper durch das Chakra-System im Rücken zusammenhält.

Barbara Brennan spricht auch von »Bändern vergangener Leben«, Lichtringe, die sie sieht, beziehungsweise kodierte Schwingungen, die sie auch mit den Händen wahrnehmen kann. Diese Lichtbänder verlaufen um die äußere Schicht des buddhischen Körpers in seiner Schale. In ihnen enthalten sind Informationen über Erfahrungen und Erlebnisse aus früheren Leben. Da der buddhische Körper zugleich der allwissende ist, ist es nur verständlich, wenn in ihm frühere Leben in ihrer reinsten Form zugänglich sind.

Leadbeaters Version des buddhischen Körpers ist meines Erachtens nach die, die in seinem Buch als Kausalkörper abgebildet ist und außen eine etwas dunstig erscheinende Strahlung hat, während aus dem oberen Ende oberhalb des Kopfes goldene Strahlen herauskommen.[7] Seiner Beschreibung nach handelt es sich um eine strahlende Krone aus ganz hellen Funken, die vom oberen Teil des Körpers aufsteigt und aktives Streben nach Spiritualität erkennen lässt.

Jack Schwarz sah in einem Körper, den er parabewussten Geist nennt, einen, wie er sagt, individualisierten Teil des universalen Geistes, also reine kreative Intuition. Er fand heraus, dass der parabewusste Geist die langsamen Gehirnwellen im Theta- und Delta-Bereich widerspiegelt. Die Wellenlängen des Parabewussten sind so lang, dass sie sogar die Kommunikation mit Bereichen außerhalb der physischen Ebene der Erde zulassen. Seiner Meinung nach vermittelt die Aura des Parabewussten dem Menschen ein Bild von den Vorgängen im Universum.[8] Wie wir wissen, nehmen wir das, was im Universum vor sich geht, von den Schwingungen her wahr und reagieren entsprechend. Vera

Suchaneck, die für Schwingungen äußerst empfänglich ist, erkennt beispielsweise ganz genau, welche Schwingungen den Planeten beeinflussen und welche Auswirkungen sie momentan auf unsere Evolution haben. Mit Hilfe ihrer speziell entwickelten Farbtransparente können die kosmischen Schwingungen, die auf unsere Lichtkörper einwirken, verstärkt oder ganz ausgeschaltet werden. Diese Farbfrequenzen sind in der Lage, uns zu öffnen, zu schließen oder ins Gleichgewicht zurückzubringen. Veras besondere Sensitivität beruht meines Erachtens nach auf der Schwingungsstufe des buddhischen Körpers.

Der himmlische Körper (8) und der atmische Körper (9)

Außerhalb der goldenen Sphäre, also über dem buddhischen Körper, befinden sich zwei Lichtkörper, die durch alle anderen hindurchgehen. Ich nenne sie den himmlischen Körper und den atmischen Körper, da sie meiner Meinung nach die ganz hohe fünfte Ebene, die atmische, repräsentieren und sehr wahrscheinlich die untersten Frequenzen oder fundamentalen Aspekte dieser Ebene darstellen. Trotz des wenigen Wissens, das wir momentan über sie haben, bin ich überzeugt, dass sie uns bei unserer weiteren Entwicklung zu höheren Wesen sehr behilflich sein werden.

Diese beiden feineren Lichtkörper, die über dem buddhischen Körper liegen, sind sowohl mit der Hand als auch mit dem Auge wahrnehmbar. Barbara Brennan und Jack Schwarz waren die ersten, die diese Körper beschrieben. Ihre kristalline Erscheinung hat eine so feine Ausstrahlung, dass sie kaum festzustellen ist. Dennoch können unsere Hände sie an den Rändern fühlen und entsprechend orten.

Bei Franz Wenzel finden wir zwar noch andere Körper abgebildet, aber leider ohne Beschreibung. Den Beschreibungen von Jack Schwarz und Barbara Brennan nach sind beide Lichtkörper von ganz hellen, schillernden Farben geprägt. Bei Jack Schwarz sind diese kosmischen spirituellen Körper gleich der sechsten und siebten Schicht, während sie bei Barbara Brennan die achte und die neunte Schicht bilden.

So wie Barbara Brennan diese beiden Körper sieht, die über den sieben anderen liegen, die sie ausführlich beschreibt, scheinen sie auch etwas mit der kosmischen Ebene zu tun zu haben. Soviel sie weiß, ist Heilung auf dieser Ebene nur unter Einbeziehung geistiger Führer zu erzielen, die an den Energiekörpern des betreffenden Menschen arbeiten, dabei von allen Feldern jeweils eine ganze Seite entfernen, die Energiekörper herausnehmen und komplett ersetzen. Dieser Prozess beschleunigt die Heilung dermaßen, dass es ihrer Meinung nach einer Wiedergeburt gleichkommt, einer Reinkarnation im selben Körper, um auf dieser Ebene weiterzuarbeiten, ohne den ganzen Kreislauf von Tod und Geburt durchzumachen.[9]

Jack Schwarz hat diese äußeren Lichtkörper an einigen jüngeren Menschen beobachtet und festgestellt, dass ihre Lichtkörper diese schillernden Eigenschaften an sich haben, so als wäre Goldstaub in dem Feld, der im Sonnenlicht aufblitzt. In weiteren Sitzungen fiel ihm auf, dass all diese Leute etwas gemein hatten: Sie alle sagten, dass sie das Gefühl hätten, nicht auf diese Erde zu gehören, und dass sie hier nichts anzufangen wüssten. Er glaubt, dass diese Individuen Seelen sind, die entweder von einem anderen Planeten oder aus einer höheren kosmischen Dimension mit höheren spirituellen Qualitäten inkarniert waren und deswegen extreme Anpassungsschwierigkeiten an die heutigen Werte auf dieser Welt hatten.[10]

Die Sensitiven oder Hellsichtigen, mit denen ich über ihre Fähigkeit gesprochen habe, trafen alle die Feststellung, dass das Sehen dieser Lichtkörper etwas ganz Subjektives und individuell verschieden ist. Jeder sieht so viele Lichtkörper und davon wiederum nur so viel, wie er an Frequenzstufen überschreiten und erreichen kann. Hinzu kommt, dass die Klarheit der Einblicke, die Hellsichtige haben können, davon abhängt, wie klar ihr Wesen ist, da sie immer diejenigen sind, die zugleich auch interpretieren, was ihrem eigenen Schwingungskörper zugänglich wird. So betrachtet kann man nicht sagen, dass der eine Hellsichtige recht hat und der andere nicht. Ich gehe davon aus, dass alle recht haben, entsprechend ihres individuell entwickelten Wahrnehmungsvermögens und den damit für sie erreichbaren Frequenzstufen.

So ist es auch mit Therapeutic Touch. Wenn die unterschiedlichen Schichten mit den Händen berührt werden, erforscht jeder Mensch auf seine eigene Art und Weise, was für ihn wahr ist. Der eine sieht vielleicht Farben, ein anderer erfährt die Eigenschaften der Schwingungen, ein dritter sieht vielleicht sogar Bilder, während andere bestimmte Töne hören und wiederum andere bestimmte Gerüche aufnehmen.

13. Die Chakras

Neben ihren besonderen Licht- und Farbeigenschaften haben die Lichtkörper eine weitere Gemeinsamkeit. Jeder Lichtkörper ist mit dem physischen Körper durch ein System von Energietrichtern verbunden, die in der spirituellen Wissenschaft als Chakras bezeichnet werden. Diese Trichter haben die Funktion, die Schwingungsenergie schrittweise nach unten zu transformieren. Die Schwingungen werden in die Chakras eingefiltert, wo sie verteilt und durchgeschleust werden und von wo sie auch wieder austreten. Wie die Schwingungen sich bewegen und verhalten, beeinflusst die Funktionsweise von Körper, Geist und Psyche.

Es gibt mehrere Chakra-Systeme mit diversen Funktionen, Merkmalen und ganz besonderen Behandlungsweisen. Sie alle hier zu erörtern würde zu weit fuhren. Ich beschränke mich also darauf, Funktion und Lage der Hauptchakras und einiger Nebenchakras zu beschreiben, und zwar in bezug auf die Funktionsweise der Lichtkörper sowie auf die Arbeit mit der Methode des Lösens von Gefühlen und mit der von Therapeutic Touch.

Es gibt sieben allgemein anerkannte Hauptchakras, die je nach Lehre verschieden lokalisiert werden. Manche sehen sie in einer vertikal zur Wirbelsäule verlaufenden Linie angeordnet, die am Steißbein beginnt und am Kopf endet, und zwar an folgenden Stellen:

1. zwischen den Beinen;
2. unterhalb des Nabels;
3. am Solarplexus beziehungsweise Sonnengeflecht;
4. in der Mitte der Brust, etwas unterhalb der Thymusdrüse und ungefähr auf Höhe der Brustwarzen;
5. an der Kehle unterhalb des Schildknorpels beziehungsweise Adamsapfels;
6. in der Mitte der Stirn;
7. am Scheitelpunkt.

Es gibt auch eine Version, wonach das zweite Chakra im Bereich der Milz angesiedelt ist. An sich stimmen beide Versionen, da es jeweils darauf ankommt, welche Schicht der Lichtkörper gerade betrachtet wird. Meiner Meinung nach beruhten die Interpretationen in der Vergangenheit häufig auf begrenzten Informationen, und manchmal war es sicherlich auch so, dass das Wahrgenommene darauf basierte, was die hellsichtige Person zu sehen glaubte, weil sie von bestehenden Systemen beeinflusst war. Dies gilt natürlich gleichermaßen für Wahrnehmungen in bezug auf das System der Lichtkörper.

Die in der Vergangenheit zu verzeichnende Verwirrung über die Lage der sieben Hauptchakras ist meiner Ansicht nach darauf zurückzuführen, dass auf der ätherischen Stufe tatsächlich acht Chakras zu sehen sind, wenn man den Körper von vorne betrachtet. Das achte Chakra, das bei der Milz liegt, erzeugte die Verwirrung. Im Gegensatz zu den sieben Hauptchakras ist das Milz-Chakra aufgrund seiner ganz anderen Funktion ein Spezialfall. Brugh Joy und Barbara Brennan nehmen Chakras auf der Vorder- und Rückseite des Körpers wahr, wobei sie das Milz-Chakra getrennt davon sehen.

Wenn wir in Betracht ziehen, dass von den ursprünglich sieben Chakras fünf Chakras mit der Vorderseite und fünf Chakras mit der Rückseite des Körpers verbunden sind, handelt es sich um insgesamt zwölf Chakras. Diese zwölf Chakras haben, auf der Stufe des Ätherkörpers, mit der Verarbeitung der ätherischen Substanz und der Zirkulation der kosmischen Energie (Prana) im Körper zu tun. Das achte Chakra, das Milz-Chakra, ist dazu da, Sonnenenergie einzulassen. Es existiert nur im Ätherkörper; auf der Stufe höherer Lichtkörper bleibt es ohne Gegenstück. Zusätzlich gibt es noch einundzwanzig Nebenchakras. Entsprechend dem radionischen System entstehen die Chakras an den Stellen, wo sich stehende Lichtwellen kreuzen. David Tansely, ein Fachmann auf dem Gebiet der Radionik, schreibt, dass ein Hauptchakra dort anzutreffen ist, wo sich stehende Lichtwellen gegenseitig einundzwanzigmal kreuzen. Nebenchakras kommen an den Stellen vor, wo sich solche Wellen vierzehnmal kreuzen. Es gibt auch Stellen, wo sie sich nur siebenmal und noch weniger kreuzen, wobei immer kleinere Chakras gebildet werden, bis sie zuletzt nur noch winzige Energiewirbel darstellen. [1] Damit sind wir wieder bei den Akupunkturpunkten, die in ihrer Wirkung mit dem Ätherkörper zusammenhängen. Eine ganze Reihe dieser Mini-Chakras sind sehr wichtig, wenn wir Therapeutic Touch anwenden. Dazu gehören die Punkte in den Handflächen, an den Handgelenken, Ellbogengelenken, Schulter- und Armgelenken, an den Fußsohlen, Knöchelgelenken, Kniegelenken und Hüftgelenken. Ich werde darauf ausführlich eingehen, wenn ich auf die Methode und Anwendung von Therapeutic Touch zu sprechen komme.

Gesunde Chakras gleichen langen Trichtern mit einer glockenförmigen Öffnung am äußeren Ende, während sie sich auf der anderen Seite verjüngen und bis zur Wirbelsäule in den Körper gehen. Sie sind an einem an der Wirbelsäule verlaufenden ätherischen Lichtkanal horizontal miteinander verbunden. Barbara Brennan spricht von einem goldenen Lichtschlauch, der die Chakras vom buddhischen Körper her verbindet und der entlang der Wirbelsäule verläuft, woran sie gleichzeitig angeschlossen sind. Es könnte sein, dass durch diesen Schlauch die Shakti-Energie die Wirbelsäule hochsteigt, wenn die Kundalini erweckt wird. Auf der ätherischen Stufe bekommen die glockenförmigen Trichter eine Struktur. In der esoterischen Literatur ist hier oft von Blütenblättern die Rede. In Wirklichkeit handelt es sich jedoch um Energiewirbel, die sich im Kreis drehen. Die in Schwingung befindlichen Ringe, die sich aus der rotierenden Energie ergeben, können während des Drehens überlappen, was dann so aussieht, als wären es Blütenblätter oder von Speichen unterteilte Felder. Die Chakras aller Lichtkörper treffen jeweils in einer gemeinsamen Wurzel in der Wirbelsäule zusammen, das heißt, sie schmelzen an ein und derselben Stelle zusammen, indem ihre unterschiedlichen Schwingungsfrequenzen ineinander übergehen. Ich bin zu dem Schluss gekommen, dass das Chakra-System alle Lichtkörper zusammenhält und fest mit dem physischen Körper verbunden ist.

Das Chakra-System schleust unterschiedliche Arten von Energien für die verschiedenen Lichtkörper durch, wobei gleichzeitig die Energieeigenschaften berücksichtigt werden. Die Zahl der Wirbel oder Speichen ist demnach von Chakra zu Chakra unterschiedlich. Die Energiewellen bewegen sich im Uhrzeigersinn in das Chakra hinein und fließen, wenn sie verbraucht sind, gegen den Uhrzeigersinn wieder heraus. Durch dieses Ein- und Auswirbeln der Energie gleicht die Bewegung der Chakras gewissermaßen einem Strudel.

Die Schwingungen, die durch die Chakras des Ätherkörpers eintreten, erscheinen im Gefühlskörper als Farben. Durch die Chakras des Mentalkörpers wird Chitta (Geistmaterie) gefiltert. Auf der Schwingungsstufe des Astralkörpers haben die Chakras wieder mit farbigen Frequenzen zu tun, die aber viel feiner sind und eine pastellfarbene Schattierung bekommen, was auf andersartige Zwecke hindeutet. Das Chakra-System, das zum Kobalt-Ei gehört, besteht aus Lichtfäden. Darüber, ob auch auf der Stufe des Kausalkörpers ein Chakra-System existiert, gibt es bis heute keine Information; ich denke aber, dass es existiert. Und über ein Chakra-System des buddhischen Körpers hat bislang nur Barbara Brennan geschrieben.

Die Chakras besitzen Eigenschaften, die den Entwicklungsprozess jedes Menschen beeinflussen und unterschiedliche Formen von Energie repräsentieren. Das Kronen-Chakra (7) und das Stirn-Chakra *(6v)* vorne und *(6h)* hinten können als spirituelle oder mentale Zentren bezeichnet werden, da sie mit den höchsten spirituellen Frequenzen zusammenhängen, wie die Farben zeigen, die durch sie gefiltert werden.

Die Chakras an der Vorderseite des Körpers, also das Hals-Chakra *(5v)*, das Herz-Chakra *(4v)*, das Solarplexus-Chakra *(3v)* und das Sexual-Chakra *(2v)* sind die Gefühlszentren und repräsentieren das Yin, das Empfangende, Weibliche oder den Gefühlsaspekt des Menschen. Laut Mantak Chias taoistischen Lehren fließt die »kühle« Yin-Energie bei bestimmten Energieübungen an der Vorderseite unseres Körpers.[2]

Die Chakras an der Rückseite des Körpers, also das Hals-Chakra *(5h)*, das Herz-Chakra *(4h)*, das Solarplexus-Chakra *(3h)* und das Sexual-Chakra *(2h)* sind die Willenszentren und repräsentieren das Ying, das Kreative, Männliche oder den Willensaspekt des Menschen. Diese Yang-Energie wird als »warme« Energie empfanden, die an der Rückseite zu den Kopfzentren hochsteigt, wenn jene von Mantak Chia beschriebenen Übungen ausgeführt werden.

Die Chakras bilden ein komplexes System, das alle Lichtkörper einschließt und unser spirituelles Wachstum beeinflusst (siehe Bildteil nach Seite 144). Im folgenden Abschnitt erläutere ich jedes einzelne Hauptchakra anhand von siebenundzwanzig Kategorien. Ich gehe dabei auf die psychischen Reaktionen sowie die spirituellen und physiologischen Prozesse dieser Energie- und Assimilisationspunkte ein. Im einzelnen:

1. Sanskrit-Bezeichnungen.
2. Ihre Symbole, Yantras genannt, das Gegenstück zu ihrer Gedankenform auf der Mentalebene. Manche Yoga-Meditationen, wie zum Beispiel im Raja-Ybga, konzentrieren sich auf diese Symbole, um die Chakras sozusagen anzukurbeln. Jedes Chakra hat eine Grund- beziehungsweise Keimsilbe, ein sogenanntes
3. Bija Mantra, das zur Chakra-Stimulation eingesetzt wird, zum Beispiel im Mantra-Yoga. Die Chakras stehen mit den
4. Urelementen der Natur in Verbindung. Außerdem sind mit den Schwingungswirbeln der Chakras bestimmte sanskritische
5. Laute beziehungsweise Silben verbunden. Jedes Chakra hat eine
6. Verbindung zu einem bestimmten Lichtkörper und ist einer bestimmten
7. Körperstelle zugeordnet.
8. Das Sinnesorgan und das
9. aktive Organ, das jedes Chakra repräsentiert. Die Chakras haben
10. bestimmte Farben auf der Stufe des Gefühlskörpers und ergänzend dazu
11. bestimmte Farben auf der Stufe des Astralkörpers. Es gibt
12. verschiedene Disziplinen, die bestimmte Zusammenhänge in den Chakras stimulieren sollen. Ferner
13. paranormale Fähigkeiten, die durch die Chakra-Stimulation zustande kommen, wie sie das Laya-Ybga lehrt.

14. Besondere Merkmale, die jedes Chakra hat.
15. Körperliches Empfinden.
16. Die erwachende Kundalini und ihre positiven und negativen Einflüsse.
17. Jedes Chakra repräsentiert etwas und
18. drückt bestimmte Charaktereigenschaften aus.
19. Physiologische Verbindungen mit dem Körper,
20. das Geflecht (der Plexus), das mit dem jeweiligen Chakra zusammenhängt, und
21. die Drüsen.
22. Einige Aspekte, welche
23. emotionalen und spirituellen Reaktionen auftreten und wie der einzelne mit den
24. funktionalen und einigen
25. dysfunktionalen Aspekten der Chakras lebt.
26. Was die fühlbaren Energiestörungen bedeuten. Und schließlich noch einige Beispiele
27. körperlicher Funktionsstörungen, die auf Blockaden in dem speziellen Chakra hinweisen.

Das Wurzel-Chakra

1. Sanskrit-Bezeichnung: Muladhara (mula = Wurzel, ajara = Grund) oder auch Mula-Prakriti,[3] was die großen Shakti (= transzendentale Kräfte) bezeichnet.
2. Symbol/Yantra (Gedankenform): ein Quadrat (= Erdenergie) mit einem umgekehrten Dreieck im Innern (= kreative Shakti-Energie).
3. Keimsilbe/Bija Mantra: LAM. Stellvertretend für das
4. Urelement: Erde (Quadrat).
5. Lautsilbe/Mantra der vier Schwingungswirbel: Varn, Sham, Sham, Sam.
6. Verbindung zum Lichtkörper: Ätherkörper.
7. Körperstelle: Perineum (= dammartige Verbindung zwischen After und Genitalien).
8. Sinnesorgan: Nase (Geruchssinn).
9. Aktives Organ: Gebärmutterhals/Hoden.
10. Farbe auf der Stufe des Gefühlskörpers: kräftiges Feuerrot.
11. Farbe auf der Stufe des Astralkörpers: leuchtendes Rosarot.
12. Disziplin: Yama (Sanskrit-Wort für »Tod«) = Schulung der Moral. Es geht um die Angst, machtlos zu sein, keine Kontrolle zu haben, dem Leben und Tod ausgeliefert zu sein. Wenn

die Angst vor dem Tod bewältigt wird, kann man im Körper festen Halt finden und sich verwurzeln. Verwurzelt zu sein schafft ein Gefühl der Sicherheit, wodurch die Selbstdisziplin gefördert wird, die sich auch in moralischem Verhalten äußert. Wenn der Mensch seine Angst, machtlos zu sein, überwindet, wobei die Angst vor dem Tod nur eine ihrer vielen Ausdrucksformen ist, vermag er spirituelle Kraft und Macht in sich zu integrieren und verantwortungsvoll damit umzugehen, ohne irgend jemanden oder irgend etwas zu schädigen.

13. Paranormale Fähigkeiten: die Fähigkeit, den Körper zu verlassen, Visionen oder akustische Wahrnehmungen außerhalb des Körpers zu erleben, Reisen auf der Astralebene, Zukunftsschau.

14. Besondere Merkmale: Das Chakra verbindet den Ätherkörper mit dem physischen Körper und repräsentiert somit auch physische Materie, da die ätherische Substanz hier als solche angesehen wird.

15. Körperliches Empfinden: ein warmes Gefühl im Steißbein, als ob etwas die Wirbelsäule aufsteigt. Dies ist die Shakti-Energie, die das Aufsteigen der Kundalini in Gang setzt.

16. Kundalini-Erweckung: Die Kundalini hat ihren Sitz am unteren Ende der Wirbelsäule. Durch diese ist sie mit dem Kopfzentrum verbunden. Wird die Kundalini aus ihrem schlafenden Zustand geweckt, kommt die kreative Shakti-Energie in Bewegung, ein Prozess, der im weiteren zur spirituellen Erleuchtung fuhrt. Die aktivierte Shakti-Energie schießt durch einen speziellen Energiekanal, die sogenannte Sushumna, die Wirbelsäule hoch. Dieser Kanal ist mit dem Lenkergefäß verbunden. Parallel zum Sushumna-Nadi verlaufen zwei weitere Nadis, links Ida (Mondenergie/weiblich) und rechts Pingala (Sonnenenergie/männlich), bis sie schließlich mit der Sushumna an einem spirituellen Verbindungspunkt zusammentreffen, einem »dreifachen Knoten« im Stirn-Chakra. Wenn das Aufsteigen der Kundalini gelingt und man diese Energie nach eigenem Willen steuern kann – das heißt, dass man in einem Zustand des Einsseins ist, jenseits aller Emotionen und Gefühle –, wird die Fähigkeit, den Körper von der Schwerkraft zu befreien und zu schweben, wahrscheinlich von diesem Chakra gesteuert.[4]

17. Es repräsentiert: Harmonie, Einheit durch Konflikt.

18. Es drückt aus: Leidenschaft.

19. Physiologische Verbindung: Ausscheidungssystem.

20. Geflecht: Plexus coccygeus (Steißgeflecht).

21. Drüsen: Nebennieren, denn diese lösen in lebensbedrohlichen Situationen Reaktionen wie Kampfbereitschaft oder Flucht aus.

22. Aspekte: bestimmt den Lebenswillen.

2 3. Reaktionen: reagiert in Situationen, in denen es ums Überleben durch Kampf oder Flucht geht. Selbsterhaltung; Angst, körperlich oder seelisch verletzt zu werden. Nach Swami Ajaya neigen Menschen, bei denen die Energie des Wurzel-Chakra nicht richtig verarbeitet wird, leicht dazu, anderen weh zu tun, sie zu verletzten oder zu attackieren,[5] da sie unter der Angst leiden, sonst selbst verletzt zu werden.

24. Funktionale Aspekte: mit dem Leben verbunden und mit der Erde verwurzelt sein. Wissen, wie man Macht erhält, mit Macht umgeht. Anwendung Weißer Magie (Liebe, Vertrauen, Heilen).

25. Dysfunktionale Aspekte: extremer Egoismus sowie Schwarze Magie (= Kennzeichen für spirituelle Machtlosigkeit. Aus diesem Zustand heraus suchen einzelne Menschen oder Gruppen nach Kompensation, indem sie sich Macht wünschen und manipulative Methoden anwenden, um andere gegen deren eigenen Willen zu beeinflussen). Angst vor der Verbundenheit mit der Erdenergie, mit dem Lebenswillen. Blockaden in diesem Chakra können den natürlichen Energiefluss in die Beine verhindern. Menschen, bei denen dieses Chakra nicht richtig arbeitet, schweben gewöhnlich in den Wolken. Ich habe oft festgestellt, dass Leute, die viel meditieren, sich in andere Sphären begeben und nicht an ihren persönlichen Problemen gearbeitet haben, ihr Wurzel-Chakra vernachlässigen. Auch Menschen, die Drogen nehmen, haben Probleme mit dem Wurzel-Chakra.

26. Fühlbare Energiestörungen: In diesem Bereich bedeuten Energiestörungen Probleme mit der Verbundenheit zum Leben und zur Erde.

27. Körperliche Funktionsstörungen: zum Beispiel Hämorrhoiden oder Blutungen aus dem Anus als Ausdruck von Stress und allgemeiner Angst vor dem Leben.

Sakral- oder Sexual-Chakra
(2v und 2h)

1. Sanskrit-Bezeichnung: Svadhishthana, »der ur-eigenste Ort«.[6]
2. Symbol/Yantra (Gedankenform): eine weiße Mondsichel. Andere Symbole: ein Krokodil in der Mondsichel. Es stellt die Kräfte des unbewussten formlosen Karma dar.
3. Keimsilbe/Bija Mantra: VAM. Stellvertretend für das
4. Urelement: Wasser.
5. Lautsilbe/Mantra der sechs Schwingungswirbel: Bam, Bham, Mam, Yam, Ram, Lam.
6. Verbindung zum Lichtkörper: Gefühlskörper.
7. Körperstelle: *2v* fünf Finger beziehungsweise eine Handbreit unterhalb des Bauchnabels; *2h* gegenüber am Rücken auf Höhe der unteren Lendenwirbel.
8. Sinnesorgan: Zunge (Geschmackssinn).
9. Aktives Organ: Geschlechtsorgane und Nieren.
10. Farbe auf der Stufe des Gefühlskörpers: Orange.
11. Farbe auf der Stufe des Astralkörpers: leuchtendes, pastellfarbenes Orange.
12. Disziplin: Niyama = tugendhaftes Verhalten. Läuterung von Körper und Geist, um über die Sinnesorgane Kontrolle zu bekommen und Verhaltensweisen abzubauen, die von außen gesteuert sind. Lernen, die Energien körperlicher Begierden, wie zum Beispiel das Verlangen nach Nahrung, zu regulieren. Die sexuelle Energie beherrschen.
13. Paranormale Fähigkeiten: erhöhte Fähigkeit zur Intuition auf der astralen Stufe. Vertrautheit mit dem Astralkörper. Die Fähigkeit, Geschmackserlebnisse für sich oder andere kreieren zu können, ohne dass man etwas mit der Zunge kosten muss. Manche sind der Ansicht, dass die Fähigkeit, Objekte zu bewegen, ohne sie zu berühren, die Psychokinese, von diesem Chakra gesteuert wird.
14. Besondere Merkmale: Zur Aktivierung dieses Chakra ist eine vegetarische Kost empfehlenswert.
15. Körperliches Empfinden: -
16. Kundalini-Erweckung: Dieses Zentrum ist mit dem kollektiven Unbewussten verbunden (astrales Schwingungsgedächtnis), dem Gruppenkarma, das das menschliche Verhalten beeinflusst. Wenn die Kundalini aufsteigt und die Shakti-Energie diese Chakras aktiviert, werden mediale Fähigkeiten angeregt, und es kommen spontan Informationen aus der Astralebene in Form von Emotionen, Bildern und Tönen herein, die sehr verwirrend und überwältigend sein können. Wenn diese schwierige Phase nicht überwunden wird, stoppt die Kundalini, die Shakti-Energie kehrt in das Wurzel-Chakra zurück, und das spirituelle Wachstum kommt zum Stillstand. Um diese Phase zu meistern, empfiehlt Motoyama, zuerst mit dem Stirn-Chakra zu arbeiten, weil dort das Verständnis und die Objektivität vorhanden sind, um die Information zu steuern und mit ihr umzugehen. Wenn die Kundalini dieses Chakra erreicht hat, so Leadbeater, ist man in der Lage, Astralreisen zu machen, allerdings ohne sehr viel davon zu merken.
17. Es repräsentiert: Sinnlichkeit.
18. Es drückt aus: Vitalität.
19. Physiologische Verbindung: Genitalsystem; wird als Wurzel der Geschlechtsorgane angesehen.
20. Geflecht: Plexus hypogastricus (Beckennervengeflecht), Plexus prostaticus (Geflecht der Vorsteherdrüse) und Keimdrüsen.
21. Drüsen: Leydig-Zwischenzellen.
22. Aspekte: Psychologisch bezieht es sich hauptsächlich auf die Emotionen, die durch Sinnesfreuden erzeugt werden. Instinkt.
23. Reaktionen: Der Gefühlsaspekt *(2v)* drückt sich in dem Gefühl für das andere Geschlecht aus; in der Fähigkeit, die eigene Männlichkeit beziehungsweise Weiblichkeit anzunehmen und zum Ausdruck zu bringen; auch in der Fähigkeit des sexuellen Austausches. Das Sexual-Chakra hängt mit der elterlichen Liebe zusammen und dem Leben in der Gruppe. Es wird auch Hara genannt, das Kraftzentrum, das

in den östlichen Kampfkünsten von großer Bedeutung ist.

24. Funktionale Aspekte: Der Willensaspekt *(2h)* wird durch die Quantität der sexuellen Energie ausgedrückt; sie zeigt sich daran, ob man seine eigene Sexualität annimmt. Dazu gehört auch, die Fähigkeit entwickeln zu wollen, die eigenen männlichen und weiblichen sexuellen Energien zusammenzubringen und zu harmonisieren, um zu einem ausgewogenen Sexualleben zu kommen, was sich auch am Äußeren eines Menschen ablesen lässt. Meiner Meinung nach entspringt die psychokinetische Energie höchstwahrscheinlich dem Willenszentrum *(2h)*.

25. Dysfunktionale Aspekte *(2v)*: Irrationalität, Frigidität, Prüderie oder sexuelle Überreizung bis zu zwanghafter sexueller Aktivität.

26. Fühlbare Energiestörungen: Werden in diesem Bereich Energiestörungen wahrgenommen, sei es mit dem Auge oder mit der Hand, so deuten sie auf Blockaden im Bioplasmafeld und in den damit verbundenen Chakras hin. Außerdem spiegeln solche Blockaden auch Störungen in den physischen Organen dieses Bereichs wider, die von den verschiedenen unausgedrückten emotionalen und sexuellen Funktionsstörungen mit betroffen werden.

27. Körperliche Funktionsstörungen: Prostataprobleme und Krebs. Blasenerkältungen und andere weibliche Organstörungen, Eierstockkrebs. Geschlechtskrankheiten oder Probleme mit den Geschlechtsorganen sind eindeutige Anzeichen für Schwierigkeiten im vorderen Chakra (2z/). Rückenschmerzen oder Wirbelsäulenprobleme in dieser Gegend oder Nierenprobleme lassen Blockaden im Chakra-Bereich *(2h)* erkennen.

Das Solarplexus-Chakra
(3v und 3h)

1. Sanskrit-Bezeichnung: Manipura (= voller Juwelen); der tibetische Name ist Manipadma (= der mit Juwelen besetzte Lotos).
2. Symbol/Yantra (Gedankenform): ein umgekehrtes Dreieck (= kreative Shakti-Energie).
3. Keimsilbe/Bija Mantra: RAM. Stellvertretend für das
4. Urelement: Feuer. Das Chakra ist mit der Shakti-Energie und der aufsteigenden Kundalini verbunden; ebenso mit dem Verdauungsprozess, bei dem die Nahrung verbrannt und sozusagen zu Asche (Fäkalien) wird.
5. Lautsilbe/Mantra der zehn Schwingungswirbel: Dam, Dham, Nam, Tarn, Tham, Dam, Dham, Nam, Pam, Pham.
6. Verbindung zum Lichtkörper: Mentalkörper.
7. Körperstelle: *3v* am Solarplexus, oberhalb der Magengrube, wo die Rippen ein V bilden; *3h* am Rücken auf Höhe des neunten Brustwirbels.
8. Sinnesorgan: Augen (Sehsinn).
9. Aktives Organ: Pankreas (Bauchspeicheldrüse).
10. Farbe auf der Stufe des Gefühlskörpers: Gelb.
11. Farbe auf der Stufe des Astralkörpers: leuchtendes Pastellgelb.
12. Disziplin: Asana = Körperstellungen zur Regulierung vitaler Energien, des Blutkreislaufs, der Nerven- und Muskelfunktion. Lernen, Gefühle zu lenken.
13. Paranormale Fähigkeiten: Telepathie; mediale Fähigkeiten wie die, in die unmittelbare Vergangenheit und mögliche Zukunft zu sehen oder die Geschichte eines Objekts wahrzunehmen. Mediale Fähigkeiten von wohlwollender und mitfühlender Natur, die aber nicht objektiv und von allem losgelöst sind. Helfen und nicht manipulieren wollen. Die Fähigkeit, Dinge aufzufinden; die Fähigkeit, in den Körper zu sehen, den sogenannten Röntgenblick haben.
14. Besondere Merkmale: Ausdruck von Mitgefühl.
15. Körperliches Empfinden: Knoten im Magen.
16. Kundalini-Erweckung: Sobald die aufsteigende Kundalini mit der Shakti-Energie die Schwierigkeiten des Sexual-Chakra überwunden und den Solarplexus erreicht hat, ist es für sie leichter, nach oben voranzukommen. Hier wird die individuelle Seele geweckt, und damit der Drang nach Wandlung, so dass man vom »gefestigten Erwachen« sprechen kann, da die Erweckung der Kundalini normalerweise nicht mehr aufzuhalten ist, sobald sie einmal diesen Bereich erklommen hat, auch wenn Motoyama ein Gegenbeispiel anführt.

Wenn die aufsteigende Kundalini dieses Chakra erreicht, dann war, so Leadbeater, die Fähigkeit bereits da, den Astralkörper wie ein Eingeweihter zu erfahren. Für einen solchen Menschen sind die astralen Interaktionen auf der physischen Ebene erfahrbar. Er ist für Déjà-vu-Erfahrungen offen; unbekannte Orte oder Menschen können ihm ganz vertraut vorkommen.

17. Es repräsentiert: astrale Schwingungen, die Emotion und Verlangen ausdrücken.
18. Es drückt aus: Sensibilität
19. Physiologische Verbindung: Verdauungssystem, Leber, Magen, Gallenblase wie auch Menstruation und Atmung.
20. Geflecht: Solarplexus.
21. Drüsen: Bauchspeicheldrüse mit ihren exokrinen Drüsen. Obwohl die Nebennieren in erster Linie mit dem Wurzel-Chakra zusammenhängen, sind sie auch mit dem Solarplexus verbunden, da sie in dieser Körperzone liegen.
22. Aspekte: Empfänger und Rückkoppler für instinktive Wahrnehmungen auf Körperebene. Im Solarplexus werden positive oder unangenehme Gefühle so wahrgenommen, wie sie der Gefühlskörper erfährt und ausdrückt.
23. Reaktionen: *3v und 3h* drücken Tatkraft und Lebensbejahung aus. Auch Strebsamkeit und Ehrgeiz hängen damit zusammen.
24. Funktionale Aspekte: Der vordere Gefühlsaspekt *(3v)* zeigt sich daran, dass man sich nach außen hin mitteilt und offen ist; dass man bereit ist, angenehme Gefühle zu erfahren, die eigenen Gefühle und die anderer anzunehmen und zu spüren. Es geht darum, unterscheiden zu können, welche Gefühle zu einem selbst gehören, individuellen Ursprung haben, und welche durch die Gefühle anderer stimuliert werden. Das Gefühlszentrum ist für die Weiterleitung psychischer Energien der niederen, verwickelteren Emotionen zuständig.
Der hintere Willensaspekt *(3h)* gibt wieder, welches Verhältnis man zum eigenen Körper hat, ob man ihn akzeptiert oder nicht. Er drückt aus, wie man zur eigenen Gesundheit steht. Die Bereitschaft, sich selbst zu heilen. Hiermit ist auch die instinktive Fähigkeit verbunden, im Innern zu wissen, was für einen selbst richtig ist oder nicht.

25. Dysfunktionale Aspekte *(3v)*: Furcht, Angst, Unsicherheit, Wut. Es ist der Bereich psychosomatischer Erkrankungen.
26. Fühlbare Energiestörungen: Die Blockaden im Bioplasmafeld, die in diesem Bereich mit den Händen fühlbar sind, haben im allgemeinen mit Stress, Ärger, Angst, Furcht und Nervosität zu tun. Sie weisen auf die Erkrankung der damit verbundenen Organe hin.
27. Körperliche Funktionsstörungen: Geschwüre, Gastritis, Leberprobleme, Diabetes sind nur einige Erkrankungen, die auf Probleme in diesen beiden Chakras *(3v und 3h)* hinweisen. Wenn das hintere Chakra *(3h)* Probleme hat, kann es zu Rückenschmerzen im entsprechenden Wirbelsäulenbereich kommen. Ein Knoten im Magen deutet auf Probleme im vorderen Chakra *(3v)* hin. Überreizung dieses Chakra kann die Gesundheit gefährden.

Das Herz-Chakra
(*4v und 4h*)

1. Sanskrit-Bezeichnung: Anahata (= ungeschlagen, ungebrochen). »Anahata nada, das sind nichtphysikalische Klangsilben, die ohne Anfang und ohne Ende sind und immer so fortklingen.«[7]
2. Symbol/Yantra (Gedankenform): ein aus zwei Dreiecken gebildeter sechseckiger Stern. Das umgekehrte Dreieck repräsentiert Shakti/materielle Kraft, das aufrechte Dreieck Shiva/Bewusstsein.
3. Keimsilbe/Bija Mantra: YAM. Lautsilbe/Mantra: OM SHANTI (Shanti = innerer Frieden). Bestätigungsformel: »In mir ist die ganze Welt, ich bin jeder, und jeder ist ich.«[8]
4. Urelement: Luft.
5. Lautsilbe/Mantra der zwölf Schwingungswirbel: Kam, Kham, Garn, Gham, Ngam, Cham, Chham, Jam, Jham, Nyam, Tarn, Tham.
6. Verbindung zum Lichtkörper: Astralkörper.
7. Körperstelle: *4v* in der Mitte des Sternums (Brustbeins); *4h* auf Höhe des siebten Brustwirbels.
8. Sinnesorgan: Haut (Tastsinn).
9. Aktives Organ: Hände.

10. Farbe auf der Stufe des Gefühlskörpers: Grün.

11. Farbe auf der Stufe des Astralkörpers: zartes Pastellgrün (Barbara Brennan sieht hier ein Rosa).

12. Disziplin: Pranayama = Körperübungen zur Regulierung der Atmung. Lernen, die Energie der Liebe zu regulieren.

13. Paranormale Fähigkeiten: die Fähigkeit, Liebesenergie (Vayu Prana) aus der Handmitte strömen zu lassen und damit zu heilen. Die Fähigkeit, die Aufnahme von Sauerstoff zu kontrollieren, eine Zeitlang nicht atmen zu müssen; in einem sogenannten »atemlosen Zustand« sein. Motoyama ist der Ansicht, dass das aktive Chakra die Entwicklung psychokinetischer Kräfte ermöglicht, also die Fähigkeit, Dinge aus der Entfernung zu beeinflussen oder Gegenstände schweben zu lassen. Wenn dieses Chakra aktiv ist, wird man bekommen, was man will; man kann etwas wollen, und früher oder später werden die Wünsche in Erfüllung gehen. Dabei spielt es keine Rolle, ob es konstruktive oder destruktive Wünsche sind. Es kann auch die Fähigkeit gegeben sein, die astrale Welt der Naturgeister zu sehen (Feen, Gnome und so weiter) und mit ihnen zu interagieren.

14. Besondere Merkmale: Verbindung mit dem Tastsinn durch die motorischen Nerven. Es ist das Zentrum des Genährtwerdens. Bei Naturvölkern steht es mit der aufgehenden Sonne in Beziehung. Es ist das Zentrum des Übergangs von den unteren, auf die biologische Selbsterhaltung und das Überleben orientierten Chakras zu den oberen, bewusstseinsorientierten transpersonalen Zentren.

15. Körperliches Empfinden: ein warmes Gefühl in der Mitte der Brust oder ein stechender Schmerz.

16. Kundalini-Erweckung: Das Herz-Chakra ist die Stelle des Vishnu Granthi, eines psychischen Knotens, der das freie Bewegen des Prana und der Kundalini, der Schlangenkraft, in der Wirbelsäule behindert. Es ist der zweite von drei Schnittpunkten, die überwunden werden müssen, damit die Kundalini mit der Shakti-Energie durch die Sushumna nach oben steigen kann, um den spirituellen Prozess zu unterstützen.

Wenn die Kundalini dieses Zentrum stimuliert, ist man, so Leadbeater, in der Lage zu wissen, was andere fühlen, indem man diese Gefühle in sich selbst erfährt. Wenn eine andere Person zum Beispiel sehr traurig ist, wird ihre Traurigkeit wie eine Welle regelrecht auf einen selbst überschwappen, egal ob man gerade mit dieser Person zusammen oder weit von ihr entfernt ist. Auf dieselbe Weise kann man auch die Liebe spüren, die von einer anderen Person ausgeht.

17. Es repräsentiert: den Zustand wachen Bewusstseins, das sich noch nicht in Materie manifestieren kann. Die Integration aller Gegensätze, damit die horizontale Linie der unteren und oberen Chakras entsteht, wie sie durch das Atmen zum Ausdruck kommt, und eine vertikale Linie, die die linke, die Yang-Seite des Körpers, die männliche Hälfte, und die rechte, die Yin-Seite, die weibliche Hälfte miteinander verbindet.

18. Es drückt aus: Liebe und Hinwendung zu sich selbst und anderen.

19. Physiologische Verbindung: Kreislaufsystem; auch Einfluss auf das sympathische Nervensystem und das Atmungssystem.

20. Geflecht: Plexus cardiacus (Herzgeflecht).

21. Drüsen: Thymusdrüse.

22. Aspekte: Liebe und Weisheit kommen zum Ausdruck. Spirituelle Funktion: selbstlose, seelisch betonte Liebe; kollektive Nächstenliebe, Mitgefühl, Anteilnahme, aus Liebe heraus dienen. Das Herz-Chakra ist dasjenige, das das kollektive Karma transzendieren kann.[9] Es ist auch der Bereich, wo die als Optimismus bezeichnete Eigenschaft gedeiht.

23. Reaktionen: *4v* als Aspekt des Gefühlszentrums zeigt die Liebe, die man für andere Menschen empfindet; die Fähigkeit, Liebe zu geben, indem man sie ungehindert herausfließen lässt, und zuzulassen, dass sie die Qualität bedingungsloser Liebe annimmt. *4h* als Aspekt des Willenszentrums dieses Chakra drückt den Willen des Ego aus; wie man sich in Beziehung zur Außenwelt fühlt; die Bereitschaft, sich und andere zu lieben.

24. Funktionale Aspekte: –

25. Dysfunktionale Aspekte: egoistische Liebe und

Egozentrik. Negativismus und Pessimismus machen das Chakra inaktiv.

26. Fühlbare Energiestörungen: Blockaden im Bereich von Herz und Lunge weisen auf Erkrankungen dieser Organe hin. Die Blockaden sind Ausdruck von Ärger, Angst, Herzschmerzen und Funktionsstörungen des Herz-Chakra. Im Rückenbereich von *4h* fühlbare Blockaden zeigen mangelnde Selbstliebe an.

27. Körperliche Funktionsstörungen: Herzprobleme aller Art, einschließlich Herzanfällen. Probleme mit der Atmung wie Lungenemphyseme oder Asthma. Rückenschmerzen in diesem Bereich spiegeln Probleme im hinteren Chakra *(4h)* wider. Schmerzen in der Mitte der Brusthöhle oder eine gewisse Herzschwere lassen Probleme mit dem vorderen Chakra *(4v)* vermuten.

Das Hals- oder Kehlkopf-Chakra (*5v und 5h*):

1. Sanskrit-Bezeichnung: Vishuddi (= reinigen). Chakra der Reinigung.
2. Symbol/Yantra (Gedankenarm): ein Kreis oder Oval.
3. Keimsilbe/Bija Mantra: HAM.
4. Urelement: keines; zugeordnet wird diesem Chakra Akasha (= Äther, Raum).
5. Lautsilbe/Mantra der sechzehn Schwingungswirbel: Am, Am, Im, Im, Um, Um, Rim, Rim, Lrim, Lrim, Em, Aim, Om, Aum, Am, Ah.
6. Verbindung zum Lichtkörper: Kobalt-Ei.
7. Körperstelle: *5v* am Schlüsselbein und *5h* gegenüber am Genick.
8. Sinnesorgan: Ohren (Gehörsinn).
9. Aktives Organ: Ohren und Stimmbänder.
10. Farbe auf der Stufe des Gefühlskörpers: Blau.
11. Farbe auf der Stufe des Astralkörpers: leuchtendes Pastellblau.
12. Disziplin: Pratyahara = die Sinne von den Objekten zurückziehen. Schulung des Geistes. Lernen, das Bewusstsein zu steuern.
13. Paranormale Fähigkeiten: telepathische Kräfte. Leadbeater ist der Ansicht, dass es durch dieses Chakra möglich ist, Hellsichtigkeit für die ätherische und untere astrale Ebene zu erlangen.

Hellhörigkeit; Informationen hören zu können, die von der Astralebene aus übermittelt werden. Geistige Führer hören können. Jedes sogenannte Channeling von Stimmen, die man hört, ist mit der Astralebene verbunden; es bleibt aber im Bereich der Illusion, das heißt, es ist kein reines Erleben des echten Buddha-Geistes.

14. Besondere Merkmale: sexuelle kreative Energie. Die Achse Zirbeldrüse-Hirnanhangdrüse-Thalamus, die mit dem System des Stirn-Chakra verbunden ist, reguliert die im Bereich des Kronen-Chakra erzeugte Energie. Diese steht unter der Beobachtung von gewissen Nebenchakras oberhalb des Gaumens, die mit dem Hals-Chakra zusammenhängen. Sie wird zum Wurzel-Chakra hinuntergeschickt und während des Zeugungsvorganges ausgesondert. Orgasmuserfahrung; aus diesem Grund ist der sexuelle Orgasmus in der Kehle fühlbar. Menschen, die über dieses Chakra Kontrolle haben, sind in der Lage, lange Zeit ohne Luft, Nahrung oder Wasser auszukommen. Große Yogis können so bis zu vierzig Tagen unter der Erde eingegraben verbringen.[10] Derselbe Bereich wird durch die Zunge stimuliert, um sexuelle Energie an der Vorderseite des Körpers nach unten zu leiten, wie Mantak Chia schreibt.[11]

15. Körperliches Empfinden: Schlucken, Husten, Spucken.
16. Kundalini-Erweckung: -
17. Es repräsentiert: jegliche Kreativität; Geben und Bekommen. Ist mit dem Sexual-Chakra verbunden.
18. Es drückt aus: Sprechvermögen.
19. Physiologische Verbindung: besteht zur Atmung, dem Einatmen und dem Ausstoßen von Lauten. Außerdem Verbindung zu den Ganglien im Hals.
20. Geflecht: Plexus pharyngeus (Rachengeflecht); Medulla (Knochen- und Rückenmark).
21. Drüsen: Schilddrüse.
22. Aspekte: reguliert den Stoffwechsel.
23. Reaktionen: beim Gefühlsaspekt (*5v*) die Fähigkeit, etwas zu sich zu nehmen, es anzunehmen, zu assimilieren und zu integrieren und bewusst vitale mantrische (mentale) Energie in Töne/Laute umzuwandeln. Das heißt, Schwingungen zu assimilieren, die Töne/Laute durch

Einsatz der Stimme in Form von Sprache hervorbringen, womit wiederum Gedanken, Ideen und Gefühle ausgedrückt werden können. Dolores Krieger schreibt, dass dieses Zentrum als »letzter Punkt mit einem Bezug zu Zeit und Raum« zu betrachten sei.[12]

Die Willensreaktion *(5h)* zeigt sich daran, wie das Ego sich selbst sieht, wie es sich selbst ausdrückt in dem, was es durch die Gesellschaft zur Menschheit an sich beiträgt. Wie es der menschlichen Gesellschaft durch die Art der Arbeit oder des Berufs zu dienen gedenkt, wie es über diesen Dienst am Menschen denkt und fühlt, ob es diesbezüglich mit sich in Harmonie oder in Konflikt ist. Das Selbst, das mit dem Willen harmonisch zusammenarbeitet, der Zustand des Willenssein oder das Gegenteil, der Zustand des Nicht-Willenssein. Die Bereitschaft, Opfer zu bringen (die Eigenwilligkeit des eigenen Ego aufgeben, was kein Opfer ist, weil man aus Liebe handelt; ein Opfer ist nur etwas, wogegen man sich sträubt und was man lieblos tut).

24. Funktionale Aspekte: Offenheit gegenüber dem Geführtwerden über die augenblicklichen Grenzen hinaus. Auf der Willensebene *(5h)* ergibt man sich den Dingen, und auf der Gefühlsebene *(5v)* geschieht Hingabe. Beides zusammen drückt die Fähigkeit aus, im vollen Vertrauen auf den göttlichen Willen zu leben. Es ist gleichzeitig die Fähigkeit, aus einer inneren, unerschöpflichen Quelle die Dinge zu akzeptieren, Gnade zu empfangen, zu verstehen, dass Geben und Bekommen das gleiche sind.

25. Dysfunktionale Aspekte: Misstrauen, mangelndes Bewusstsein, Anspruchsdenken, blockierte Medialität. Die Angst, völlig aufgesogen zu werden und sein eigenes Leben nicht kontrollieren zu können; der Wunsch, andere zu kontrollieren; Angst vor zwanghaften oralen Bedürfnissen.

26. Fühlbare Energiestörungen: Störungen in diesem Bereich deuten darauf hin, dass die Fähigkeit blockiert ist, sich selbst auszudrücken. Sie beeinträchtigen auch die damit verbundenen Organe.

27. Körperliche Funktionsstörungen: Probleme mit der Schilddrüse oder dem Kehlkopf, auch Hals-schmerzen sind Ausdruck für Störungen im Bereich des vorderen Chakra (5z;). Probleme im Bereich des hinteren Chakra *(5h)* bedeuten, dass die Person nicht sich selbst lebt; meistens kommt es dann zu Nackenschmerzen auf der Höhe des Schlüsselbeins.

6. Das Stirn-Chakra (*6v und 6h*)

Besonderheiten: Das vordere Stirn-Chakra *(6v)* ist auch als das Dritte Auge bekannt; sein Gegenstück *(6h)* ist mit dem Alta-Major-Zentrum, der Karotisdrüse und der Wirbelsäule verbunden.

1. Sanskrit-Bezeichnung: Ajna (= beherrschen, wissen).
2. Symbol/Yantra (Gedankenform): ein Kreis mit einem nach unten zeigenden Dreieck. Dies kann laut Motoyama bedeuten, dass die Verbindung mit dem Wurzel-Chakra gestärkt wird, da beide Chakras als Symbol das umgekehrte Dreieck haben.
3. Keimsilbe/Bija Mantra: OM; ebenso die Mantren HAM für Shiva und KSHAM für Shakti, was auf die Integration der männlichen Shiva-Energie und der weiblichen Shakti-Energie in diesem Zentrum hinweist. [B]
4. Urelement: –
   Zustand: Akasha oder die Leere, das Nichts.
5. Lautsilbe/Mantra der 96 Schwingungswirbel: unbekannt.
6. Verbindung zum Lichtkörper: *6v* mit dem buddhischen Körper; *6h* mit dem Kausalkörper.
7. Körperstelle: *6v* in der Mitte der Stirn; *6h* am oberen Nacken, wo Schädel und Wirbelsäule miteinander verbunden sind.
8. Sinnesorgan: Geist (Denkkraft).
9. Aktives Organ: die Augen. Auch die Achse Hirnanhangdrüse-Zirbeldrüse-Thalamus.
10. Farbe auf der Stufe des Gefühlskörpers: Indigoblau/Violett.
11. Farbe auf der Stufe des Astralkörpers: wie oben, nur ganz pastellfarben.
12. Disziplin: 1. Dharana = Konzentration; lernen, den höheren Geist zu lenken. 2. Dhyana = Me-

ditation; lernen, das Überbewusstsein zu lenken.

13. Paranormale Fähigkeiten: die Fähigkeit, mit dem höheren Bewusstsein in Kontakt zu kommen. Das Chakra repräsentiert die Fähigkeit zur Selbstbeobachtung, in das eigene Seelenleben schauen zu können, Selbsterkenntnis zu haben, hellsichtig zu sein, Visionen zu empfangen und zu verstehen; Zugang zu der Akasha-Chronik zu bekommen. Motoyama schreibt, dass der Kontakt mit dem »äußeren Lehrer« (das Höhere Selbst) in diesem Chakra stattfindet. Auch telepathische Botschaften – Gedankenformen – werden mit diesem Chakra gesendet und empfangen. Es steht für die mütterliche Kraft (weibliche Energie), die materielle Kraft und ihre Manifestation. Ich glaube, dass die Fähigkeit, etwas zu materialisieren, wie es der spirituelle Lehrer Sai Baba tut, ihren Ursprung in diesem Chakra hat.

14. Besondere Merkmale: spirituelle Reaktionen, da sich in der Mitte des Kopfs hinter den Augen die Stelle befindet, wo sich Ida- und Pingala-Nadi treffen, die die Mondenergie, die weibliche, intuitive Kraft und die Sonnenenergie, die männliche, rationale Kraft, repräsentieren. Intuition und Verstand werden dadurch integriert. So ist es möglich, Ereignisse und Erfahrungen zu verarbeiten und darauf mit bewussten Aktionen zu reagieren, statt sich einfach automatisch von den Emotionen leiten zu lassen.

15. Körperliches Empfinden: ein kitzelndes, juckendes Gefühl in der Stirnmitte oder am Hinterkopf.

16. Kundalini-Erweckung: Das System des Stirn-Chakra ist die Stelle des »dritten psychischen Knotens«, des Rudra Granthi, der die freie Bewegung des Prana-Stroms verhindert und überwunden werden muss, damit die Kundalini in dieses Kopf-Chakra steigen kann. Der Rudra-Granthi-Knoten ist durch die Sushumna mit dem Wurzel-Chakra verbunden, und jede Änderung in dem einen Chakra beeinflusst unmittelbar das andere. Im Bereich des Stirn-Chakra vollzieht sich der überbewusste Samadhi-Zustand.

17. Es repräsentiert: das Allwissende, abgeleitet aus der Frequenz der atmischen Ebene.

18. Es drückt aus: Weisheit, Sensibilität, Inspiration, Erkenntnis, Organisation und Führung.

19. Physiologische Verbindung: zum vegetativen Nervensystem.

20. Geflecht: Plexus cavernosi concharum (Geflechte in der Nasenmuschel); Einfluss auf Hypothalamus und Hirnanhangdrüse.

21. Drüsen: Hirnanhangdrüse.

22. Aspekte: Die Vereinigung der Energien von *6v und 6h* bedeutet die Synthese der linken und rechten Gehirnfunktion. Barbara Brennan nennt diese Zentren »mentales Zentrum«, zu dem auch das Kronen-Chakra gehört; geläufiger ist wahrscheinlich die Bezeichnung »höhere geistige (spirituelle) Zentren«. Wenn diese geistigen Zentren als die des höheren Geistes verstanden werden, mit dem die nirvanische und buddhische vierte Ebene verbunden ist, wo die Emotionen sublimiert und nicht mehr das Beherrschende sind, passt der Begriff durchaus. Buddhisches Bewusstsein zu erlangen und diese Bewusstseinsstufe tatsächlich leben zu können gilt als eines der höchsten Ziele auf dem Weg, spirituell zu wachsen. Es ist ein Seinszustand, in dem das Ego von den höheren Aspekten der Seele völlig assimiliert worden ist. Ein solcher Mensch lebt in Zeit und Raum als ein der Seele Dienender; er braucht nicht mehr für seine persönlichen Bedürfnisse zu leben.

23. Reaktionen: Der rückseitige Teil *(6h)* ist für Barbara Brennan das »mentale Ausführungszentrum«, da es ihrer Meinung nach die Fähigkeit hat, kreative archetypische Gedanken und Ideen an sich zu ziehen und sie in Zeit und Raum zur Anwendung kommen zu lassen. Andere sehen die kreativen Rupa-Gedankenformen aus dem Mentalkörper auf die mentale Stufe des vorderen Stirn-Chakra *(6v)*, des Dritten Auges, herunterkommen, bis sie von der Hirnanhangdrüse absorbiert und durch den Thalamus in die rechte Gehirnhälfte verteilt werden.

24. Funktionale Aspekte: Das Dritte Auge *(6v)* wird als Befehlszentrale angesehen. Mystizismus ist zum Beispiel ein Ausdruck dieses Chakra. Wenn dieses Zentrum ganz erfahren wird, so Ramakrishna, »wird das Höchste Selbst direkt erkannt, und der Mensch erfährt Samadhi«.[14] Es ist die Erfahrung der Allwissen-

heit. Trotzdem besteht hier immer noch eine subtile Trennschicht zum Höchsten Selbst. »Das Höchste Selbst ist dann so nah, dass es den Anschein hat, als sei man mit ihm verschmolzen, identisch mit ihm. Doch dieses Identischsein kommt erst noch.«[15] Im Stirn-Chakra wurzelt unsere Fähigkeit, Visionen zu erzeugen und zu verstehen, was es bedeutet, diese kreative Vorstellungskraft zu besitzen, und welche Verantwortung damit zusammenhängt. Die Funktion des Dritten Auges befähigt uns, Ideen oder Botschaften zu begreifen, die aus der kosmischen Quelle zu uns kommen.

25. Dysfunktionale Aspekte: egoistisches, abergläubisches und dogmatisches Denken und Verhalten sowie Intellektualisieren. Das plötzliche Auftreten von veränderten Bewusstseinszuständen, die so überwältigend sein können, dass der Verstand zusammenbricht, was teilweise bis zur Geisteskrankheit führt, wird manchmal durch das Aufsteigen der Kundalini oder durch Drogen ausgelöst.

26. Fühlbare Energiestörungen: Sie stehen im Zusammenhang mit Blockaden im Kopf. Sie können starke Kopfschmerzen und Migräne zur Folge haben; auch Ohrenschmerzen und Sehstörungen, wenn jemand etwas nicht hören oder sehen will. Probleme im Mundbereich, Zahnschmerzen. Erkältungen können durch Gedankenformen hervorgerufen werden; sie erzeugen graue Wolken um Stirn- und Nasenbereich.

27. Körperliche Funktionsstörungen: Augen-, Nasen- und Ohrenprobleme hängen mit diesem Chakra zusammen; Gehirnstörungen, die bis zum Gehirnschlag und Tumor gehen können. Ich glaube, dass auch krankhafte Vergesslichkeit wie bei der Alzheimer-Krankheit etwas mit einer Funktionsstörung in diesem Bereich zu tun hat.

Das Kronen- oder Scheitel-Chakra

Besonderheiten: Dieses Chakra liegt auf der höchsten Stelle des Kopfes. Es hat ein sehr komplexes und fein ausgebildetes Schwingungssystem, das die ganz hohen Frequenzen, die hier eintreten, nach unten transformiert.

1. Sanskrit-Bezeichnung: Sahasrara (= eintausend).

2. Symbol/Yantra (Gedankenform): eine Lotosblüte, die entweder nach oben oder nach unten geöffnet ist, mit symbolischen tausend Blütenblättern; man spricht daher vom »tausendblättrigen Lotos«.

3. Keimsilbe/Bija Mantra:-

4. Urelement: -

5. Lautsilbe/Mantra der 972 Schwingungswirbel: unbekannt.

6. Verbindung zum Lichtkörper: atmischer Körper und himmlischen Körper.

7. Körperstelle: Scheitelpunkt.

8. Sinnesorgan: -

9. Aktives Organ: -

10. Farbe auf der Stufe des Gefühlskörpers: Weiß mit etwas Violett.

11. Farbe auf der Stufe des Astralkörpers: Weiß, nur noch heller und strahlender.

12. Disziplin: Samadhi = Einheit, Einssein mit dem Göttlichen. Das Höhere Selbst im Hier und Jetzt leben.

13. Paranormale Fähigkeiten: auf allen Stufen sehen, das Göttliche in allem erkennen. Allwissend sein, vollkommene Weisheit haben. Alle irdischen Abläufe als Ausdruck spiritueller Wesenheit verstehen. Für einen Menschen auf dieser Stufe der Vervollkommnung ist Energie beliebig steuerbar. In diesem Zustand ist er mit allem eins, da er sich außerhalb jeglicher materiellen Begrenzungen durch Zeit und Raum befindet.

14. Besondere Merkmale: Das Chakra ist die Kontaktstelle des spirituellen Willens (Atma) und sozusagen das Organ der Synthese.

15. Körperliches Empfinden: ein kitzelndes, juckendes Gefühl an der Kopfspitze.

16. Kundalini-Erweckung: das Erreichen anderer Stadien wie Chaitanya (vollkommen erwachtes Bewusstsein) und Ananda (Seligkeit) und Shunya (ebenfalls ein Bewusstseinszustand jenseits zeitlicher und räumlicher Grenzen). Laut Leadbeater kann die Kundalini-Energie durch alle ätherischen Gewebe dringen, die die Wirklichkeiten trennen.

17. Es repräsentiert: den göttlichen Seinswillen und die monadische Individualisation auf der atmischen Frequenzebene.

18. Es drückt aus: Einssein, bedingungslose Liebe.
19. Physiologische Verbindung: zum Gehirn; das Chakra wird mit der Fontanelle in Verbindung gebracht, der weichen Stelle, die bei Neugeborenen oben am Kopf fühlbar ist.
20. Geflecht: –
21. Drüsen: Das Kronen-Chakra hängt mit der Zirbeldrüse zusammen und bildet zusammen mit der Hirnanhangdrüse und dem Thalamus eine Achse. Der Thalamus hat die Funktion einer Schaltstation, die die Energie an die entsprechenden Ziele lenkt.
22. Aspekte: völlige Hingabe an das Ich beziehungsweise Höhere Selbst. Hier wird »die Unterscheidung zwischen dem Subjekt und dem Objekt des Bewusstseins zunichte gemacht. Es ist ein Zustand, in dem die Identität mit sich selbst und das Bewusstseinsfeld zu einem unlöslichen Ganzen verschmelzen.«[16] Es ist die Erfahrung, »alles zu sein«.
23. Reaktionen: Altruismus. Spirituell gesehen ist es das Bewusstsein der Einheit. Es ist der Bereich höchster Spiritualität, wenn die Erfahrung der Kundalini integriert wird. Die Erfahrung der Kundalini beziehungsweise Erleuchtung ist dann möglich, wenn Zirbeldrüse und Hirnanhangdrüse zu einer einheitlichen Achse werden und somit die höchsten Lichtfrequenzen, die in den Körper einströmen, absorbieren und verarbeiten können. Wenn dieses Zentrum völlig intakt ist, kann die Energie zum Sexual- oder Sakral-Zentrum durch alle Chakras, die dann völlig offen sind, ungehindert nach unten fließen, und von dort wieder hinauf, um dann ganz oben am Kopf auszutreten. Dadurch kommt die Erfahrung der Ekstase zustande, der Zustand göttlichen Einssein.
24. Funktionale Aspekte: integriert die Gedanken und Ideen des rationalen Geistes (die geometrischen Formen, die vom Mentalkörper wiedergegeben werden). Sie gelangen durch das Kronen-Chakra in den Kopf und werden von der Zirbeldrüse absorbiert, wo der Gedanke zu Energie wird, die dann in den Thalamus wandert und die entsprechende Gehirnseite aktiviert, in diesem Fall die linke.
25. Dysfunktionale Aspekte: emotionale Störungen, die sich in Selbstmitleid, Märtyrertum und so weiter äußern können; auch darin, zu dramatisieren und mit allen Mitteln die Aufmerksamkeit auf sich zu lenken.
26. Fühlbare Energiestörungen: eine gewisse Verklebung oder Verdickung, wenn Drogen eingenommen wurden. Ein Prickeln bei hohem Blutdruck. Blockaden, die von Kopfschmerzen herrühren. Bei Leuten, die zuviel denken und alles mit dem Kopf zu verstehen versuchen, fühlt sich der Kopf groß und statisch aufgeladen an.
Fühlbare Energie-Aspekte: Ein Gefühl, als ob sich der Kopf über seine physische Grenze hinaus etwas weiter nach oben auswölben würde.
27. Körperliche Funktionsstörungen: Meiner Meinung nach sind die Parkinson-Krankheit und auch Aids möglicherweise auf Probleme im Kronen-Chakra zurückzuführen.

Das Milz-Chakra

In der esoterischen Literatur ist zuweilen noch von einem ariered Chakra die Rede, dem Milz-Chakra. Dieses Chakra hat seinen Sitz im Bereich des gleichnamigen physischen Organs, allerdings auf der Ebene des Ätherkörpers. Es dient dazu, das Sonnen-Prana, das seiner Erscheinung nach eine bunte Mischung aus allen Regenbogenfarben ist, zu assimilieren und zu verteilen. Dolores Krieger definiert Prana als »Komplex von sieben Sonnenenergien, die im Milz-Chakra in eine Reihe von Bestandteilen zerlegt werden, um so in fünf Hauptströmen durch den Körper zu fließen und ihn zu vitalisieren«.[17] Beeinträchtigt wird das Milz-Chakra ihren Worten nach durch Erschöpfung, Übermüdung, Krankheit und sehr hohes Alter. Physiologisch besteht die Aufgabe der Milz in erster Linie in der Regenerierung der Blutkörperchen. Dabei unterstützt sie die Funktionen des Hämoglobins, jenes Bestandteils der roten Blutkörperchen, mit dem die eingeatmeten Sauerstoffmoleküle in der Lunge aufgenommen und in den Kapillaren der Gewebe abgegeben werden und der auch an der pH-Regulation des Blutplasmas beteiligt ist.

Chakras, Lichtkörper und die Erweckung der Kundalini

Abschließend möchte ich noch etwas zur Erweckung der Kundalini hinzufügen. Laut Leadbeater gibt es ein Gewebe aus ätherischer Substanz, worin jeder von uns eingehüllt ist. Dieses ätherische Gewebe ist ein Schutzschild, ohne den wir all den anderen Energien, außer der göttlichen Kraft, gar nicht standhalten könnten und hilflos ausgeliefert wären. So wie dieses Gewebe beschrieben wird, ist es meiner Meinung nach das netzartige Geflecht, das das Kobalt-Ei umschließt. Dieser Lichtkörper enthält die vier unteren Lichtkörper, also den Astral-, Mental-, Gefühls- und Ätherkörper. Wenn die Kundalini, wie ich vermute, im Chakra-System des buddhischen Körpers durch den buddhischen Lichtschlauch aufsteigt, der Barbara Brennans Angaben nach vom Kronen-Chakra entlang der Wirbelsäule zum Wurzel-Chakra verläuft, müsste die Energie in der Tat diese Schutzschicht des Kobalt-Eis passieren. Sie würde, wenn sie die Wirbelsäule erreicht und hochsteigt, durch die Schichten der Lichtkörper dringen – von der ätherischen bis zur astralen und noch darüber hinaus – sowie auch durch die Chakras, auf allen sieben Stufen, vom Wurzel-Chakra bis zum Kronen-Chakra, die alle miteinander in Verbindung stehen.

Die Chakras des Ätherkörpers müssen offen sein und ungehindert Energie durchschleusen können (sowie den physischen Körper versorgen). Die Chakras des Gefühlskörpers müssen gereinigt sein, indem alle festgehaltenen Gefühle gelöst worden sind. Der Mentalkörper muss frei und unbelastet sein, damit nicht plötzlich alte, schädigende Gedankenformen hochkommen und Zerstörungen im Gefühlskörper anrichten. Erst wenn all dies der Fall ist, kann der Astralkörper anfangen, sich von überflüssigen karmischen Erinnerungen zu lösen. Diese Erinnerungen enthalten im wesentlichen Gefühlsthemen. Wie wir im nächsten Kapitel sehen werden, können die Gefühle, um die es sich dabei handelt, gelöst werden.

Während des Aufsteigens der Kundalini kann es passieren, dass in der Wirbelsäule, wo die Kundalini-Energie in Bewegung ist, heftige bis qualvolle Schmerzen auftreten. Diese Schmerzen kommen deshalb zustande, weil die ätherische Schlacke, die sich dort festgesetzt hat, durch diese ungemein starke Energie verbrannt und das ganze Chakra-System gereinigt wird. Um dies alles durchzuhalten, muss man in einer sehr ausgeglichenen körperlichen, seelischen und geistigen Verfassung sein.

Sobald die Kundalini aktiviert ist, schießt diese Energie wie ein Lichtblitz durch den Kopf und nach draußen, wo sie im unmittelbaren Umkreis (im Bereich der Lichtkörper) förmlich explodiert. Dies kann kurzzeitig zu Bewusstlosigkeit und körperlicher Erschöpfung führen, jedoch ohne weitere ernsthafte körperliche Auswirkungen zu verursachen.

Ratsam ist, sich der Führung eines erfahrenen Lehrers anzuvertrauen, da eine erzwungene oder ungewollt auftretende Erweckung der Kundalini ernsthafte Probleme, sogenannte spirituelle Krisen, verursachen kann. Es können nicht nur qualvolle Schmerzen ausgelöst werden, sondern im Extremfall kann man sogar daran sterben. Es werden dann auch dauernde Schäden im Chakra-System anderer Lichtkörper entstehen, die sich unvermeidlich auf den geistigen, seelischen und körperlichen Zustand eines Menschen auswirken. Es sind bekanntlich schon Menschen aus diesem Grund in psychiatrischen Kliniken gelandet. Die Kundalini zu wecken, ehe man dafür reif ist, kann den Blutdruck so in die Höhe treiben, dass die Gefahr eines Schlaganfalls besteht.

Wenn die Energie zurückprallt und nach unten schießt, werden Chakras in den Beinen geweckt, die noch mit der animalischen Evolutionsstufe zusammenhängen und längst eingeschlummert sind. Es kann dann zu anormalen Verhaltensweisen kommen. Mehr zu diesem Thema findet man in dem von Stanislav und Christina Grof herausgegebenen Buch *Spirituelle Krisen*.[18]

14. Chakra-Übungen

Nach dem Überblick über die Chakras wird verständlich, wie wichtig es ist, dass diese Zentren optimal funktionieren.

Die beiden folgenden Visualisierungsübungen sollen helfen, uns mit den Eigenschaften der Chakras vertraut zu machen, um sie stimulieren und gegebenenfalls ausbalancieren zu können.

Chakra-Übung 1

Mit der ersten Übung wollen wir versuchen, uns auf die Chakras zu konzentrieren und sie ins Gleichgewicht zu bringen.

Wir beginnen die Übung, indem wir uns zunächst einmal völlig entspannen:

Nehmen Sie eine bequeme Sitzstellung ein. Der Rücken sollte gerade sein. Ihr Kopf ruht bequem und locker auf der Wirbelsäule. Die Füße stehen auf dem Boden; sie sind nicht überkreuzt. Atmen Sie tief ein, und lassen Sie die Luft Ihre Lungen füllen, so weit es geht, wenn möglich bis hinunter in den Bauchraum, ohne die Schultern hochzuziehen. Lassen Sie Ihren Bauch los und beim Einatmen sich ausweiten. Lockern Sie gegebenenfalls Gürtel und eng sitzende Kleidung an der Taille. Schließen Sie dann die Augen.

Wenn Sie all das nicht tun können, folgen Sie einfach den Worten, und versuchen Sie, während des Lesens Ihre Empfindungen wahrzunehmen:

Entspannen Sie Ihren Kopf. Entspannen Sie den Kopf bis ganz hinauf zum Scheitelpunkt. Entspannen Sie Ihre Stirn. Entspannen Sie Ihre Augen. Entspannen Sie Ihre Nase. Entspannen Sie Ihren Mund. Entspannen Sie Ihre Lippen; dabei können Ihre Lippen leicht geöffnet sein. Legen Sie die Zungenspitze sanft an den oberen Gaumen. Entspannen Sie Ihr Kinn. Fühlen Sie, wie Ihr ganzes Gesicht entspannt ist. Entspannen Sie Ihren Hals. Entspannen Sie Ihren Nacken. Fühlen Sie, wie sich die Entspannung über Ihre Schultern ausbreitet, über Ihr Rückgrat hinunter, und wie sich die Rückenmuskeln entspannen. Fühlen Sie, wie sich Ihre Arme entspannen. Fühlen Sie, wie die Entspannung über Ihre Arme hinunterfließt, wie sich Ihre Hände entspannen und wie sich Ihre Finger entspannen.

Entspannen Sie Ihre Brust. Entspannen Sie Ihren Bauch und Ihren Magen. Entspannen Sie Ihren Unterleib. Entspannen Sie Ihre Hüften. Entspannen Sie die Muskeln in Ihren Pobacken. Lassen Sie die Verspannungen herausfließen. Entspannen Sie Ihre Beine. Entspannen Sie Ihre Oberschenkel. Entspannen Sie Ihre Unterschenkel. Entspannen Sie Ihre Füße. Entspannen Sie Ihre Zehen. Lassen Sie alles los.

Sie fühlen sich jetzt herrlich entspannt!

1. Versuchen Sie sich vorzustellen, Sie konzentrieren sich jetzt ganz auf Ihr Herz-Chakra in der Mitte Ihrer Brust und gleichzeitig in der Mitte Ihres Rückens. Fühlen Sie, wie sich beide Zentren verbinden und öffnen. Lassen Sie es einfach zu, wenn Sie ein angenehmes Gefühl dabei haben. Und lassen Sie sich ruhig Zeit; denn Sie haben jetzt alle Zeit der Welt, die Sie brauchen; eine Minute Zeit...

2. Versuchen Sie sich vorzustellen, wie aus dem Herz-Chakra vorne und hinten eine Spirale im Uhrzeigersinn kreist und dabei mit jedem Chakra in Berührung kommt. Stellen Sie sich vor, wie Sie sich im Uhrzeigersinn mit der Kreisbewegung mitdrehen. Konzentrieren Sie sich dabei auf Ihr Solarplexus-Chakra, genau in der Vertiefung, wo Ihre Rippen zusammenlaufen; und konzentrieren Sie sich auch auf das gegenüberliegende Chakra im Rücken. Fühlen Sie, wie sich beide verbinden und öffnen. Lassen Sie es einfach zu, wenn Sie ein angenehmes Gefühl dabei haben. Und lassen Sie sich ruhig Zeit. Sie haben dafür jetzt alle Zeit der Welt; eine Minute Zeit...

3. Versuchen Sie sich vorzustellen, wie die Spiralbewegung weiter nach oben geht. Konzentrieren Sie sich oberhalb des Herz-Chakra auf das Nebenchakra an der Thymusdrüse im oberen Brustraum. Spüren Sie in dieses Chakra hinein, indem Sie sich alle Zeit der Welt dafür nehmen; eine Minute Zeit…

4. Versuchen Sie sich vorzustellen, wie sich die Spirale nach unten dreht und vorne an Ihrer linken Seite das Milz-Chakra berührt. Konzentrieren Sie sich auf das Milz-Chakra, und versuchen Sie hineinzuspüren, wenn es Ihnen möglich ist. Ist es angenehm? Ist zwischen diesem und dem anderen Chakra ein Unterschied? Lassen Sie sich ruhig Zeit. Sie haben alle Zeit der Welt dafür; eine Minute Zeit…

5. Versuchen Sie sich vorzustellen, wie die Spiralbewegung weiter nach unten geht, bis sie das Sexual-Chakra erreicht, ungefähr fünf Finger breit unterhalb Ihres Bauchnabels. Spüren Sie in dieses Chakra hinein. Spüren Sie auch in das gegenüberliegende hinein, im unteren Teil Ihres Rückens, wenn es geht. Ist es angenehm? Wie fühlen sich beide an? Fühlen Sie eins stärker als das andere? Fühlen sie sich anders als die anderen an? Können Sie sie miteinander verbinden? Lassen Sie sich ruhig Zeit. Sie haben alle Zeit der Welt, die Sie dafür brauchen; eine Minute Zeit…

6. Versuchen Sie sich vorzustellen, wie sich die Spirale wieder nach oben dreht, direkt auf Ihr Hals-Chakra zu, genau unterhalb des Schildknorpels an Ihrer Kehle. Konzentrieren Sie sich auch auf das gegenüberliegende Chakra am Nacken, wenn es geht. Ist es angenehm? Spüren Sie in beide hinein. Versuchen Sie, beide zu öffnen und miteinander zu verbinden. Wie fühlt es sich an? Sind sie voneinander verschieden? Unterscheiden sie sich von den anderen Chakras? Lassen Sie sich ruhig Zeit. Sie haben alle Zeit der Welt dafür; eine Minute Zeit oder mehr…

7. Versuchen Sie sich vorzustellen, wie die Spirale wieder nach unten zu Ihrem Wurzel-Chakra kreist. Spüren Sie in Ihr Wurzel-Chakra hinein, wie es vom Perineum bis hinunter zum Boden reicht. Versuchen Sie, es zu öffnen. Fühlt es sich angenehm an? Nehmen Sie einen Unterschied zu den anderen Chakras wahr? Lassen Sie sich ruhig Zeit. Sie haben alle Zeit der Welt dafür; eine Minute Zeit…

8. Versuchen Sie sich vorzustellen, wie die Spirale erneut nach oben wandert, bis zum Dritten Auge in der Mitte Ihrer Stirn. Konzentrieren Sie sich darauf, und auch auf das gegenüberliegende Chakra am Hinterkopf, wenn es geht. Ist es angenehm? Wie fühlen sich die beiden Zentren an? Sind sie voneinander verschieden? Unterscheiden sie sich von den anderen? Lassen Sie sich ruhig Zeit. Sie haben alle Zeit der Welt dafür; eine Minute Zeit…

9. Versuchen Sie sich vorzustellen, dass Sie mit etwas gespreizten Beinen und seitlich ausgestreckten Armen aufrecht stehen und dass die Spirale jetzt links immer größer und größer wird und schließlich die Nebenchakras an den Gelenken berührt. Sie erreicht zuerst Ihr linkes Ellbogengelenk, dann bewegt sie sich weiter nach unten und berührt Ihr linkes Kniegelenk. Dann berührt sie Ihr rechtes Kniegelenk, geht wieder nach oben bis zu Ihrem rechten Ellbogengelenk und hört schließlich an Ihrem Scheitel-Chakra auf. Können Sie diese Nebenchakras und Ihr Scheitel-Chakra fühlen? Ist es angenehm? Wenn ja, öffnen Sie das Scheitel-Chakra. Unterscheidet es sich von den anderen Chakras? Achten Sie darauf. Und lassen Sie sich ruhig Zeit. Sie haben jetzt alle Zeit der Welt dafür; eine Minute Zeit…

10. Versuchen Sie sich vorzustellen, wie die Spirale noch größer wird. Sie dehnt sich jetzt bis zum Nebenchakra in Ihrer linken Handfläche aus, dann nach unten bis zum Nebenchakra am linken Fuß und noch ein Stückchen tiefer bis unter den Boden, wo sie unterhalb von Ihnen ein transpersonales Chakra berührt. Von dort zirkuliert sie wieder nach oben, zuerst zum Nebenchakra im rechten Fuß, dann hoch zu dem in der rechten Handfläche und schließlich ganz nach oben zu einem zweiten transpersonalen Chakra etwa fünfundzwanzig Zentimeter über dem Kopf, genau gegenüber dem transpersonalen Chakra unterhalb Ihrer Füße. Spüren Sie in diese Chakras hinein, wenn es geht. Ist es angenehm? Nehmen Sie sich ruhig Zeit. Sie haben alle Zeit der Welt dafür; mindestens eine Minute Zeit…

11. Versuchen Sie sich vorzustellen, Sie kehren den Verlauf der Spirale nun um. Lassen Sie die Spirale also wieder nach außen kommen und dann an der rechten Seite abwärts drehen, bis sie das Chakra ganz außen in der rechten Handfläche erreicht, und weiter abwärts bis zum rechten Fuß-Chakra, dann etwas unter den Boden zu dem transpersonalen Chakra unter ihren Füßen. Von dort geht es wieder aufwärts zum linken Fuß-Chakra, hoch zum Chakra in der linken Handfläche und dann bis zum Kronen-Chakra. Spüren Sie in diese Chakras hinein, wenn Sie können. Ist es angenehm? Lassen Sie sich ruhig Zeit. Sie haben jetzt alle Zeit der Welt dafür; eine Minute Zeit…

12. Versuchen Sie sich vorzustellen, wie sich die Spirale wieder weit ausdehnt, wie sie Ihr rechtes Ellbogengelenk erreicht, dann weiter nach unten geht, bis zum rechten Kniegelenk, dann hinüber zum linken Kniegelenk. Wieder geht es nun aufwärts bis zum linken Ellbogengelenk und schließlich direkt zum Dritten Auge in der Mitte der Stirn, wo sie gleichzeitig gegenüber am Hinterkopf endet. Fühlen Sie es, und fühlen Sie möglichst auch die Nebenchakras. Ist es angenehm? Nehmen Sie sich ruhig Zeit. Sie haben alle Zeit der Welt dafür; eine Minute Zeit …

13. Versuchen Sie sich vorzustellen, wie die Spirale sich auf der rechten Seite nach unten Richtung Wurzel-Chakra dreht. Spüren Sie in Ihr Wurzel-Chakra hinein, wie es vom Perineum bis hinunter zum Boden reicht. Versuchen Sie, es zu öffnen, wenn es geht. Fühlt es sich angenehm an? Nehmen Sie einen Unterschied zu den anderen Chakras wahr? Lassen Sie sich ruhig Zeit. Sie haben alle Zeit der Welt dafür; eine Minute Zeit…

14. Versuchen Sie sich vorzustellen, wie sich die Spirale auf der linken Körperseite nach oben direkt zu Ihrem Hals-Chakra dreht, genau unterhalb des Schildknorpels an Ihrer Kehle, und wie auch das gegenüberliegende Chakra am Nacken erreicht wird. Spüren Sie in beide hinein. Nehmen Sie sich ruhig Zeit. Sie haben alle Zeit der Welt dafür; eine Minute Zeit…

15. Versuchen Sie sich vorzustellen, wie die Spiralbewegung an der rechten Körperseite weiter nach unten geht, bis sie das Sexual-Chakra erreicht, ungefähr fünf Finger breit unterhalb Ihres Bauchnabels, und auch das auf der gegenüberliegenden Seite im unteren Teil Ihres Rückens. Nehmen Sie sich ruhig Zeit. Sie haben alle Zeit der Welt dafür; eine Minute Zeit …

16. Versuchen Sie sich vorzustellen, wie sich die Spirale auf der linken Seite Ihres Körpers nach oben dreht und vorne das Milz-Chakra berührt. Konzentrieren Sie sich auf das Milz-Chakra, und versuchen Sie hineinzuspüren. Ist es angenehm? Nehmen Sie sich ruhig Zeit. Sie haben alle Zeit der Welt dafür; eine Minute Zeit…

17. Versuchen Sie sich vorzustellen, wie sich die Spirale an der linken Seite Ihres Körpers bis oberhalb des Herz-Chakra weiter nach oben bewegt. Konzentrieren Sie jetzt auf das Nebenchakra bei der Thymusdrüse im oberen Brustraum. Spüren Sie in diesen Punkt hinein. Nehmen Sie sich Zeit. Sie haben alle Zeit der Welt dafür; eine Minute Zeit…

18. Versuchen Sie sich vorzustellen, wie sich die Spirale an der rechten Körperseite nach unten entwickelt, bis zum Solarplexus-Chakra, genau in der Vertiefung, wo Ihre Rippen zusammenlaufen. Konzentrieren Sie sich auf diese Stelle und auf die an Ihrem Rücken genau gegenüber. Spüren Sie in beide hinein. Nehmen Sie sich ruhig Zeit. Sie haben alle Zeit der Welt dafür; eine Minute Zeit …

19. Versuchen Sie sich vorzustellen, wie die Spirale an der linken Körperseite nach oben bis zum Herz-Chakra in der Mitte Ihrer Brust kreist. Konzentrieren Sie sich auf Ihr Herz-Chakra und gleichzeitig auf den mittleren Bereich Ihres Rückens. Spüren Sie in diese Öffnungen hinein, wenn es für Sie ein angenehmes Gefühl ist. Nehmen Sie sich ruhig Zeit. Sie haben alle Zeit der Welt dafür; eine Minute Zeit…

20. Versuchen Sie sich vorzustellen, dass Sie sich nun alle Zeit der Welt gönnen können, um Ihre Erfahrung abzuschließen. Eine Minute Zeit, um langsam wieder zurückzukommen …

Sie fühlen sich entspannt und gestärkt, während Sie langsam die Augen öffnen.

Wenn Sie sitzen, legen Sie Ihren Kopf zwischen die Knie, und schütteln Sie Ihre Arme aus. Dies bringt Sie in einen normalen Zustand zurück und macht sie wieder richtig wach.

Folgende Fragen sind für Sie bei dieser Übung von Bedeutung:

Fühlen sich die Chakras offen oder geschlossen an? Sauber oder blockiert? Lassen sich vorderes und hinteres Chakra miteinander verbinden? Fühlt sich eins stärker als das andere an? Kann ich mich auf das Milz-Chakra konzentrieren und es spüren? Kann ich einen Unterschied in der Beschaffenheit zwischen diesem Chakra und den anderen feststellen? Wie fühlt sich das Wurzel-Chakra an? Wie fühlen sich die Nebenchakras an den Arm- und Kniegelenken an? Wie die an den Handflächen und Füßen? Konnte ich die transpersonalen Chakras unter den Füßen in der Erde und über dem Kopf spüren? Wie fühlte sich das Kronen-Chakra an? Gab es einen Unterschied zwischen diesem Chakra und den anderen? Wie war es, als ich den Prozess umkehrte, um die Spirale ganz zu schließen? Fühlten sich die Chakras dabei anders an?

Chakra-Übung 2

Bei dieser Visualisierungsübung wollen wir mit den Farben der Chakras arbeiten und uns mit ihren Eigenschaften vertraut machen, um auch auf diese Weise die Chakras zu stimulieren und ins Gleichgewicht zu bringen.

Bevor wir mit der Übung beginnen, sammeln wir uns wieder:

Nehmen Sie eine bequeme Sitzstellung ein. Der Rücken sollte gerade sein. Ihr Kopf ruht bequem und locker auf der Wirbelsäule. Die Füße stehen auf dem Boden; sie sind nicht überkreuzt. Atmen Sie tief ein, und lassen Sie die Luft Ihre Lungen füllen, so weit es geht, wenn möglich bis hinunter in den Bauchraum, ohne die Schultern hochzuziehen. Lassen Sie Ihren Bauch los und beim Einatmen sich ausweiten. Lockern Sie gegebenenfalls Gürtel und engsitzende Kleidung an der Taille. Schließen Sie dann die Augen.

Wenn Sie all das nicht tun können, folgen Sie einfach den Worten, und versuchen Sie während des Lesens, Ihre Empfindungen wahrzunehmen:

Entspannen Sie Ihren Kopf. Entspannen Sie den Kopf bis ganz hinauf zum Scheitelpunkt. Entspannen Sie Ihre Stirn. Entspannen Sie Ihre Augen. Entspannen Sie Ihre Nase. Entspannen Sie Ihren Mund. Entspannen Sie Ihre Lippen; dabei können Ihre Lippen leicht geöffnet sein. Legen Sie die Zungenspitze sanft an den oberen Gaumen. Entspannen Sie Ihr Kinn. Fühlen Sie, wie Ihr ganzes Gesicht entspannt ist. Entspannen Sie Ihren Hals. Entspannen Sie Ihren Nacken. Fühlen Sie, wie sich die Entspannung über Ihre Schultern ausbreitet, über Ihr Rückgrat hinunter, und wie sich die Rückenmuskeln entspannen. Fühlen Sie, wie sich Ihre Arme entspannen. Fühlen Sie, wie die Entspannung über Ihre Arme hinunterfließt, wie sich Ihre Hände entspannen und wie sich Ihre Finger entspannen.

Entspannen Sie Ihre Brust. Entspannen Sie Ihren Bauch und Ihren Magen. Entspannen Sie Ihren Unterleib. Entspannen Sie Ihre Hüften. Entspannen Sie die Muskeln in Ihren Pobacken. Lassen Sie die Verspannungen herausfließen. Entspannen Sie Ihre Beine. Entspannen Sie Ihre Oberschenkel. Entspannen Sie Ihre Unterschenkel. Entspannen Sie Ihre Füße. Entspannen Sie Ihre Zehen. Lassen Sie alles los.

Sie fühlen sich jetzt herrlich entspannt!

1. Versuchen Sie sich ganz auf Ihr Scheitel-Chakra am Scheitelpunkt Ihres Kopfes zu konzentrieren. Versuchen Sie sich ein sehr sanftes Lavendelblau vorzustellen, und lassen Sie dieses sanfte Lavendelblau in Ihr Scheitel-Chakra ein- und ausströmen. Wenn Sie es nicht können oder wenn es für Sie unangenehm ist, lassen Sie es einfach sein. Lassen Sie auch nachher, wenn wir weiter hinuntergehen, von jeder Farbe wieder los, wenn Sie das Gefühl haben, Sie kommen damit nicht zurecht. Lassen Sie sich ruhig Zeit. Sie haben alle Zeit der Welt; eine Minute Zeit…

2. Versuchen Sie sich ganz auf Ihr Drittes Auge in der Mitte Ihrer Stirn und auf die gegenüberliegende Stelle am Hinterkopf zu konzentrieren. Versuchen Sie sich das Violett eines Amethystes vorzustellen und wie es in beiden Chakras ein- und ausströmt. Wie fühlen sich die beiden Zentren an? Können Sie einen Unterschied zu anderen Chakras feststellen? Lassen Sie sich Zeit. Sie haben alle Zeit der Welt; eine Minute Zeit…

3. Versuchen Sie sich nun ganz auf Ihr Hals-Chakra direkt unterhalb Ihres Schildknorpels an der Kehle und auf die gegenüberliegende Stelle am Nacken zu konzentrieren. Versuchen Sie sich ein strahlendes Blau vorzustellen, wie in einer Rosette in einem Kirchenfenster, und wie es in beiden Chakras ein- und ausströmt. Spüren Sie die beiden Chakras mit dem Blau? Wie fühlen sie sich an? Unterscheiden sie sich voneinander? Merken Sie einen Unterschied zu den anderen Chakras? Lassen Sie sich ruhig Zeit. Sie haben alle Zeit der Welt dafür; eine Minute Zeit...

4. Versuchen Sie sich jetzt ganz auf Ihr Herz-Chakra in der Mitte Ihrer Brust und gleichzeitig auf die Rückenmitte zu konzentrieren. Versuchen Sie sich vorzustellen, wie sich beide Chakras mit einem frischen, hellen Grün füllen, so grün wie junges Gras im Frühling. Lassen Sie sich ruhig Zeit. Sie haben alle Zeit der Welt dafür; eine Minute Zeit ...

5. Versuchen Sie sich auf Ihr Solarplexus-Chakra, die Vertiefung unterhalb der Stelle, wo Ihre Rippen zusammenlaufen, und auf die gegenüberliegende Stelle am Rücken zu konzentrieren. Versuchen Sie sich ein reines Gelb vorzustellen und wie es in beiden Chakras ein- und ausströmt. Lassen Sie sich ruhig Zeit. Sie haben alle Zeit der Welt dafür; eine Minute Zeit ...

6. Versuchen Sie sich auf Ihr Milz-Chakra zu konzentrieren. Versuchen Sie sich vorzustellen, wie durch dieses Chakra strahlendes Sonnenlicht in Ihren Körper einströmt. Spüren Sie einen Unterschied in der Beschaffenheit dieses Chakras zu den anderen? Lassen Sie sich ruhig Zeit. Sie haben alle Zeit der Welt dafür; eine Minute Zeit...

7. Versuchen Sie sich jetzt auf Ihr Sakral-Chakra ungefähr fünf Finger breit unterhalb Ihres Bauchnabels zu konzentrieren. Versuchen Sie in das Chakra hinein zu spüren und auch in das gegenüberliegende im unteren Rückenbereich. Versuchen Sie sich vorzustellen, wie ein warmes Orange ein- und ausströmt. Wie fühlt es sich an? Haben Sie das Gefühl, dass ein Zentrum stärker ist als das andere? Lassen Sie sich ruhig Zeit. Sie haben alle Zeit der Welt dafür; eine Minute Zeit...

8. Versuchen Sie sich auf Ihr Wurzel-Chakra zu konzentrieren. Versuchen Sie in Ihr Wurzel-Chakra hinein zu spüren und wie es vom Perineum bis zum Boden reicht. Versuchen Sie sich vorzustellen, wie es sich mit einem kräftigen, feurigen Rot füllt, das durch das Chakra ein- und ausströmt. Welches Gefühl haben Sie dabei? Fühlt es sich anders als die anderen Chakras an? Lassen Sie sich ruhig Zeit. Sie haben alle Zeit der Welt dafür; eine Minute Zeit...

9. Versuchen Sie nun in umgekehrter Richtung vorzugehen. Versuchen Sie sich vorzustellen, wie Sie mit Ihrer Aufmerksamkeit das Wurzel-Chakra verlassen und sich wieder ganz auf Ihr Sakral-Chakra und die gegenüberliegende Stelle im unteren Rückenbereich konzentrieren. Versuchen Sie sich wieder ein warmes Orange vorzustellen, wenn Sie wollen. Lassen Sie sich ruhig Zeit. Sie haben alle Zeit der Welt; eine Minute Zeit...

10. Versuchen Sie sich auf Ihr Milz-Chakra an der linken Körperseite zu konzentrieren. Versuchen Sie es sich mit Sonnenlicht gefüllt vorzustellen, wenn Sie wollen. Lassen Sie sich ruhig Zeit. Sie haben alle Zeit der Welt dafür; eine Minute Zeit...

11. Versuchen Sie sich auf Ihr Solarplexus-Chakra und das gegenüberliegende Zentrum an Ihrem Rücken zu konzentrieren. Versuchen Sie sich beide in reinem Gelb vorzustellen, wenn Sie wollen. Lassen Sie sich ruhig Zeit. Sie haben alle Zeit der Welt dafür; eine Minute Zeit...

12. Versuchen Sie sich auf Ihr Herz-Chakra in der Mitte Ihrer Brust und gleichzeitig auf die Rückenmitte zu konzentrieren. Versuchen Sie sich beide Zentren in einem leuchtenden Grasgrün vorzustellen, wenn Sie wollen. Lassen Sie sich ruhig Zeit. Sie haben alle Zeit der Welt dafür; eine Minute Zeit...

13. Versuchen Sie sich auf Ihr Hals-Chakra und auf die gegenüberliegende Stelle am Nacken zu konzentrieren. Versuchen Sie sich beide Chakras in strahlendem, lichtem Blau vorzustellen, wenn Sie wollen. Lassen Sie sich ruhig Zeit. Sie haben alle Zeit der Welt dafür; eine Minute Zeit...

14. Versuchen Sie sich auf Ihr Stirn-Chakra und auf die gegenüberliegende Stelle am Hinterkopf

zu konzentrieren. Versuchen Sie sich ein wunderbares Violett vorzustellen, wenn Sie wollen. Lassen Sie sich ruhig Zeit. Sie haben immer noch alle Zeit der Welt dafür; eine Minute Zeit…

15. Versuchen Sie sich auf Ihr Scheitel-Chakra zu konzentrieren. Versuchen Sie sich nun vorzustellen, wie reines weißes Licht einströmt. Lassen Sie sich ruhig Zeit. Sie haben alle Zeit der Welt dafür; eine Minute Zeit…

16. Versuchen Sie sich nun vorzustellen, dass Sie alle Zeit der Welt haben, um Ihre Erfahrung abzuschließen. Eine Minute Zeit, um langsam wieder zurückzukommen …

Sie fühlen sich entspannt und gestärkt, während Sie langsam die Augen öffnen.

Wenn Sie sitzen, legen Sie Ihren Kopf zwischen die Knie und schütteln Ihre Arme aus. Dies bringt Sie in einen normalen Zustand zurück und macht Sie wieder richtig wach.

Folgende Fragen sind bei dieser Übung für Sie von Bedeutung:

Wie fühlten sich die Farben in jedem Chakra an? Konnten sie ohne weiteres ein- und ausströmen? Waren die Farben angenehm? Waren es klare oder unklare Farben? Waren die Farben so wie vorgeschlagen oder etwas anders nuanciert? Fühlte ich einen Unterschied zwischen den vorderen und hinteren Chakras? Fühlten sich die Chakras unterschiedlich an?

Chakra-Übung 3

Mit dieser dritten Chakra-Übung wollen wir lernen, die persönlichen Eigenschaften zu bejahen, die im einzelnen von jedem Chakra verstärkt werden. Bevor wir mit der Übung beginnen, sammeln wir uns wieder:

Nehmen Sie eine bequeme Sitzstellung ein. Der Rücken sollte gerade sein. Ihr Kopf ruht bequem und locker auf der Wirbelsäule. Die Füße stehen auf dem Boden; sie sind nicht überkreuzt. Atmen Sie tief ein, und lassen Sie die Luft Ihre Lungen füllen, so weit es geht, wenn möglich bis hinunter in den Bauchraum, ohne die Schultern hochzuziehen. Lassen Sie Ihren Bauch los und beim Einatmen sich

ausweiten. Lockern Sie gegebenenfalls Gürtel und engsitzende Kleidung an der Taille. Schließen Sie dann die Augen.

Wenn Sie all das nicht tun können, folgen Sie einfach den Worten, und versuchen Sie, während des Lesens Ihre Empfindungen wahrzunehmen:

Entspannen Sie Ihren Kopf. Entspannen Sie den Kopf bis ganz hinauf zum Scheitelpunkt. Entspannen Sie Ihre Stirn. Entspannen Sie Ihre Augen. Entspannen Sie Ihre Nase. Entspannen Sie Ihren Mund. Entspannen Sie Ihre Lippen; dabei können Ihre Lippen leicht geöffnet sein. Legen Sie die Zungenspitze sanft an den oberen Gaumen. Entspannen Sie Ihr Kinn. Fühlen Sie, wie Ihr ganzes Gesicht entspannt ist. Entspannen Sie Ihren Hals. Entspannen Sie Ihren Nacken. Fühlen Sie, wie sich die Entspannung über Ihre Schultern ausbreitet, über Ihr Rückgrat hinunter, und wie sich die Rückenmuskeln entspannen. Fühlen Sie, wie sich Ihre Arme entspannen. Fühlen Sie, wie die Entspannung über Ihre Arme hinunterfließt, wie sich Ihre Hände entspannen und wie sich Ihre Finger entspannen.

Entspannen Sie Ihre Brust. Entspannen Sie Ihren Bauch und Ihren Magen. Entspannen Sie Ihren Unterleib. Entspannen Sie Ihre Hüften. Entspannen Sie die Muskeln in Ihren Pobacken. Lassen Sie die Verspannungen herausfließen. Entspannen Sie Ihre Beine. Entspannen Sie Ihre Oberschenkel. Entspannen Sie Ihre Unterschenkel. Entspannen Sie Ihre Füße. Entspannen Sie Ihre Zehen. Lassen Sie alles los.

Sie fühlen sich jetzt herrlich entspannt!

1. Beginnen Sie damit, dass Sie sich sagen: »Ich werde keine andere Energie zulassen als die, die aus dem höchsten Bewusstsein reinen weißen Lichts kommt.«

   Versuchen Sie sich dann auf Ihr Scheitel-Chakra am Scheitelpunkt des Kopfes zu konzentrieren und sagen Sie sich: »Ich bin, und ich bin ein reines Lichtwesen.« Lassen Sie diese Erfahrung zu, und versuchen Sie herauszufinden, was diese Aussage für Sie bedeutet. Lassen Sie sich ruhig Zeit. Sie haben alle Zeit der Welt dafür; eine Minute Zeit…

2. Versuchen Sie sich mit Ihrer Vorstellungskraft auf Ihr Drittes Auge in der Mitte Ihrer Stirn und auf das gegenüberliegende Zentrum am

Hinterkopf zu konzentrieren. Sagen Sie sich: »Ich bin, und ich bin voller Weisheit und voller Erkenntnis.« Meditieren Sie, welche Bedeutung diese Aussage für Sie hat. Lassen Sie sich ruhig Zeit. Sie haben alle Zeit der Welt dafür; eine Minute Zeit...

3. Versuchen Sie sich auf Ihr Hals-Chakra unter dem Schildknorpel an Ihrer Kehle und auf das gegenüberliegende Zentrum am Nacken zu konzentrieren. Sagen Sie sich: »Ich bin, und ich bin voller Kreativität.« Meditieren Sie, welche Bedeutung diese Aussage für Sie hat. Lassen Sie sich Zeit. Sie haben alle Zeit der Welt dafür; eine Minute Zeit...

4. Versuchen Sie sich auf Ihr Herz-Chakra in der Mitte Ihrer Brust und gleichzeitig auf Ihre Rückenmitte zu konzentrieren. Sagen Sie sich: »Ich bin, und ich bin voller Liebe.« Meditieren Sie, welche Bedeutung diese Aussage für Sie hat. Nehmen Sie sich ruhig Zeit. Sie haben alle Zeit der Welt dafür; eine Minute Zeit...

5. Versuchen Sie sich auf Ihr Solarplexus-Chakra, genau in der Vertiefung unterhalb der Stelle, wo Ihre Rippen zusammenlaufen, und gleichzeitig auf das gegenüberliegende Chakra am Rücken zu konzentrieren. Sagen Sie sich dann: »Ich bin, und ich bin voller Mitgefühl.« Meditieren Sie, welche Bedeutung dies für Sie hat. Lassen Sie sich ruhig Zeit. Sie haben alle Zeit der Welt dafür; eine Minute Zeit...

6. Versuchen Sie sich auf Ihr Milz-Chakra zu konzentrieren. Sagen Sie sich: »Ich bin gesund und voller Lebenskraft.« Meditieren Sie, welche Bedeutung diese Aussage für Sie hat. Lassen Sie sich ruhig Zeit. Sie haben alle Zeit der Welt dafür; eine Minute Zeit...

7. Versuchen Sie sich auf Ihr Sakral-Chakra, ungefähr fünf Finger breit unterhalb Ihres Bauchnabels, und auf das gegenüberliegende Zentrum im unteren Rückenbereich zu konzentrieren. Und sagen sie sich: »Ich bin und ich bin voller Demut. Voller schwingender, pulsierender sexueller Energie, und ich kann meine kreative sexuelle Energie so leben, wie es für mich richtig ist.« Meditieren Sie, welche Bedeutung diese Aussage für Sie hat. Lassen Sie sich ruhig Zeit damit. Sie haben alle Zeit der Welt; eine Minute Zeit...

8. Versuchen Sie sich auf Ihr Wurzel-Chakra zu konzentrieren. Sagen Sie sich: »Ich bin, und ich bin voller Kraft – voller Kraft, das Leben nach meinen besten Fähigkeiten zu leben, und durch bedingungslose Liebe zu wirken.« Meditieren Sie, welche Bedeutung diese Aussage für Sie hat. Lassen Sie sich ruhig Zeit. Sie haben alle Zeit der Welt dafür; eine Minute Zeit ...

9. Versuchen Sie nun in Ihrer Vorstellung vom Wurzel-Chakra wieder zum Sakral-Chakra zurückzukehren, und wenn Sie wollen, bekräftigen Sie noch einmal, was Sie jeweils gesagt haben. Konzentrieren Sie sich auf Ihr Sakral-Chakra, dann auf Ihr Milz-Chakra, anschließend auf Ihr Solarplexus-Chakra, auf Ihr Herz-Chakra, auf Ihr Hals-Chakra, auf Ihr Stirn-Chakra und letztlich wieder auf Ihr Kronen-Chakra. Sagen Sie sich hier nochmals: »Ich bin, und ich bin ein Wesen voller Licht, Liebe und Weisheit.« Lassen Sie sich Zeit. Sie haben alle Zeit der Welt dafür; zwei Minuten und mehr Zeit...

10. Stellen Sie sich nun vor, dass Sie sich alle Zeit der Welt gönnen können, um Ihre Erfahrung abzuschließen: eine Minute Zeit, um wieder langsam zurückzukommen ...

Sie fühlen sich entspannt und gestärkt, während Sie langsam die Augen öffnen.

Wenn Sie sitzen, legen Sie Ihren Kopf zwischen die Knie und schütteln Ihre Arme aus. Dies bringt Sie in einen normalen Zustand zurück und macht Sie wieder richtig wach.

Bei dieser Übung sind folgende Fragen für Sie wichtig:

Welches Gefühl hatte ich bei den Affirmationen? Waren sie für mich angenehm oder eher unangenehm? Hatte ich das Gefühl, dass sie für jedes Chakra passend waren?

In Kapitel 35 werde ich die Erfahrungen einiger meiner Seminarteilnehmer erörtern und auch darauf eingehen, was ich über die Bedeutung dieser Erfahrungen gelernt habe. Lassen Sie sich aber bitte nicht verleiten, dort nachzulesen, ehe Sie Ihre eigenen Erfahrungen gemacht haben, damit Sie davon nicht beeinflusst werden. Machen Sie sich Notizen, damit Sie später vergleichen können.

Ich möchte Ihnen diese Übungen wirklich ans Herz legen, besonders die Affirmationen. Wenn wir uns auf unseren spirituellen Weg konzentrieren, ist es unbedingt notwendig, dass wir uns nur vom höchsten Bewusstsein leiten lassen. Unterwegs können wir in viele Fallen tappen; dazu gehören zum Beispiel Macht und Illusion. Wenn wir das Bewusstsein des reinen weißen Lichts erbitten, bleibt eine Vielzahl von astralen Wesenheiten ausgeschlossen, die sich mit uns verbinden wollen, die aber selbst unerlöst sind. Sie sind noch mit den Gefühlen der Astralebene verhaftet, was bedeutet, dass Werturteile ausgedrückt werden. Ich betone zusätzlich die Haltung der Demut, denn sie beinhaltet Wissen. Wenn wir uns entwickeln oder uns unserer paranormalen Fähigkeiten bewusst werden, besteht die Gefahr, dass wir unserem Ego in die Falle gehen und seinem Größenwahn erliegen könnten. Wir können es vermeiden, indem wir uns schlicht zur Demut bekennen. Womit wir auch schon beim Thema der nächsten beiden Kapitel sind, in denen es um Liebe geht: zum einen um Liebe als Ausdruck von Forderungen und Emotionen, zum anderen um Liebe in ihrer reinsten, bedingungslosen Form.

15. Die fordernde, emotionale Liebe

Bedingungslose Liebe mit intellektuellen Begriffen zu erklären ist nicht ganz einfach; sie praktisch zu leben, ist eine Herausforderung, da bislang unsere Persönlichkeit von unserer emotionalen Natur beherrscht wurde.

So wie Liebe von den meisten Menschen zum Ausdruck gebracht wird, hängt sie unweigerlich mit Emotionen zusammen. Erinnern wir uns daran, dass eine Emotion eine Kombination von Gefühl und Gedanke ist. Menschliche Liebe, wie sie im allgemeinen erfahren wird, ist an Bedingungen geknüpft; von bedingungsloser Liebe kann hier also kaum die Rede sein. Liebe, wie sie die meisten Menschen bis heute erleben, wird im Unterbewusstsein mit Gefühlen von Besitzergreifung, Schuld oder sogar Angst verbunden.

Die bis heute vorherrschende, Bedingungen stellende Liebe des Durchschnittsmenschen lässt sich zum Beispiel in folgende Phrasen kleiden: »Ich liebe dich, wenn du brav und gehorsam bist, wenn du dich anständig benimmst, wenn du meinen Erwartungen entsprichst.« Oder: »Ich liebe dich, wenn du mich liebst.« Oder, und das ist ein noch größeres Armutszeugnis: »Weil ich mich selbst nicht liebe, musst du mich lieben, und um deine Liebe zu bekommen, mache ich mir vor, dass ich dich liebe.« Oder: »Weil du mich liebst, liebe ich dich.« Oder: »Weil ich dich liebe, wirst du tun, was ich sage.« Sätze wie »Weil du tust, was ich sage, liebe ich dich« oder »Wenn du mich liebst, dann wirst du dies oder das für mich tun oder dich so und so verhalten« haben den Haken, dass sie Schuldgefühle wecken. »Du gehörst zu mir, weil ich dich liebe« drückt Besitzansprüche aus. »Ich weiß, was für dich das Beste ist, weil ich dich liebe; es wäre also besser gewesen, du hättest auf mich gehört« hat gleich drei Haken an sich, nämlich den anderen in Besitz zu nehmen, Schuldgefühle einzureden und Kontrolle auszuüben. »Du gehörst zu mir, weil ich dich liebe, und wenn du nicht tust, was ich sage, ist es aus mit meiner Liebe zu dir« drückt

Besitzansprüche aus, will Schuldgefühle erzeugen, Kontrolle ausüben und Strafe erteilen. Ein völliger Mangel an Selbstliebe, ohne dass damit allerdings ein Haken ausgelegt wird, äußert sich zum Beispiel so: »Wenn ich nicht geliebt werde, bin ich nichts wert.« Oder: »Ich bin nichts wert, also kann ich auch von niemandem geliebt werden.«

Solche Phrasen sind keineswegs ein Ausdruck von Liebe, wie sie wirklich ist. Aus bedingter Liebe wird meistens ein abhängiges, manipulierendes und kontrollierendes Lieben, auch wenn es zeitweise tatsächlich erhebend ist und Erfüllung gibt. Die Strukturen darunter sind jedoch von Bedürfnissen wie dem Wunsch nach Zustimmung und Einfluss geprägt, der sich aber aus dem Gefühl des Mangels ableitet, was einem tiefen und nicht erkannten Mangel an Liebe zu sich selbst entspringt. Es ist ein Lieben aus Not, nicht aus einem Gefühl des Reichtums und Überflusses heraus, das nur erwachsen kann, wenn die Selbstliebe zum Fundament geworden ist.

Ich habe in meinem Leben die Erfahrung gemacht, dass manche Menschen, die ich liebte, nicht das taten, was mein Ego gern gewollt hätte. Rückblickend wurde mir klar, dass es jedesmal eine Lehre war, die ich selbst kreiert hatte. Ich erkannte, dass die Menschen, die ich liebte, meine Lehrmeister waren. Heute weiß ich, dass die größte Liebe die war, die sich durch die Mühsal ausdrückte, mir eine Lehre zu erteilen. Vielfach war es so, dass die Lektionen für beide Seiten sehr großen Schmerz erzeugten, denn natürlich war auch ich für den anderen immer eine Lehrmeisterin. Es ist ein kosmischer Tanz gegenseitiger Beeinflussung; es gibt keine Beziehung, in der ein Mensch nur ein Solo vollführt.

Gewöhnlich glaubt man, automatisch glücklich zu werden, wenn man geliebt wird. Liebe, die uns von außen durch einen anderen Menschen zuteil wird, mag uns Zufriedenheit schenken oder Augenblicke, in denen wir uns glücklich fühlen. Echtes

Glücklichsein kann jedoch nur aus der Liebe zu sich selbst kommen. Ich meine damit keine egoistische Liebe, sondern die Liebe für das Göttliche in einem selbst. Das Göttliche als den Kern des Selbst zu erkennen wird immer in die Liebe zu sich selbst münden. Wenn man weiß, dass man im Innersten einen göttlichen Kern besitzt, wie könnte man dann eine solche Göttlichkeit durch mangelnde Liebe negieren? Wenn wir uns des Göttlichen in uns selbst bewusst sind, sehen wir es überall, in jedem und allem, und finden so zur bedingungslosen Liebe.

Auf dem Weg zur spirituellen Wandlung und zu unserer Vollendung hilft uns der Spiegel-Effekt. Da wir die Schöpfer unserer eigenen Realität sind, spiegeln andere für uns jene Bereiche wider, die transzendiert werden können. Wenn wir in uns Ärger, Wut oder Zorn festhalten, werden wir dazu verleitet, uns zu ärgern, wütend oder zornig zu sein. Wenn wir Schmerz in uns festhalten, fühlen wir uns verletzt. Wenn wir Angst haben, arm zu sein, diese aber nicht erkennen wollen, wird unser Lehrmeister vielleicht jemand sein, der nur knausert, und durch unsere Reaktion auf sein Verhalten werden unsere eigenen Ängste emporkommen. Die Lehre liegt darin, dass wir die Gefühlsreaktionen transzendieren sollen. Das betrifft die ganze Palette menschlicher Erfahrungen, bis wir alle Aspekte unseres Wesens geklärt und als Anteile, die in uns schlummern, akzeptiert und umgewandelt haben. Ein spiritueller Meister hat einen Zustand erreicht, in dem ihn nichts mehr verleiten kann; deshalb sind andere in seinen Augen vollkommen. Sie können nichts falsch machen. Alles, was sie tun, ist vollkommen und Teil des kosmischen Prozesses. Für einen Meister gibt es keine Fehler.

Selbstliebe

Bedingungslose Liebe lässt sich nur praktizieren, wenn die Selbstliebe das Fundament bildet. Diese Liebe, die man zu sich selbst hat, ist der eigentliche Kern menschlicher Liebe.

In Kapitel l erörterte ich den Begriff »Paradigma« zusammen mit dem verwandten Ausdruck »Meta-Paradigma« und was damit hinsichtlich der individuellen Auffassung von Realität gemeint ist, die das Produkt eines persönlichen Glaubenssystems ist, auf dem die emotionalen und psychologischen Verhaltensmuster aufbauen. Erklärt wurde, wie die Kodierung des emotionalen Gedächtnisses eines inkarnierenden Lichtwesens ihm auf der physischen Ebene durch die subtilsten Erfahrungen eingepflanzt wird und wie jede Emotion eine chemische Reaktion im Körper erzeugt.

Die emotionale Kodierung, die in die physische Zellstruktur eingeht, wird ebenfalls in den Gefühls- und Mentalkörper übernommen, also in die von Gefühlen und Gedanken geprägten Erinnerungen an die mütterliche und väterliche Liebe. Diese Erinnerungen, seien sie positiv oder negativ, färben auf das Meta-Paradigma ab, das hinter der persönlichen Einstellung zur Selbstliebe steht. Zusätzlich haben wir in unser energetisches System durch unsere Eltern auch die ganze emotionale Geschichte unserer Familie einkodiert bekommen.

All diese Erfahrungen erzeugen einen unterbewussten Komplex mentaler Gefühlseinstellungen (die Vorstufe eines Gefühls), die ein Mensch dann zu sich selbst hat, so dass er sich für liebenswert oder nicht liebenswert, für wertvoll oder wertlos hält und menschliche Nähe zulässt oder sich absondert.

Dieser Komplex ist sozusagen das gewählte Programm, über das die einzelne inkarnierende Wesenheit verfügt, um es für ihre Entwicklung und Transformation in Zeit und Raum zu nutzen.

Aber auch die Kodierung des emotionalen Gedächtnisses durch Erfahrungen aus früheren Leben ist von Bedeutung. Dieses transpersonale emotionale Gedächtnis wird in das inkarnierende holographische Lichtwesen mit verpackt. Vielfach wird die ohnehin schwierige Aufgabe, die von mangelnder Selbstliebe geprägte Gefühls- und Gedankenwelt zu klären, zu einer mehrdimensionalen, mehrere Leben berührenden Herausforderung. Die Gefühle und Gedanken sind viele Male wiederholt worden und haben durch die zahlreichen Aspekte der multidimensionalen holographischen Ausdrucksformen des Selbst in Zeit und Raum tiefe Eindrücke in ihm hinterlassen. Am leichtesten tut man sich daher mit der Gefühls- und Gedankenkodierung der gegenwärtigen Inkarnation: Sie ist am einfachsten zugänglich, am einfachsten zu bearbeiten und am einfachsten zu klären.

Meiner Meinung nach kommen die Emotionen, mit denen sich das inkarnierende Selbst befassen soll, in allen ihren Formen im gegenwärtigen Lebensprozess offen zum Vorschein. Obwohl die emotionale Kodierung früherer, aus anderen Leben stammender Erfahrungen und ihre Traumata, Schmerzen, Freuden und Ängste, Glück und Ärger den astralen Aspekt unseres multidimensionalen Selbst tief durchdrungen haben, helfen sie anderseits auch, den emotionalen Unterbau des gegenwärtigen Lebens zu unterstützen und zu festigen.

Um es etwas deutlicher zu machen: Was immer die gegenwärtige inkarnierende Wesenheit in diesem Leben an Erfahrungen macht, erschafft sie sich selbst. Sie hat sie sich ausgesucht, um durch sie zu lernen. Durch die genetische Kodierung verschafft sich das inkarnierende Lichtwesen einen physischen Körper, der für das Dasein in Zeit und Raum geeignet ist. Die Ereignisse im Leben rufen die Emotionen hervor, die überwunden werden sollen. Als inkarnierende Wesenheit erzeugt man selbst diese emotionalen Geschehnisse. Es sind Herausforderungen, die einen immer wieder auf die Probe stellen, bis man begreift, dass es gar nicht nötig ist, dieses Spiel fortzusetzen.

Wissenschaftliche Untersuchungen von Nahtododer Jenseitserfahrungen geben dazu sehr aufschlussreiche Beschreibungen. Eine Untersuchungsperson des Forschers Kenneth Ring, der auf diesem Gebiet bahnbrechende Erfolge erzielte, hat sehr genau beschrieben, wie unser Verhalten (die Emotionen, die wir in anderen auslösen oder selbst empfinden) in unser Wesen während unseres Lebens einkodiert wird und welche Auswirkung es auf uns im Jenseits hat:

»… plötzlich ›zog mein Leben an mir vorbei‹ – ich kann es nicht anders ausdrücken. Dabei war es nicht eigentlich mein Leben, was ich sah, es waren vielmehr die Gefühle … jedes einzelne Gefühl, das ich in meinem Leben je empfunden hatte und jetzt noch einmal spürte. Und mit meinen Augen sah ich, wie diese Emotionen mein Leben beeinflusst hatten. Womit ich in meinem Leben das Leben anderer Menschen beeinflusst hatte, und ich verglich es mit dem Gefühl reiner Liebe, die mich umgab. Und es war schrecklich, was ich getan hatte.«[1]

Nahtoderfahrungen haben gewöhnlich einen sehr großen positiven Effekt auf die Wandlung eines Menschen.

Weisheit oder Verständnis zu erlangen und Liebe fließen zu lassen sind ein Prozess, bei dem das inkarnierende Individuum durch andere, die bestimmte Gefühle oder Gedanken widerspiegeln, lernt, dass diese Gefühle und Gedanken nicht zu gebrauchen sind und deshalb von ihnen ablässt.

Zu den wichtigsten Lehren, die wir durch Inkarnation in Zeit und Raum lernen können, gehören: eins zu sein und das Ego aufzugeben, wodurch nicht nur innere Harmonie und innerer Friede aufkommen, sondern auch Vertrauen und Glauben; niemals allein zu sein, im Innern ganz geliebt zu werden, voller Liebe zu sein und daher reichlich Liebe, bedingungslose Liebe, geben zu können; Selbstwertgefühl, Klarheit und Rechtschaffenheit auf allen Ebenen sowie Urteilslosigkeit. Das alles schafft die Basis für ein Bewusstsein des Reichtums und Überflusses. Eins zu sein heißt, sich der Göttlichkeit des Selbst und all seiner Lichtkörper bewusst zu sein, zu wissen, dass alles, was ist, göttlich ist. Diese Bewusstheit befähigt zu göttlicher Macht und zu dem Verständnis, wie diese Macht zum Wohle anderer Menschen einzusetzen ist. Somit kann sich höchster Altruismus offenbaren. Ein Denken und Handeln im Sinne der Harmlosigkeit bilden die Basis, das heißt, in Liebe und Demut zu wirken.

Das Gegenteil davon sind das Getrenntsein und die Egozentrik, die sich durch Schmerz, Verletztheit, Angst, Misstrauen, Wut, Hass, Verlassenheit, Leere, Armutsbewusstsein und das Gefühl, allem unwürdig zu sein, ausdrücken. Weitere Ausdrucksformen sind mangelndes Selbstwertgefühl sowie die Einstellung, dass andere nichts wert sind, ein Charakterzug, der einen Mangel an Selbstliebe widerspiegelt und die eigene Energie verschleißt. Außerdem gehören dazu die völlige oder partielle Verleugnung des göttlichen Selbst, die Unfähigkeit, Liebe anzunehmen und Liebe zu geben. Es ist ein Ausdruck von Machtlosigkeit, wenn Macht missbraucht und dazu verwendet wird, andere zu kontrollieren, zu verletzen oder zu manipulieren. Getrenntheit auf der Basis unklarer Gedanken und Handlungen macht sich auf vielen Ebenen bemerkbar. Sie kann Chaos in einem selbst und in anderen erzeugen, in der Familie, in der Gemeinschaft, in der Umwelt.

Im Moment der Inkarnation eines Menschen trennt sich das Bewusstsein von seinem göttlichen Ursprung. Dadurch kommt es zu einem Gefühl des Alleinseins und dem Wunsch, unbedingt zu diesem Ursprung zurückzukehren, wo Harmonie und Friede herrschen. Diese Sehnsucht ist die Motivation für die Suche nach dem geheimnisvollen Etwas, das fast jeder in seinem Leben vermisst. Dieses Etwas kann mit allem Möglichen verwechselt werden: mit Macht, Reichtum, Ruhm, Liebeshunger, dogmatischer Religiosität, sexueller Ausschweifung und so weiter. Es sind Illusionen, die wir mit dem Göttlichen in Zeit und Raum verwechseln.

Dieses Gefühl der Entfremdung vom göttlichen Ursprung kann in einem Menschen eine tief empfundene Traurigkeit und Verlassenheit bewirken. Wenn die zu lernende Lektion auf der emotionalen Stufe eben dieses Gefühl der Verlassenheit ist, wird die Erfahrung, sich verlassen zu fühlen, durch den Lebensprozess verstärkt werden, und zwar bis zu dem Moment, in dem dieser Mensch weiß, dass das Gefühl der Verlassenheit nur eine Illusion ist, wie auch das Gefühl des Getrenntseins nur eine Illusion ist, und genauso steht es um die Gefühle von Schmerz und Angst, die mit dem Gefühl der Verlassenheit verbunden sind. Sie sind allesamt nur Illusionen, die in den Gefühls- und Mentalkörper einkodiert wurden.

Gefühle bestehen aus kosmischer Mikro-Vita-Substanz, die sich im involutionären Prozess befindet und von den Schwingungsfrequenzen lebt, die von Gefühlen wie zum Beispiel Schmerz, Trauer und Angst erzeugt werden. Je mehr Schmerz, Wut und Angst der Gefühls- und der Astralkörper erfahren, desto schwerer und dichter werden diese Körper durch die abgelagerte Gefühlssubstanz, für die es dann um so einfacher ist, auf die Frequenz der physischen Ebene zu sinken. Je dunkler und verschmutzter die Farben des Gefühls- und Astralkörpers erscheinen, desto dichter sind diese Körper. Die dunkleren, dichteren und gefühlsüberladenen Körper hindern den Menschen daran, die helleren, höheren Frequenzen anzuzapfen, die die Manifestation von Liebe sind.

Selbstliebe hat nicht nur damit zu tun, die Psyche von Falschinformation aufgrund ihrer speziellen Kodierung des Denkens zu befreien, sondern auch damit, den Gefühls- und Astralkörper von all den dichten, gefühlsbelasteten Schlacken zu reinigen.

Durch ein bewusstes Gewahrwerden reinigen wir das emotionale Feld von diesem »Kleister«. Festsitzende Gefühle und Verzerrungen im Glaubenssystem lösen wir durch verschiedene Therapien oder Heilverfahren. Die Selbstheilung kann einsetzen, denn die Gefühls- und Gedankensubstanz wird nicht mehr durch konstante Stimulation weiter verstärkt. Dadurch gewinnen Gefühls-, Mental- und Astralkörper an Leichtigkeit und Klarheit. Sie ermöglichen nun den Zugang zu den höheren Frequenzen der Liebe. Das Individuum ist schneller in der Lage, Liebe zu integrieren und wiederum Liebe auszudrücken, Liebe in allen Formen, zunächst die Liebe zu sich selbst, dann die Liebe für andere und schließlich Liebe für alle: die bedingungslose Liebe.

Aus dieser Liebe zum Selbst wird eine Liebe des Selbst, die die Eigenschaft hat, nicht zu urteilen, denn wenn es keine Notwendigkeit gibt, über das Selbst zu urteilen, wenn das Selbst akzeptiert wird, wie es ist, brauchen auch andere nicht beurteilt zu werden, sondern können so angenommen werden, wie sie sind. Wenn verstanden wird, dass das Selbst göttlich ist und allwissend, sind auch alle anderen göttlich und allwissend. Welche Wahl ein anderer Mensch trifft, kann keinem Urteil unterliegen, da ein jeder weiß, was er tut, für sich selbst wie auch in bezug auf andere. Es gibt keine Fehler. Es gibt nur Lektionen, die das Selbst zu lernen hat, die die anderen zu lernen haben und die das Selbst durch die anderen lernt. Es gibt keine Bestrafung, und es gibt keine Opfer. Es gibt nur den Spiegel der unterbewussten Liebe, Angst, Wut oder Sehnsucht des anderen. Alles ist Spiegelung und damit eine Illusion. Es sind keine Urteile zu fällen; es ist nur die Liebe zu übermittelt, um die Entscheidungen und Prozesse des Selbst und der anderen zu unterstützen und zu verstehen. Diese Liebe, die dann gezeigt wird, ist unpersönlich. Sie urteilt nicht. Sie ist reines göttliches Licht, das durch die gereinigten Lichtkörper umgewandelt und als bedingungslose kosmische Liebe weitergegeben werden kann.

Persönliche Liebe als ganzheitlicher Zustand

Alle die oben besprochenen Aspekte hinsichtlich Persönlichkeit und Liebe sind mit dem Heilverfahren des Therapeutic Touch verflochten. Wenn wir verstehen, dass ein jeder von uns eine ganzheitliche Wesenheit aus Körper, Gefühlen, Geist und Seele ist, die ihrerseits mit großer Weisheit ausgestattet sind, können wir mit Klarheit darangehen, in den Lebensprozess eines anderen einzugreifen.

Wenn wir verstehen, dass jedem von uns Wissen innewohnt, können wir die Energie von Licht und Liebe bedingungslos fließen lassen. Sie wird für alles sorgen, was der Sorge bedarf. Wenn wir verstehen, wie wir physiologisch, emotional/psychisch, geistig und spirituell/energetisch aufgebaut sind, haben wir wirklich die Möglichkeit, uns zu verändern. Dann können wir auch in den von Liebe erfüllten Raum vorstoßen, wo wir zur Selbstliebe finden und bedingungslose Liebe zu praktizieren vermögen. In dem Bewusstsein, dass wir Licht sind, erschließen wir das Göttliche in uns. Wir können es ehren und akzeptieren, dass wir Liebe sind, liebend und der Liebe würdig.

In meinen Seminaren, wo ich alle Aspekte der Liebe hervorhebe, betone ich in erster Linie, sich selbst zu achten, indem wir uns selbst lieben, denn wenn wir uns Achtung entgegenbringen, lieben wir alles in der Natur und im Menschen. Erst dann entscheiden wir, ob wir einen anderen Menschen lieben, denn persönliche Liebe ist dann am höchsten, wenn sie bewusst gewählt wird und nicht der Bedürftigkeit entspringt. In einer Liebesbeziehung geht es nicht darum, durch sie den Mangel an Liebe zu beheben, sondern sich für sie zu entscheiden, weil Liebe im Überfluss da ist, um sie mit einem anderen Menschen zu teilen, auch ein Leben lang. Bedingungslose Liebe ist eine Lebenseinstellung. Sie äußert sich auch in allen persönlichen Beziehungen: zu Kindern, Angehörigen, Freunden, Bekannten, Kollegen.

Das sexuelle Prinzip

Die höchste Erfüllung in einer Partnerschaft beruht auf einer ganzheitlichen Beziehung, die aus dem Bewusstsein heraus lebt, dass alles, auch das Sexuelle, Licht und Liebe ist. Es ist von wesentlicher Bedeutung, dass wir sexuell und emotional ausgeglichen sind. Die sexuelle Energie ist die kreative Kraft im Kosmos.

G. A. Gaskell beschreibt sehr treffend die spirituelle Quintessenz des sexuellen Prinzips:

»Wenn die göttliche Monade oder das Weltenei sich in zwei Essenzen teilt, ist das sexuelle Prinzip daran zu erkennen, dass die eine dynamisch, voll und befruchtend ist, die andere statisch, empfangend und fortpflanzend. Die Zweiheit ist in erster Linie die von Geist und Materie. Der Geist prägt der Materie im Lauf der Involution alles Gestalterische ein und verleiht ihm alle Eigenschaften. In der Folge reproduziert die Materie im Lauf der Evolution Formen, Eigenschaften und Geist. Deshalb wird Geist als männlich und Materie als weiblich bezeichnet oder als Gott und Göttin.«[2]

Auch Wilhelm Reich stützte sich bei seinen Theorien auf das sexuelle Prinzip, das sich durch den Orgasmus ausdrückt. Seiner Theorie nach ist ein Orgasmus eine Energie, die rhythmisch durch das vegetative Nervensystem pulsiert und sich von den Zellen zu den Organen bewegt. Biologisch pulsiert sie in vier Takten: mechanische Spannung, bioelektrische Aufladung, bioelektrische Entladung und mechanische Entspannung. Reich nannte diese pulsierende Energie »Orgon«. Sie stellte für ihn ein allgemeines Prinzip dar, das in allen Lebewesen und überall im Kosmos wirkt. Gemeint ist ein freier Energieaustausch, der immer dort stattfindet, wo Wesenheiten zusammentreffen, sei es innerhalb eines lebendigen Körpers, zwischen sexuellen Partnern, im galaktischen Raum oder zwischen den Mitgliedern einer Gesellschaft. Für Wilhelm Reich war die Orgonenergie im Grunde eine kosmische Energie, die es anzuerkennen gilt.[3]

Liebe zwischen zwei Menschen ist eine ganzheitliche Erfahrung, denn sie schließt alles ein: Körper, Gefühle, Geist und Seele. In einer Liebesbeziehung spielt die sexuelle Energie eine bedeutende Rolle. Ohne ihr Drängen gäbe es keine Zeugung. Sexuelle Vereinigung ist aber nicht nur ein physischer Akt, sondern auch eine Verschmelzung von Geist und Gefühl.

Es ist heute noch so, dass die sexuelle Vereinigung meist auf den genitalen Bereich beschränkt wird und damit nur die beiden unteren Chakras beeinflusst. Häufig ist die Vereinigung selbst mit Ängsten verbunden. Bei einem Akt der Wollust kann die Angst zugrunde liegen, sich zu binden, oder die Angst, die Kontrolle zu verlieren oder zurückgewiesen zu werden. Diese Ängste werden durch die tiefen Gefühle geweckt, die in einer so intimen Beziehung ausgelöst werden.

Im Unterschied zu einem Akt der Wollust ist ein echter Liebesakt eine Erfahrung, die sowohl in den unteren Chakras als auch im Herz-Chakra gemacht wird. Auch in sexueller Hinsicht sollte die zwischenmenschliche Beziehung durch Spiritualität leben. Durch Übung und Anwendung von speziellen Liebestechniken kann die sexuelle Energie durch den Körper zum obersten Chakra am Kopf gelangen. Mantak Chia, ein taoistischer Meister, hat – zum Teil zusammen mit seiner Frau – mehrere Bücher geschrieben, die die heilende Liebeskunst aus taoistischer Sicht beschreiben, wobei er in einem speziell für Männer und in einem anderen speziell für Frauen, Konzentrations- und Atemtechniken vorstellt, um zunächst die Chi-Energie und danach die sexuelle Energie zu lenken.[4] Indem man letztere zu kontrollieren vermag, wird die sexuelle Erfahrung intensiver und sie erlangt eine höhere Stufe. Paare können den »Tal-Orgasmus« beziehungsweise den Zustand jenseits des Orgasmus erleben, was eine Erfahrung erhöhter Bewusstheit ist.[5]

Eine von Mantak Chias Schülerinnen beschreibt ihre Erfahrung des »Tal-Orgasmus«, die an die Erweckung der Kundalini erinnert, so:

»Der Tal-Orgasmus tritt spontan in einem Zustand tiefster Entspannung auf. Das ist eine sehr intensive Erfahrung, die ich in jeder Zelle, in jedem Teilchen meines Wesens als wundersame und ekstatische Verschmelzung erlebe. Vor allem die Verbundenheit mit meinem Partner ist sehr tief. Mein ganzes Wesen verschmilzt mit dem seinen, wir teilen einander in einem Energiefluss, der keine Grenzen kennt. Manchmal dehnt sich unsere Bewusstheit so aus, dass sie den ganzen Kosmos umfasst. Es ist das erhabene Gefühl, allgegenwärtig und Teil aller Dinge zu sein ... Ich

empfinde immer sehr große Ehrfurcht angesichts der ungeheuren Kraft, die dem Männlichen und dem Weiblichen innewohnt. Wir sind dem Göttlichen viel näher, als wir meist glauben wollen.«[6]

Die Steuerung der sexuellen Energien erlaubt es, ihre Existenz anzuerkennen, denn statt sie unterdrücken zu müssen, vermag man sie kreativ umzulenken. Die sexuelle Energie kann, wenn sie kontrolliert wird, für einen positiven Wandlungsprozess eingesetzt werden, denn diese von uns als sexuell bezeichnete Energie ist in Form der Kundalini die Energie der Umwandlung und Veränderung, mit der der Mensch das Göttliche in sich erreichen kann.

Chris Griscom spricht in diesem Zusammenhang vom »kosmischen Orgasmus«, einer einzigartigen Erfahrung, die keinen Partner erfordert. Es ist eine spontane, nicht gelenkte Empfindung, die in einem Orgasmus gipfelt. Chris Griscom beschreibt dies ebenfalls als eine Erfahrung, die dem Aufsteigen der Kundalini ähnelt:

»Unser vertikaler Zugang ist unsere sexuelle Energie, die in unserem Körper durch die Chakren hinaufsteigt, um uns mit der Quelle zu verbinden. Es liegt an uns, ob wir bereit sind, diese Ekstase zu erfahren. Wir sind fähig, unsere sexuellen Verwirrungen und unsere emotionalen Abhängigkeiten zu sprengen. Wir sind bereit für die Verschmelzung mit dem Göttlichen, mit dem Formlosen, mit unserem eigenen Höheren Selbst.«[7]

Diejenigen, die Therapeutic Touch anwenden, sollten auf ganzheitliche Weise leben, um in jeder Hinsicht Ausgeglichenheit zu erreichen und sich mit ihrem Höheren Selbst zu verbinden. Aus diesem Grund widme ich dem Thema Sexualität und der sexuellen Energie so viel Augenmerk, denn sie ist eine der göttlichen kreativen Kräfte hinter aller Schöpfung. Wegen des begrenzten Zugangs zu Informationen oder Techniken wurde Sexualität an sich verurteilt und missverstanden. Aber nun sind wir in der Lage, Licht in das Dunkel zu bringen und zu verstehen, was es mit dieser Energie auf sich hat und wie sie gelenkt werden kann, um das Selbst zu vervollkommnen, sei es allein oder mit einem Partner.

Das Zusammenspiel ganzheitlicher Liebe

Eine Liebesbeziehung ist wie alles andere ganzheitlich angelegt. Sie ist ein Zusammenspiel von Körper, Gefühlen, Geist und Seele.

Das Körperliche

Im Zusammenspiel ganzheitlicher Liebe ist der Körper das Medium, das die fünf Sinne, also Seh-, Hör-, Geruchs-, Geschmacks- und Tastvermögen, einsetzt. Die erste Erfahrung des Körpers einer anderen Person wird in der Regel der visuelle Eindruck sein, den man wahrnimmt. Körperliche Schönheit ist in diesem Zusammenhang etwas, das allein im Auge des Betrachters liegt. Der Körper ist das Gefäß für die Seele und entsprechend drückt er sich aus.

Der Körper ist auch dazu da, sich sinnlich und sexuell auszutauschen. Mit ihm ist es möglich, menschliche Wärme zu zeigen, zu berühren, zu streicheln, zu liebkosen, zu küssen und in den Armen zu halten. Der Körper gibt Gerüche ab, die für Liebende verführerischer sein können als jedes Parfüm. Das Körpergefühl beim Hautkontakt, das Gefühl der Wärme, wenn die Körper eng beisammen sind, ob bekleidet oder unbekleidet, wach oder schlafend, ist etwas sehr Angenehmes. Der Körper ermöglicht es, Liebe taktil auszutauschen, also zum Beispiel Hände zu halten, liebevoll zu streicheln und so weiter.

Die physische Gegenwart einer geliebten Person löst Schwingungen aus, die sich miteinander vermischen. Der Körper ist fähig, die intensiven Gefühle wahrzunehmen, die im Moment der Vereinigung beim Geschlechtsverkehr eintreten. Der Austausch der Energie , die in den Körperflüssigkeiten enthalten ist und die während des Liebesspiels freigesetzt wird; das Einssein während des Geschlechtsverkehrs, das ein tiefes Gefühl von Ganzheit schenkt; die vielen Eindrücke, die es zu sehen, zu hören, zu riechen, zu schmecken gibt, wenn die intensive Sinnlichkeit des anderen erfahren wird, die im Körper, im Gesicht, in den Augen, in der Stimme und im Geruch Ausdruck sucht – für all dies verdient der Körper Anerkennung. Er ist das Medium, das diese herrlichen Erfahrungen möglich macht. Liebende sehen sich gegenseitig als wunderschöne Wesen; ihre Körper fühlen sich wohl, wenn sie eng beisammen sind.

Für uns Menschen ist die Möglichkeit, uns körperlich auszutauschen, um damit unsere Liebe zu zeigen, das größte Geschenk. Berührung ist Lebensnahrung. Forschungen haben ergeben, dass Babys, die nicht berührt werden, sterben können. So wichtig ist der körperliche Kontakt für uns Menschen.

Das Emotionale

Die Emotionen sind die tiefempfundenen, starken Gefühle, ungeachtet dessen, ob man mit dem Menschen, den man liebt, zusammen ist oder nicht. Sie sind die Fürsorglichkeit, das intuitive Wissen, das Reflektieren von Glücklich- und Traurigsein. Das Band der emotionalen Liebe und Zuneigung ist ohne Raum-Zeit-Kontinuum, wie auch Schmerzen, Ängste, Ärger, Wut und Zorn keine Grenzen kennen. Mit dem Gefühl der Liebe haben wir die Möglichkeit, liebevolles hell-rosafarbenes Licht aus dem Herz-Chakra zu senden – wenn es sein muss, auch über einen Ozean hinweg – und den anderen Menschen unsere Liebe fühlen zu lassen, der sie in seinem Herz-Chakra empfängt. Das ist ebenso mit Gefühlen wie Sorge, Traurigkeit, Sehnsucht und so weiter möglich. Auch sie reisen durch einen zeitlosen Raum und können vom anderen erfahren werden. Bande der Liebe werden geknüpft, die den einen Lichtkörper an den anderen im Herz-Chakra und auch in den übrigen Chakras binden, was in und außerhalb der Dimension von Zeit geschieht.

Diese Energiebänder werden mit zunehmender Dauer und Tiefe der Beziehung stärker. Die Bänder reißen, wenn die Beziehung endet, sei es durch Aufkündigung der Beziehung oder durch den Tod eines Partners. Dies kann sehr schmerzvoll sein, besonders im Bereich des Herz-Chakra, und es kann lange dauern, bis die Bänder, die in einem Menschen ausgerissen worden sind, wieder bei ihm Wurzeln schlagen. Es handelt sich nicht nur um eine Metapher, wenn wir vom »Abbrechen« einer Beziehung sprechen, denn auf den inneren Schwingungsebenen ist es wirklich so. Laut Barbara Brennan dauert es selbst bei einer lockeren Beziehung sechs Monate, um sich von ihr auf der Astralebene zu lösen.

Wenn die Partner Verbindung aufnehmen, kommt es in den Chakras zu einem Gefühlsaustausch. Es ist das Wiedererkennen der astralen Erinnerung, die mit der Frequenz einer vertrauten Seele mitschwingt. Es ist die Zuneigung, die für eine geliebte Seele durch das Wiedererkennen des zeitlosen Erinnerungsbandes an sie empfunden wird. Es kann die Ausstrahlung sexueller Schwingungen sein, ausgelöst durch einen Blick, der durch den Raum schweift, ohne je mit dem anderen Menschen körperlich in Berührung zu kommen. Diese sexuellen Schwingungen rufen Gefühle und auch Gedanken wach, und je nach Art der Verbindung können sie Begehren und Lust oder Ablehnung und Zurückweisung vermitteln. Es ist unsere Aufgabe, die alten emotional belasteten Verbindungen und Klammern zu überwinden und unter Kontrolle zu bringen.

Das Geistige

Das Geistige ist der intellektuelle Austausch zwischen zwei Menschen – der gedankliche Austausch, die Verknüpfung von Ideen, das Gefühl, sich durch das Austauschen von Gedanken zu verstehen. Die Bilder werden mit dem Geist gemalt, und der andere nimmt sie wahr, ob durch Worte oder durch etwas anderes vermittelt. Gedanken- und Ideenmuster können ungeachtet der Entfernung miteinander verbunden werden und gleichzeitig auftreten. Man weiß dann, was die andere Person denkt, wo immer sie ist, auf der anderen Seite des Ozeans oder auf der anderen Seite des Tisches. Es geht also um außersinnliche Wahrnehmung. Angestrebt werden in diesem Zusammenhang ein ethisches Verhalten, ausgelöst durch den höheren Geist, die Würdigung des anderen Menschen durch die Anerkennung seines Wesens sowie durch ein Handeln, das auf höchster Integrität und geistiger Klarheit beruht. Man sollte nicht zulassen, dass Gefühle den Geist verwirren. (Deshalb ist es so wichtig, unsere eigenen Gefühls- und Gedankenmuster, die unser Verhalten bestimmen, nicht nur zu kennen, sondern sich zu ihnen auch zu bekennen.)

Das Seelische

Die seelische Verbindung ist zeitlos. Es ist das vertraute Gefühl, derselben Gruppe von Seelenarbeitern anzugehören, demselben »Strahl«, wie Alice Bailey es nennt, indem man ein seelischer Lehrmeister für den anderen ist. Man lebt in der Bewusstheit, dass die seelische Liebe eine gewichtigere Rolle spielt als die emotionale Liebe, da man aus tiefstem Herzen weiß, dass wegen dieses qualitativen Unterschieds Zeit und Raum für die seelische Liebe keine Bedeutung haben.

Aufgrund ihrer bedingungslosen Liebe ist die Seele stets gewillt, dem anderen beim Erlernen der schwierigsten Lektion zu helfen. Deshalb kann sie auch sehr verletzend erscheinen und größten Schmerz und tiefes Leid bewirken. Erinnern wir uns an dieser Stelle, dass die bindende Kraft der emotionalen Energie durch das emotionale Leiden, das sie erzeugt, verstärkt wird. Die seelische Liebe ist so beschaffen, dass sie es riskieren will, dass das Spiel immer wieder neu entsteht, die Kulissen sich verändern, die Schauspieler andere Rollen haben und das Drehbuch so bleibt wie es ist. Die emotionale Botschaft, die empfangen werden soll, ist dieselbe. Das Gefühl der völligen Vorbehaltslosigkeit, das die Liebe zum Ausdruck bringt, das Wissen, dass sie mit Persönlichem nichts zu tun hat, zieht die beiden Seelen zueinander. Alles Persönliche ist aufgehoben, selbst wenn damit ein Zusammensein in Zeit und Raum wegen der zu lernenden Lektion vielleicht unmöglich gemacht wird. Soviel zu einigen Aspekten ganzheitlicher Liebe in persönlichen Beziehungen. Dieselben Regeln gelten natürlich auch für die Beziehungen zwischen Eltern und Kindern, Freunden, Bekannten, Geschäfts- oder Arbeitskollegen. Letztlich ist es ein immenses Netzwerk eines kosmischen Tanzes. Chris Griscom meint, dass diejenigen von uns, deren Entscheidung es ist, durch ihre Arbeit zu heilen und zu helfen, sehr viel Segen spenden, weil sie menschlich vieles wieder gutmachen können. Und damit kommen wir zur bedingungslosen Liebe.

16. Die bedingungslose Liebe

Die Frequenz der Liebe in ihrem Idealzustand ist *für* den Menschen ein Glücks- und Wonnegefühl. Es ist die Empfindung, mit anderen eins zu sein, Verständnis und Ergänzung zu finden, Vervollkommnung zu erreichen. Sie kann große Produktivität und Kreativität mit sich bringen. Bedingungslose Liebe ist im Grunde das Nicht-Getrenntsein, eine Schwingung, die ganz macht, die integriert. Auf der Frequenz eines solchen Integrationszustands weicht jede Neigung zum (Ver-) Urteilen, denn es kommt zu einer Synthese, zu einem Einssein, einer Ganzheit, einem Wissen ohne Grenzen.

Bedingungslose Liebe ist allumfassend. Im Zustand bedingungsloser Liebe dringen wir in das Wesen reinen Lichts ein, das völlige Liebe ist. Wir sind auf der Erde, um bedingungslose Liebe beherrschen zu lernen. Die Erde ist der Planet der Liebe, so ironisch es klingen mag.

Liebe ist etwas anderes als romantische Leidenschaft oder sexuelle Anziehung, wie Scott Peck in seinem Buch *Der wunderbare Weg*[1] erklärt. Liebe zeigt sich daran, dass wir bereit sind, uns weiterzuentwickeln, um spirituell zu wachsen. In die Synthese bedingungsloser Liebe mit uns selbst und mit anderen eintreten zu können, bedeutet, geistige und spirituelle Reife zu erlangen, was eine große Herausforderung darstellt, manchmal ein sehr einsamer Weg ist sowie Entschlossenheit und Geduld erfordert. Alice Bailey meint, dass die synthetische Kraft des Geistes mit der Unterstützung wahrer Liebe eines Tages das Instrument aller wahren Heiler sein wird.[2] Wir alle sind wahre Heiler, denn worum es im Kern geht, ist nicht allein das Praktizieren einer Heilkunst, sondern die Einstellung beim Heilen.

Bedingungslose Liebe und Licht sind das Wesentliche, das in einem Heilprozess wie Therapeutic Touch vom Herzen aus durch die Hände übertragen wird. Die Einstellung, die mit bedingungsloser Liebe verbunden ist, regiert das Tun. Im Fall von Therapeutic Touch ist die Einstellung der praktizierenden Person die, sich während der Behandlung nicht auf das Ergebnis festzulegen. Im extremen Fall heißt dies, einen Patienten an eine andere TT-praktizierende Person zu überweisen, weil sie das lösen kann, was wir nicht können. Im Geschäftsleben könnte es bedeuten, dass wir einen anderen unsere Ideen umsetzen lassen, oder in Beziehungen, dass wir einen anderen Menschen so sehr lieben, dass wir glücklich sind, wenn nur er glücklich ist, selbst wenn es bedeutet, dass wir diesen Menschen freigeben. Es ist die Fähigkeit, abzulassen und darauf zu achten, dass jemand durch einen anderen (oder etwas durch etwas anderes) einen Wandlungsprozess durchläuft, und sich glücklich dabei zu fühlen, wenn die Fortschritte erkennbar werden, ohne das Gefühl zu haben, unzulänglich oder Verlierer zu sein. Es ist die Fähigkeit, die liebende, kreative oder heilende Energie fließen zu lassen und das Beste daraus zu machen – und nicht so zu tun, als seien wir die einzig Befähigten, als sei unser Weg der einzig richtige, oder als wollten wir Heilung erzwingen, weil wir uns selbst heilen wollen. Alice Bailey sagt, dass nur der Vollkommene Harmlosigkeit übe. Dies bedeutet, dass man absolut zentriert ist, eine alles einschließende Sicht der Dinge hat und fähig ist, göttliches Verständnis aufzubringen. Mit dem Weg der Harmlosigkeit ist die Kraft verbunden, den Willen zu kontrollieren und durch Liebe zu wirken. Dies geht nur, wenn man die Harmlosigkeit des Denkens, Redens und Handelns praktiziert.[3]

Bedingungslose Liebe wird zum fundamentalen Wert, wenn sie im Alltag in jeder Hinsicht gelebt wird. Das Leben wird frei von Stress. Freude und Lachen füllen es aus, trotz der Herausforderungen, die wir erschaffen, um uns selbst zu testen, und die momentan wie Rückschläge erscheinen. Es ist eine Liebe, die akzeptiert, eine Liebe, bei der keine Bedingungen herrschen. Es ist ein Zustand der Liebe, in dem negative Gefühle aufgelöst sind, so dass Liebe frei und ungehindert fließen kann. Cathleen Fanslow, eine meiner TT-Kolleginnen, betrachtet es etwas pragmatischer und spricht von »Liebe ohne Klammern«. Bedingungslose Liebe wird als Synthese empfunden, als Einheit, Ganzheit, die durch die Verknüpfung mit der göttlichen Liebe zustande kommt, durch die Verknüpfung mit der Frequenz kosmischer Liebe, damit, was manche die Liebe und das Licht Gottes nennen würden. Sie ist mit dem Gefühl verbunden, dass es Zusammenhalt gibt, dass man nicht getrennt ist, dass man mit sich und allen anderen, ja überhaupt mit allem in Frieden ist.

Bedingungslose Liebe und Licht hängen mit einer bestimmten Schwingungsfrequenz zusammen. Chris Griscom beschreibt die Frequenz von bedingungsloser Liebe und Licht als zu reiner Strahlung gewordene Ekstase. Ekstase ist eine explodierende kreative Kraft, die Licht manifest werden lässt, wenn sich das Bewusstsein mit ihr verknüpft und es dadurch zu jener Synthese kommt. Der Moment, in dem die kreative Kraft des Universums durch die Integration des aktivierten Höheren Selbst zugänglich wird, ist eine Erfahrung, bei der Verzückung und Entrückung miteinander verschmelzen. Ihren Worten nach ist die göttliche Manifestation von reiner Strahlung oder reinem Licht eine spontane Lichtexplosion, die hervorgerufen wird, wenn die Frequenz der Ekstase (deren Ton einem Summen ähnlich ist) durch die Lichtkörper dringt.[4] Das Konvergenzverhalten ermöglicht die Verschmelzung aller Lichtkörper mit dieser göttlichen Frequenz und damit die Abgabe strahlenden Lichts.

Der bekannte indische Heilige, Gopi Krishna, beschreibt die Empfindung dieser Strahlung in ähnlicher Weise, wenn er von seiner Gipfelerfahrung mit der Kundalini spricht:

>Ich nahm dieses verführerische Strahlen sowohl in mir als auch außerhalb meiner selbst wahr, und zwar nicht als irgend etwas Äußeres, sondern als Teil meiner selbst, als etwas, durch das meine ganze Persönlichkeit geprägt und gefärbt wurde. Mit anderen Worten: es war nicht die objektive Welt, die heller geworden war oder die in meinen Augen heller erschien, sondern es war eigentlich das in mir wohnende ›Ich‹, das jetzt leuchtete … Zu allen Zeiten, am Tag und in der Nacht, erscheint mein inneres Selbst wie ein leuchtender Raum, der sich weit über die Peri-

pherie meiner körperlichen Hülle hinaus erstreckt. Ich bin wie ein See glühenden Bewusstseins.«[5]

Die Erfahrung bedingungsloser Liebe

Die Erfahrung von bedingungsloser Liebe und Licht ist nicht auf Gurus und Heiler beschränkt. Auch andere haben diese Erfahrung gemacht und sind mit den Empfindungen ganz vertraut, so zum Beispiel diejenigen, die so einschneidende Erlebnisse hatten wie Jenseits- oder Nahtoderfahrungen und dadurch einen tiefen Persönlichkeitswandel durchmachten. Die Erfahrung, mit dem Licht und seiner Liebe eins zu sein, findet unterschiedliche Ausdrucksweisen. Kenneth Ring beschreibt mehrere Zusammentreffen seiner Untersuchungspersonen mit dem Licht. Einer berichtete folgendes:

>Und dann kommt man zum Ende des Tunnels, und dieses Licht ist nicht einfach nur Helligkeit am Ende des Tunnels – es ist so unbeschreiblich hell, dieses Licht. Es ist rein und weiß. Und so hell … Und dann ist es direkt vor einem … dieses herrliche, einfach phantastische, wunderbare, helle, weiße oder blauweiße Licht… Es ist unheimlich hell, *heller* als Licht, von dem man sofort geblendet würde, aber dieses Licht tut den Augen *überhaupt nicht* weh … Dann geschieht es, das Licht kommuniziert mit einem, und zum ersten Mal im Leben … spürt man wahre, reine Liebe.«[6]

Ein anderer erzählte:

>Es war Annahme; es war Vergeben; es war bedingungsloses Akzeptieren; und es vermittelte mir das Gefühl totaler Sicherheit, wie ich es nie zuvor gekannt hatte. Es war wunderbar. Es war Vollkommenheit; es war vollkommene, bedingungslose Liebe …«[7]

Ein anderer Weg, diesen seligen Zustand des Eintretens in das Licht zu erfahren, ist der, den Lester Levenson, der Begründer des Sedona Institute in Arizona, USA, ging. Seine Erfahrung einer großen persönlichen Wandlung hing damit zusammen, dass er eine lebensgefährliche Herzattacke überlebte. Scheinbar hoffnungslos zur Invalidität verurteilt, konzentrierte er sich darauf, mit all der Trauer, Angst und Wut, die er in seinem Leben angehäuft hatte, ins reine zu kommen. Durch die tiefe emotionale Erfahrung, sich von diesen Gefühlen zu befreien, wuchs er plötzlich über sich hinaus und erreichte einen Zustand der Seligkeit. Er schildert sein Transzendieren folgendermaßen:

»Es war mir klar, dass ich nicht der Körper und Geist war, von dem ich mal gedacht hatte, dass ich es war. Ich sah es nur, das ist alles … Also hörte ich auf, mich mit diesem Körper zu identifizieren. Und als ich es tat, sah ich, dass mein Sein ganz Sein war, dass das Sein wie ein großer Ozean ist. Es ist nicht in Teile zerspalten, etwa in ›Tropfen von Körpern‹. Es ist ein großer Ozean. Dies lässt mich mit jedem Lebewesen, mit jedem Menschen und jedem Atom in diesem Universum identifizieren. Und es ist nicht zu glauben, was das für eine außergewöhnliche Erfahrung ist. Zuerst siehst du das Universum ›in‹ dir, dann siehst du es ›als‹ dich selbst. Dann weißt du, was die Einheit des Universums ist. Dann hat für dich die Trennung und die ganze Hölle, die nur durch das Getrenntsein verursacht wird, ein für alle Mal ein Ende. Dann kannst du von den scheinbaren Begrenzungen der Welt nicht länger zum Narren gehalten werden. Du siehst sie als einen Traum, eine Erscheinung, denn du ›weißt‹, dass dein ureigenes Sein keine Grenzen hat!«[8]

Dadurch, dass er mit seinen Gefühlen, mit denen er sich selbst bis zur Herzerkrankung verletzt hatte, zu versöhnen suchte, konnte er sein Herz heilen. Wie wichtig die besonderen Einzelheiten einer derartigen Erfahrung sind, werde ich noch erklären, wenn wir uns die Methode des Lösens von Gefühlen genauer ansehen.

Liebe als Farbfrequenz

Da jede Farbe Schwingungsfrequenzen hat, die uns auf unterschiedliche Weise beeinflussen, arbeiten wir auch beim TT-Heilverfahren mit Farben. Es ist meiner Ansicht nach wichtig zu zeigen, dass das Licht der Liebe nicht immer ein reines Weiß ist. Es kann zuweilen golden oder silbern sein, manchmal hat es viele unterschiedliche Farben.

Eine besondere Farbe, die bekanntlich mit der bedingungslosen universalen wie auch persönlichen Liebe verbunden wird, ist Rosa. Rosa kann als die Farbe angesehen werden, durch die sich Liebe im Gefühls- wie im Astralkörper ausdrückt. John Pierrakos stellt fest, dass ein tiefes Gefühl von Liebe ein zartes Rosa um Brust und Kopf entstehen lässt. Auch Barbara Brennan schreibt, dass der Astralkörper ganz mit dem rosa Licht der Liebe durchtränkt wird. Und Arthur Powell spricht davon, dass das Prana rosarot ist.

In seiner einfachsten Form ist das rosa Licht eine Mischung aus der Frequenz von Rot, eine Farbe, die für Handeln und Aktion steht, und aus der Frequenz von Weiß, eine Farbe, die Kreativität ausdrückt, wobei Weiß sämtliche Farben integriert und somit stellvertretend dafür ist, was man als unverkörperte Integration bezeichnen könnte. In ihrer Farbfrequenz Rosa drückt bedingungslose Liebe integratives und kreatives Handeln aus, das auf keine Person fixiert ist. Linda Clark, eine Therapeutin, die viel mit Farben arbeitet, betrachtet Rosa als »die alles umfassende Heilfarbe, die die Schwingungen des Körpers auf höhere Stufen zu bringen vermag«.[9] Für sie ist Lachsrosa die Farbe allumfassender Liebe. Ihrer Meinung nach kann schon eine Nuance von Rosa Wohlbefinden und Glückseligkeit verschaffen. Rosa spiegelt auch menschliche Liebe wider, und wenn diese Farbe in der Aura erscheint, so ist es ihrer Beschreibung nach ein Zeichen großer und dauerhafter Hingabe. Sie schildert in ihrem Buch *Color Therapy* (Farbtherapie) auch, dass sich die Vorstellung, mit dem Atem gleichzeitig die Farbe Rosa aufzunehmen, für den Körper insgesamt sehr heilsam und regenerierend auswirkt.[10]

Wenn bedingungslose Liebe ganz intensiv erfahren wird, ist sie eine alles durchdringende Empfindung, wobei man ganz deutlich spürt, wie Licht und Liebe durch den physischen Körper gehen und bis in das feinstoffliche System der Lichtkörper dringen. Diese wunderbare Empfindung kann auch in einer bestimmten Körperzone, und zwar im Bereich des Herz-Chakra, konzentriert werden.

Auch Brugh Joy lehrt, wie die Empfindung bedingungsloser Liebe durch Konzentration auf das

Herz-Chakra erfahrbar wird. Seiner Darstellung nach ist die energetische Empfindung zunächst nicht deutlich. Sie wird erst stärker, wenn das Zentrieren auf das Herz-Chakra wiederholt geübt wird, wobei die Bewusstheit ganz darauf gerichtet sein muss: »Man kann nicht darüber nachdenken, wie es wäre, wenn man sich völlig auf das Herz-Chakra konzentriert, sondern man muss das Herz-Chakra wirklich fühlen, so sehr fühlen, dass man es schließlich ist.«[11] Erst wenn dieser Zustand erreicht ist, stellen sich solche Empfindungen ein wie Wärme, Vibration, Pochen oder Prickeln. Ganz selten können es auch Schmerzen sein, wenn man es nicht gewöhnt ist, in das Herz-Chakra hineinzufühlen, und die Energie dort blockiert ist. Wie Brugh Joy herausgefunden hat, vergeht dieses Symptom sehr rasch, sobald man sich vorzustellen versucht, dass die Energie fühlbar aus dem Bereich des Herz-Chakra herausfließt. In meinen Seminaren wenden wir in solchen Fällen hauptsächlich die Methode des Lösens von Gefühlen an. »Ich gehe nicht eher aus dem Herz-Chakra«, schreibt Brugh Joy, »bis ich fühle, dass es völlig aktiviert ist, wobei meine Aufmerksamkeit ganz auf die bedingungslose Liebe für sämtliches Leben gerichtet ist. Gelingt diese Aktivierung, dann ist im Bereich des Herz-Chakra fast ein Orgasmus zu spüren.«[12] Allerdings bleibt er nicht bei diesem Chakra stehen, sondern aktiviert alle Chakras der Reihe nach durch entsprechende Übungen, und nach und nach entwickelt sich in ihm, wie er schreibt, eine körperliche Empfindung, die der Glückseligkeit näher ist als dem Orgasmus.

Die revitalisierende Wirkung kosmischer Energie

Mit dem Göttlichen, mit der Frequenz der Ekstase eins zu sein, diese Empfindung der Glückseligkeit erreicht der gewöhnliche Mensch in winzigen Ausmaßen, wenn es zum geschlechtlichen Orgasmus kommt. Die spirituelle orgastische Erfahrung, das intensive Erleben der Kundalini, eröffnet hingegen den Zugang zu der unermesslichen kosmischen Energie. Gopi Krishna schreibt:

»Es ist unmöglich, die Intensität des orgastischen Gefühls zu beschreiben, das bei der Erweckung

der Kundalini im Rückenmark und im Gehirn empfunden wird. Abgesehen von der fast identischen Erfahrung des Samenergusses gibt es keinen Vergleich zwischen dem Höhepunkt der ehelichen Vereinigung und dem Entzücken, das durch das Strömen dieses göttlichen Feuers von der Basis des Rückenmarks bis in den Kopf hervorgerufen wird. Das erstere hält nur wenige Sekunden lang an, und es folgt ein Gefühl der Erleichterung und Entspannung. Letzteres kann mehrere Minuten lang andauern und ein Entzücken bis hin zur Ohnmacht hervorrufen, und zwar, solange der Mensch dies möchte oder solange es im Körper genügend Energie gibt, um diese Erfahrung hervorzurufen. Wenn man zum normalen Zustand zurückkehrt, dann gibt es kein Gefühl der Müdigkeit oder Sättigung. Vielmehr fühlt man sich geistig belebter und frischer als vorher.«[13]

Kosmische Energie anzuzapfen, um sie zum Zweck der Heilung an andere weiterzuleiten, wird, wenn man es richtig macht, ebenfalls nicht erschöpfen. Es ist vielmehr ein Regenerieren und Auftanken von Energien.

Auch meine Seminarteilnehmer bestätigen mir immer wieder diese Regeneration, wenn sie Energie an andere weiterleiten. Ein Ereignis, das schon einige Jahre zurückliegt, ist ein gutes Beispiel dafür. Bei einer von mir geleiteten geistigen Visualisierungsübung geht es darum, dass sich die Teilnehmer vorstellen sollen, wie sie sich völlig mit kosmischem Licht auffüllen. (Diese Übung werde ich an geeigneter Stelle genau beschreiben.) Wenn sie sich voll kosmischen Lichts fühlen, bitte ich sie, die Energie durch ihre Hände herauszuleiten. Einer der Teilnehmer, ein Arzt, sagte in der anschließenden Besprechung: »Ich fühlte mich so leer und ohne Energie, dass ich nicht bereit war, die Energie aus mir herauszulassen, weil ich nicht das Gefühl hatte, dass ich mich ganz aufgefüllt hatte.« Eine andere Teilnehmerin aus dem Kreis erzählte: »Ich hatte die gleiche Erfahrung wie er, aber ich wollte die Energie trotzdem aus meinen Händen fließen lassen, obwohl ich noch nicht ganz voll war. Und in dem Moment, als ich es tat, wurde ich völlig mit Energie gefüllt, und ich fühlte mich wie neugeboren.«

Dieses Phänomen passiert bei der Anwendung

von Therapeutic Touch häufig. Sobald wir anfangen, die Energie von Licht und Liebe zu kanalisieren, ist sie im Überfluss da, und wir werden von neuen Kräften belebt. Wenn wir energetisch Raum schaffen, indem wir uns von alten, festsitzenden Gefühlen trennen, öffnen wir uns für neue Energien, sogar Glückseligkeit kann dann in uns einfließen. Das Beispiel oben versinnbildlicht sehr schön, was passiert, wenn wir nicht loslassen, und was passiert, wenn wir es tun. Es ist kennzeichnend für so viele Aspekte, die auftauchen, wenn wir uns verweigern, wenn wir nicht geben wollen oder wenn wir nicht loslassen, und dafür, wie arm dran wir damit sind und wie sehr wir uns doch von der Liebe abschneiden, wenn wir Liebe verweigern, weil wir Angst davor haben und denken, wir könnten verletzt werden. An diesem Beispiel wird auch deutlich, was ich unter Armutsbewusstsein, im Gegensatz zu einem Bewusstsein des Reichtums und der Fülle, verstehe, und wie ein solch armseliges Bewusstsein uns beeinträchtigt, weil wir dann alles haben wollen, was wir nicht zu haben glauben, und uns an Menschen, Geld, Macht oder Besitztümer klammern. Das alles geschieht nur aus dem Angstgefühl heraus, nicht genügend Kontrolle zu besitzen, nicht genügend Zustimmung zu finden oder uns machtlos zu fühlen. Wenn wir nicht davon ablassen, werden wir nicht reicher, sondern ärmer, weil wir schwach gewesen sind und Angst gehabt haben, was sich sehr lähmend auswirkt. Wenn wir andererseits Vertrauen besitzen und loslassen können, kommen wir in den Genuss des Überflusses; wir können einfach großzügig sein.

Den Gefühlskleister in uns loszuwerden bedeutet, Vertrauen und Harmonie in uns zu finden. Dies geht jedoch nicht ohne das Verständnis der spirituellen Psychologie und der Methodik, mit der wir beim Lösen von Gefühlen vorgehen. Üben wir aber zunächst, Frequenzen farblich zu erfahren.

17. Eine Übung zum Erleben von Farben

Im Zusammenhang mit den Chakras habe ich bereits in Kapitel 13 auf die Bedeutung bestimmter Farben hingewiesen. Mit der folgenden Übung wollen wir versuchen, diese Farben zu erleben und ihre Wirkung auf uns herausfinden. Wenn wir mit Farben arbeiten, arbeiten wir auch mit den Frequenzen der Chakras. Wir lernen zu fühlen, welche Farben uns guttun, uns stören, uns beruhigen oder aufwühlen. Wenn uns das gelingt, erkennen wir auch, wie unsere Chakras die Frequenzen dieser Farben absorbieren und umwandeln können. Das Gefühl für die Schwingungen der unterschiedlichen Farben erleichtert auch den Umgang mit den Frequenzen der unterschiedlichen Lichtkörper.

Versuchen Sie bitte während der folgenden Übung unter meiner Anleitung sich ganz der Vorstellung hinzugeben, dass Sie jede Farbe völlig in sich einsaugen. Wie Sie das machen, überlasse ich ganz Ihnen. Sie können die Farben in der Vorstellung einatmen, wenn Sie wollen, oder in sie eintauchen und darin baden oder etwas wählen, das diese Farbe versinnbildlicht: einen Gegenstand, einen Ort, eine Pflanze, einen See, was auch immer Sie symbolisch dafür heranziehen wollen.

In meinen Kursen gehen wir bis zu zwölf Farben durch, was bisweilen etwas viel ist. Manchmal überhört jemand eine Farbe, oder es wird jemand von den vielen Farben ganz einfach überwältigt, weil es ungewohnt ist, sich in der Vorstellung so intensiv mit Farben zu befassen, oder weil für jemand eine geführte Visualisierung noch ganz neu ist. Auch hier ist es nur eine Frage des Übens. Trotzdem sollten Sie nie etwas zu erzwingen versuchen. Gehen Sie ganz offen an die Sache heran, und sehen Sie, was passiert. Machen Sie sich Notizen, wenn Sie nicht oder nur schwer weiterkommen, damit Sie wissen, wo Sie sich sträuben und woran Sie in Zukunft arbeiten sollten.

Nehmen Sie jede Farbe der Reihe nach in sich auf, und erleben Sie ihre Wirkung ungefähr eine Minute lang. Ruhen Sie sich aus, bevor Sie an die nächste Farbe gehen. Es handelt sich dabei um klare, leuchtende Regenbogenfarben. Begonnen wird mit einem wunderschönen satten und tiefen Violett wie das eines Amethyst. Dann kommt ein klares Blau, nicht zu hell und nicht zu kräftig, sondern eher wie das Blau in einem Kirchenfenster. Das Grün hat etwas von der Frische von jungem Frühlingsmoos. Das Gelb leuchtet richtig goldgelb wie die Sonne und das Orange so wie eine in der Sonne gereifte Apfelsine, nicht zu rot und nicht zu gelb. Das Rot ist dann ganz feurig. Vielleicht hilft es Ihnen, wenn Sie einige farbige Gegenstände auswählen, auf die Sie sich dann jeweils beziehen können. Aber vertrauen Sie einfach auf Ihr inneres Wissen, es weiß schon, was es zu tun hat. Haben Sie Vertrauen, und Sie werden sehen, dass Sie alles bekommen, was Sie brauchen.

Bevor Sie mit der Übung beginnen, sollten Sie sich richtig entspannen:

Nehmen Sie eine bequeme Sitzstellung ein. Der Rücken sollte gerade sein. Ihr Kopf ruht bequem und locker auf der Wirbelsäule. Die Füße stehen auf dem Boden; sie sind nicht überkreuzt. Atmen Sie tief ein, und lassen Sie die Luft Ihre Lungen füllen, so weit es geht, wenn möglich bis hinunter in den Bauchraum, ohne die Schultern hochzuziehen. Lassen Sie Ihren Bauch los und beim Einatmen sich ausweiten. Lockern Sie gegebenenfalls Gürtel und engsitzende Kleidung an der Taille. Schließen Sie dann die Augen.

Wenn Sie all das nicht tun können, folgen Sie einfach den Worten, und versuchen Sie, während des Lesens Ihre Empfindungen wahrzunehmen:

Entspannen Sie Ihren Kopf. Entspannen Sie den Kopf bis ganz hinauf zum Scheitelpunkt. Entspannen Sie Ihre Stirn. Entspannen Sie Ihre Augen. Entspannen Sie Ihre Nase. Entspannen Sie Ihren Mund. Entspannen Sie Ihre Lippen; dabei können Ihre Lippen leicht geöffnet sein. Legen Sie die Zungenspitze sanft an den oberen Gaumen. Entspannen Sie Ihr Kinn. Fühlen Sie, wie Ihr ganzes Gesicht entspannt ist. Entspannen Sie Ihren Hals. Entspannen Sie Ihren Nacken. Fühlen Sie, wie sich die Entspannung über Ihre Schultern ausbreitet, über Ihr Rückgrat hinunter, und wie sich die Rückenmuskeln entspannen. Fühlen Sie, wie sich Ihre Arme entspannen. Fühlen Sie, wie die Entspannung über Ihre Arme hinunterfließt, wie sich Ihre Hände entspannen und wie sich Ihre Finger entspannen.

Entspannen Sie Ihre Brust. Entspannen Sie Ihren Bauch und Ihren Magen. Entspannen Sie Ihren Unterleib. Entspannen Sie Ihre Hüften. Entspannen Sie die Muskeln in Ihren Pobacken. Lassen Sie die Verspannungen herausfließen. Entspannen Sie Ihre Beine. Entspannen Sie Ihre Oberschenkel. Entspannen Sie Ihre Unterschenkel. Entspannen Sie Ihre Füße. Entspannen Sie Ihre Zehen. Lassen Sie alles los.

Sie fühlen sich jetzt herrlich entspannt!

1. Versuchen Sie sich nun ein sattes amethyst-farbenes Violett vorzustellen. Ist es ein angenehmes Gefühl? Können Sie sich vorstellen, dass sich Ihr ganzer Körper mit diesem Violett füllt? Wenn es sich für Sie gut anfühlt, versuchen Sie sich vorzustellen, das Violett würde in Sie einfließen wie violette Tinte in ein Glas. Oder atmen Sie dieses Violett einfach ein, baden Sie darin, tauchen Sie ganz ein. Sehen Sie es? Oder können Sie es riechen? Oder hören? Spüren Sie die Farbe in sich? Wie fühlt es sich an? Achten Sie jetzt auf Ihren Atem, wie er ein- und ausströmt. Nehmen Sie mit jedem Atemzug Violett in sich auf, und versuchen Sie beim Ausatmen, Violett aus sich herausströmen zu lassen, aus allen Poren rund um Ihren Körper. Spüren Sie, dass Ihr ganzer Körper violett erstrahlt wie eine Sonne mit violetten Strahlen. Fühlt es sich angenehm an? Merken Sie einen Unterschied im Violett beim Aus- und Einatmen? Ist es beim Ausatmen genauso klar wie beim Einatmen? Wenn nicht, können Sie versuchen, so lange Violett ein- und auszuatmen, bis es auch beim Ausatmen klar ist. Aber erzwingen Sie nichts. Atmen Sie weiter ganz ruhig ein und aus, und nehmen Sie in der Vorstellung ein schönes klares Violett in sich auf, bis Sie es genauso klar wieder ausatmen. Lassen Sie sich Zeit. Sie haben alle Zeit der Welt für die Erfahrung von Violett; eine Minute Zeit oder mehr…
Lassen Sie nun das Violett los. Entspannen Sie. Atmen Sie etwa eine halbe Minute lang entspannt ein und aus.

2. Versuchen Sie sich nun ein herrliches strahlendes Blau vorzustellen. Ist es ein angenehmes Gefühl? Können Sie sich vorstellen, dass sich Ihr ganzer Körper mit diesem Blau füllt? Wenn es sich für Sie gut anfühlt, versuchen Sie sich vorzustellen, das Blau würde in Sie einfließen wie blaue Tinte in ein Glas. Oder atmen Sie dieses Blau einfach ein, baden Sie darin, tauchen Sie in dieses himmlische Blau ganz ein. Sehen Sie es? Oder können Sie es riechen? Oder hören? Spüren Sie das Blau in sich? Wie fühlt es sich an? Achten Sie jetzt auf Ihren Atem, wie er ein- und ausströmt. Nehmen Sie mit jedem Atemzug Blau in sich auf, und versuchen Sie beim Ausatmen, Blau aus sich herausströmen zu lassen, aus allen Poren rund um Ihren Körper. Spüren Sie, dass Ihr ganzer Körper blau erstrahlt wie eine Sonne mit blauen Strahlen. Fühlt es sich angenehm an? Merken Sie einen Unterschied im Blau beim Aus- und Einatmen? Ist es beim Ausatmen genauso klar wie beim Einatmen? Wenn nicht, können Sie versuchen, so lange Blau ein- und auszuatmen, bis es auch beim Ausatmen klar ist. Aber erzwingen Sie nichts. Atmen Sie weiter ganz ruhig ein und aus, und nehmen Sie in der Vorstellung ein schönes strahlendes Blau in sich auf, bis Sie es genauso klar wieder ausatmen. Lassen Sie sich Zeit. Sie haben alle« Zeit der Welt für die Erfahrung von Blau; eine Minute Zeit oder mehr. .
Lassen Sie nun das Blau los. Entspannen Sie. Atmen Sie etwa eine halbe Minute lang entspannt ein und aus.

3. Versuchen Sie sich nun ein sattes, frisches und lebendiges Grün vorzustellen. Ist es ein angenehmes Gefühl? Können Sie sich vorstellen, dass sich Ihr ganzer Körper mit diesem lebendigen Grün füllt? Wenn es sich für Sie gut anfühlt, versuchen Sie sich vorzustellen, das Grün würde in Sie einfließen wie grüne Tinte in ein Glas. Oder atmen Sie dieses lebendige Grün einfach ein, baden Sie darin, tauchen Sie ganz ein. Legen Sie sich wie in weiches Gras hinein.

Sehen Sie es? Oder können Sie es riechen? Oder hören? Spüren Sie das Grün in sich? Wie fühlt es sich an? Achten Sie jetzt auf Ihren Atem, wie er ein- und ausströmt. Nehmen Sie mit jedem Atemzug dieses lebendige, frische Grün in sich auf, und versuchen Sie, es beim Ausatmen aus sich herausströmen zu lassen, aus allen Poren rund um Ihren Körper. Spüren Sie, dass Ihr ganzer Körper in diesem lebendigen Grün erstrahlt wie eine Sonne mit leuchtend grünen Strahlen. Fühlt es sich angenehm an? Merken Sie einen Unterschied in dem Grün beim Aus- und Einatmen? Ist es beim Ausatmen genauso klar wie beim Einatmen? Wenn nicht, können Sie versuchen, so lange dieses lebendige Grün ein- und auszuatmen, bis es auch beim Ausatmen klar ist. Aber erzwingen Sie nichts. Atmen Sie weiter ganz ruhig ein und aus, und nehmen Sie in der Vorstellung dieses frische, lebendige Frühlingsgrün in sich auf, bis Sie es genauso klar wieder ausatmen. Lassen Sie sich Zeit. Sie haben alle Zeit der Welt für die Erfahrung von Grün; eine Minute Zeit oder mehr…

Lassen Sie nun das Grün los. Entspannen Sie. Atmen Sie etwa eine halbe Minute lang entspannt ein und aus.

4. Versuchen Sie sich nun ein wunderschönes kräftiges Gelb vorzustellen. Ist es ein angenehmes Gefühl? Können Sie sich vorstellen, dass sich Ihr ganzer Körper mit diesem Gelb füllt? Wenn es sich für Sie gut anfühlt, versuchen Sie sich vorzustellen, dieses leuchtende Goldgelb würde in Sie einfließen wie gelbe Tinte in ein Glas. Oder atmen Sie einfach Gelb ein, baden Sie darin, tauchen Sie ganz in das Gelb ein. Sehen Sie es? Oder können Sie es riechen? Oder hören? Spüren Sie das Gelb in sich? Wie fühlt es sich an? Achten Sie jetzt auf Ihren Atem, wie er ein- und ausströmt. Nehmen Sie mit jedem Atemzug dieses leuchtende Goldgelb in sich auf, und versuchen Sie es beim Ausatmen aus sich herausströmen zu lassen, aus allen Poren rund um Ihren Körper. Spüren Sie, dass Ihr ganzer Körper in einem leuchtenden Gelb erstrahlt wie eine Sonne mit goldenen Strahlen. Fühlt es sich angenehm an? Merken Sie einen Unterschied im Gelb beim Aus- und Einatmen?

Leuchtet es beim Ausatmen genauso klar wie beim Einatmen? Wenn nicht, können Sie versuchen, so lange Gelb ein- und auszuatmen, bis es auch beim Ausatmen klar ist. Aber erzwingen Sie nichts. Atmen Sie weiter ganz ruhig ein und aus, und nehmen Sie in der Vorstellung ein leuchtendes Goldgelb in sich auf, bis Sie es genauso klar wieder ausatmen. Lassen Sie sich Zeit. Sie haben alle Zeit der Welt für die Erfahrung von Gelb; eine Minute Zeit oder mehr …

Lassen Sie nun das Gelb los. Entspannen Sie. Atmen Sie etwa eine halbe Minute lang entspannt ein und aus.

5. Versuchen Sie sich nun ein leuchtendes Orange vorzustellen. Ist es ein angenehmes Gefühl? Können Sie sich vorstellen, dass sich Ihr ganzer Körper mit diesem leuchtenden Orange füllt? Wenn es sich für Sie gut anfühlt, versuchen Sie sich vorzustellen, dieses leuchtende Orange würde in Sie einfließen wie orangefarbene Tinte in ein Glas. Oder atmen Sie dieses leuchtende Orange einfach ein, baden Sie darin, tauchen Sie ganz in dieses herrliche Orange ein. Sehen Sie es? Oder können Sie es riechen? Oder hören? Spüren Sie die Farbe in sich? Wie fühlt es sich an? Achten Sie jetzt auf Ihren Atem, wie er ein- und ausströmt. Nehmen Sie mit jedem Atemzug ganz leuchtendes Orange in sich auf, und versuchen Sie, es beim Ausatmen aus sich herausströmen zu lassen, aus allen Poren rund um Ihren Körper. Spüren Sie, dass Ihr ganzer Körper orangefarben leuchtet wie eine rotgelbe Sonne? Fühlt es sich angenehm an? Merken Sie einen Unterschied im Orange beim Aus- und Einatmen? Ist es beim Ausatmen genauso leuchtend wie beim Einatmen? Wenn nicht, können Sie versuchen, so lange dieses leuchtende Orange ein- und auszuatmen, bis es auch beim Ausatmen ganz klar ist. Aber erzwingen Sie nichts. Atmen Sie weiter ganz ruhig ein und aus, und nehmen Sie in der Vorstellung ein herrlich leuchtendes Orange in sich auf, bis Sie es genauso klar wieder ausatmen. Lassen Sie sich Zeit. Sie haben alle Zeit der Welt für die Erfahrung von Orange; eine Minute Zeit oder mehr… Lassen Sie nun das Orange los. Entspannen Sie. Atmen Sie etwa eine halbe Minute lang entspannt ein und aus.

6. Versuchen Sie sich nun ein leuchtendes klares Rot vorzustellen. Lassen Sie dieses wunderbare leuchtende Rot von unten her in Ihre Füße ziehen. Ist es ein angenehmes Gefühl? Können Sie sich vorstellen, dass sich Ihr ganzer Körper von unten her mit diesem leuchtenden Rot füllt? Wenn es sich für Sie gut anfühlt, versuchen Sie sich vorzustellen, dieses Rot würde in Sie von unten hineinfließen wie ein unterirdischer Quell, der einen See speist. Oder atmen Sie einfach leuchtendes Rot ein, baden Sie darin, tauchen Sie ganz in das Rot ein. Sehen Sie es? Oder können Sie es riechen? Oder hören? Spüren Sie das Rot in sich? Wie fühlt es sich an? Achten Sie jetzt auf Ihren Atem, wie er ein- und ausströmt. Nehmen Sie mit jedem Atemzug leuchtendes Rot in sich auf, und versuchen Sie, es beim Ausatmen aus sich herausströmen zu lassen, aus allen Poren rund um Ihren Körper. Spüren Sie, dass Ihr ganzer Körper in einem wunderbaren leuchtenden Rot erstrahlt wie die schönste Abendsonne. Fühlt es sich angenehm an? Merken Sie einen Unterschied im Rot beim Aus- und Einatmen? Leuchtet es beim Ausatmen genauso klar wie beim Einatmen? Wenn nicht, können Sie versuchen, so lange dieses herrliche, leuchtende Rot ein- und auszuatmen, bis es auch beim Ausatmen klar ist. Aber erzwingen Sie nichts. Atmen Sie weiter ganz ruhig ein und aus, und nehmen Sie in der Vorstellung ein sattes Rot in sich auf, bis Sie es genauso klar wieder ausatmen. Lassen Sie sich Zeit. Sie haben alle Zeit der Welt für die Erfahrung von Rot; eine Minute Zeit oder mehr …

Lassen Sie nun das Rot los. Entspannen Sie. Atmen Sie etwa eine halbe Minute lang entspannt ein und aus.

7. Versuchen Sie sich nun vorzustellen, wie sich das Rot allmählich in ein wunderschönes Rosa verwandelt, das schönste Rosa, das Sie sich vorstellen können. Wenn es sich für Sie gut anfühlt, lassen Sie dieses herrliche Rosa in sich einströmen, wie wenn sich ein Glas mit rosa Tinte füllt. Oder atmen Sie dieses Rosa einfach ein, baden Sie darin, tauchen Sie in dieses samtweiche Rosa ganz ein. Sehen Sie es? Oder können Sie es sogar, riechen? Oder gar hören?

Spüren Sie das Rosa in sich? Wie fühlt es sich an? Achten Sie jetzt auf Ihren Atem, wie er ein- und ausströmt, und nehmen Sie mit jedem Atemzug dieses herrliche Rosa in sich auf. Lassen Sie sich Zeit. Sie haben alle Zeit der Welt für die Erfahrung von Rosa; eine Minute Zeit oder mehr…

8. Versuchen Sie sich nun vorzustellen, wie aus dem Rosa nach und nach ein helles Pastellgrün wird, das einen ganz zarten Schimmer hat. Wenn es sich für Sie gut anfühlt, lassen Sie dieses wunderbare Pastellgrün in sich einströmen, wie wenn sich ein Glas mit grüner Tinte füllt. Oder atmen Sie dieses zarte herrliche Grün einfach ein, baden Sie darin, tauchen Sie in dieses pastellfarbene helle Schmelzwassergrün ganz ein. Sehen Sie es? Können Sie es sogar riechen? Oder gar hören? Spüren Sie das Grün in sich? Wie fühlt es sich an? Achten Sie jetzt auf Ihren Atem, wie er ein- und ausströmt, und nehmen Sie mit jedem Atemzug dieses helle Pastellgrün in sich auf. Lassen Sie sich Zeit. Sie haben alle Zeit der Welt für die Erfahrung von Pastellgrün; eine Minute Zeit oder mehr …

9. Versuchen Sie sich nun vorzustellen, wie sich das helle Pastellgrün langsam in ein wunderschönes helles Pastellblau verwandelt, das schönste Pastellblau, das Sie sich vorstellen können. Wenn es sich für Sie gut anfühlt, lassen Sie dieses Pastellblau in sich einströmen, wie wenn sich ein Glas mit blauer Tinte füllt. Oder atmen Sie dieses helle Pastellblau einfach ein, baden Sie darin, tauchen Sie in dieses luftige Blau ganz ein. Sehen Sie es? Oder können Sie es sogar riechen? Oder gar hören? Spüren Sie dieses luftige Blau in sich? Wie fühlt es sich an? Achten Sie jetzt auf Ihren Atem, wie er ein- und ausströmt, und nehmen Sie mit jedem Atemzug dieses luftige Pastellblau in sich auf. Lassen Sie sich Zeit. Sie haben alle Zeit der Welt für die Erfahrung von Pastellblau; eine Minute Zeit oder mehr …

10. Versuchen Sie sich nun vorzustellen, wie das luftige Pastellblau allmählich in ein helles Silber übergeht, das einen ganz weichen Glanz hat. Wenn es sich für Sie gut anfühlt, lassen Sie dieses Silber in sich einströmen, wie wenn sich ein Glas mit silberner Tinte füllt. Oder atmen

Sie dieses Silber einfach ein, baden Sie darin, tauchen Sie ganz in dieses wunderbare Silber ein. Sehen Sie es? Oder können Sie es sogar riechen? Oder gar hören? Spüren Sie diesen Silberglanz in sich? Wie fühlt es sich an? Achten Sie jetzt auf Ihren Atem, wie er ein- und ausströmt, und nehmen Sie mit jedem Atemzug dieses reine glänzende Silber in sich auf. Lassen Sie sich Zeit. Sie haben alle Zeit der Welt für die Erfahrung von Silber; eine Minute Zeit oder mehr …

11. Versuchen Sie sich nun vorzustellen, wie sich das hell glänzende Silber in ein hell glänzendes Gold verwandelt, das schönste Gold, das Sie sich vorstellen können. Wenn es sich für Sie gut anfühlt, versuchen Sie, mit diesem Gold zu verschmelzen. Lassen Sie das Gold mit seinem ganzen Glanz in sich einströmen. Werden Sie selbst zu diesem wunderschönen Gold. Oder atmen Sie diese goldene Farbe einfach ein, baden Sie darin, tauchen Sie ganz in Gold ein. Sehen Sie es? Oder können Sie es sogar riechen? Oder gar hören? Spüren Sie diese goldene Farbe in sich? Wie fühlt es sich an? Achten Sie jetzt auf Ihren Atem, wie er ein- und ausströmt, und nehmen Sie mit jedem Atemzug ein glänzendes Gold in sich auf. Lassen Sie sich Zeit. Sie haben alle Zeit der Welt für die Erfahrung von Gold; eine Minute Zeit oder mehr …

12. Versuchen Sie sich nun vorzustellen, wie sich das Gold in strahlendes weißes Licht verwandelt. Es ist ein ganz weiches Weiß, so, wie es für Sie perfekt ist. Wenn es sich für Sie gut anfühlt, lassen Sie dieses weiße Licht ganz in Ihren Körper einströmen, oder atmen Sie es ruhig in sich ein. Baden Sie in diesem weißen Licht, tauchen Sie ganz in dieses strahlende weiße Licht ein. Sehen Sie es? Oder können Sie es sogar riechen? Oder gar hören? Spüren Sie das weiße Licht in sich? Wie fühlt es sich an? Atmen Sie ganz ruhig ein und aus, und lassen Sie das weiße Licht mit jedem Einatmen ihren ganzen Körper ausfüllen. Lassen Sie sich Zeit. Sie haben alle Zeit der Welt für die Erfahrung des weißen Lichts; eine Minute Zeit oder mehr …

Versuchen Sie sich nun vorzustellen, dass Sie sich alle Zeit der Welt gönnen können, um Ihre Erfahrung abzuschließen. Eine Minute Zeit, um langsam wieder zurückzukommen und schließlich die Augen zu öffnen …

Wenn Sie sitzen, legen Sie nun Ihren Kopf zwischen die Knie, und schütteln Sie Ihre Arme aus. Dies bringt Sie in einen normalen Zustand zurück und macht Sie wieder wach.

Folgende Fragen sollten Sie sich im Rahmen dieser Übung stellen:

Wie waren die Farben? Konnte ich die Farben in mich aufnehmen? Waren die Farben für mich angenehm oder eher unangenehm? Gab es Farben, die mir mehr zusagten als andere? Füllte sich mein ganzer Körper mit jeder der Farben? Oder füllte er sich nur zum Teil damit? Oder überhaupt nicht? Atmete ich die Farben ein, oder tauchte ich in sie ein, oder badete ich in ihnen? Konnte ich die Farben sehen? Konnte ich sie riechen oder hören? Hatte ich das Gefühl, dass etwas mit mir passierte? Wie fühlten sich die Farben an? Konnte ich die Farben so ein- und ausatmen, dass sie durch alle Poren gingen? Waren die Farben immer klar, wenn ich sie ausatmete? Konnte ich auch die Pastellfarben in mich einfließen lassen? Wie war es mit dem Silber, Gold und Weiß? Hatte ich dabei jeweils ein ganz besonderes Gefühl? Wurde ich von einer der Farben überwältigt? (Wenn Sie die Methode des Lösens von Gefühlen gelernt haben, werden Sie sehen, dass Sie sich auch für Farben eignet, die in irgendeiner Weise störend auf Sie wirken.)

Im großen und ganzen haben Sie sich nun mit den Feinheiten vertraut machen können, die den Schwingungen dieser Farben eigen sind, um zu erkennen, welche ihnen zusagen und welche nicht. Vielleicht haben Sie dabei auch die Erfahrung gemacht, dass Sie das Gewicht oder die Größe Ihres Körpers ganz aus dem Sinn verloren. Welches Gefühl hatten Sie, als Sie die Farben erlebten? Denken Sie darüber nach, und wiederholen Sie die Übung, so oft es geht, damit Sie sich an die Empfindungen gewöhnen können oder, wenn Sie sich hier und da eingeengt fühlen, allmählich darüber hinwegkommen. Sie werden staunen, welche Auswirkung die Schwingungen der Farben auf Sie haben.

18. Die spirituelle Psychologie

Wir haben zuletzt den Unterschied zwischen emotionaler Liebe und bedingungsloser Liebe zu ergründen versucht. Nun ist es notwendig, die Psychologie heranzuziehen, die uns hilft, den Zustand bedingungsloser Liebe zu erreichen. Wir alle müssen uns bestimmter Mittel bedienen, um uns in unsere feineren Frequenzen einzustimmen. Warum und wie wir dafür bestimmte Mittel einsetzen, wird durch die spirituelle Psychologie verständlich, die uns zugleich einige der möglichen Techniken zur Hand gibt. Es liegt an uns, sie zu verwenden oder nicht.

Was ist die spirituelle Psychologie?

Im Gegensatz zur klassischen Psychologie, die das persönliche Ego des Menschen in den Mittelpunkt ihres Interesses stellt, ist die spirituelle Psychologie ein Weg ganzheitlicher Erkenntnis. Sie befasst sich mit der Seele des Menschen. Der klassischen Psychologie geht es um die Stärkung des persönlichen Egos und der Ich-Liebe, indem sie versucht, die bewussten und unterbewussten Probleme, die sich auf das gegenwärtige Leben eines Menschen beziehen, zu erkennen und ihm zu helfen, diese Probleme zu überwinden, um mit einem mehr oder weniger intakten Ego ein besseres Leben zu fuhren.

Die spirituelle Psychologie geht darüber hinaus; ihr Anliegen ist das »ganze« Wesen. Sie betrachtet es in seiner Spiritualität und Vielseitigkeit auf allen Ebenen des Seins. Die spirituelle Psychologie befasst sich damit, welchen Sinn und Zweck die menschliche Existenz auf diesem Planeten hat. Sie berücksichtigt die Ereignisse, die im Gedächtnis des spirituellen Hologramms eines jeden Menschen einkodiert sind. Dieses Hologramm ist wie ein Spiegelsaal, in dessen Mitte eine brennende Kerze steht. Jeder Teil des Raums wird reflektiert und unendlich oft dupliziert. Man kann die duplizierten Bilder kaum von den echten unterscheiden, denn jedes gespiegelte Bild enthält alle Teile des Originals.

Genauso ist es mit dem holographischen Gedächtnis unserer Seele. Wir haben dadurch die Fähigkeit, an unser gesamtes Wesen heranzukommen, an jeden einzelnen Teil. Dieses Gedächtnis ist, wie wir wissen, in der Astralebene abgespeichert, wenn es Gefühlserinnerungen enthält. Sachverhalte sind dagegen als einfache Gedankenformen in der Akasha-Chronik enthalten und auf der buddhischen Ebene erreichbar. Was jedoch die individuelle Existenz auf dieser Erde beeinflusst, ist das astrale Gedächtnis. Es ist über verschiedene Lichtkörper verteilt. Im Astralkörper sind die Gefühle und Gedanken enthalten, die die aus anderen Leben festgehaltenen Erfahrungen widerspiegeln; im Gefühlskörper die Gefühle, die im Moment der Empfängnis, während des Lebens im Mutterleib, im Augenblick der Geburt und im Laufe des gegenwärtigen Lebens erfahren werden; im physischen Körper die Gefühlsmuster des familiengenetischen Kodes oder Familienkarmas, die Schwingungen des Astralkörpers sind. Sie alle erzeugen dieses Hologramm. Die spirituelle Psychologie sieht nicht nur die Situation des Ego im Hier und Jetzt, sondern auch die Verknüpfungen des einzelnen mit seinem holographischen Prozess.

Die spirituelle Psychologie macht dem einzelnen insgesamt die vielen Aspekte der Seele bewusst, die sowohl mit seinem jetzigen als auch mit seinen anderen Leben zusammenhängen, um die Probleme zu lösen, die Konflikte, Schmerzen und Verzerrungen hervorrufen. Es geht darum, die Muster zu erkennen und zu verstehen, wie sie sich auf das Leben des einzelnen auswirken. Auf diese Weise werden neue Perspektiven für eine höhere Qualität in den zwischenmenschlichen Beziehungen geschaffen. Erst dadurch wird der Raum frei für eine Verbindung mit dem göttlichen Aspekt jedes einzelnen: dem Höheren Selbst. Es ist die göttliche Quelle, zu der jeder Mensch vorzustoßen vermag, eine Kraft, die er sich statt des Ego zunutze machen kann, um sich in seinem Leben führen zu lassen.

Die gegenwärtigen Ansätze der Psychologie drehen sich meistens um das individuelle Ego-Trauma und darum, dass man scheinbar ein Opfer von bestimmten Umständen im Hier und Jetzt ist. Die spirituelle Psychologie sieht das Leben nicht als Melodrama, sondern eher als riesiges Flechtwerk von Geschehnissen, die dazu da sind, um aus ihnen zu lernen und dadurch zu wachsen und zu reifen. Das ist die eigentliche Schule des Lebens. In der Sicht der spirituellen Psychologie gibt es weder Opfer noch Täter, sondern nur Schüler und Lehrer. Jeder Mensch ist ein Schüler des Lebens und zugleich auch ein Lehrer des Lebens.

Im Kapitel über die bedingungslose Liebe erwähnte ich, dass der Meister vollendet ist und als solcher nur Vollendung sieht. Das liegt daran, dass in einem Meister keine Gefühle oder Einstellungen mehr vorhanden sind, die der Lösung bedürften. Nichts ist in ihm, das Resonanz böte. Jede unserer Einstellungen, jedes Urteil oder Gefühl, das wir haben, so geringfügig es auch sein mag, ist in Wirklichkeit ein Widerhall unserer eigenen ungelösten Probleme. Alles, was wir hören oder sehen, ist unser unbeachtetes festsitzendes Gefühl, einem Echo in einer Höhle oder einem Bild in einem Spiegel vergleichbar.

Die spirituelle Psychologie geht davon aus, dass der Mensch in seiner augenblicklichen Inkarnation im Hier und Jetzt die Aufgabe hat, die Klarheit zu entwickeln, um mit seinem Höheren Selbst in Verbindung zu kommen und damit die Erfahrung bedingungsloser Liebe zu machen. Es hat zu jeder Zeit heilige Männer und heilige Frauen gegeben, die ein Beispiel für die mögliche Entwicklung des Bewusstseins auf der Erde gegeben haben. Teilweise werden sie heute noch ihrer Liebe wegen verehrt, die sie trotz aller Anfeindungen zum Ausdruck brachten. Man verehrt sie wegen ihrer Fähigkeiten, alles Negative zu überwinden, andere zu heilen, gleichzeitig an einem anderen Ort körperliche Gestalt anzunehmen, wenn ihr physischer Körper ganz woanders war (Bilokation), Gegenstände, Nahrungsmittel und Getränke zu materialisieren, auf Feuer oder auf Wasser zu laufen, zu schweben oder mit Tieren zu sprechen, wie es

Franz von Assisi konnte. Man hat zwar alle diese paranormalen Fähigkeiten als Wunder bezeichnet, aber sie sind Ausdruck von kreativen Kräften, die im Rahmen unserer Möglichkeiten liegen.

Mit der fortschreitenden Entwicklung des Bewusstseins wird diese Verbindung zum Göttlichen für viele erreichbar. Ein ganz wesentlicher Schritt auf dem Weg, göttliche Kraft und Macht zu erlangen, ist die Erkenntnis, welche Motivation hinter dem Verhalten in der Persönlichkeit steckt. Es gibt zwar dafür viele Arten von Therapien, aber damit ist es allein nicht getan.

Um mit dem Höheren Selbst in Verbindung zu treten und damit göttliche Macht zu erhalten, ist es unumgänglich, sowohl seinen Gefühlskörper als auch seinen Astralkörper zu beherrschen. Das persönliche Ego, das unter der Herrschaft des Gefühlskörpers steht, und die persönlichen Erinnerungen aus anderen Leben, über die der Astralkörper regiert, sind zusammen der entscheidende emotionale Faktor menschlichen Verhaltens. Die damit zusammenhängenden Gefühle bilden die Kraft, die unserem Verhalten zugrunde liegt und es beeinflusst, ungeachtet dessen, ob diese Gefühle erkannt worden sind oder nicht. Verzerrungen infolge ungelöster Gefühle blockieren klares Sehen und Erkennen. So kommt es zu gegenseitigen Verletzungen, wenn nicht sogar zu Kriegen.

Durch die Verbindung mit dem Höheren Selbst ist der Mensch in der Lage, egozentrische Interessen aufzugeben und sich in den Dienst des höheren Bewusstseins zu stellen, eines Bewusstseins, das sich als bedingungslose, vorbehaltlose, urteilsfreie Liebe ausdrückt. Wenn sich die Gedanken klären, kann sich Verständnis entwickeln, und wenn Verständnis da ist, entwickelt sich ein inneres Losgelöstsein von den Ereignissen, die für uns das Leben auszumachen scheinen. Dieses innere Freisein macht das auf die Befriedigung seiner Bedürfnisse abzielende Verhalten des persönlichen Ego überflüssig, das von ungeklärten Gefühlen motiviert wird. Die kreativen Kräfte, die jedem Menschen innewohnen, lassen sich dann nutzen, wenn ein Zustand der Weisheit und Harmlosigkeit, der Haltung, nicht schaden zu wollen, erreicht ist. Wenn das persönliche Ego Klarheit, Erkenntnis und Verständnis erlangt hat, ist es zu bedingungsloser Liebe imstande. Gefühlskörper und Astralkörper werden fast durchsichtig und strahlen nur noch Licht aus.

Für die spirituelle Psychologie ist Leben ein Werdeprozess des Seins, jenes Seins, das in Wirklichkeit das Werden Gottes ist. Eine der vielen facettenreichen Ausdrucksformen von Gott oder des universalen Bewusstseins ist die Umwandlung von Licht. Denn es ist das Licht, das den Weg zu den höheren Frequenzen sucht, wo es klar und strahlend erscheint.

Das Dasein in Zeit und Raum ist ein Dienst, der zum kosmischen Wandel beiträgt. Durch unsere Verbindung mit dem Kosmos sind wir mit allem eins. Rudolf Steiner sagte, dass kein Tropfen Wasser dem Ozean entnommen werden könne, ohne dass sich der ganze Ozean nicht daran anpassen müsse. Und so ist es auch, wenn wir dem Ozean einen Tropfen Wasser hinzugeben. Die gleiche Prämisse gilt für die Evolution des Kosmos. Jedes Individuum, das eine Wandlung zu den höheren Frequenzen des Lichts erfährt, trägt somit auch zur kollektiven Wandlung bei.

Zu diesem Dienst gehört auch, dass wir die Wandlung der kollektiven Seele, also der Menschheit, unterstützen. Wir dienen dem Ganzen, indem wir die Entwicklung unserer individuellen Seele vervollkommnen. Auf die Erde zu kommen, um in Zeit und Raum zu existieren, hat seinen Sinn und Zweck darin, das Bewusstsein zu verändern, durch individuelle Erleuchtung zur kollektiven Transformation beizutragen, Licht auszustrahlen, so dass es allen zugute kommt, den Mitmenschen, dem Planeten und so weiter. Denn der Dienst an der individuellen Seele des Menschen ist zugleich ein Dienst am Evolutionsprozess der gesamten Menschheit.

Der eigentliche Grund für unsere Wahl, in Zeit und Raum Form anzunehmen, ist, dass wir lernen, durch Klarheit und Freude und mit verständnisvoller Liebe zu dienen. Leben bedeutet, unserer Seele, der Menschheit, dem Universum und der Quelle allen Seins zu dienen, es in bester Absicht zu tun und all unsere Möglichkeiten, unser ganzes Potential auszuschöpfen, indem wir die Verbindung zu unserem Ursprung wiederherstellen, sie integrieren, sie leben und eins sind, eins mit uns selbst.

Die Quelle

Unter Quelle verstehe ich göttliche Wesenheit, umfassende Liebe, Seligkeit und Einheit.

Die Trennung von der Quelle meint, dass ein Teil göttlicher Liebe/göttlichen Willens die Wahl trifft, sich selbst als eine Individualität auszudrücken. Der Gott, der jedem von uns inne wohnt, ist unser Höheres Selbst. Dieser Aspekt ist seinerseits zur Inkarnation in die menschliche Form »gewillt«.[1]

Sich trennen – die Involution

In Zeit und Raum hineingeboren zu werden, erzeugt in den meisten Menschen ein Gefühl, vom Ursprung und der Einheit getrennt zu leben, abgeschnitten zu sein von der göttlichen Liebe und der Freiheit des kreativen Willens.

Die Trennung vom schöpferischen Willen bedeutet, vom Wissen abgetrennt zu sein, dass alles, was wir in Bezug auf unsere besondere Entwicklung erzeugen, einen bestimmten Zweck hat. Es bedeutet eine Trennung von dem vollkommenen Bewusstsein, dass wir alles beeinflussen, was wir in Zeit und Raum erschaffen und was unser Selbst erfährt.

Die Trennung vom Ursprung der Liebe ist der vorübergehende Verlust der Fähigkeit zu verstehen, dass Materie eine Illusion ist, die Schmerz und Leid auslösen oder durch Liebe, Erkenntnis und schöpferische Willenskraft transzendiert werden kann.

Sich wieder verbinden – die Evolution

Spiritualität ist der tiefsitzende Wunsch, sich wieder mit der Quelle, dem göttlichen Ursprung, zu vereinen, um zu Liebe, Frieden und Einheit zurückzukehren. Alle Arten von Religionen haben versucht, diese Verbindung wiederherzustellen. Auch viele Rituale und magische Praktiken sind nur Versuche, erneut Verbindung aufzunehmen. Ein weiteres Mittel ist die spirituelle Psychologie; auch sie versucht, durch Verständnis und Erkenntnis, neben praktischen Hilfsmethoden, jenen Wiedervereinigungsprozess zu unterstützen.

Die Vorstellung, von der Quelle getrennt oder

isoliert zu sein, erzeugt im Menschen ein Gefühl, etwas verloren zu haben, ein Gefühl, nicht geliebt zu werden, und ein Gefühl, dagegen machtlos zu sein. Sich vom Ursprung getrennt zu fühlen, weckt im Menschen die Empfindung, ohne Liebe zu sein. Selbst wenn wir von unseren Eltern innigst geliebt worden sind, ist der Wunsch, uns wieder mit der göttlichen Quelle zu verbinden, nach wie vor da, und zwar in jedem von uns. Jeder sucht auf seine Weise den Weg, der dorthin zurückführt, weil wir das Einssein mit der Quelle, der göttlichen Essenz, wieder erleben möchten. Die Liebe der Eltern hilft uns allerdings, trotz dieser vorübergehenden Trennung zu einem harmonischeren und vertrauensvolleren Leben zu finden.

Wenn sich der einzelne von seinen Eltern nicht geliebt fühlte, was bis jetzt noch die Norm zu sein scheint, ist das Gefühl der Trauer über diese scheinbare Trennung von der Quelle um so größer und tiefer und obendrein von dem Gefühl begleitet, machtlos zu sein. Diese beiden Gefühle, nicht geliebt zu werden und keine Macht zu haben, erzeugen ihrerseits die zahllosen Verzerrungen und Projektionen, die in emotionalen Empfindungen, Überzeugungen, Meinungen, Ansichten und so weiter völlig aufgehen und durch die Einstellungen, die sie erzeugen, hochkommen. Diese Gefühle und Überzeugungen werden durch die Gesellschaft und durch die Ereignisse, die wir erfahren, beeinflusst. Unsere tiefen persönlichen Gefühle zu uns selbst in unserem Verhältnis zur Welt gründen sich auf Informationen, die uns einerseits schon vor der Geburt eingeimpft wurden und die andererseits von Erfahrungen aus anderen Leben herrühren. Sie alle zu klären und zu bewältigen ist die Herausforderung, der wir uns in diesem Leben stellen können.

Diese uralten, bis heute ungeklärten und unbewältigten Gefühle wie Hoffnungslosigkeit, Schmerz, Angst, Schuld, Abhängigkeit, Wut oder Stolz verstärken sich in jedem neuen Leben immer wieder dadurch, dass sie ein neues Format bekommen, nur um in einer anderen Version erlebt zu werden. Im gegenwärtigen Leben erscheinen sie in neuer Gestalt durch unseren Körper, unsere Eltern und durch die Ereignisse, die wir gemäß unserer Wahl erfahren.

So wie unser Körper den genetischen Kode von unseren Eltern bekommt, so geben sie an uns in Form von Kodes auch die Gefühle weiter, die ihr Leben jeweils geprägt haben, sowie Einstellungen und Verhaltensweisen, die sie von ihren Eltern gelernt haben, die wiederum von deren Eltern alles mit auf den Weg bekommen haben, was diese von ihren Müttern und Vätern gelernt hatten, und so geht das die ganze Generationenlinie zurück. All diese Einstellungen, Verhaltensweisen, Denk- und Gefühlsmuster sind uns einkodiert, ja selbst die Gefühle, die alles Stoffliche seit dem Urknall erfahren hat, wodurch wir direkt mit dem Kosmos und seiner Geschichte verbunden sind.

Den Kode sämtlicher Ereignisse und aller damit zusammenhängenden Gefühle, die unsere Eltern erfahren haben, bekommen wir im Mutterleib. Die Normen und Vorschriften der Kultur, aus der unsere Eltern kommen, ihre religiösen Gefühle und all die anderen dadurch entstandenen Gefühle und Einstellungen gehen als Gedankenformen, die von Gefühlen gefärbt sind, fest in uns ein. Wie wir infolge dieser Gefühle und Einstellungen behandelt und erzogen werden, ist in unseren Gefühlskodes registriert. Natürlich bekommen wir auch von anderen Teilen unseres holographischen Engramms oder Erinnerungsbildes – von anderen Leben, von unseren Eltern und Vorfahren – Gefühle wie Mut, Demut, Harmonie und barmherzige Liebe einkodiert. Es sind Gefühle, die uns stärken, aufrechterhalten und uns durch unsere Schwierigkeiten hindurch helfen. Alle unsere Gefühle können unsere Stärke oder unsere Schwäche sein. Es hängt nur davon ab, wie unser persönliches Ego sie auslegt.

Das persönliche Ego – der Interpret

Das Ego ist Bewusstsein. Es ist die spirituelle Wesenheit, die Identität bekommt, wenn sie sich auf einer Frequenz bewegt, die niedriger ist als die Frequenz des göttlichen Ganzen. Auf jeder Schwingungsstufe, die sie nach unten steigt, bekommt sie eine bestimmte Form von Vehikel, das zuletzt, also auf der physischen Schwingungsebene, die Gestalt des Körpers ist. »Ego« ist die Bezeichnung für die bewusste spirituelle Identität als Ganzes. Als göttliche Wesen kommen wir an ein Wissen heran, das wir in Zeit und Raum einsetzen können oder nicht.

Das persönliche Ego, das Ich, ist der Interpret, der uns hilft, uns mit Zeit und Raum zu identifizieren. Wir benutzen die Bewusstheit des Ichs als Vermittlerin zwischen der stofflichen Welt und dem spirituellen Wesen, das wir selbst sind. Das persönliche Ego ist ein zeitweiliger, scharf abgetrennter und wählerischer Aspekt jener spirituellen Wesenheit. Es ist der auf diese Welt gestufte Teil des göttlichen Bewusstseins, des göttlichen Ganzen oder schlicht Gottes, der sich einen Moment lang in Zeit und Raum ausdrückt und aufgrund der dichten Frequenzen von sich selbst scheinbar abgeschnitten ist.

Das persönliche Ego nimmt durch die Sinne wahr, mit denen der Körper ausgestattet ist. Gehirn und Körper benutzt es, um die Information zu verarbeiten und zu speichern. Es verleibt sich Ereignisse ein, die den Charakter der Persönlichkeit erzeugen. Es sammelt und sortiert Erfahrungen und speichert sie im Unterbewussten, wie die Psychologie sagt, also in einem Bewusstsein auf einer niedrigeren Entwicklungsstufe, das sich aus dem Gefühlskörper, Mentalkörper und Astralkörper zusammensetzt und jene Erfahrungen filtert, so dass wir im Alltag funktionieren können. Dieses Ich oder persönliche Ego ist die sich im Hier und Jetzt ausdrückende Bewusstheit.

Das persönliche Ego kann umgangen werden, um Zugang zu der im Unterbewussten aufbewahrten Information zu bekommen, die mit dem Jetzt in Zeit und Raum zusammenhängt und auch auf andere Teile des Hologramms, nämlich frühere Leben, bezogen ist. Es kann auch auf anderen Ebenen der Bewusstheit Erfahrungen sammeln. Sobald der alte Gefühlsmuff, der sich aus der Substanz dichter Frequenzen zusammengesetzt hat, geklärt und losgelassen wird, ist es dem Ich möglich, Unterbewusstes und Bewusstheit miteinander zu verbinden und eine Zugangsmöglichkeit zum überbewussten Ego, dem sogenannten Über-Ich oder Höheren Selbst, zu schaffen. Das persönliche Ego oder Ich reicht von einfacher Bewusstheit bis zu höchstem Bewusstsein. Wer sich seiner selbst bewusst ist, der ist in der Lage, dem überbewussten Ego zu dienen.

Lösen sich die Gefühlswolken, die das bewusste Individuum von den höheren Frequenzen des Lichts trennen, erst einmal auf, dann hat das Individuum, das sich nun seiner selbst bewusst ist, das Potential zu immenser Kreativität. Solange das persönliche Ego jedoch die Isolation und Trennung fühlt, wühlt es weiterhin Gefühle auf, die in seinem Gefühlskörper einkodiert sind.

Alles Urteilen kommt aus dem Gefühl der Abgetrenntheit heraus. Es ist ein Produkt unseres persönlichen Ego. Es lässt uns wissen, dass es nicht daran glaubt, der Liebe wert zu sein, dass es die eigene Macht und Vollkommenheit verleugnet, so dass es folglich auch nicht daran glaubt, dass andere der Liebe wert sind, und ebenso deren Macht und Vollkommenheit leugnet. Fehler bei anderen zu suchen und an ihnen herumzunörgeln ist die Projektion vom Gefühl der eigenen Wertlosigkeit und Unzulänglichkeit auf andere. Vom Gefühlskörper her gesehen passiert folgendes: Alte, fest gespeicherte Gefühle reagieren auf ganz bestimmte Erregungen, wobei diese verdichteten Gefühle die Fähigkeit überlagern, über eine Situation klar nachzudenken, um zu klarem Wissen zu gelangen.

Das persönliche Ego ist unfähig, in aller Klarheit zu unterscheiden, weil die Gefühle die Sicht verzerren und die Information entstellen. Es ist so, als wollten wir mit einem Blick durch verschieden getönte Sonnenbrillen erkennen, welche Farbe ein Bild in Wirklichkeit hat. Gründen wir unser Urteil tatsächlich darauf, was wir durch die getönten Gläser gesehen haben, dann entspricht es eben nicht der Wirklichkeit beziehungsweise Wahrheit. Wir sehen eher, was wir glauben, statt zu glauben, was wir wirklich sehen. Wir sind versucht, über alles, was wir nicht klar sehen, weil die damit verbundenen Gefühle die Sicht verdecken, unser Urteil abzugeben.

Der Spiegel-Effekt

Alles, was sich aus der Perspektive der Seele oder Spiritualität gesehen ereignet, hat eine Wechselbeziehung, die wir als Spiegelung bezeichnen können. Die Dynamik dieses Vorgangs verhilft uns zu dem Verständnis, dass alles Geschehen seine Richtigkeit hat und alles so geschieht, wie es geschehen soll. Menschen oder Situationen, denen wir begegnen, sind für uns Spiegel, die uns bewusst machen, dass in uns Gefühlserinnerungen stecken, die durch Verhaltensweisen anderer beziehungsweise durch bestimmte Situationen zutage treten. Ein Beispiel eines solchen Spiegel-Effekts habe ich bereits erwähnt, als ich davon sprach, dass jemand, dem wir sein Knausern vorwerfen, eigentlich nur unsere eigene Angst widerspiegelt, im Innersten genauso geizig zu sein. Wenn wir uns über jemanden ereifern, weil er ein Geizkragen ist, so wird uns damit nicht etwa ein Spiegel vorgehalten, der uns sagt, dass wir selbst auch so ein Knauser sind. Es kann sogar sein, dass wir äußerst großzügig sind und geiziges Verhalten verabscheuen. Aber solange wir vom Gefühl her darauf reagieren, indem wir Geiz verabscheuen, uns darüber ärgern oder andere Gefühlsregungen in dieser Hinsicht haben, zeigt uns der Spiegel, dass wir im Grunde den Geizkragen tief in uns doch nicht anerkennen möchten, also den Aspekt, der Angst hat, nicht genug zu besitzen. Da wir alle möglichen Verhaltensweisen in unserem Hologramm gespeichert haben, können wir nur sagen: »Und das bin ich auch.« Von der Seele her betrachtet, ist es der andere, der in allem perfekt ist, denn sie/er tut tatsächlich nur, was sie/er im Hinblick auf uns tun muss. Insgeheim wollen wir es, dass andere uns an unsere nicht anerkannten Probleme erinnern.

Aus der Sicht der Seele sagt uns unser Verständnis, dass alles so ist, wie es sein soll, und dass wir alles miterschaffen, um daraus lernen zu können. Wir gehen dabei von der Prämisse aus, dass es auf der seelischen Ebene weder Opfer noch Täter gibt. Nur so ist zu begreifen, dass niemand Fehler macht. Es gibt nur selbst erzeugte Lektionen, Gelegenheiten, um daran zu wachsen, zu reifen, sich zu wandeln. Ein Zen-Meister sagte mir einmal: »Jeder Mensch tut sein Bestmögliches, so wie es ihm im Moment in Zeit und Raum vom Bewusstsein her möglich ist.« Das heißt, wenn sie anders gekonnt hätten, hätten sie es auch anders getan. An dieser Stelle höre ich einige in meinen Kursen fast immer sagen: »Nein, das stimmt nicht. Ich hätte es anders machen können und anders machen sollen, wenn ich darüber nachdenke.« Und ich erwidere: »War die Entscheidung, die du da getroffen hast, wie immer sie in dem Moment ausfiel, nicht die beste und allem Anschein nach richtige Lösung? Und selbst wenn du eine andere Wahl gehabt hättest, erschien es dir nicht als die beste Möglichkeit, so zu entscheiden, wie du dich damals entschieden hast?« Und daraufhin muss jeder zugeben: »Ja, das stimmt.«

Es ist so, dass jeder sein Bestmögliches tut. Zu

sagen, dass wir es anders besser gemacht hätten, diese Bewertung ist doch nur im nachhinein möglich. Wir stellen oftmals fest, dass wir nichts gelernt hätten und nicht wüssten, wo wir jetzt stehen, wenn die Dinge so gelaufen wären, wie sie unserer Ansicht nach hätten laufen sollen. Wir können nicht rückwärts, sondern nur vorwärts gehen und aus den Erfahrungen lernen. Die Seele spiegelt alles für uns, und jede Spiegelung gibt uns die Möglichkeit, spirituell zu wachsen und zu reifen.

Das Umwandeln von Gefühlen und Gedanken

Wir haben die Fähigkeit, die Gefühle und die damit verbundenen Gedanken umzuwandeln, die durch die selbst erzeugten Lektionen hervorgerufen werden. Mit den Hilfsmitteln, die eine solche Transformation erlauben, lernen wir, zu sehen und zu erkennen. Sie helfen uns, einen Punkt zu erreichen, wo wir Kraft und inneren Frieden erlangen. Mit ihnen werden wir unserer selbst bewusst. Aus diesem Bewusstsein inneren Friedens heraus erwächst die Fähigkeit, bedingungslose Liebe zu praktizieren. Wir lernen, Liebe zu kanalisieren, indem wir selbst zu einem Kanal der Liebe werden, selbst Liebe sind und anderen die Möglichkeit geben, sich davon so viel zu nehmen, wie sie brauchen oder können. Wir sind in der Lage, uns selbst Liebe zukommen zu lassen, sie direkt aus der inneren Quelle zu schöpfen, wie wir auch in der Lage sind, die Liebe anzunehmen, die wir von anderen zurückgespiegelt bekommen, sozusagen als Bestätigung, dass wir liebende Wesen sind, Teil des Göttlichen, des göttlichen Werdens, die es in aller Demut verdienen, geliebt zu werden.

Die Liebe zu uns selbst und innerer Frieden machen uns beherzt, geben uns Mut, Kraft und Stärke, um über die bisher wahrgenommenen Grenzen unserer menschlichen Fähigkeiten hinausgehen zu können. Wir erkennen, dass wir am kreativen Prozess, am Leben, wie wir sagen, teilnehmen und teilhaben. Wir erkennen die vollständige Einheit alles Seienden. Wir erkennen, dass alle Aspekte der Natur und Menschheit voneinander abhängen und an allem mitwirken, alles miterschaffen, auf allen Stufen des Seins.

Wenn wir unsere Gefühle beherrschen, so ließ uns schon Jesus Christus mit seinem Gang über das Wasser wissen, das ja ein Symbol für die Gefühlswelt ist, können wir frei von Furcht sein und unser Gefühl der Ohnmacht überwinden – und sozusagen auf dem Wasser wandeln.

Die Liebe

Nachdem wir bereits die zwei verschiedenen Arten von Liebe – einerseits die an Bedingungen geknüpfte emotionale Liebe und andererseits die bedingungs- und vorbehaltslose Liebe – und ihre Ausdrucksformen kennen gelernt haben, wollen wir Liebe nun unter einem qualitativen Aspekt betrachten, als etwas, das wir ersehnen, weil wir uns davon abgetrennt fühlen. Dabei werden wir auch sehen, wie dieser Wunsch nach Liebe unser Verhalten bestimmt.

Der Mensch drückt seine Sehnsucht nach Liebe durch den Wunsch aus, von seinesgleichen geliebt zu werden, sei es von einem einzigen oder von vielen. Der qualitative Aspekt der sogenannten Gefühlsliebe, also die Erfahrung, von einem anderen Menschen (oder auch von einem Tier, das man sehr gern hat) geliebt zu werden, ist der tiefe innere Wunsch, von göttlicher Liebe berührt zu werden. Liebe aus einer anderen Quelle zu empfangen, sei es von einem Menschen oder von einem anderen Lebewesen, ist eine Erfahrung, die uns das *Gefühl* gibt, dem Wesen göttlicher Liebe nahe zu sein. Ich meine hiermit einzig und allein Liebe als eine einzigartige, göttliche Qualität, also nicht die Liebe, die wir gewöhnlich im Alltagsleben erfahren, die ihrem Wesen nach zwar auch göttlich ist, aber auf einer unteren Stufe, und die nur eine zeitweilige, untergeordnete Quelle für uns sein kann. Wenn man sich direkt mit dem Göttlichen verbindet, weiß man, wie bedingungslose Liebe zu leben ist und wie man mit der Macht, die man damit bekommt, auf harmlose Weise umgeht.

Die heruntergestufte Frequenz göttlicher Liebe wird uns durch andere übermittelt, ähnlich wie wir auch über die Nahrung solare Energie bekommen, denn so wie die Nahrung uns dazu dient, unseren Körper zu ernähren, benutzen wir andere Menschen, um unsere Gefühle zu nähren. Es ist aber gar nicht notwendig, die Frequenz göttlicher Liebe herunterzustufen.

Der größte Wunsch eines jeden Menschen ist, Liebe ihrem Wesen nach zu erfahren. Kann er das nicht, entsteht in ihm ein Gefühl, ungeliebt zu sein. Für den Menschen ist die Erfahrung von Liebe ein Gefühl oder eine Empfindung.

Sich von einem anderen Menschen geliebt zu fühlen erzeugt im Herz-Chakra in der Brustmitte ein Gefühl der Wärme, wobei die Intensität sowohl vom Grad der Liebe abhängt als auch davon, wer dieser andere Mensch ist. Andere begleitende Gefühle sind zum Beispiel:

ein gutes körperliches, erfüllendes Gefühl;
ein Gefühl, nicht allein zu sein;
geachtet zu werden für das, was man ist;
ein Gefühl der Zugehörigkeit;
ein Gefühl, gebraucht zu werden;
etwas wert und wichtig zu sein;
potent zu sein;
ein Gefühl der Euphorie;
der Furchtlosigkeit und Beherztheit;
ein Gefühl, die Welt erobern zu können;
anerkannt zu sein;
ein Gefühl der Zufriedenheit;
von Frieden und Sicherheit;
ein Gefühl, Zustimmung zu haben;
verstanden zu werden;
stark und machtvoll zu sein.

Diese Gefühle stimulieren Gefühlseigenschaften, die bereits in unserem Gefühlskörper und Astralkörper stecken. Je nachdem, wieviel wir vom Wesen der Liebe in uns angesammelt haben, zeigen sie eine mehr oder weniger starke und anhaltende Resonanz. Die in uns vorhandene Qualität der Liebe wird entsprechend der Qualität des Liebesgefühls, das an uns übertragen wird, stimuliert und gestärkt. Es ist, wie wenn wir in eine gläserne Karaffe mit Wasser rosa Tinte gießen. Je öfter wir das machen, desto stärker wird die Färbung und desto intensiver die Erfahrung, bis wir schließlich damit ganz vertraut sind. Das heißt, je mehr wir die Schwingung der Liebe in uns integrieren, desto friedvoller, sicherer und geliebter fühlen wir uns. Diese höher, feiner und intensiver schwingende Frequenz der Liebe, die im Gefühlskörper wie im

Astralkörper vorhanden ist, findet ihren Ausdruck in der Liebe, die wir zu uns selbst haben. In diesem Zustand der Selbstliebe können wir nach oben in die höheren Oktaven des Kausalkörpers und buddhischen Körpers schwingen und uns mit dem Göttlichen noch enger verbinden. Je durchlässiger wir werden, desto mehr kann sich das Wesen der Liebe in uns ausbreiten. Wir sind dann nicht mehr auf andere angewiesen. Wir brauchen keine Stimulation mehr von außen, kein äußeres Zutun. Wir können aus eigenen Stücken und von innen heraus die Schwingung der Liebe erfahren, jedoch erst, wenn wir unsere Gefühls- und Astralkörper von dem klebrigen, klumpigen Gefühl leeren, wir seien wertlos, da es uns nur von der Erfahrung der wahren göttlichen Liebe abbringt.

Die Fähigkeit, sich selbst zu lieben, wird blockiert, wenn qualitativ und quantitativ wenig Liebe im Gefühlskörper vorhanden oder das Gefühl vorherrschend ist, man sei nichts wert, das die Gefühls- und Astralkörper mit dichten, trennenden Schwingungen durchzieht. Damit kommt das Bedürfnis nach Liebe nicht zur Ruhe, sondern will pausenlos gestillt werden. Wenn Gefühls- und Astralkörper mit solchen dichten Gefühlen überlagert sind, gibt es wenig Möglichkeit, die Frequenz der Liebe zu stimulieren, und wenn es je dazu kommen sollte, hält sie nur kurze Zeit. Es ist, als ob man verschiedenfarbige Tinten ins Wasser gießt. Je mehr man davon hineinkippt, desto dichter, schmutziger und dunkler erscheint die Flüssigkeit. Dieser Zustand ist mit einem Menschen vergleichbar, der nicht glaubt, dass er geliebt wird, oder der unfähig ist, Liebe anzunehmen. So ein Mensch ist wie ein Fass ohne Boden. Er kann nie genug bekommen. Wenn aus irgendeinem Grund Liebe wieder entzogen wird, sei es weil sich zwei Menschen trennen oder weil einer von ihnen stirbt, dann folgen normalerweise Gefühle wie Verzweiflung, dass man verlassen worden ist, dass es ohne den anderen nicht weitergeht oder dass man ohne den anderen nichts mehr ist. Es handelt sich dabei um Gefühle, die Schwingungen einer selbsterzeugten Illusion sind: der Illusion, getrennt zu sein, die eine Erfahrung des persönlichen Ego ist. Der Schmerz, den wir empfinden, wenn wir uns nicht geliebt fühlen, ist der Schmerz, von uns selbst abgetrennt zu sein, vom göttlichen Aspekt unseres Wesens, von unserer eigenen göttlichen Liebe, die unsere Herzen erfüllt.

Sich nicht geliebt zu fühlen erweckt folgende Gefühle:

empfindungslos oder wie betäubt zu sein;
getrennt zu sein;
ein Gefühl von Kälte und Schmerz im Herzen;
ein Gefühl der Verlassenheit;
unbedingt geliebt werden zu müssen;
unwichtig und nichts wert zu sein;
impotent zu sein;
nicht anerkannt zu werden;
keine Zustimmung zu haben;
Opfer zu sein;
ein Gefühl der Unzufriedenheit;
nicht verstanden zu werden;
schuld zu sein;
ein Gefühl, sich selbst beweisen zu müssen, dass man besser ist als jemand, der nicht so empfindet;
ein Gefühl der Arroganz;
ein Gefühl, schwach und machtlos zu sein.

Sind solche Gefühle fehlender Liebe von längerer Dauer, entstehen Verzweiflung, Hoffnungslosigkeit und Depression. Diese Gefühle können dann zur Gewohnheit werden, wenn nicht sogar zur Abhängigkeit führen, zur Abhängigkeit von Schmerz, von Menschen oder von Situationen, die diesen Schmerz auslösen, sowie von Substanzen, die den Schmerz scheinbar unterdrücken. Ärger oder Wut ist ein Schmerz, zu dem man sich nicht bekannt hat. Wir werden wütend auf uns selbst, auf andere, die Welt, das Schicksal, auf Gott. Wir werden so wütend, dass wir in Depression verfallen. Depression ist Ausdruck eines Gefühls völliger Machtlosigkeit, ein Aufgeben. Andere Formen eines solchen Aufgebens sind Autismus, Drogen- oder Alkoholabhängigkeit. Die Wut über das Gefühl, sich ungeliebt zu fühlen, kann dazu führen, auf die ganze Gesellschaft, ja die ganze Welt loszugehen, und zwar durch alle möglichen Arten destruktiven Verhaltens, durch Machtmissbrauch, Betrug, Diebstahl, Raub, Unterdrückung, Mord und Krieg. Dies ist die dunkle Seite.[2]

Aber auch das ist ein Weg, um zum Licht zu kommen. Das Dunkel – die Wut, Schuld, Angst,

Pein, all das sogenannte Böse – kann so intensiv werden, dass es förmlich explodiert, wenn es einen Punkt erreicht, wo es so verdichtet ist wie ein Schwarzes Loch. Damit wandelt sich das Dunkel selbst in Licht um. Ein ausgezeichnetes Beispiel für einen solchen Prozess ist das, was mir ein Zen-Meister und Biofeedback-Experte erzählte, der eine solche Erfahrung gemacht hatte. Sein Körper war vor Schmerzen am Rand der Agonie, aber anstatt dagegen anzugehen, sank er immer tiefer in die Schmerzen ein, und ab einem bestimmten Punkt kam er zu seinem Erstaunen über den Schmerz hinaus in einen schmerzfreien Zustand. Offenbar hatte er seine Schmerzen vollkommen akzeptiert, so dass sie sich schließlich ganz auflösten. Viele Naturvölker praktizieren das gleiche. Es gibt auch religiöse Rituale, die denselben Zweck haben. Man kann sich auf diese Weise nicht nur von körperlichen Schmerzen, sondern auch von schmerzvollen Gefühlen befreien.

Der Wunsch, Einfluss zu haben

Das Gefühl eines Mangels an Einfluss und Kontrolle kommt aus dem Verlangen nach dem Gefühl, Macht zu haben. Es verlangt uns danach, weil wir fühlen, wir seien ohnmächtig. Wir wünschen uns das, was wir nicht haben, weil wir es haben wollen. Wir kaufen Dinge, die wir uns wünschen, weil wir sie nicht haben. Hätten wir sie, würden wir sie nicht wollen. Man hat den Wunsch nach Liebe, weil man gefühlt hat, alleine keine Liebe zu haben oder alleine an sie nicht herankommen zu können. Der Wunsch, Einfluss auszuüben, wird von einem Gefühl geweckt, keinen Einfluss zu haben. Etwas haben oder sein wollen ist ein Gefühl, das uns von uns selbst abtrennt.

Das Gefühl, etwas oder jemanden nicht beeinflussen zu können, erzeugt ein Gefühl, machtlos, schwach und ein Opfer der Umstände oder des Schicksals zu sein.

Sich unfähig fühlen, etwas oder jemanden zu beeinflussen, ruft Verzweiflung hervor, Hoffnungslosigkeit, Angst, Wut oder ein manisches Verlangen, sich an etwas oder jemanden zu klammern, sich von einem Menschen oder einer Sache abhängig zu machen. Ein solches Gefühl der Ohnmacht drückt

sich in dem Bedürfnis aus, Macht ausüben zu wollen, sei es durch Religion, Politik, Wirtschaft, die gesellschaftliche Stellung oder einfach durch körperliche Stärke. Der Wunsch, den einzelnen oder die Gruppe manipulieren zu können, ist ebenso ein Ausdruck von einem Ohnmachtsgefühl wie das aggressive Vorgehen gegen sie.

Emotionen

Derartige Gefühle, wie eben dargestellt, sind Teil von Emotionen. Emotionen sind bekanntlich Kombinationen aus Gedanken und Gefühlen. Sie können beinahe unmerklich auftreten oder sehr intensiv wirken, im Wach- oder Schlafzustand wahrgenommen werden, durch ein tatsächliches gegenwärtiges Erlebnis oder durch die Erinnerung an Vergangenes oder durch eine projizierte Erfahrung zustande kommen, was zum Beispiel passiert, wenn man einer Geschichte zuhört, einen Film sieht, Musik hört, ein Buch liest und so weiter. Emotionen können fest in unseren Körper eingehen und sich dort einnisten. Es kommt immer wieder vor, dass tiefwirkende Massagetechniken die Erinnerung an eine solche im Körper festsitzende Emotion auslösen.

Obwohl wir seit Menschengedenken unseren Emotionen ausgeliefert sind, haben wir in unserer Evolution nun den Punkt erreicht, wo wir über genügend Einsicht verfügen, um Emotionen zu analysieren und zu verstehen.

Der Einfluss des Gefühlskörpers

Wie wir wissen, erzeugt das Ego, um in die dichte stoffliche Materie einzutauchen, die verschiedenen, nach Frequenz abgestuften Lichtkörper, die sich gegenseitig durchdringen. Der Mentalkörper mit seiner höheren Frequenz wird von den Schwingungen des Gefühlskörpers beeinflusst. Wir wissen bereits auch, dass es beim Integrieren von Gedankenformen zu Verzerrungen kommen kann, indem die Gedankenformen etwas von den Farben aus dem Gefühlskörper abbekommen. Es ist daher nur allzu verständlich, dass Gefühle Einfluss auf die Qualität der Gedanken haben, die der einzelne wahrnimmt. Wird im Gefühlskörper eine Menge Gefühlssubstanz festgehalten, so ist dadurch die Kommunikation mit der »von oben« kommenden Idee, mit dem Einfall, den man hat, erheblich gestört. Damit wird ihr Durchkommen durch den Gefühlskörper erschwert, wenn nicht sogar verhindert. Man erhält einen von Gefühlen buchstäblich verfärbten Gedanken und nicht mehr die reine, unverfälschte ursprüngliche Idee. Hinzu kommt, dass auch die Unterscheidungsfähigkeit stark beeinträchtigt wird. Ein klares Erkennen ist nicht mehr möglich, und schon denken wir nur noch subjektiv.

Es ist so, als ob wir im Radio die Nachrichten hören wollten, wegen des Rauschens aber nur undeutlich verstehen, was der Sprecher sagt, und nun versuchen, aus den Bruchstücken klug zu werden. Die Wahrscheinlichkeit, dass wir unser Urteil auf einer Teilwahrheit gründen und daher zu einem Fehlurteil kommen, ist sehr hoch.

Wir alle haben es schon erlebt, wie unsere Vernunft von Gefühlen beherrscht wird, wenn wir uns ärgern, wie wir jedes Urteilsvermögen verloren und Dinge gesagt oder getan haben, die uns im vernünftigen Zustand nie in den Sinn gekommen wären. Oft entdecken wir dann, dass das, worüber wir uns so geärgert haben, gar nicht der ganzen Aufregung wert war. Tatsache ist, dass wir das Gesagte oder Getane nicht mehr rückgängig machen können, so dass unweigerlich Schuldgefühle zurückbleiben. Wir wissen, dass unter dem Ärger, der in uns war, alle möglichen Gefühle steckten, zumeist das Gefühl, nicht geliebt zu werden. Um uns zu prüfen, wird das persönliche Ego, das Ich, dann Dramen ersinnen und manifestieren, bei denen uns schwindelig werden kann, weil uns ist, als wären wir in einem Raum voller Spiegel, in denen wir nur uns selbst widergespiegelt sehen.

Die moderne Psychologie lehrt uns, dass wir im allgemeinen drei Möglichkeiten kennen, um mit unseren Gefühlen umzugehen:

1. Gefühle zum Ausdruck bringen, was bislang die beste Lösung ist. Sie betrachten, anerkennen und erfahren.
2. Gefühle unterdrücken. So tun, als gäbe es sie nicht. Die Körpergefühle am Hals abbinden, damit sie nicht gespürt, nicht erfahren werden. Ein kopflastiger Mensch werden, alles mit dem Verstand und Intellekt begreifen.

3. Vor Gefühlen weglaufen. Von früh bis spät beschäftigt sein, sich in etwas flüchten: in die Arbeit, in den Alkohol oder in eine andere Sucht.

Gefühle

Gefühle haben eine bestimmte Beschaffenheit und Dichte und drücken sich durch Farben aus. Sie können Energie aufzehren oder spenden, Einsichtsvermögen rauben oder ermöglichen (Abb. 6). Gefühle können in elf Kategorien unterteilt werden. Sieben dieser Kategorien sind auf Gefühlszustände bezogen, die subjektives Denken verursachen, Energie aufzehren und zu Verzerrungen führen:

1. Hoffnungslosigkeit,
2. Schmerz,
3. Angst,
4. Schuld,
5. Sucht (Abhängigkeit),
6. Wut,
7. Arroganz.

Drei Kategorien sind auf Gefühlszustände bezogen, die objektives Denken zulassen, Energie spenden und zu Erkenntnis führen:

8. Mut,
9. Annahmebereitschaft,
10. Harmonie.

Die letzte Kategorie repräsentiert keinen Gefühls-, sondern einen produktiven Energiezustand:

11. bedingungslose Liebe.

Wenn wir nicht wissen, wo ein Gefühl sitzt, können wir uns mit der Erfahrung, die wir von dem entsprechenden Gefühl haben, ganz auf den Solarplexus konzentrieren. Tatsächlich werden Gefühle in allen Chakras und den damit verbundenen Körperzonen erfahren. Schmerz, Angst, Wut und Freude sind Gefühle, die in der Brustmitte, im Herz-Chakra, gespürt werden können. Gefühle, die sich in einem Bereich stark konzentrieren, betreffen sämtliche in dieser Zone liegende Chakras und die mit ihnen verbundenen Organe. Bei jemandem, der

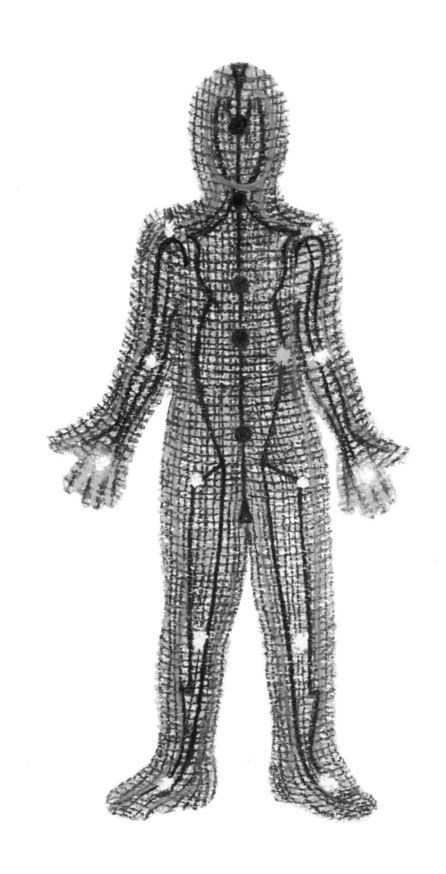

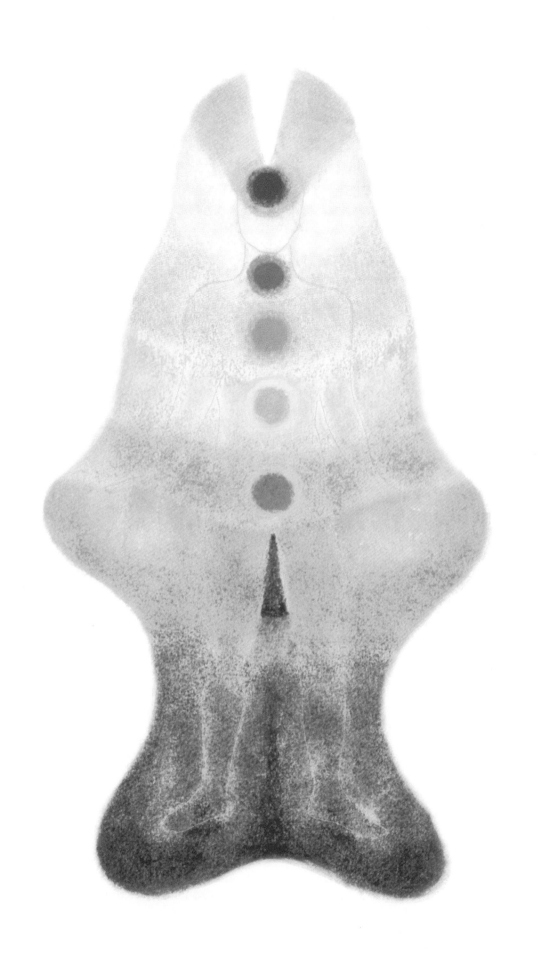

Die Seitenansicht des Gefühlskörpers zeigt ihn so, als wäre er in zwei Hälften geteilt. Auf diese Weise sind die vorderen und hinteren Chakras zu sehen, wie sie auf dieser Stufe erscheinen; zudem wird erkennbar, wie sie mit dem physischen Körper verbunden sind. Bei jedem Lichtkörper ergäbe sich das gleiche Bild, da die Chakras auf jeder Stufe ineinander übergehen und schließlich am physischen Körper festgemacht sind, der wie ein inneres Gehäuse sämtliche Lichtkörper zusammenzuhalten scheint.

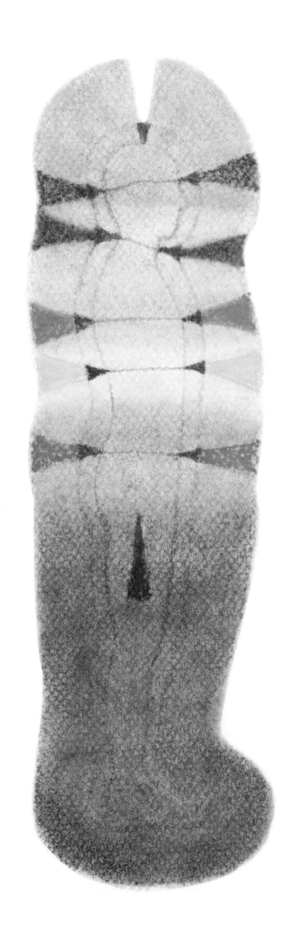

Der *Mentalkörper* bildet die dritte Lichtkörperschicht. Er durchdringt die beiden ersten Lichtkörper und beherbergt ebenfalls den physischen Körper. Er setzt sich aus lebhaft pulsierenden und ins Gelb gehenden Schwingungen zusammen. Die Farbtöne geben Hinweise auf die geistige Verfassung eines Menschen. Die dargestellten Farben spiegeln den Idealzustand wider, das heißt die Integration von intellektuellem Denken, das sich in dem Zitronengelb ausdrückt, und kreativem Denken, das sich durch ein mehr ins Orange gehendes Gelb zeigt. Gedankenformen, die hier nicht mit abgebildet sind, offenbaren sich in diesem Körper in Gestalt geometrischer Muster. Der Mentalkörper hat, vom physischen Körper aus gemessen, ungefähr die Ausdehnung einer Armlänge. Auch von der Gestalt her besitzt er immer noch leicht die Form des physischen Körpers, wie an der etwas kräftigeren gelben Umrißlinie zu sehen ist. Die Chakras leiten die Energie durch Herabsenken der unterschiedlichen Frequenzen auf die jeweils nächstniedrigere Stufe weiter nach unten, in diesem Fall also auf die Stufe des Gefühlskörpers. In der Abbildung sind die wirbelartigen Fortsätze der Chakras ansatzweise zu erkennen; zum äußeren Rand des Mentalkörpers hin weiten sie sich zu einem größeren Trichter aus, wobei der des Wurzel-Chakra wiederum so weit reicht wie der Mentalkörper bei gespreizten Beinen.

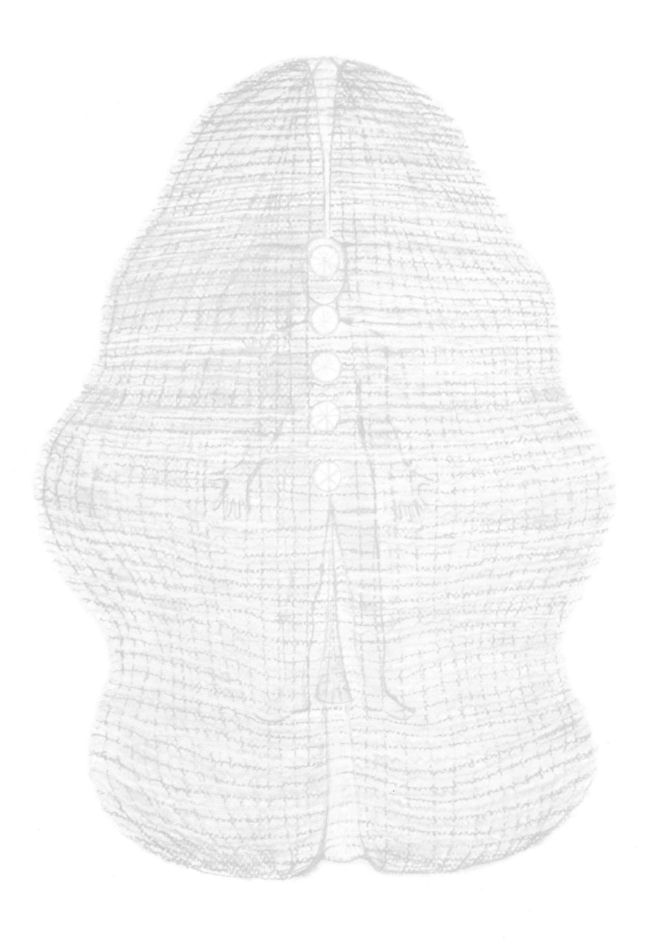

An vierter Stelle der höheren Frequenzkörper steht der *Astralkörper*. Er durchdringt mit seinen Eigenschaften die drei bereits genannten Lichtkörper und schließt den physischen Körper in sich ein. Seine Schwingungen, die als farbiges Licht sichtbar sind, bilden gleichsam einen Erinnerungsspeicher, in dem sich all die ungelösten Gefühle finden, die mit unseren anderen Leben in Beziehung stehen. Hellsichtige Menschen vermögen die im Astralkörper enthaltenen Erinnerungen genauso spontan zu erkennen wie die im Mentalkörper befindlichen Gedankenformen. In welcher Weise sich die Information dem Sehenden offenbart, sei es als Farbhologramm, als Gestalt, Gesicht oder in irgendeiner anderen Form, ist dabei unerheblich. Die gleichmäßig sich verteilenden Farben zeigen in ihrer Reinheit den Astralkörper im Idealzustand der geläuterten Gefühle. Er ist in sich gelöst und mit sich im reinen. Das leuchtende Gelb des Rings spiegelt die höheren geistigen Qualitäten wider, auch die gedankliche Klarheit. Gleichwohl bestehen die Erinnerungen im Astralkörper aus Emotionen, das heißt Gefühlen und Gedanken; diesem Mischcharakter entsprechend wird der Astralkörper auch oft Emotionalkörper genannt. Die Chakras erweitern sich wieder in Richtung des nächsthöheren Lichtkörpers, während sie sich nach unten verjüngen, so daß sie fast wie eine Flöte aussehen. Der Astralkörper ist zu groß, um in seiner Form noch vom physischen Körper beeinflußt werden zu können; er nimmt statt dessen eine eiförmige Gestalt an.

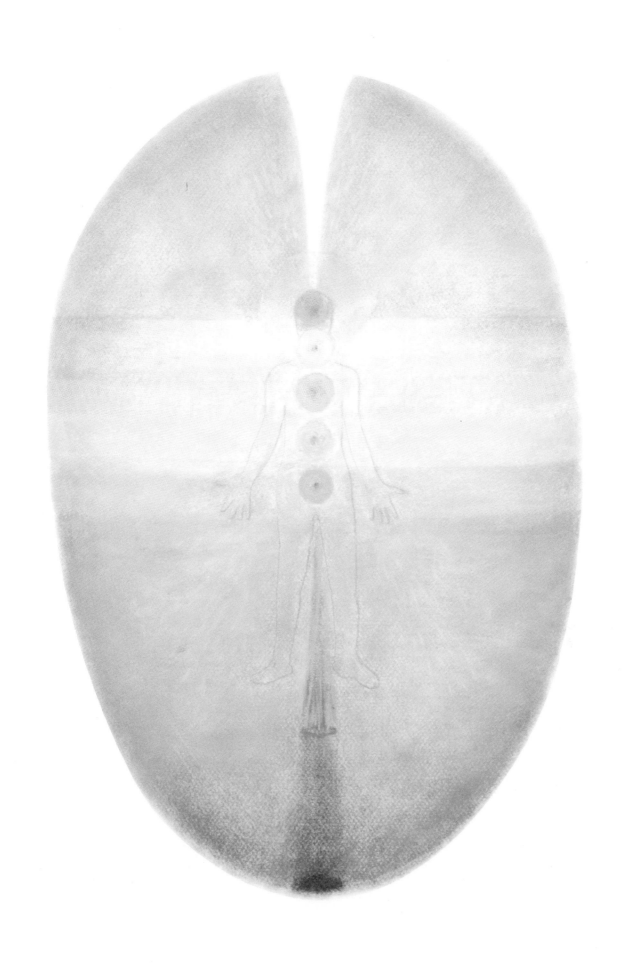

Das *Kobalt-Ei* ist der fünfte Lichtkörper; es enthält die vorangegangenen vier sowie den physischen Körper. Die Darstellung dieses hochkomplexen Lichtkörpers beruht auf rein durch Eingebung gewonnenen Erkenntnissen. Der Form nach nähert er sich aufgrund seiner Größe schon fast einer Kugel an, bestehend aus einer Matrix von Lichtfäden, wie die weißen Linien und die Strahlen zeigen, die von dem eher hellblauen Ätherkörper weggehen. Das Kobalt-Ei bildet als Lichtkörper eine Grenzschicht, die auf der einen Seite zwar noch die Form des physischen Körpers beinhaltet und ihm die Gestalt verleiht, auf der anderen aber darüber hinausgeht, sie auflöst und nur in Form von Energieschwingungen oder Lichtpulsationen existiert. Es ist unser kosmischer Schoß. Die Energie der Chakras dringt bis zum äußeren Rand vor, während sie nach innen auch die unteren Frequenzkörper erreicht. Das intensive Blau des Kobalt-Eis, das an eine Gasflamme erinnert, ist Ausdruck der kosmischen kreativen Kraft, deren Schwingung zudem sehr große Heilkraft besitzt.

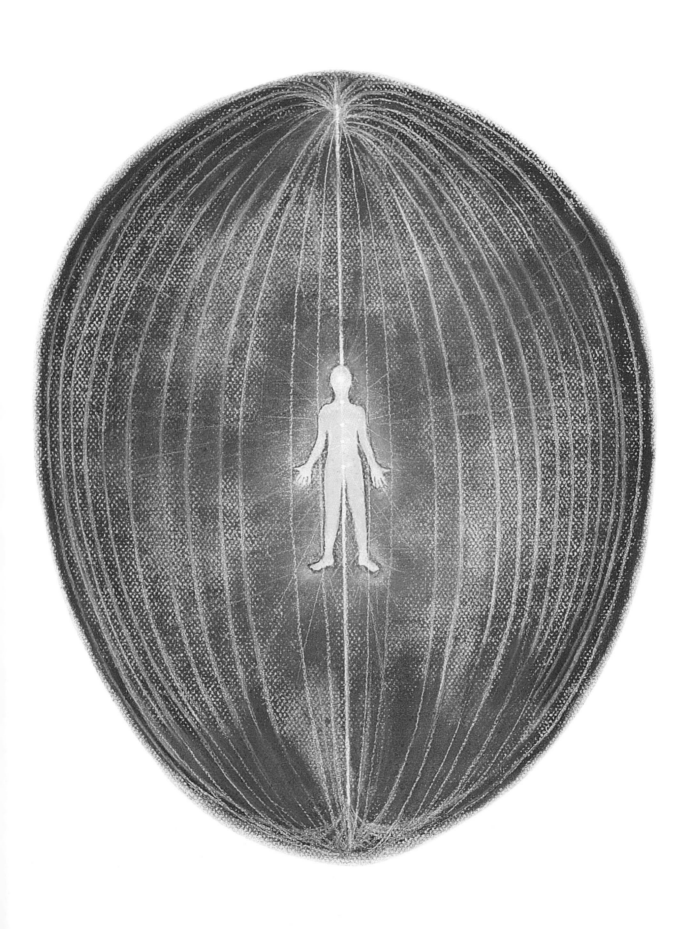

Der *Kausalkörper* ist der sechsthöchste Frequenzkörper, der unseren Leib beherbergt. Er hat die Form einer riesigen, strahlenden Kugel. In der Mitte ist die Form des physischen Körpers noch ganz winzig zu erkennen, um einen Größenvergleich zu ermöglichen. Der Kausalkörper ist eine Emanation aus farbigem Licht. In ihm drücken sich die vollendeten oder geläuterten Gefühlseigenschaften aus, dargestellt durch ganz sanfte, weiche Pastelltöne. Der Kausalkörper ist somit der höchste und letzte (beziehungsweise erste) Ausdruck der Astralebene, dieser die Illusion von Gefühlen widerspiegelnden höchsten und reinsten Frequenz.

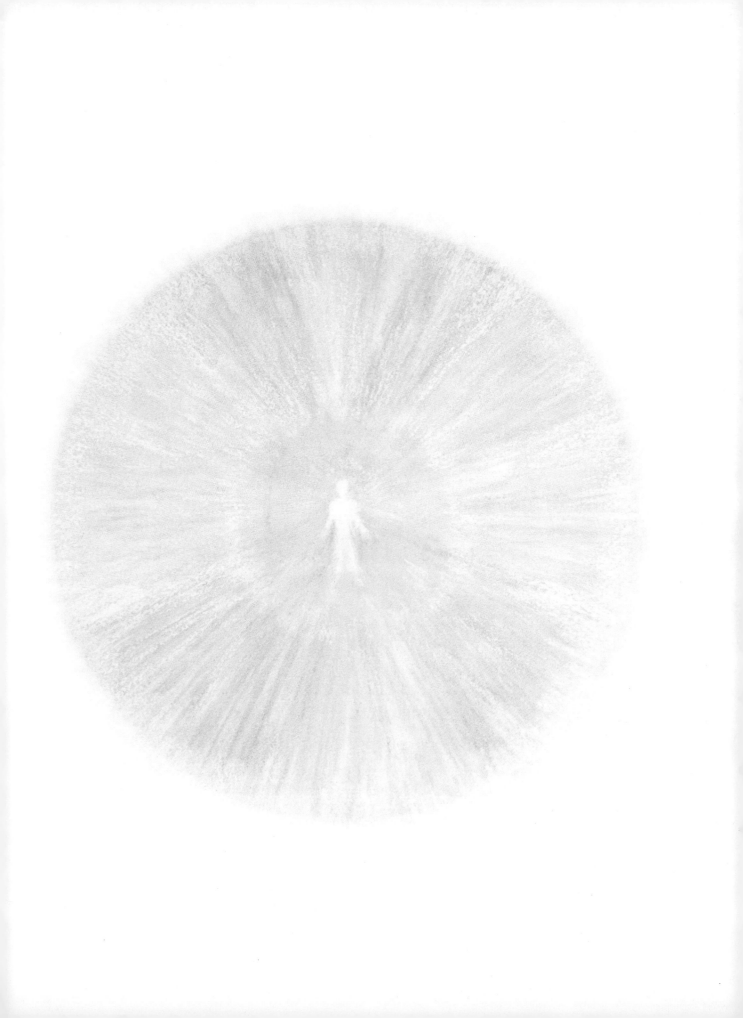

Der *buddhische Körper* ist Ausdruck des höchsten Geistes in seiner reinsten Frequenz. Er befindet sich über der Astralebene und somit jenseits unserer Gefühle. Wir stellen diesen Körper als ein dynamisches makrokosmisches Abbild bestimmter Energiemuster dar. Sie können als zum Abschluß gebrachte Lebensmuster verstanden werden. Die im Zentrum gebildete Herzform erscheint hier doppelt, indem die pulsierenden Lichtfäden weiter nach außen streben. Sie können als zum Abschluß gebrachte Lebensmuster verstanden werden. Die inneren Strukturen entsprechen den Randzonen der anderen Lichtkörper, so wie auch die Energie ganz im Innern noch mit den ersten drei Lichtkörpern in Zusammenhang steht. Der buddhische Körper pulsiert so schnell, daß es den Anschein hat, als stünde er still, so dicht sind seine Schwingungen. Der buddhische Körper ist der Sitz der Seele. In ihm wohnt das Höhere Selbst.

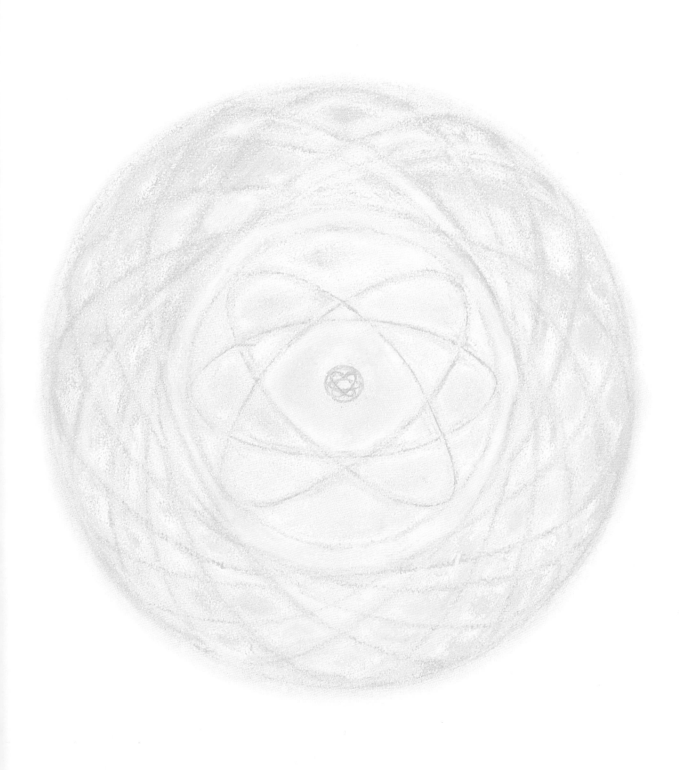

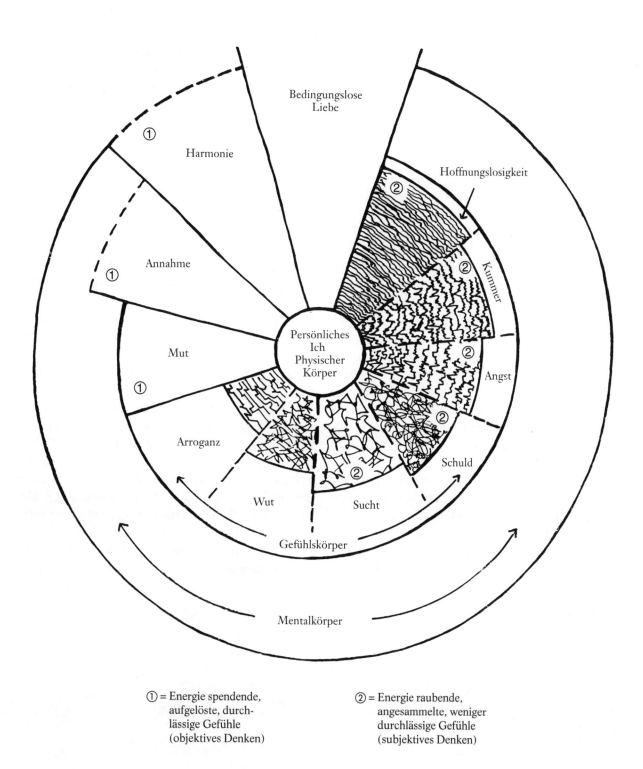

Abb. 6: Diagramm der Gefühle: Von den Energie aufschneidenden bis zu
den Energie gebenden Gefühlen (im Uhrzeigersinn)

sehr intellektuell und kopfbetont ist und zu seinem Körper wenig oder gar keinen Bezug hat, sind die Gefühle eher im Kopfbereich zu suchen, meist im Stirn-Chakra.

Zuerst werden die im Gefühlskörper angesammelten Gefühle erfahren. Nimmt man sehr intensive Gefühle wahr, dann hängen sie oft mit der im Astralkörper festgehaltenen Gefühlserinnerung zusammen. Wir reagieren gefühlsmäßig auf ein Ereignis, weil wir wieder Verbindung zu einem Gefühl herstellen, das in uns abgespeichert ist und zu unserem Gefühlsrepertoire gehört. Erst vor kurzem verstand man, warum energieraubende Gefühle überhaupt gespeichert bleiben. Es hat damit zu tun, dass man sich nicht öffnen mag, aus Angst, das Gefühl in seinem ganzen Ausmaß zu fühlen. Diese Haltung, ein Gefühl nicht zu wollen, ist wie ein Beruhigungsmittel, das uns von der Erfahrung unserer Gefühle trennt. Ein Gedanke löst ein Gefühl aus, und solange wir dem Gedanken nachhängen, so lange wird das Gefühl aufs neue wachgerufen. Es kann Sekunden anhalten, und jedes Mal ist es ein kleiner Schock, den wir uns auf diese Weise versetzen.

Ein zu starkes Schockgefühl könnte unserem Gefühlskörper erheblich zusetzen, ähnlich wie unser physischer Körper durch elektrische Schläge abgetötet werden kann. Zur Vermeidung dieses Traumas dosieren wir die Erfahrung dieser Gefühle über die Zeit hinweg. Wir schütten sie langsam zu.

So hindern wir uns selbst daran, zuviel zu fühlen. Wir errichten einen Gefühlsdamm, hinter dem wir die Gefühle aufspeichern. Jede Erfahrung mit einem ähnlichen Muster regt das gestaute Gefühl an, verleiht ihm Energie und trägt dazu bei, dass sich diese niedere Schwingungseigenschaft weiter verdichtet und verfestigt, so dass die Erfahrung für uns immer intensiver und häufiger wird.

Es gibt also Gefühle, die andere Gefühle speichern, um uns vor ihnen zu »verschonen«. Ein solches Gefühl der Schonung heißt, ein anderes Gefühl nicht fühlen zu wollen. Diese Gefühle, etwas nicht fühlen zu wollen, sind wie Deckel oder Korken, die das nicht gewollte Gefühl unter Verschluss halten. Da das »verschonende« Gefühl, das uns von einem anderen Gefühl trennt, ständig lebendig ist, färbt es auch fortwährend auf die Gedanken ab, die damit verbunden sind. Eine von Emotionen beeinflusste Meinung, Ansicht oder Glaubenshaltung, die durch ein Ereignis zustande kommt, wird am Leben erhalten, weil das damit verknüpfte Gefühl weiterhin gespeichert bleibt. Es gibt zahlreiche Therapiemethoden und religiöse Übungen, die uns helfen sollen, von vergangenen Gefühlen freizukommen, was ja teilweise auch gelingt. Aber keine der noch so empirischen oder intellektuellen Methoden, die ich kenne, hat sich bislang als so wirksam erwiesen wie das Lösen der Gefühle, eine Methode, auf die ich nun im folgenden Kapitel detailliert eingehe.

19. Das Lösen von Gefühlen

Sich von energieraubenden Gefühlen freizumachen bedeutet, sie loszulassen, indem man sie vollends auflöst, womit gleichzeitig der Weg zur Selbsterkenntnis frei wird. Mit dem Loslassen ist es so eine Sache. Meistens wird es nicht richtig aufgefasst und vom Verstand her ausgeführt. Manche Körper- und Atemtherapien versuchen dabei so vorzugehen, dass man die Gefühle als Erfahrungen betrachtet, die man gefühlsmäßig erlebt und als solche verarbeitet. Dabei fehlt jedoch das Verständnis, dass der Gefühlskörper wie ein Gefäß ist, in dem sämtliche Gefühle, vergangene wie gegenwärtige, gesammelt und gespeichert sind. Jedes Geschehen, das wir erlebt haben, jede Emotion, die wir hatten, ist als Gedankenform und Gefühl in uns einkodiert und somit im Gedächtnisspeicher des Gefühlskörpers vorhanden. Außerdem sind im Astralkörper emotionale Erinnerungen aus früheren Leben enthalten, die zusammen mit der verwandten Gedankenform Gefühlsmuster erzeugen, die immer wieder aufkommen und uns festhalten, solange sie noch Teil unserer unaufgelösten Geschichte sind. Hellsichtige erkennen diese Gefühle an ihrer Farbstruktur. Für TT-Praktizierende sind diese Farben als Schwingungen fühlbar, die ihrer Intensität und Beschaffenheit nach unterschiedlich sind. Welche Bedeutung die Farben haben, werden wir im Kapitel 35 sehen.

Wenn wir die gestauten Gefühle auflösen, werden wir merken, dass wir eine andere Einstellung und Auffassung bekommen, denn nun erkennen wir uns selbst. Selbsterkenntnis setzt objektives Denken voraus; objektives Denken und Erkennen ist möglich, weil die Energie, die dem weggesperrten Gefühl eigen ist, aufgelöst wird. Sobald der Deckel hochgehoben wird, der Korken heraus ist oder das Ventil geöffnet wird, kann das eingeschlossene Gefühl herausgeholt werden und sich vollends auflösen wie Dampf, der aus einem Topf kochenden Wassers quillt. Oder es ist wie mit einer Flüssigkeit, die aus einer Flasche schäumt, wenn mit dem Ent-korken der Druck weichen kann. Sobald der Druck, der das Gefühl niederhielt, fort ist, löst sich das Gefühl von selbst auf. Das heißt, dass man das Gefühl jetzt anerkennt und es sich eingesteht. Damit verliert es seinen Einfluss auf uns. Ein Gefühl zu akzeptieren, indem man durch den Schmerz, den Zorn, die Angst und so weiter geht, die damit verbunden sind, ist bekanntlich auch eine Möglichkeit. Gewöhnlich ist das Gefühl, um das es jeweils geht, nur die Spitze eines Eisbergs, da unzählige Erfahrungen und Erlebnisse damit zusammenhängen können. Es kann eine Zusammenballung von Gefühlen sein, die nicht nur mit dem Hier und Jetzt, sondern auch mit anderen Leben zu tun haben. Es ist fast unmöglich, das jeweilige Gefühl lang genug auszuhalten, um alles, was damit zusammenhängt, auf einmal zu klären. Wir haben nun einmal die Neigung, der immensen Intensität eines solchen Gefühls auszuweichen und es lieber zuzuschütten oder wegzusperren. Wir sind normalerweise auch nicht in der Lage, die intensive Frequenz des sexuellen Orgasmus längere Zeit auszuhalten, weil uns der anhaltende Zustrom dieser überaus hohen Frequenz überwältigen würde. Statt uns auf das ganze Gefühl einzulassen, wenn wir das Lösen der Gefühle praktizieren, geben wir uns mit Bruchstücken davon ab, die aus dem offenen Verschluss kommen. Man entfernt den Deckel, worunter das Gefühl eingeschlossen war, so dass es schmerzlos entweichen kann, um sich aufzulösen. Jedes Mal, wenn das Gefühl von neuem erwacht, kann ein weiterer Teil davon herausgelassen werden. So wird es nach und nach – und wohldosiert .- schließlich doch ganz bewältigt. Energetisch gesehen bleibt nach der Auflösung eines Gefühls ein Raum zurück, der sozusagen gesäubert ist, so dass die Gedankenformen unverfälscht hindurchkommen und man sich selbst erkennen kann. Ist die dichte Schicht alter festsitzender Gefühle erst einmal fort, was uns durchlässig und ausgeglichen macht, erhalten wir Zugang zu der Frequenz der Liebe. Oftmals ist es dann so, wie einige meiner

Kursteilnehmer immer wieder berichten, dass sie wie eine Woge in uns einströmt.

Energie und Gefühle

Gefühle haben nicht nur die Eigenschaft, dass sie Energie rauben; sie können auch Energie spenden. Aber je dichter die Gefühle zusammengeballt sind, desto mehr Energie müssen wir aufbringen, um sie unter Verschluss zu halten. Je mehr Schmerz-, Wut-, Angst- oder Schuldgefühle im Gefühlskörper sind, desto anstrengender ist es, sie zu umgehen und zu vermeiden, dass man sie fühlt. Was Energie kostet, ist an sich nicht das gemiedene Gefühl, sondern das scheinbar »verschonende« Gefühl, etwas nicht fühlen zu wollen, also das Zuhalten des Deckels. Es ist so, als würde man versuchen, eine wackelige Wand, gegen die die Gefühle drücken, mit bloßen Händen zu halten. Man müsste enorm viel Energie aufwenden, um das zu schaffen. Aber genau dieses passiert, wenn Leute Beruhigungsmittel, sogenannte Tranquillizer oder Psychosedativa, nehmen, die natürlich keine Konflikte lösen können; und da der Druck der Gefühle nicht nachlässt, sondern intensiver wird, greift man zu immer höheren Dosen, was schließlich zur Sucht führt. Solche Mittel müssen sehr vorsichtig abgesetzt werden, da die Psyche die Konfrontation mit all den verdrängten Gefühlen und Konflikten, wenn sie auf einmal geballt hochkommen, gar nicht verkraften kann.

Ein derartiger Energieverschleiß äußert sich zum Beispiel durch Lustlosigkeit, Schläfrigkeit, Interesselosigkeit, Depression und in physischer wie emotionaler Krankheit.

Was den Energieverschleiß betrifft, so lautet die Rangordnung:

1. Hoffnungslosigkeit,
2. Schmerz (Kummer, Leid),
3. Angst,
4. Schuld,
5. Sucht (Abhängigkeit),
6. Wut (Zorn),
7. Arroganz.

Jeder dieser Gefühlskategorien ist eine Vielzahl von Zuständen zuzuordnen (siehe Anhang für weitere Stichwörter). Wenn wir die energieraubenden Gefühle auflösen, bekommen wir neue Kraft, die wir kreativ nutzen können. Wenn man höhere Energien erreicht, so drückt sich das zuerst am Grad der Selbsterkenntnis aus. Durch sie können wir unsere Angst überwinden, was für unser Handeln die beste Grundlage ist. Der Übergang von Angst zu Mut ist etwas Faszinierendes. Sobald der Mut an die Stelle der Angst getreten ist, wird man möglicherweise entdecken, dass unter dem losgelassenen, aufgelösten Gefühl ein weiteres energieverschleißendes Gefühl liegt, zum Beispiel unter der Wut der Schmerz, sich nicht geliebt zu fühlen. Sobald man sich von diesen beiden Gefühlen löst, bekommt man noch mehr Einsicht in sich selbst. Die Selbsterkenntnis wächst in dem Maße, wie die Gedankenformen unverzerrt bleiben und infolgedessen ein Zustand immer größer werdender Objektivität erreicht wird, ein Zustand, der frei von Gefühlen ist und dazu führt, die Dinge so zu nehmen, wie sie sind. Diese Annahmebereitschaft bedeutet, dass Situationen oder Menschen weder positive noch negative Vorzeichen haben, weil sie keine »Ladung« mehr erzeugen. Es gibt kein gutes oder schlechtes Wetter, es *gibt* einfach Wetter. Und so ist es mit allem. Es gibt nichts Gutes oder Schlechtes, alles ist so, wie es ist.

Durch die freiwerdende Energie erreichen wir einen Zustand immer größerer Harmonie und Ausgeglichenheit. Wir erkennen immer mehr, in uns und um uns; und wir fordern immer weniger heraus, weil der Zwang, auf Situationen oder Menschen zu reagieren, immer weniger wird, bis wir uns von allem ganz lösen und den Zustand völliger Objektivität und Neutralität erreichen. Wir hören auf, vom Ich auszugehen, sondern beginnen, alles Geschehen von einer spirituellen Warte aus zu sehen. Von dort aus ist es dann möglich, durch immer mehr Klarheit zu den höchsten Frequenzen zu gelangen, sie zu assimilieren und zu verarbeiten, bis hin zur allerhöchsten, der Frequenz bedingungsloser Liebe. Das persönliche Ego, das Ich, geht von einfacher Bewusstheit zu höherem Bewusstsein über, es transzendiert, wächst über sich hinaus und dient fortan dem Höheren Selbst.

Die Rangordnung der energiespendenden Gefühle endet mit dem Zustand der bedingungslosen Liebe, ein Zustand, der frei von Gefühlen ist und deshalb die höchste Energiedurchlässigkeit besitzt:

8. Mut,
9. Annahmebereitschaft,
10. Harmonie,
11. bedingungslose Liebe.

Bevor das persönliche Ego transzendiert werden kann, muss es anerkannt werden, indem man sich zu ihm bekennt, es liebt, ihm ein sicheres Gefühl gibt. Es ist ein großer Unterschied, ob unser persönliches Ego sicher oder unsicher ist. In dieser Hinsicht kann eine Psychotherapie von Vorteil sein, denn indem wir erkennen, welche Gefühle uns beherrschen, und lernen, uns mit ihnen zu befassen, erkennen wir uns selbst. Wir können unsere Gefühlswelt im Auge behalten und mit unseren Gefühlen so umgehen, wie es von Moment zu Moment erforderlich ist.

Die Theorie des Lösens von Gefühlen

Gefühle zu lösen bedeutet, dass wir uns selbst bewusst werden. Welche Gefühle wann aufzulösen sind, will ich im folgenden erklären.

Sämtliche energieverschleißenden Gefühle können aufgelöst werden, das heißt alle Gefühle, die in die Kategorien 1 bis 7 fallen. Um das Auflösen etwas zu vereinfachen, unterteilen wir jene Gefühle in zwei Gruppen:

1. Gefühle eines Mangels an Liebe,
2. Gefühle eines Mangels an Einfluss.

Was bedeutet Mangel an Liebe?

Das Wort »Liebe« bedeutet »Bestätigung oder Anerkennung geben« sowie »Bestätigung oder Anerkennung finden« nach dem Motto: »Ich werde geliebt, also habe ich das Gefühl, ein wertvoller oder sogar unschätzbar wertvoller Mensch zu sein.« Diese Liebe oder Anerkennung sollten wir uns jedoch selbst geben. Wir sind selbst dafür verantwortlich, denn wir dürfen sie nicht von anderen erwarten. Wenn wir uns nicht selbst lieben oder anerkennen, wünschen wir uns, dass andere uns lieben, anerkennen oder bestätigen. Der Mangel an Liebe drückt also einen Mangel an Liebe *zu sich selbst* aus.

Was bedeutet Mangel an Einfluss?

Wenn wir keine Liebe zu uns selbst empfinden, brauchen wir andere, um uns das Gefühl der Liebe und Anerkennung zu geben. Meistens sind wir gewillt, alles zu tun, um dieses Gefühl zu erleben. Solange wir uns nicht selbst geliebt haben und anerkannt haben, dass wir göttliche Wesen und vollkommen in Ordnung sind, haben wir den Wunsch, was wir sind und wie wir sind, zu ändern. Außerdem sind wir ohne die Liebe zu uns selbst nicht in der Lage, andere zu lieben, ihnen Anerkennung zuteil werden zu lassen und zu erkennen, dass sie göttliche Wesen sind. Wir projizieren unseren Mangel an Selbstliebe nach außen auf die ganze Welt. Dies erzeugt in uns das Verlangen, die Dinge ändern zu wollen, statt sie so zu belassen, wie sie sind. Wir wollen sie kontrollieren. Wir wollen Kontrolle besitzen, weil in uns die Gefühle der Angst und der Machtlosigkeit stecken. Machtlosigkeit ist ein Gefühl, das mit dem Mangel an Einfluss verbunden ist. Einflussnahme ist nichts anderes als die Ausübung von Macht.

Zum Mangel an Liebe

Die erste und wichtigste Gefühlskategorie bezieht sich auf das Bedürfnis nach Liebe.

Wir alle suchen nach der Verbindung mit der göttlichen Liebe. Ist sie uns versperrt, erfahren wir das Gefühl, keine Liebe zu haben, und damit das Gefühl des Mangels an Liebe.

Der Mangel an Liebe drückt sich in folgenden Gefühlen aus:

im Gefühl, niemandem etwas wert zu sein,
nicht geachtet zu werden,
nicht dazuzugehören,
nicht erwünscht zu sein,
nicht gebraucht zu werden,
nicht als wichtig betrachtet zu werden,
nicht anerkannt zu sein,
nicht bestätigt zu werden,
nicht akzeptiert zu werden;
nicht verstanden zu werden,
nicht geschätzt zu werden;
nicht gut genug zu sein,

etwas Falsches oder Verletzendes getan zu haben, sowie in
Schuldgefühlen.

Diese und ähnliche Formen hängen mit dem generellen Gefühl zusammen, dass es an Liebe fehlt. Gefühle eines Mangels an Liebe hängen mit folgenden energieverschleißenden Gefühlskategorien zusammen:

2. Schmerz (Kummer, Leid),
4. Schuld,
5. Sucht (Abhängigkeit, etwas haben zu wollen), 7. Arroganz.

Zu 2. Schmerz (Kummer, Leid): Schmerz ist am stärksten mit einem Mangel an Liebe verbunden. Dieser Schmerz entspringt meistens einem Verlust oder einer Trennung oder dem Gram darüber, dass man etwas nicht haben kann, was man haben will, oder dass man einen Menschen nicht haben kann, den man begehrt. Damit verbunden sind Trauer, Verzweiflung, Hoffnungslosigkeit. Körperlicher Schmerz erzeugt Angst.

Zu 4. Schuld: Schuldgefühle sind weniger energieaufzehrend als Angst. Auch Schuld ist ein Gefühl des Mangels an Liebe und eng mit Schmerz und Angst verknüpft, da Schuld die Angst vor Versagen ausdrückt, und damit zugleich die Angst, keine Liebe zu haben.

Zu 5. Sucht (Abhängigkeit): Sucht ist ein Gefühl, das weniger Energie aufbraucht als Schuld, aber mehr als Ärger, Wut oder Zorn. Abhängigkeit ist die Sucht nach etwas, ein zwanghafter Wunsch, ein Verlangen, das Wut und Zorn verdeckt, die aus Frustration, Enttäuschung und Schmerz kommen. Auch die Sucht nach und Abhängigkeit von irgendwelchen Substanzen oder Drogen verdeckt Schmerz und Kummer und ist Ausdruck von Wut und Zorn – in diesem Fall auf einen selbst und die ganze Welt. Es ist die Wut darüber, sich selbst zu mißbrauchen. Jede Art von Abhängigkeit ist eine Ablenkung von den darunterliegenden Gefühlen: von Schmerz und Wut. Sie drückt den Mangel an Liebe aus.

Zu 7. Arroganz: Arroganz ist das Gefühl mit dem geringsten Energieverschleiß und eine Ausdrucksform für den Mangel an Liebe. Stolz ist ein eng verwandtes Gefühl (siehe auch Stichwörter zu den Gefühlskategorien im Anhang).

Keine Liebe zu sich selbst zu empfinden erzeugt ein Gefühl des Entmachtetseins, das durch selbstherrliches Auftreten kompensiert wird.

Zum Mangel an Einfluss

Alles, was wir korrigieren und besser machen wollen, seien es Menschen, Dinge, Ereignisse und so weiter, wollen wir beeinflussen. Das heißt, es ist unser persönliches Ego, das den Wunsch nach Einfluss hegt. Zwar sagt uns unsere Vernunft, dass wir nicht alles um uns herum kontrollieren können, damit es sich so verhält, wie es unser persönliches Ego gerne hätte, aber das ändert nichts daran, dass wir dem Gefühl ausgesetzt sind, uns machtlos und ohne Einfluss zu fühlen. Nehmen wir zum Beispiel das Wetter; es lässt sich nicht beeinflussen. Wenn es regnet und wir zu der Sorte Mensch gehören, die regnerisches Wetter nicht ausstehen können, schimpfen wir, oder wir sind deprimiert. Es ruft in uns ein Gefühl der Hoffnungslosigkeit hervor oder Wutgefühle, jedenfalls das Gefühl, unfähig zu sein, weil wir das Wetter nicht ändern können. Dies ist das Gefühl, dass es uns an Einfluss mangelt.

Das Gefühl, keinen Einfluss zu haben, ist mit folgenden Kategorien verbunden:

1. Hoffnungslosigkeit,
3. Angst,
6. Wut (Zorn).

Zu 1. Hoffnungslosigkeit: Hoffnungslosigkeit ist das extreme Gefühl, nichts, was uns widerfährt, beeinflussen zu können. Depression ist damit eng verwandt. Wenn wir dieses Gefühl loslassen und auflösen, stoßen wir darunter gewöhnlich auf Schmerz, Angst und Wut, das heißt die Wut über den Schmerz, sich nicht geliebt zu fühlen, und die Angst, dagegen nichts ausrichten zu können.

Zu 3. Angst: Angst ist das Gefühl, keinen Einfluss zu haben. Angst kann auf vielfache Weise zum Ausdruck kommen. Ängstlich sein, skeptisch sein, zweifeln, wenig Vertrauen haben – all das sind nur Umschreibungen für das Gefühl der Angst. Aus Angst kann Wut werden, wenn das Gefühl aufkommt, in die Enge getrieben zu werden.

Zu 6. Wut (Zorn): Von all diesen drei Gefühlen ist Wut dasjenige, das am wenigsten Energie verschleißt. Wut vermag wenigstens nach außen ausgedrückt zu werden. Wenn dies nicht geschieht, kann Wut sich in Depression wandeln. Wut ist Frustration: ein Gefühl, unfähig zu sein, Ereignisse oder Menschen zu beeinflussen, ein Gefühl des Mangels an Einfluss. Wut kann Schmerz-, Angst- oder Schuldgefühle verdecken. (Siehe Abb. 6 auf Seite 139.)

Liebesbedürfnisse entsprechen einem Mangel an Liebe, Machtbedürfnisse einem Mangel an Einfluss; in beiden Fällen handelt es sich um Gefühle.

Für das Auflösen von Gefühlen ist es unbedingt notwendig zu wissen, welcher Kategorie das betreffende Gefühl zuzuordnen ist. Das heißt, ist es Angst, ein Gefühl des Mangels an Einfluss? Ist es Schmerz, ein Gefühl des Mangels an Liebe?

Wir dürfen nie vergessen, dass das Gefühl eines Mangels an Liebe nicht die Liebe von anderen meint, auch wenn es so erscheint. Es bedeutet vielmehr, dass es uns an Liebe zu uns selbst mangelt. Diese Liebe zu uns selbst ist es, die wir nicht fühlen und nach der wir uns deshalb sehnen. Andere können nur die Erinnerung an dieses Gefühl in uns auslösen. Meine Freundin Elizabeth Sundance sagte einmal: »Das Gefühl von Schmerz, Kummer und Leid, dieser Mangel an Liebe, ist der Schmerz, den wir bei der Trennung von unserem Ursprung göttlicher Liebe fühlen.«

Wie lösen wir Gefühle?

Im Grunde ist es so einfach, Gefühle zu lösen, dass viele Leute gar nicht merken, wie wirksam diese Methode ist. Jedesmal, wenn wir ein Gefühl annehmen, löst es sich auf, und unser Gefühlskörper verändert sich. Die Farben, die unseren Gefühlszustand ausdrücken, werden klarer. Die trüben Farben von Schmerz, Angst, Eifersucht, Wut und so weiter verflüchtigen sich, und es kann wieder

Licht einfließen. Von Mal zu Mal lösen sich die Wolken ein bißchen auf, die uns umhüllen, niederdrücken und uns das Gefühl geben, eingesperrt zu sein. Sobald die Farben heller werden, leuchten sie auch mehr. Daran zeigt sich, dass sie das Licht halten und ausdrücken können. Dieses Licht wirkt auf andere. Sie fühlen es und werden zu ihm hingezogen, und sie fühlen sich wohl in dem Licht, da es auf sie eine heilende Wirkung hat. Sie können die Liebe fühlen, die wir ausstrahlen, und sich daran gütlich tun, wenn sie ihrer bedürfen.

Eine erste Übung

Um zu erfahren, wie das Lösen von Gefühlen vor sich geht, ist es am besten, sich eine Situation auszusuchen, die an sich bedeutungslos ist. Nehmen wir zum Beispiel das Einkaufen. Wahrscheinlich hat jeder schon einmal erlebt, dass jemand, der nach uns kam, vor uns bedient wurde. Normalerweise kommt es zu zwei Arten von Reaktionen. Die erste ist Wut. Wir sind sauer, weil wir gerne hätten, dass sowohl dieser Kunde als auch der Verkäufer sich anders verhielten. Das heißt, wir wollen die Situation korrigieren und auf sie Einfluss nehmen. Ein Mangel an Einfluss ist die Ursache dafür, dass wir sauer sind. Also ist der Mangel an Einfluss das Gefühl, mit dem wir es hier zu tun haben.

Vielleicht hat man zu sich selbst gesagt: »Wie kann der mich einfach übergehen? Der muss mich doch gesehen haben! Wie kann man sich nur so benehmen!?« Was dabei allerdings herauskommt, ist nichts anderes als das Gefühl eines Mangels an Einfluss. Da wir aber wissen, dass wir unsere kostbare Kraft einsetzen müssen, um uns nicht zu ärgern und um das Gefühl der Wut fernzuhalten, weil dieser Zustand unangenehm ist, machen wir uns ab jetzt daran, das Gefühl zu lösen.

Im Kurs würde ich an dieser Stelle fragen: »Möchtest du an diesem Gefühl festhalten, dass es dir an Einfluss fehlt?«

Die Antwort ist sofort: »Nein! Warum sollte ich das Gefühl haben wollen, dass ich keinen Einfluss habe?«

Dieses Nein ist ein Gefühl: das Gefühl, dass wir diese Empfindung mangelnden Einflusses nicht erfahren möchten. Es ist auch ein Eingeständnis, dass wir uns von dem Gefühl lossagen wollen, den Man-

135

gel an Einfluss zu verspüren. Wir sperren uns sozusagen ab, um das Gefühl der eigenen Schwächung nicht zu spüren.

Dann frage ich: »Wo spürst du dieses Gefühl in deinem Körper?«

Normalerweise sitzt diese Art von Gefühl entweder im Solarplexus-Chakra oder im Herz-Chakra. Aber es kann genauso in jedem anderen Chakra vorkommen, je nachdem, wo man individuell darauf anspricht. Nehmen wir einmal an, es ist in diesem Fall im Solarplexus-Chakra fühlbar. Nun stellen wir uns sinnbildlich irgendein Gefäß für dieses Gefühl vor, zum Beispiel eine Flasche, einen Topf oder was immer uns als brauchbares Gefäß dafür einfällt. Bleiben wir hier bei der Vorstellung einer Flasche.

Meine nächste Frage lautet: »Wie sieht diese Flasche aus?«

Wir würden das Gefäß prüfen, um zu sehen, wie groß es ist, welche Form es hat und was drinnen ist, wieviel davon und von welcher Farbe.

Die Antwort ist vielleicht: »Eine Flasche mit Rotwein.«

Rotwein oder die tiefrote Farbe weist auf Wut hin.

Frage: »Möchtest du an diesem Gefühl der Wut festhalten?«

Antwort: »Nein!«

An dieser Stelle würde ich sagen: »Gehe in deinen Magen, in den Solarplexus, und laß das Nein los. Stell dir vor, dieses Nein ist wie ein Deckel auf einem Topf, und du hebst diesen Deckel hoch. Oder es ist wie ein Korken in einer Flasche Champagner, der herausfliegt.«

Danach würde ich fragen: »Ist deine Flasche jetzt leer?«

Nun würden wir schauen, ob in dem Gefäß noch etwas enthalten ist. Selbst ein kleiner Rest kann die Einsicht versperren. Wenn das Gefäß also nicht vollends geleert wurde, müssen wir den Verschluss, wie immer er beschaffen ist, noch einmal öffnen, um alles zu lösen. Zu diesem Zweck lassen wir das Gefäß einfach los und beobachten, wie es förmlich zusammenschmilzt, sich auflöst und verschwindet. Die freigewordene Stelle fallen wir sofort mit Licht aus, am besten mit ganz weißem Licht.

Was wir loslassen, ist das Nein-Gefühl, dargestellt durch einen Deckel, Korken oder sonstigen Verschluss, den wir einfach öffnen. Diese Erfahrung wird von jedem anders beschrieben. Die einen sagen, es sei wie eine Wurst, die aus dem Magen komme. Andere haben das Verlangen, einen tiefen Atemzug zu nehmen, da es für sie ist, als könnten sie mit einem Mal besser und tiefer atmen. Andere haben das Bedürfnis, mit der Hand über die Stelle zu streichen, so, als ob sie das Gefühl herausziehen würden (was praktisch eine Anwendungsform von Therapeutic Touch ist). Es fühlt sich wie warme Luft an oder wie eine zähe, klebrige Flüssigkeit. Oder es ist wie etwas Dickes, das kein Ende nimmt, wenn es herausgezogen wird. Manchmal ist es auch, als würde das ganze Innere herauskommen oder sich eine energetische Verstopfung auflösen, weil sich das Gedärm regt. Oder es stellt sich eine völlige Leichtigkeit ein. Jedenfalls ist es so, dass jeder seine eigene Erfahrung macht. Für Anfänger ist es am einfachsten, wenn sie sich vorstellen, wie der Deckel eines Topfs aufgeht oder der Korken aus einer Flasche fliegt. Auf diese Weise lernt man sehr rasch, wie ein Gefühl beschaffen ist und welchen Umfang es hat. Meiner Einschätzung nach funktioniert das Auflösen anfangs besser, wenn man sich solcher innerer Bilder bedient.

Manchmal ist es ganz hilfreich, so lange mit der Hand über den Solarplexus zu streichen, bis wir eine Veränderung in der Energie spüren, sofern kein Seufzen oder tiefes Atmen eintritt. Das Wichtige ist die Veränderung der Energie, die sich vollzieht, sobald das Nein-Gefühl losgelassen wird. Die Einstellung, dass der andere sich hätte anders verhalten sollen, löst sich, und wir bekommen Klarheit über die Situation.

Vielleicht merken wir, dass der Verkäufer uns wirklich nicht gesehen und den anderen Kunden nur versehentlich vor uns bedient hat. Damit bewegen wir uns in eine neue Richtung. Vielleicht hätten wir den Verkäufer auf uns aufmerksam machen oder dem anderen Kunden sagen sollen, dass wir zuerst da waren, statt innerlich vor Wut zu kochen. Wenn wir dieses Gefühl des Mutes haben, trauen wir uns auch, etwas zu sagen. Aber selbst wenn wir so mutig sind, schwingt doch ein bißchen Groll mit. Es ist noch kein neutrales, objektives Gefühl.

Achten wir deshalb auch auf das nächste Gefühl, das die wirkliche Ursache für unsere Wut ist. Nachdem wir das Gefühl von mangelndem Einfluss aufgelöst haben, entdecken wir gewöhnlich, dass wir traurig werden und Schmerz fühlen. Dieser Schmerz kommt oftmals durch das Gefühl zustande, nicht geachtet zu werden oder keine Bestätigung zu finden. Es ist ein Gefühl mangelnder Liebe. Es ist nicht die Liebe von dem Verkäufer oder von dem anderen Kunden, die wir vermissen, auch wenn wir sie auf diese beiden projizieren, sondern die Liebe zu uns selbst.

Wenn wir es erreichen, dass wir uns selbst lieben, erleben wir derartige Situationen nicht mehr, und wenn, nehmen wir alles so, wie es ist. Oder wir sind so unbefangen und sagen höflich, dass wir zuerst an der Reihe sind, wenn es uns sehr eilt. Dies ist die zweite Möglichkeit zu reagieren.

Nun wäre es wieder an mir zu fragen: »Möchtest du an dem Gefühl mangelnder Liebe festhalten?«

»Nein!« lautet wohl die Antwort.

»Dann laß das Nein einfach los. Laß dieses Nein-Gefühl los.«

Wir stellen uns also wieder vor, wie der Deckel sich vom Topf hebt oder der Korken aus dem Flaschenhals herausfliegt, und streichen mit der Hand über die Magengegend, bis wir spüren, wie sich die Energie verändert, und es uns danach verlangt, tief durchzuatmen. Dann erleben wir auch, dass wir mehr erkennen.

Nun würde ich fragen: »Welches Gefühl hast du jetzt zu dem Verkäufer?«

Wer ein bißchen Humor hat, könnte zurückfragen: »Welcher Verkäufer?« Denn was sich im wesentlichen vollzog, ist genau das, was die Gegenfrage ausdrückt: Das Ereignis ist in die Bedeutungslosigkeit abgesunken und trivial geworden. Es ist nicht schlecht, es ist nicht gut, es *ist* einfach. Beide, der Verkäufer und der andere Kunde, führten uns nur vor Augen, dass wir immer noch Gefühle von Mangel an Einfluss (das Gefühl, machtlos zu sein) in uns gespeichert haben, und obendrein Gefühle mangelnder Selbstliebe (das Gefühl des Mangels an Liebe). Diese Situation und diese Seelen sind ein Beispiel für das, was ich »Entfaltung Gottes« nenne: Sie dienten uns, um uns daran zu erinnern.

Anhand solcher kleiner Vorfälle, die uns schon immer gestört haben, können wir uns darin üben, Gefühle des Mangels an Einfluss und/oder Liebe aufzulösen. Zu beachten sind dabei folgende Schritte:

1. Die Situation auswählen.
2. Festlegen, um welches Gefühl es sich handelt. Ist es ein Gefühl des Mangels an Einfluss oder ein Gefühl des Mangels an Liebe?
3. Sich dem Gefühl nähern, Kontakt zu ihm aufnehmen.
4. Sich fragen: »Will ich an dem Gefühl festhalten, keinen Einfluss oder keine Liebe zu besitzen?«
5. Sich sagen: »Nein!« Und es ganz fest betonen: »Neinnn!«, damit man es auch fühlt.
6. Das »Neinnn!« loslassen.
7. Die Situation nochmals durchgehen, um zu prüfen, welches Gefühl man nun dabei hat: Ist die Situation noch so »aufgeladen«?
   Ist sie trivialer geworden?
   Hat sie sich verfinstert?
   Ist sie farbloser geworden?
   Ist sie heller?
   Kommt mehr Licht herein?
   Ist sie verschwunden?
   Hat man ein neutrales, objektives Gefühl zu ihr?
   Hatte sie etwas an sich, das man riechen konnte?
   Ist dieser Geruch weg?
   Ist sie weniger hörbar geworden?
   Atmet man nun tiefer?
   Fühlt man sich leichter?
   Ist etwas aus dem Solarplexus gekommen?
   Ist ein Druck gewichen?
   Hat sich ein Verschluss geöffnet?
   Ein Knoten gelöst?
   Was man im Detail wahrnimmt, hängt ganz von der individuellen Wahrnehmungsweise jedes einzelnen ab.
8. Befindet man sich in einem Zustand von Mut? Macht sich ein anderes Gefühl bemerkbar? Sollte ein neues Gefühl bewusst werden, gehe man erneut die Schritte 1 bis 7 durch. Wenn nichts von alledem passiert ist, sollten die Schritte wiederholt werden. Manchmal ist die Veränderung so fein, dass wir sie kaum bemerken. Wir denken, nichts sei geschehen, aber wenn wir die Situation nochmals durchgehen, fällt uns der Gleichmut auf, den wir nun bei der ganzen Angelegenheit empfinden. Das ist es! Es geht alles vorbei. Es scheint keine Rolle zu spielen.

9. Befindet man sich in einem Zustand der Objektivität? Weiß man alles so zu nehmen, wie es ist? Wenn ja, dann ist das Gefühl erfolgreich aufgelöst worden.

Wir alle haben Wahrnehmungsweisen, die wir vorrangig einsetzen. Wie wir wahrnehmen, hängt eng damit zusammen, wie wir mit anderen kommunizieren. Wie wir uns sprachlich ausdrücken, beschreibt, welche primäre Wahrnehmungsweise wir haben.[11]

Menschen, die Bilder sehen, wenn sie an etwas denken, die andere Leute danach einschätzen, wie sie sich bewegen oder aussehen, die Situationen optisch beurteilen, gehören zum *visuellen Typus*.

Menschen, die Gefühle erfahren, die fühlen, wie Menschen oder Situationen sind, gehören zum *kinästhetischen Typus*.

Menschen, die geräuschempfindlich sind, auf Geräuscheigenschaften achten, auf Stimmen hören, Situationen nach ihrer Lautstärke einschätzen, gehören zum *auditiven Typus*.

Menschen, die geruchsempfindlich sind, auf Gerüche anderer Menschen reagieren oder sogar eine Situation am Geruch erkennen, gehören zum *olfaktorischen Typus*.[22]

Menschen, die Situationen förmlich schmecken, da sie entweder einen bitteren Geschmack im Mund bekommen, wenn etwas schiefgeht, oder einen süßen, wenn sich etwas gut entwickelt, gehören zum *gustatorischen Typus*.

All diese Wahrnehmungsweisen sind körperliche Eigenschaften, so dass alles, was wir über unsere Sinne erfahren und erleben, an unseren Körper weitergegeben wird. Das Lösen von Gefühlen ist keine Methode, die sich nur mit Gefühlen befasst, die wir augenblicklich empfinden. Es geht grundsätzlich um Gefühle, ganz gleich, in welcher Weise wir sie erfahren und erleben.

Durch das Annehmen und Auflösen von Gefühlen können wir das Oberflächengefühl, das, was das ursprüngliche Gefühl verdeckt, beseitigen und an das Grundgefühl, den Schmerz, die Wut oder was immer es ist, herankommen und es zutage fördern. Indem wir es aufdecken und an die Oberfläche bringen, was im wesentlichen darin besteht, dass wir uns dem Gefühl stellen, vergeht es schon, wie Nebel, der sich im Sonnenlicht auflöst.

Bei Kindern lässt sich sehr gut beobachten, wie sie den wunden Punkt eines Spielgefährten sofort heraushaben, als hätten sie ein Radar dafür. Sie fangen auch sofort an, auf das andere Kind loszugehen und ihre Angriffe so lange fortzusetzen, wie es darauf reagiert. Erst wenn es aufhört, auf ihre Attacken zu antworten, verlieren sie ihr Interesse und ziehen von dannen.

Genau auf diese Weise funktioniert der Spiegel-Effekt. Wir lassen Lehrmeister jeder Hautfarbe, Rasse, Religion, jeden Alters und Geschlechts für uns manifest werden, indem wir ihnen auf irgendeine Weise begegnen, damit sie so lange unsere »*Knöpfe drücken*«, wie wir auf etwas reagieren. Und kaum glauben wir, wir hätten einen Teil unserer selbst bewältigt und könnten uns auf unseren Lorbeeren ausruhen, da kommen bereits die großen Lehrmeister, also unsere Eltern, Geschwister, Partner, Ehepartner, Kinder, Freunde, Geschäftspartner und so weiter, um uns zusätzlich unter Druck zu setzen und dabei zu prüfen, ob wir in diesem Punkt auch wirklich gefestigt sind und Klarheit besitzen, denn erst wenn wir in der Lage sind, vor unseren großen Lehrmeistern zu bestehen, können wir sagen, dass wir dieses oder jenes Problem endgültig gelöst haben. Wenn in uns keine Resonanz mehr ist, wissen wir, dass wir es geschafft haben.

Je mehr wir mit dieser Methode arbeiten, um so leichter lösen sich die Gefühle mit der Zeit auf. Je klarer wir werden, desto weniger werden wir provoziert. Das Leben wird einfacher. Das Leben ist wie ein Tanz. Es ist ein Prozess, der an und für sich ganz einfach ist, so einfach wie das Tanzen.

Wenn wir gelernt haben, nicht mehr gleich auf jede Kleinigkeit zu reagieren, wenn wir mehr inneren Frieden gewonnen haben, können wir uns größeren Herausforderungen stellen. Im Leben ist es wie mit jeder Ausbildung: Man fängt mit dem leichten Stoff an und lernt dann, immer kompliziertere Zusammenhänge zu begreifen. Allerdings bestimmen wir das Tempo selbst. Vor vielen Jahren erzählte uns Eileen Caddy, eine der Mitbegründerinnen von Findhorn, der spirituellen Gemeinschaft in Schottland, dass sie unbedingt lernen wollte, bedingungslos zu lieben, und dafür betete. Und dann passierte es, dass ihr Mann sie nach mehr als zwanzig Jahren Ehe wegen einer anderen Frau verließ. Ich dachte mir, wenn das keine Herausforderung ist, bedingungslose Liebe zu lernen!

In diesem besonderen Fall bestand die Herausforderung also darin zu erkennen, dass der seelische Prozess ihres Mannes damals ausgelöst wurde, um ihr auf ihrem Weg zu helfen und um zu erkennen, dass sie seinen Prozess innerlich unterstützen konnte, ohne das Gefühl zu haben, im Stich gelassen zu werden. Sie suchte die Liebe in ihrem Inneren: die göttliche, bedingungslose Liebe. Hat man diese innere göttliche Liebe erreicht, weiß man, dass die Liebe immer da ist. Dieses Wissen, dass wir geliebt werden, unabhängig davon, ob uns jemand liebt oder nicht, ist der Zustand der Vollkommenheit.

Nichts anderes will uns die Seele eines Menschen, den wir lieben, lehren, wenn eine Beziehung zu Ende geht. Wir dürfen ein solches Ereignis nicht als Fehlschlag oder Versagen einer der beiden Seiten sehen, von keiner Seite, sondern vielmehr als eine selbstgewählte Herausforderung, uns weiterzuentwickeln und zu reifen. Wenn wir in uns hineinschauen und unser Leben betrachten, werden wir zugeben müssen, dass das Ende einer Beziehung stets einen Wendepunkt in unserem Leben darstellt. Wir werden erkennen, dass wir im Innersten eigentlich nicht mehr wollten, dass die andere Person in unserem Leben bleibt. Vielleicht sind wir sogar dankbar, dass sie von uns weggegangen ist oder uns weggeschickt hat, weil sich aus dieser Trennung für uns eine ganz andere Möglichkeit ergeben hat. Wir merken, dass die andere Person in Wirklichkeit das getan hat, was wir von ihr wollten, nämlich uns zu helfen, damit wir auf unserem Weg vorankommen. Ohne die Trennung wäre unser Leben in einer ganz anderen Richtung verlaufen, so schwer das Trauma, diesen Menschen zu verlieren, zu der Zeit auch gewesen sein mag.

Oder nehmen wir zum Beispiel das traumatische Ereignis, dass ein geliebter Mensch plötzlich stirbt. Wir wären außerstande, darin einen Sinn, geschweige denn einen Nutzen zu sehen. Trotzdem vermag uns ein solches Ereignis positiv zu verändern. Eltern, deren Kinder tödlich erkranken, oder Eheleute, bei denen ein Partner tödlich verunglückt, werden oft in Gesundheitsorganisationen oder anderen sozialen Einrichtungen aktiv. Sie tun es, weil sie sich aufgrund des Ereignisses dazu auf-

gefordert fühlen. Es ist ein Geschenk, das uns die Seele des Verstorbenen hinterlässt, um uns zur Reife zu verhelfen. Nur dürfen wir uns nicht von unseren Gefühlen verzehren lassen. Wir müssen uns der Herausforderung stellen. Aus der Not entstehen die mutigsten Handlungen; nur Herausforderungen schaffen Helden!

Dank der Methode des Lösens von Gefühlen können wir mit diesen enormen Herausforderungen viel schneller fertig werden. Nicht dass wir aufhören, Gefühle zu haben, wenn wir diese Methode einsetzen. Es ist nur so, dass wir nicht länger an energieverschleißenden Gefühlen hängen. Indem wir sie aus unserem Feld entfernen, können wir die Erfahrung schneller verarbeiten, statt Tage, Wochen, Monate oder sogar Jahre an dem Problem zu »kauen«. Es kann sein, dass es uns gelingt, die Gefühle schon innerhalb von Sekunden, Minuten oder Tagen, spätestens aber nach ein paar Monaten zu bewältigen und inneren Frieden zu finden, unsere Mitte zu spüren und wieder Energie zu haben. Auf diese Weise können wir viel klarer wahrnehmen und zu neuen Visionen kommen, die uns neue Möglichkeiten eröffnen.

Bevor wir das Auflösen von Gefühlen weiter vertiefen und üben, sollten wir uns noch mit einigen *Grundregeln der spirituellen Psychologie* befassen:

1. Die Erde ist der Planet, wo wir Liebe erfahren und verstehen lernen. Das Ziel ist, selbst Liebe zu werden, indem wir bedingungslose Liebe leben.
2. Es gibt die Ganzheit, und sie besteht aus Geist, integriert in Materie, womit der Mensch ausgestattet ist. Bewusstsein ist Materie, Geist manifestiert sich durch Materie.
3. Jeder Mensch besteht aus vielen unterschiedlichen Schichten von Bewusstseinseigenschaften und Funktionen. Außer dem physischen Körper gibt es mindestens neun Lichtkörper.
4. Reinkarnation ist ein grundlegendes Prinzip.
5. Ebenso gilt die Voraussetzung, dass wir uns dieses Leben und unsere Eltern gewählt haben.
6. Da wir für unsere Entscheidungen verantwortlich sind, wird auch vorausgesetzt, dass wir unser eigenes Leben, unsere eigene Wirklichkeit schaffen und gestalten.
7. Ferner gilt, dass wir keine Opfer von etwas

oder jemandem sind, sondern vielmehr Mitgestalter unserer Wirklichkeit, um zu lernen und uns zu entwickeln.

8. Emotionales Leiden ist als Folge der Resonanz auf Gefühle zu verstehen, die in unserem Gefühlskörper stecken, zusammen mit Gedankenformen, die aus unserem Mentalkörper oder aus unserem astralen Gedächtnis stammen.

9. Jede Seele ist hier, um Lehrmeister zu sein. So wie andere es für uns sind, sind wir es für andere, und zusammen schaffen wir die Möglichkeit, uns selbst zu erkennen, indem wir uns gegenseitig unsere aufgestauten und unbewältigten Gefühle widerspiegeln.

10. Gefühle sind eine Illusion, deren energetische Dichte Verzerrungen herbeiführt und uns von den höher schwingenden Körpern trennt, einschließlich des Mentalkörpers mitsamt der Erkenntnis, die durch ihn verfügbar ist.

11. Wir haben die Fähigkeit, Gefühle aufzulösen, von ihrer Illusion frei zu werden, Klarheit und Erkenntnis zu erlangen und den vorbehaltslosen, objektiven und neutralen Zustand bedingungsloser Liebe zu uns selbst wie zu anderen zu erreichen.

20. Anwendungsbeispiele und Übungen zur Methode des Lösens von Gefühlen

Die Methode des Lösens von Gefühlen ist so gut wie immer anwendbar. Sie eignet sich für jede Situation, die die geringste Provokation in uns auslöst: sei es, wie jemand denkt, sich verhält, aussieht, oder sei es ein Ereignis, worin wir verwickelt sind, dessen Zeugen wir sind oder von dem wir lesen oder hören. Alles, was eine Gefühlsreaktion in Gang setzt, sollte mit dieser Methode bearbeitet werden.

Wenn wir uns genau beobachten, werden wir feststellen, dass wir öfters einen Mangel an Einfluss fühlen, was selbst durch Kleinigkeiten hervorgerufen werden kann, zum Beispiel, wie jemand gekleidet ist oder wie jemand Auto fährt. Häufig möchten wir etwas ändern. Wir können nicht ausstehen, wie sich andere verhalten, was andere moralisch, sexuell und politisch tun. Wir müssen unsere Gefühle über Religion, Erziehung, Ausbildung, Umweltschutz, Wirtschaft, Philosophie, Wissenschaft, Kunst, Sport, Unterhaltung oder was immer es ist, das uns stört, auflösen, einschließlich unserer Einstellungen, was wir von diesem oder jenem halten, unserer Wünsche, wie sich unsere Lebensgefährten, Freunde oder Kollegen ändern sollten, unseres Wunschdenkens, wie es wäre, wenn. Immer handelt es sich hierbei um ein Gefühl des Mangels an Einfluss.

Sehen wir uns einige Beispiele an, die uns zeigen sollen, wie diese Methode in der Anwendung funktioniert. In seinem Buch *Grenzenlose Macht* gibt Anthony Robbins zahlreiche Möglichkeiten aus der neurolinguistischen Programmierungsmethode (NLP) an, um die Persönlichkeit und das Auftreten zu stärken. Die fünf Schritte, die er nennt, um Erfolg zu haben, verlangen von uns zu lernen, mit: 1. Frustration, 2. Zurückweisung, 3. finanziellem Druck und 4. Gleichgültigkeit fertig zu werden sowie 5. sich selbst nach eigenen Zielen zu beurteilen, statt danach, was andere tun.

Diese Richtlinien sind durchaus hilfreich, und wir müssen keineswegs mit irgend etwas in irgend-einer Weise umzugehen lernen und es in den Griff bekommen, da es sich jedesmal nur um ein Gefühl handelt. Gefühle verzerren, und sie sind eine Illusion. Gefühle können aufgelöst werden. Betrachten wir einmal die einzelnen Illusionen nacheinander.

Frustration

Frustration ist Ärger, wie wir bereits gesehen haben, und Ärger in der Form von Frustration ist das Gefühl des Mangels an Einfluss, sei es auf einen Menschen oder eine Situation bezogen. Das Gefühl kann hochkommen, aber es ist sicherlich ein Gefühl, an dem man sich nicht festhängt. Sehen wir uns eine frustrierende Situation an, wie ich damit umging und was dabei mit der Methode des Lösens von Gefühlen herauskam.

Ich stand wieder einmal vor meiner Abreise nach Europa, und ausgerechnet einen Tag vor meinem Abflug waren mehrere Ereignisse eingetreten, die mich ganz aus meinen gewohnten Vorbereitungen brachten. Als ich am nächsten Morgen die letzten Sachen einpackte, wurde ich das Gefühl nicht los, dass ich etwas vergessen hatte. Ich kam aber nicht darauf. Erst am Flughafenschalter merkte ich dann, was es war. Ich hatte nicht nur eine Brieftasche mit wichtigen Dokumenten vergessen, die ich für meinen Aufenthalt in Europa brauchte, sondern auch meinen Paß!

Vom Flughafen zu mir nach Hause wären es zwei Stunden Fahrt gewesen; ich hätte also nicht rechtzeitig wieder am Flughafen sein können. Auf mich warteten gleich nach meiner Ankunft in Europa wichtige Termine. Wie sollte ich sie einhalten können, wenn ich diesen Flug verpaßte? Außerdem war es fraglich, ob ich in einer anderen Maschine überhaupt noch einen Platz bekäme. Es war Donnerstag; Freitag früh musste ich in Europa sein. Ich musste das Auto, das ich reserviert hatte, am anderen Ende der Stadt abholen und mich erneut auf eine weite Reise machen, um am Montag mit dem ersten Kurs zu beginnen. Außerdem musste ich unterwegs noch einige Sachen abholen, die ich für die Kurse brauchte. All diese Schritte waren sorgfältig geplant. Wenn ich diesen Flug verpaßte, würde mein ganzer Terminplan platzen. Und wenn ich nicht rechtzeitig zum ersten Kurs an Ort und Stelle wäre, was würden meine Teilnehmer dann sagen! All diese Gedanken schössen mir auf einmal durch den Kopf. Da hatte ich mir vielleicht etwas eingebrockt! Ich war schier am Verzweifeln. Als ich dann mein Gepäck durchwühlen wollte, sagte ich mir, dass ich zuerst diesen »Frust« auflösen musste. Ich musste das Gefühl des Mangels an Einfluss auflösen. Ich nahm die folgenden Gefühle an, um sie zu lösen, dass 1. die Situation verfahren war, 2. ich den Paß nicht dabei hatte und 3. ich deswegen nicht abfliegen konnte.

Ich fragte mich: »Will ich an dem Gefühl festhalten, dass es mir an Einfluss mangelt?«

»Neinnn!« sagte ich mir.

Und ich fragte mich: »Kann ich das Nein loslassen?«

»Ja!« sagte ich mir ganz fest, und schon löste sich das Gefühl auf. Natürlich ärgerte ich mich über mich selbst, weil ich so nachlässig gewesen war. So kam die nächste Schicht zum Vorschein. Der Mangel an Liebe machte sich bemerkbar, denn nun bekam ich das Gefühl, mich selbst schelten zu müssen, dermaßen zerstreut gewesen zu sein, während ich die Situation, die ich geschaffen hatte, so anzunehmen hatte, wie sie war, und mich selbst auch akzeptieren musste.

Ich fragte mich: »Will ich an dem Gefühl festhalten, dass es mir an Liebe mangelt?«

»Neinnn!« sagte ich mir.

»Kann ich das Nein loslassen?« fragte ich mich erneut.

Und wieder sagte ich mir ganz fest: »Ja!«

Jetzt war der Manager gekommen und bot mir seine Hilfe an. Er buchte meinen Flug auf den nächsten Tag um, schickte ein Telex an die Autovermietung in Europa, die sich freundlicherweise bereit erklärte, mein Auto zum Flughafen zu bringen, so dass ich gleich nach meiner Landung aufbrechen könnte, und dann brachte er schließlich noch mein Gepäck unter. Auch meine Freundin, die mich zum Flughafen gefahren hatte, wollte mich am nächsten Tag wieder hinbringen. Ich war erleichtert. Mehr konnte ich nicht erbitten!

Infolge meines Lösens der Gefühle, die Situation unbedingt beeinflussen und Liebe und Verständnis bekommen zu wollen, hatte ich keine Angst mehr, und alles wendete sich für mich zum Guten. Mir war so, als hätte ich nicht ein Flugzeug mitten in der Hochsaison verpaßt, sondern gerade mal eine Straßenbahn. Meine Freundin und ich beschlossen, den Tag mit einem chinesischen Mahl zu krönen, und wie es der Zufall wollte, fanden wir ein hübsches Restaurant, das dem Urgroßneffen von Pu Yi, des letzten Kaisers von China, gehörte, der ein köstliches Essen für uns kochte! Am nächsten Tag ging dann alles problemlos. Der Flug war so angenehm wie nie zuvor, und ich erreichte beizeiten meinen Kurs in Deutschland. Mir wurde auch klar, warum ich den Flug versäumt hatte: Ich hatte nämlich eine Arbeit nicht abgeschlossen, die ich dann aufgrund des Aufschubs beenden konnte. Natürlich versichere ich mich vor einer Reise seitdem immer ganz genau, dass ich alle meine Papiere, Dokumente und so weiter dabei habe. Die Ereignisse, die am Tag vor meiner Abreise noch auf mich zugekommen waren, hatten mich gefühlsmäßig überwältigt, aber ich hatte es nicht erkannt. Ich hätte schon zu jenem Zeitpunkt innehalten und das Gefühl des Überwältigt-werdens annehmen und auflösen sollen. Ich war innerlich nicht klar, folglich vergaß ich meine Sachen und versäumte das Flugzeug.

Es ist wichtig zu begreifen, dass wir um so mehr Klarheit über uns und andere, über eine Situation oder ein Ereignis bekommen, je mehr wir darauf achten, unsere Gefühle zu lösen. Je mehr Klarheit wir haben, desto weniger kommen wir ohne das Lösen von Gefühlen aus. Es ist, als wären die Verwirrungen jetzt intensiver als früher, als wir das Annehmen und Auflösen von Gefühlen noch nicht kannten. Das liegt daran, dass wir früher wegen der vielen festgehaltenen Gefühle völlig »zu« waren, mit dem Auflösen von Gefühlen aber allmählich immer empfindlicher für die kleinsten Energieveränderungen in uns werden.

An jenem Beispiel für das Gefühl von Frustration, das in Wirklichkeit ein Gefühl von Ärger, Wut oder gar Zorn ist, wird deutlich, wie wir von solchen Gefühlen überwältigt werden können, was manchmal so weit geht, dass wir überhaupt nicht mehr ein und aus wissen und gar nicht mehr richtig funktionieren können.

Das Lösen von Gefühlen sollte für uns so selbstverständlich werden wie das Atmen. Wie wichtig es ist, Gefühle zu jedem Zeitpunkt und in jeder Situation auflösen zu können, erweist sich immer wieder. Christine, eine Krankenschwester, machte diese Erfahrung, als einer der Patienten nach einer Augenoperation den Operationsaal nicht allein verlassen konnte. Sie durfte ihm aber nicht helfen, weil sie sich schon für die nächste Operation steril gemacht hatte. Als der Chirurg gebeten wurde, lehnte er ab, da er nicht so schwer heben könne. Obwohl es eigentlich nicht ihre Aufgabe war, sich um diese Dinge zu kümmern, nahm sie sich den Vorfall sehr zu Herzen. Aber statt von ihrem Urteil über das Verhalten des Arztes loszulassen und das Gefühl aufzulösen, dass er sich anders hätte verhalten sollen – also von diesem Gefühl, keinen Einfluss zu haben, einfach abzulassen -, heftete sie sich immer mehr an das Wutgefühl, das sein Verhalten in ihr ausgelöst hatte. Während der nächsten Operation bemerkte sie, dass die Wut in ihr immer stärker wurde und sie überhaupt nicht mehr klar denken konnte. (Wie viele von uns merken das, wenn sie wütend sind?) Das Gefühl vereinnahmte sie so sehr, dass sie übersah, die notwendigen chirurgischen Instrumente auf dem Tablett bereitzulegen. Sie spürte, dass sie die Kontrolle verlor, und vor lauter Verwirrung musste sie sich schließlich ablösen lassen.

Sie suchte sich einen ruhigen Ort und fing an, die Situation zu analysieren. Als erstes löste sie das Gefühl des Mangels an Einfluss auf. Im Grunde basierte ihr Wutgefühl darauf, dass sie nicht zum erstenmal diese arrogante Haltung des Arztes miterlebt hatte. (Wir dürfen die Dinge, die uns in der Vergangenheit gestört und sich aufgestaut haben, keinesfalls vernachlässigen. Die alten angesammelten Gefühle sollten ein für alle Mal angenommen und aufgelöst werden.)

Sie fragte sich: »Möchte ich an diesem Gefühl festhalten, dass ich keinen Einfluss habe?«

»Nein!« sagte sie sich und ließ das Nein los und löste damit das ganze Gefühl auf.

Dann konzentrierte sie sich auf das andere Gefühl: den Mangel an Liebe. Der Arzt hatte vermittelt, dass es Sache der Krankenschwestern sei, dem Patienten aufzuhelfen, er aber darüberstehe. Als Krankenschwester hatte Christine ohnehin das Gefühl, geringgeschätzt zu werden. Dass sie dieses Gefühl spürte, lag an ihrer mangelnden Liebe zu sich selbst.

Sie fragte sich: »Möchte ich an diesem Gefühl des Mangels an Liebe festhalten?«

Sie verneinte und ließ das Nein los, und das Gefühl löste sich auf. Mit dem Lösen der Gefühle befreite sie sich von der Wirrnis, die sie wie eine Wolke umgeben und die Fähigkeit ihres Mentalkörpers sabotiert hatte, klare Gedanken zu fassen. Sie gewann an Einsicht und Energie und kehrte gestärkt an ihren Arbeitsplatz zurück. Nun war sie der ganzen Situation gegenüber neutral eingestellt. Sie akzeptierte sie so, wie sie war. Das betraf auch das Verhalten des Arztes, das für sie jetzt weder richtig noch falsch war, sondern es war eben so, wie es war. Sie lernte daraus, niemals an einem Gefühl der Wut festzuhalten und es einfach zu schlucken, statt es auf der Stelle aufzulösen, um nicht eines Tages von der ganzen Wucht überwältigt und gelähmt zu werden.

Wenn wir unsere Gefühle nicht annehmen und auflösen, ist unser Energieeinsatz, um das eine oder andere Gefühl in uns zu unterdrücken, zuweilen so hoch, dass wir uns völlig ausgelaugt und ausgepumpt fühlen. Wenn wir das Auflösen von Gefühlen täglich pflegen, werden viele feststellen, dass sie weniger Schlaf brauchen. Langes Schlafen ist kennzeichnend für das Flüchten vor Gefühlen, denn dieses Davonlaufen verbraucht sehr viel Energie. Ein traumatischer Zustand kann uns an den Rand der physischen Erschöpfung bringen, während ein großartiges Ereignis uns mit Lebenskraft erfüllt, dass wir Bäume ausreißen könnten.

Wenn wir Gefühle auflösen, statt an ihnen festzuhalten, kann uns nichts frustrieren. Wir besitzen die Kontrolle über unser Leben und setzen uns mit der Situation, vor der wir stehen, bestmöglich auseinander. Wenn wir unsere Energie konstruktiv einsetzen, klappen die Dinge, vielleicht nicht immer so, wie wir es geplant hatten, aber doch so, dass wir neue Erkenntnisse gewinnen, Alternativen sehen oder angeboten bekommen, die genauso akzeptabel sind.

Wenn wir Gefühle auflösen, werden wir gewahr, dass es so etwas wie Frustration gar nicht gibt, weil es ein Gefühl ist, an dem wir keineswegs festhalten müssen. Wenn wir davon ablassen, uns an Gefühle klammern zu wollen, die uns schwächen, wie es die Eigenschaft der Wut ist, die sich als Frustration verkleidet, weicht das Gefühl mit diesem Wunsch auf der Stelle. Sobald es uns nicht mehr im Weg steht, hilft es uns zu erkennen, wie wir unser Problem lösen können.

Frustration ist ein Gefühl, keine Kontrolle zu haben oder unfähig zu sein, den Ausgang einer Situation zu beeinflussen. Es ist ein Gefühl, das mit dem Wunsch verbunden ist, Einfluss auf etwas oder jemanden zu nehmen, weil wir das Gefühl haben, wir hätten diesen Einfluss nicht. Gewöhnlich ist Frustration ein verdecktes Wutgefühl, das uns Energie raubt, wenn es nicht sogar an unsere Substanz geht. Dadurch, dass wir das Gefühl der Frustration und alles, was damit zusammenhängt, auflösen, ersparen wir uns sicherlich nicht weitere frustrierende Erfahrungen, aber wir lassen uns dadurch auch nicht schwächen oder blind machen.

Zurückweisung

Zurückgewiesen zu werden ist im Grunde nichts anderes als der Mangel an Liebe. In erster Linie weisen wir uns selbst zurück. Die Zurückweisung durch einen anderen Menschen beziehungsweise eine andere Seele spiegelt nur wider, dass wir auf einer bestimmten Stufe nicht an uns selbst geglaubt haben. Solange wir aus der Lehre, die uns andere erteilen, nichts lernen, werden wir uns mit ihr herumzuschlagen haben. Wir brauchen keine Zurückweisung zu erzeugen, wenn wir uns selbst akzeptieren, und je mehr wir uns annehmen, desto weniger werden wir zurückgewiesen. Ich lernte vor vielen Jahren, dass ich mich von einem Nein nicht abschrecken lassen darf. Ich brauche keine Angst davor zu haben, denn es bedeutet nur, dass ein Mensch oder eine Situation nicht reif dafür ist, was ich anzubieten habe. Wenn eine Situation nicht zustande kommt, geschieht es aus gutem Grund. Ich musste lernen, genügend an mich selbst zu glauben, um mit einem Nein zurechtzukommen. Wie sonst hätte ich weitermachen können? Wenn man Pionierarbeit leistet, können die Chancen, ein Nein zu hören, größer sein, besonders, wenn man nicht

gewußt hat, wie Gefühle aufgelöst werden. Um zu verhindern, dass Menschen mir auf einer tiefen Stufe zu verstehen geben, dass ich nicht genügend Vertrauen in mich selbst habe und mich nicht genügend liebe oder nicht genügend an meine Arbeit glaube, helfe ich mir mit einer einfachen Technik.

Bevor ich eine neue Situation angehe und mich einer neuen verantwortlichen Person nähere, löse ich das Gefühl, das ein Mangel an Liebe in mir wachruft, dadurch auf, dass ich es annehme. Von den Schwingungen her erzeugt dieses Vorgehen eine ganz andere Erfahrung. Statt unsicher zu sein und Energie auszuströmen, die von Angst geprägt ist und wo das Gefühl mitschwingt, unbedingt bestehen zu müssen, gebe ich ruhige, friedliche Energie ab, weil ich mir meiner sicher bin, an mich glaube und Selbstvertrauen habe. Dadurch schaffe ich für den anderen eine Sphäre, wo er für meine Gedankenformen empfänglich wird, so dass ein Zurückgewiesenwerden unmöglich ist. Wenn wir auf etwas aus sind, weil wir glauben, es unbedingt haben oder sein zu müssen, blockiert die von uns ausströmende Energie den anderen in seiner Fähigkeit, unsere Gedankenformen aufzunehmen und uns das Gewünschte zu geben. Gleichzeitig löse ich das Gefühl eines Mangels an Einfluss auf. Ich schaffe für die Person und die ganze Situation eine völlig neutrale Sphäre, eine Atmosphäre des Vertrauens, dass das eintritt, was für alle richtig ist. Oft passieren dadurch die erstaunlichsten Dinge.

Eine meine Seminarteilnehmerinnen ist Künstlerin, und wie so viele Künstler, die am Anfang ihrer Karriere stehen, fehlte es ihr an Geld. Ein schwerer Unfall zog hohe Arztrechnungen nach sich, für die die Versicherung nicht aufkam. Sie musste dem Arzt sagen, dass sie momentan nicht das Geld aufbringen könne, um sein Honorar zu zahlen. Sie hoffte aber, ihm zum Ausgleich dafür eins ihrer Kunstwerke geben zu können. Da sie schon seit langem mit der Methode des Lösens der Gefühle vertraut war, wußte sie, dass sie vorher unbedingt versuchen musste, ihre bis dahin immer bestehenden Zweifel, dass sie und ihre Arbeit nicht gut genug wären, aufzulösen. Das Gefühl »Ich bin nicht gut genug« stellt für uns eine der größten Herausforderungen dar. Die meisten von uns erzeugen unentwegt die unterschiedlichsten und mannigfaltigsten Bewährungsproben, um ihre Liebe zu sich selbst zu prüfen. Die Frage, die sie sich stellen musste, war: »Welches Gefühl lässt mich daran zweifeln, dass er von meiner Arbeit nichts hält?« Und die Antwort, die sie sich geben musste, war: »Dass ich nicht gut genug bin oder, mit anderen Worten, dass es mir an Liebe mangelt.«

Als nächstes hatte sie sich zu fragen: »Möchte ich an dem Gefühl eines Mangels an Liebe festhalten?« Mit einem entschlossenen Nein öffnete sie sich und ließ das Nein los, so dass sich auch das Gefühl auflösen konnte.

Dann konzentrierte sie sich darauf, wie die Situation ausgehen sollte. Ihr Wunsch war, dass der Arzt ihr Kunstwerk annahm und dafür von der Bezahlung absah. Aber diese Wunschvorstellung rief in ihr nur das Gefühl hervor, völlig hilflos zu sein, weil sie ihn nicht in seiner Entscheidung beeinflussen konnte. Sie musste sich also von neuem fragen: »Möchte ich an diesem Gefühl festhalten, keinen Einfluss zu besitzen?«

Nach dem neuerlichen Nein öffnete sie sich wieder und ließ auch dieses Nein los, so dass sich auch dieses Gefühl auflösen konnte.

Im wesentlichen war es so, dass sie damit für sich und den Arzt eine Sphäre des Vertrauens schuf, und wie immer die Situation ausgehen würde, es hätte auf jeden Fall für jeden von ihnen seine Richtigkeit. Es ist nicht so zu verstehen, dass man den Ausgang einer Situation manipulieren möchte, sondern dass man Vertrauen hat, dass alles seinen angemessenen, weil göttlichen Weg geht. Man kann sich ihre Freude vorstellen, als der Arzt es gar nicht dazu kommen ließ, dass sie ihn um den Gefallen bitten musste, sondern aus heiterem Himmel selbst den Vorschlag machte. Er habe über ihre Situation nachgedacht, erklärte er, und da er Kunst liebe, habe er sich gedacht, ob sie ihm für sein Honorar nicht eines ihrer Werke überlassen könnte. So bekam sie also nicht nur das Gefühl, der Liebe würdig zu sein und sie verdient zu haben, sondern auch die Bestätigung als Künstlerin, die Anerkennung, dass ihre Arbeit etwas Wertvolles ist. Der ganze Druck war mit einmal fort, und die Schuldenlast auch. Jeder war mit der Lösung des Problems zufrieden.

Ich will noch ein anderes Beispiel anführen, wie sich das Auflösen von Gefühlen dazu eignet, um mit dem Problem des Zurückgewiesenwerdens umzugehen. Wenn man so wie ich auf einem Gebiet arbeitet, das neues Wissen erschließt, muss man die neuen Gedanken an die Medien herantragen. Das erste, was ich tue, wenn ich den Herausgeber eines Magazins ^anspreche, ist, das Gefühl eines Mangels an Liebe zu lösen. Wenn ich dieses Gefühl annehme und auflöse, bin ich in keiner Notlage mehr und strahle statt dessen zuversichtliche Energie aus. Wenn ich in mein Gefühl hineingehe und mich dabei frage: »Wünsche ich mir, dass mich diese Person leiden kann?« und mir sage: »Ja«, weiß ich, dass ich das Gefühl habe, sie könnte mich auf irgendeiner Stufe möglicherweise nicht leiden. Dann muss ich mich als nächstes fragen: »Möchte ich an diesem Gefühl eines Mangels an Liebe festhalten?«

»Nein!« sage ich mir, und damit öffne ich mich, lasse das Nein los und löse das Gefühl auf.

Wenn ich in der glücklichen Lage bin, auf keine Bestätigung von außen angewiesen zu sein, ist meine Stimme ruhig und gefasst. Ich klinge überzeugend. Dies ist von enormer Bedeutung, wenn man wichtige Verhandlungen oder Verkaufsgespräche führen soll. Als nächstes frage ich mich, welche Reaktion ich mir von der Person wünsche. Natürlich wünsche ich mir, dass ein Artikel über meine Arbeit in ihrem Magazin erscheint. Darin spiegelt sich aber der Zweifel wider, ich könnte mit meinem Ansinnen zurückgewiesen werden. Also frage ich mich jetzt: »Möchte ich an dem Gefühl festhalten, keinen Einfluss zu besitzen?«

»Nein!« Wieder lasse ich das Nein los und löse das Gefühl auf. Und tatsächlich hatte ich auf diese Weise Erfolg.

Das Lösen von Gefühlen ist eine Methode, die sich immer anwenden lässt, wenn wir ein Ergebnis in einer wichtigen Unterhaltung mit einem Familienangehörigen, Lebenspartner, Freund, Kollegen, Vorgesetzten und so weiter erreichen möchten. Dabei sollte das Auflösen von Gefühlen sich immer in diesen beiden Formen vollziehen:

1. Das Gefühl des Mangels an Einfluss auflösen. Das heißt, die Angst auflösen, dass die Situation nicht so ausgeht, wie das persönliche Ego es sich wünscht.
2. Das Gefühl des Mangels an Liebe auflösen. Das heißt, das Bedürfnis auflösen, von anderen bestätigt zu werden, was unser persönliches Ego sich natürlich wünscht.

Wenn wir diese beiden Bedürfnisse mit der Methode des Lösens von Gefühlen auflösen, erschließen wir uns auf energetische Weise ganz neue Möglichkeiten.

Zurückgewiesen zu werden ist ein Problem, bei dem wir uns mit den Gefühlen befassen, die wir zu uns selbst haben, wie auch mit den Situationen oder Ereignissen, die wir erzeugen, um uns jeweils vor Augen zu führen, dass wir etwas nicht unter Kontrolle haben. Das Annehmen und Auflösen von Gefühlen hebt die Notwendigkeit auf, dass wir uns Situationen schaffen, in denen wir Zurückweisung erfahren, um uns selbst zu beweisen, dass wir uns nicht lieben. Statt dessen können wir von uns aus das Wissen erlangen, dass wir uns in der Tat selbst lieben können und dass es ein Irrtum ist, zu glauben, Liebe bestünde darin, ständig von anderen Zuspruch und Ermutigung zu bekommen; damit befriedigen wir nur unser persönliches Ego. Mit dem Loslassen des Neins und dem Auflösen des Gefühls, Liebe haben zu wollen, lösen wir automatisch die Angst auf, die wie eine Barriere die Frequenz der Liebe in unserem Gefühlskörper blockiert. Ist diese Angst beseitigt, kann die Liebe in uns einfließen.

Lernen, mit finanziellem Druck oder mit Gleichgültigkeit umzugehen oder sich nach den eigenen Zielen zu beurteilen, statt danach, was andere tun, beinhaltet Probleme, bei denen es um Selbstwertgefühle geht. Es sind Gefühle, die grundsätzlich mit dem Wunsch nach Liebe verbunden sind, wobei es mit darum geht, zur Liebe zu sich selbst zu finden und dadurch den Sinn und Zweck seines Lebens zu erfassen.

Finanzielle Probleme

Mit finanziellem Druck umzugehen lernen bedeutet, sich mit dem Geldwesen zu befassen. Für die meisten von uns ist Geld wahrscheinlich ein heikles Thema. Geld ist ein wesentliches Tauschmittel, das wir benutzen, um in unserer Gesellschaft zu überleben. Wie wir uns selbst fühlen, spiegelt sich darin wider, wie wir zum Geld stehen. Wenn wir voller Liebe zu uns selbst leben, sind wir eher bereit, Geld für uns zuzulassen. Anderenfalls sind wir dafür kaum bereit. Besitz und Geld zu haben ist ein Teil unserer seelischen Bewährungsprobe. Dazu gehört auch, dass wir lernen, mit diesen Mitteln genauso auszukommen wie ohne sie, und unser Gottvertrauen bewahren.

Zahlreiche spirituelle Lehren betonen, Geld sei etwas Verderbliches; nur ein armer Mensch könne spirituell sein. Meiner Meinung nach hängt es damit zusammen, dass sich die meisten Menschen bislang mit ihrem Geld identifizierten. Sie glauben, ihr Sein hängt vom Geld ab; sie denken: "Ich bin = mein Geld«. Um diese Versuchung zu vermeiden, ermutigen spirituelle Schulen dazu, sich vom Geld-Denken zu lösen. Wenn wir wahrhaftig spirituell sind und Gottvertrauen haben, so sagen spirituelle Lehrer, wissen wir, dass wir wunschlos glücklich sind, weil es uns niemals an etwas fehlt. Wenn wir kein Geld haben, ist es eine Prüfung für uns, ob wir in der Lage sind, im Vertrauen auf Gott zu leben. Geld zu haben bedeutet die Bindung an materielle Dinge, wobei Geld dem Materiellen gleichgesetzt wird. Ich meine, dass es mit Spiritualität nichts zu tun hat, ob man Geld hat oder nicht. Für manche Menschen ist es notwendig, Geld zu haben, um zeigen zu können, wie man es einsetzt, gerade wenn man es mit höchster spiritueller Bewusstheit tut.

Das Auflösen von Gefühlen befähigt uns auch zur Loslösung von unseren Bindungen an Geld, von unserem Verhaftetsein an alles Materielle. Wir wissen, dass wir diese Dinge nicht benötigen, um zum Ausdruck zu bringen, wer wir sind. Durch die Liebe zu uns selbst wissen wir, dass wir als Manifestation unseres Hohen Selbst wertvoller sind als alle irdischen Reichtümer, und mit diesem Wissen sind wir in der Lage, Geld und materiellen Besitz lediglich als notwendige Mittel einzusetzen, die unserer Lebensaufgabe und unserem Lebenswerk dienen. Wir kommen ohne materiellen Besitz auf die Welt, und wenn wir sterben, können wir nichts mitnehmen. Es ist wie mit Theaterkostümen: Alles, was wir im Leben besitzen, ist nur eine Leihgabe. Wir können während unseres irdischen Daseins davon Gebrauch machen, mehr nicht. »Geld ist wie Odel und gehört versprengt.« (Wem dieser Spruch nicht gefällt, dem kann ich nur ans Herz legen, das Lösen des Gefühls von mangelndem Einfluss auf solche Worte zu praktizieren.)

Wenn wir uns für ein Leben entscheiden, in dem

wir über genügend Geld verfügen, jedoch ohne Liebe zu uns selbst sind, bekommen wir eine völlig verzerrte Perspektive davon, was Geld für uns tun kann oder was Geld überhaupt bedeutet. Oft dient uns Geld als Ersatz für Liebe, sowohl für die Liebe, die andere uns geben, als auch für die Liebe zu uns selbst. Wir identifizieren uns damit, wieviel Geld wir haben oder wieviel wir nicht haben, um daraus unser Selbstwertgefühl abzuleiten. Geld ist für uns ein Mittel, Liebe zu kaufen, als ob Liebe tatsächlich käuflich wäre, oder wir verwenden es, um andere zu manipulieren. Wir können davon abhängig, ja sogar süchtig danach werden, Geld zu haben. Um an Geld zu kommen, haben wir bis jetzt alles Mögliche getan, weil wir bis jetzt geglaubt haben, ohne Geld nichts zu sein. Ohne Geld können wir nicht die materiellen Dinge erwerben, die anderen sagen sollen, wie weit wir es gebracht haben oder wie ehrenwert wir sind. Es kann auch sein, dass wir Geld haben, uns aber selbst verwehren, es zu unseren Gunsten zu nutzen, oder uns daran klammern, weil wir fürchten, nicht genug zu haben.

Je mehr wir das Lösen von Gefühlen praktizieren, wenn wir uns mit der Angst, kein Geld zu haben, befassen, um so einfacher wird es, Geld zu besitzen. Es ist fast so, als wäre dann unser Bankkonto elastisch, denn irgendwie scheint immer genug da zu sein, um das tun zu können, was wir tun müssen. Es treten Ereignisse ein, die es leichter machen, dass Geld hereinkommt. Natürlich ist dies nicht allein aufs Geld beschränkt. Alles, was wir brauchen, alles, was wir tun, wird ohne Anstrengung möglich, wenn wir dieses Angstgefühl, etwas nicht haben oder tun zu können, einfach auflösen, so dass an die Stelle des Alten etwas Neues treten kann. Das Gefühl der Angst steht uns anfangs immer im Weg wie ein Wächter an der Schwelle. Wenn wir Angst haben, sehen wir nicht, wie stark und mächtig wir eigentlich sind. Meine Kursteilnehmer haben manchmal so tiefe Einsichten in das, was sie eigentlich können, weil sie im Grunde die Kraft dazu haben, dass sie darüber erschrecken und Angst bekommen. Eben weil sie Angst haben, werden sie davon überwältigt; sie lösen dieses Gefühl aber sofort in der bekannten Weise auf.

Wenn uns jemand wegen unseres Geldes bewundern soll und wir zulassen, dass wir von den Gefühlen, die dadurch in uns wach werden, berührt werden, haben wir es mit dem Gefühl eines Mangels an Liebe zu tun. Wenn wir uns selbst lieben und unsere Aufgabe erkennen, wissen wir, dass Geld nur eine Form von Energie ist, die uns hilft, uns in Zeit und Raum zu bewegen. Geld ist eine Energie als Gegenleistung für einen erwiesenen Dienst. An erster Stelle steht ein Dienst aus Liebe, für den es als Gegenleistung Geld gibt. Wenn wir mit dem, was wir leisten, zufrieden sind, wenn wir unsere Arbeit lieben und sie auch mit Liebe verrichten, ist es nicht unser Problem, wie andere zu unserer finanziellen Situation stehen.

Haben wir erst einmal alle unsere Geldprobleme geklärt, brauchen wir andere nicht mehr, um uns in Geldangelegenheiten auf die Probe zu stellen. Statt dessen strahlen wir Liebe aus, die andere davon befreit, sich mit unserer finanziellen Situation auseinanderzusetzen. Denn wenn Geld für jemanden etwas Anstößiges ist, könnte es durchaus sein, dass wir in der Person ein ungutes Gefühl erregen, das einzig und allein ihr Problem ist. Durch das Auflösen von solchen Gefühlen wie eines Mangels an Einfluss oder an Liebe kann die Situation binnen kurzem balanciert werden.

Solange es in unserem Verhältnis zum Geld Ungereimtheiten gibt, insbesondere wenn wir das Gefühl haben, es nicht zu verdienen, wird unsere Möglichkeit, Geld zu haben, unterminiert. Wir können uns erlauben, Geld in reichlichem Maße manifestiert zu bekommen, ohne dass irgendwo in unserem Inneren das Gefühl aufsteigt, es sei falsch, Geld zu besitzen, denn damit verschließen wir uns nicht nur die Möglichkeit finanzieller Fülle, sondern bekommen womöglich auch noch Schuldgefühle. Das eine wie das andere hängt jeweils davon ab, ob wir uns selbst lieben können oder nicht.

Gleichgültigkeit

Gleichgültigkeit ist eine Art von Selbstaufgabe, ein Gefühl, dass es nichts mehr zu tun gibt. Man ist in gewisser Hinsicht ausgebrannt, was darauf beruht, dass man aus falschem Beweggrund handelt. Man tut zum Beispiel etwas, um sein persönliches Ego zu pflegen und nicht aus Liebe zu der Arbeit. Wenn wir eine gewisse Leistungsstufe erreicht haben und annehmen, wir seien am Ziel, ist es gut möglich, dass wir das Gefühl bekommen, wir hätten nichts mehr zu geben. Dieses Gefühl, dass wir nichts mehr zu geben haben, wird durch eine Unmenge unbewältigter Gefühle hervorgerufen, die den kreativen Fluss blockieren.

Sinn und Zweck des Lebens

Sich selbst nach seinen eigenen Zielen beurteilen zu lernen, statt danach, was andere tun, bedeutet, dass wir unsere Aufgabe, die wir im Leben haben, erkennen und mit tiefer Hingabe und Aufmerksamkeit verfolgen. Andere zum Maßstab zu machen heißt, sich nicht zu lieben und deshalb den Wunsch zu haben, von anderen geliebt zu werden. Indem wir unsere Gefühle des Mangels an Liebe auflösen, werden wir zu der Einsicht gelangen, dass unser Leben einen bestimmten Zweck hat.

Mit meinen Kursteilnehmern behandle ich dieses Thema sehr oft, denn ich erlebe es immer wieder, dass Menschen, die an ihrem Bewusstsein arbeiten, mit Beginn ihres persönlichen Reifeprozesses den Wunsch entwickeln, im Heilwesen tätig zu werden und deswegen ihren bisherigen Beruf aufgeben wollen. Anscheinend haben sie das Gefühl, ihren Wunsch nach Selbstheilung dadurch bestätigen zu müssen, dass sie kranke Menschen heilen. Schließlich kann die Arbeit mit Kranken sichtbare Ergebnisse zeitigen, was weniger der Fall ist, wenn wir mit Gesunden zu tun haben. Zu heilen bedeutet, an jedem Ort zu heilen, egal wo wir gerade sind. In der Regel rate ich meinen Kursteilnehmern, dass sie versuchen sollten, in ihrem augenblicklichen Tätigkeitsfeld zu bleiben, wenigstens momentan. Ich habe oft das Gefühl, dass es der Platz ist, wo sie am besten etwas für sich und andere tun können. Jedes Handeln, womit wir uns auszudrücken suchen, hat einen heilenden Aspekt an sich. Ich halte es deswegen für höchst wichtig, dass meine Kursteilnehmer jegliche Probleme bezüglich ihrer augenblicklichen Beschäftigung rundum klären. Menschen, die ihre Arbeit wegen persönlicher Konflikte aufgeben oder weil sich ihre Einstellung zu ihrer Tätigkeit geändert hat, weichen meistens vor sich selbst aus. Wir können aber nicht vor uns selbst davonlaufen. Wenn es zwischen uns und den Kollegen Konflikte gibt, kann das nur heißen, dass wir sie in unserem eigenen In-teresse bereinigen sollten, was am besten mit dem Lösen von Gefühlen geht. Wenn wir eine andere Laufbahn einschlagen wollen, weil wir mit unserer Arbeit Schwierigkeiten haben, halte ich es für das Beste, dass wir unsere Einstellung gründlich überprüfen. Das Lösen von Gefühlen wird uns Klarheit darüber geben, warum wir den Beruf wechseln wollen. Wenn wir dann den Wechsel tatsächlich vollziehen, tun wir es von einem neutralen, objektiven Standpunkt aus. In meinen Kursen stelle ich meistens fest, dass die Probleme, die den Wunsch nach einem Berufswechsel erzeugten, verschwinden, sobald die Betreffenden zu einer anderen Einstellung finden. Es kommt nicht selten vor, dass sie mit einem Mal ihre Arbeit lieben, weil sie sie aus einer ganz neuen Perspektive sehen.

Wir können die Probleme zwar ungelöst lassen und dennoch unseren Beruf wechseln, aber dann werden dieselben Probleme in anderer Aufmachung wiederkehren. Das ist in allen zwischenmenschlichen Beziehungen so. Wir ändern damit nur äußerlich etwas. Wir werden weiterhin unsere Lektionen lernen und Seelen in unser Leben holen, die uns dabei helfen. Je eher wir unsere Lektion lernen, desto früher bestehen wir die Prüfling. Das kann uns kein anderer Mensch abnehmen. Wir können niemals andere ändern, sondern immer nur uns selbst. Wenn wir glauben, andere würden sich unsertwegen ändern, so irren wir. Sie ändern sich, weil sie sich ändern wollen beziehungsweise ändern müssen, jedoch immer nur aus sich selbst heraus, niemals durch uns. Die Beziehung untereinander kann die Veränderung vereinfachen oder vielleicht einen Anstoß geben, der die andere Person motiviert, sich in ein neues Muster zu fügen. Ich habe in all den Jahren meiner Tätigkeit gelernt, dass wir niemanden ändern können, nur weil wir es wollen. Jeder kann sich selbst ändern, sei es zum Guten oder Schlechten. Alles, was wir tun können, um anderen Menschen bei ihrer Veränderung zu helfen, ist, dass wir das Bild, das wir von ihnen haben, ändern und unsere Gefühle der Hilflosigkeit auflösen, wenn jemand oder etwas nicht immer so ist, wie wir ihn, sie oder es gerne sehen.

Wir alle haben zu jeder Zeit einen freien Willen. Was wir aus unserem Leben machen, wie wir es führen, ist immer eine Entscheidung, die von unserer Seele getroffen wird. Sie trifft die Wahl, auch wenn es nicht immer so scheinen mag. Das Leben zu verstehen bedeutet, dass wir die Aufgabe verstehen, die wir in diesem Leben haben, und erkennen, dass all unser Tun einen Zweck hat. Dieses Verstehen ist ohne die Liebe zu dem, was wir tun, nicht möglich. Ob wir nun Toiletten putzen oder ein großes Kunstwerk erschaffen, hinter einer Rezeption sitzen oder einem Vorstand angehören, ist unerheblich. Wichtig ist allein, dass wir es mit Liebe tun. Wir alle haben unsere Stärken und großartige Fähigkeiten; es kommt einzig und allein darauf an, was wir damit machen. Wenn wir mit uns in Einklang sind, strahlen wir Liebe aus, und diese Liebe kommt nicht nur anderen zugute, sondern auch uns selbst, weil wir auf diese Weise jeden Tag unser Bestes geben können. Und jeder Tag ist eine neue Chance in dem Abenteuer, das das Leben nun mal ist.

Wir müssen nicht in große Höhen vordringen oder Herausragendes leisten, um unsere menschliche Größe unter Beweis zu stellen. Das Großartigste, was wir tun können, ist, mit unseren Mitmenschen auszukommen, ihnen mit Liebe und Würde zu begegnen und in jedem von ihnen göttliches Walten zu sehen, denn sie verdienen es alle. Wenn wir unsere Aufgabe im Leben lieben, erkennen wir auch die Aufgabe des anderen an, ganz gleich, was er oder sie tut. Wir verstehen dann, dass das, was andere tun, ihr Lebensprozess ist, und dieser ist nicht besser oder schlechter als der unsrige. Für Journalisten zum Beispiel gibt es keinen besseren Weg, um anderen zu dienen, als Klarheit und Bewusstheit zu vermitteln. Dies ist eine Arbeit, mit der sie auf Abertausende heilend einwirken können, wenn sie es wollen, auch wenn sich das niemals direkt feststellen oder messen lässt. Oder ist es ein besserer Dienst am Menschen, wenn wir jeden Tag fünf Patienten therapieren, weil wir dann die Befriedigung haben, ihren Heilungsprozess direkt beobachten zu können? Vielleicht ist uns letzteres lieber, aber welche Entscheidung wir treffen, ist im Grunde egal, denn eine jede ist richtig. Es gibt keine falschen Entscheidungen. Unsere Seele weiß, auf welche Weise wir der Menschheit am besten dienen.

Anhand der Untersuchung jener fünf Schritte des Erfolgs können wir erkennen, dass im Grunde jedes »Machen« auf dem Gefühl eines Mangels an Einfluss beruht.

Programmierungen

Wir alle haben uns Glaubensmuster angewöhnt, die uns denken lassen, bestimmte Dinge seien so, wie wir sie sehen und würden sich niemals ändern. Eine Freundin von mir sagte einmal, als wir uns zum Essen verabreden wollten, dass man dort doch »niemals« einen Parkplatz bekäme. Das mag vielleicht die allgemeine Ansicht sein. Aber von vornherein anzunehmen, niemals einen Parkplatz zu bekommen, oder was immer es sein mag, weil es bis jetzt immer so gewesen sei, ist in erster Linie eine Meinung, die man glauben kann oder nicht. In ihr drückt sich Hoffnungslosigkeit aus, das heißt, ein Gefühl, schwach und machtlos zu sein, also das Gefühl eines Mangels an Einfluss. Genausogut hätte meine Freundin sagen können: »Ich bin machtlos, mein Leben zu beeinflussen. Ich bin ein Opfer von fehlenden Parkplätzen. Ich kann dagegen nichts machen, also gehe ich auch nicht zu diesem oder jenem Treffpunkt.« Wer so etwas sagt, kapituliert. Kapitulieren ist ein Gefühl der Hoffnungslosigkeit. Es hindert uns daran, unsere schöpferische Kraft einzusetzen. Aufgeben bedeutet, nicht verantwortlich zu sein für das, was wir kreieren. Aufgeben ist das Gefühl, Opfer zu sein.

Um meiner Freundin zu helfen, dies zu erkennen und ihre kreative Kraft einzusetzen, unternahm ich folgende Schritte. Zunächst fragte ich sie, ob sie an dem Gefühl des Mangels an Einfluss festhalten wolle. Damit machte ich ihr bewusst, dass sie ihre Energie verbrauchte, um das Gefühl zu unterdrücken, sie könne keinen Parkplatz bekommen, weil es nicht in ihrer Macht liege. Natürlich sagte sie nein, denn schließlich wollte sie ihre Energie sinnvoll einsetzen. Erinnern wir uns daran: Was wir loslassen und auflösen, ist nicht das Gefühl eines Mangels an Einfluss, sondern das Gefühl, dass wir nicht fühlen wollen, keinen Einfluss zu haben. Dieses Gefühl, etwas nicht fühlen zu wollen, lassen wir mit dem Nein los. In Wirklichkeit akzeptieren wir das Gefühl der Machtlosigkeit, aber gerade, weil wir es an die Oberfläche bringen, kann es sich auflösen. Nur so bekommen wir die Kraft, uns selbst zu erkennen, Mut zu zeigen und unsere Vision vom Leben zu verwirklichen.

Auf dieses spezielle Beispiel bezogen, erwächst dann das Gefühl, dass es sehr wohl möglich ist, einen Parkplatz zu finden. Wir müssen uns nur von unserem eingefahrenen Programm befreien, um Raum für etwas Neues zu schaffen. Es kann sein, dass dann ein noch tiefer liegendes Problem zutage tritt, das mit der gewohnten Programmierung, also zum Beispiel keinen Parkplatz zu finden, zusammenhängt. Bei meiner Freundin war es Angst, überfallen zu werden. Sie hatte die abergläubische Befürchtung, sie dürfte nicht dorthin fahren, weil für sie kein Parkplatz da wäre, und wenn sie es täte, begäbe sie sich nur in Gefahr. Weil man Angst hat, projiziert man dieses Gefühl, ein Opfer der Umstände zu sein und das eigene Leben nicht im Griff zu haben, auf etwas anderes, zum Beispiel darauf, keinen Parkplatz zu finden. Wenn ich nicht parken kann, fahre ich auch nicht dorthin, und folglich meide ich eine mögliche Gefahr. Also fragte ich sie: »Willst du an dem Gefühl der Angst festhalten, dir könnte etwas zustoßen?« Angst ist nur ein Gefühl, und wie wir wissen, hören Kinder erst auf, andere zu piesacken, wenn jede Reaktion darauf ausbleibt. Die Angst, es könnte uns etwas zustoßen, ist geradezu eine Einladung für hereinbrechendes Unheil. Die Angst wird herausgefordert, weil wir durch unser Festhalten an diesem Gefühl unsere Kraft aufgeben. Wir lassen das Gefühl zu, ohnmächtig und den Umständen ausgeliefert zu sein. Wir stellen uns förmlich selbst als Opfer zur Verfügung – wie jemand, der vor Hunden Angst hat und gerade deswegen gebissen wird. Wenn wir Angst haben, geht von uns eine energetische Schwingung aus, die die Gefahrensituation wie ein Magnet an sich zieht.

Ich will noch ein anderes Beispiel für eine derartige Programmierung geben. Ein Kursteilnehmer war über das, was mit unserem Planeten passiert, sehr verärgert und meinte: »Wir bringen die Erde um!«

»Die Erde umbringen?« fragte ich. »Was ist das für ein Gefühl?« Es stellte sich heraus, dass er Angst fühlte.

»Aber wovor hast du Angst? Dass wir die Erde umbringen? Das können wir nicht. Vorher wird sich die Erde des Menschen entledigen. Ich glaube, du hast nicht so sehr Angst davor, dass die Erde stirbt, sondern dass du selbst stirbst, wenn die Erde unbewohnbar wird. Willst du an dem Gefühl der Angst festhalten, dass die Erde stirbt? Willst du an dem Gefühl eines Mangels an Einfluss festhalten?«

»Nein«, sagte er.

»Dann laß dieses Nein los und erlaube deinem Gefühl, sich aufzulösen«, bat ich ihn und wartete. Nach einer Weile fragte ich ihn: »Was fühlst du jetzt? Wird die Erde sterben?«

»Nein.«

Wir widmeten uns danach mehreren Gefühlseigenschaften, die mit dieser Problematik vielfach zusammenhängen. Innerhalb der Kategorie von Gefühlen eines Mangels an Einfluss waren es insbesondere Gefühle der Wut, dass andere nicht genügend tun, die aufzulösen waren, während es bei den Gefühlen eines Mangels an Liebe hauptsächlich die Trauer und Resignation waren, dass das, was er tat, nichts änderte. Schließlich kamen wir an einen Punkt, wo er verstand, dass all sein Tun sehr wohl Bedeutung hatte. Besonders wichtig war, dass er nicht zu der allgemeinen Verzweiflung, Angst und Machtlosigkeit beitrug, die angesichts des schlimmer werdenden Zustands der Erde als kollektive Gedankenformen um sich greifen. Er erkannte, dass er statt dessen die kollektive Gedankenform unterstützen musste, dass dieser Planet sein Gleichgewicht und seine Harmonie nicht verliert. Erst wenn man keine Angst oder Wut mehr hat, wird ein persönliches Engagement aus Liebe möglich, da wir sonst nicht besser sind als die, die wir bekämpfen. Statt das Negative zu programmieren und Chaos erzeugende Kräfte zu mobilisieren, lassen wir die kreativen Kräfte der Veränderung fließen.

Sich für etwas einzusetzen oder für etwas zu kämpfen gelingt nur, wenn man innerlich stark, zentriert und klar ist. In diesem Fall ist es kein Kämpfen, sondern ein Mithelfen, damit etwas durch Liebe so wird, wie es werden soll.

Wie wir sehen, haben wir es mit einer Programmierung zu tun, wenn wir meinen oder glauben, eine Situation müsse immer so sein, weil sie zuvor auch so war. Programmierung bedeutet, dass wir Personen oder Situationen in Vorstellungen, Bilder oder Ideen einsperren, die wir erzeugen, weil wir meinen oder glauben, etwas ist so und wird deshalb immer so bleiben. Damit engen wir nicht nur unsere eigene Kreativität ein, sondern auch die anderer. Da andere da sind, um uns einen Spiegel vorzuhalten, damit wir sehen, was wir noch lernen müssen, werden sie diese Rolle gezwungenermaßen so lange spielen müssen, bis wir soweit sind, die Gefühle, die sie in uns provozieren, aufzugeben. Die Programmierung, dass etwas nur so und nicht anders ist, dass nicht sein kann, was nicht sein darf, zeugt auch von einem Mangel an Vertrauen in den göttlichen Prozess, in den Wandel der Dinge und in die Freiheit der Entscheidung und Wahl.

Das Jetzt leben und der Gebrauch der Sprache

Es ist sehr wichtig, uns darüber im klaren zu sein, dass wir nur im Hier und Jetzt leben. Was vor einer Sekunde geschah, gehört zur Vergangenheit. Was in der nächsten Sekunde geschieht, wird Zukunft sein. Wir erfahren das Leben von einem Moment zum anderen: vom Jetzt zum nächsten Jetzt. Aufgrund einer Fülle von Jetzt-Erfahrungen schaffen wir uns unsere Version der Realität.

Auch das Nachdenken darüber, was in der Vergangenheit geschah, kann nur ein Wahrnehmen des vergangenen Geschehens im Jetzt sein. Hinzu kommt, dass wir vergangene Ereignisse selektiv sehen und gewöhnlich mit unbewältigten Gefühlen beladen. Die Erfahrung eines vergangenen Ereignisses, an die wir uns erinnern, wird von unseren damaligen Gefühlen gefärbt. Mit dem Auflösen von Gefühlen können wir viele alte Probleme klären, die durch Gefühlsverwirrungen in der Vergangenheit entstanden sind. Viele meiner Kursteilnehmer konnten ihre Ressentiments gegenüber Menschen, die ihr Leben sehr stark beeinflusst haben, vollständig auflösen, mindestens aber ihre Beziehungen zu ihnen deutlich verbessern. Neue Einsichten zu bekommen und Situationen oder Beziehungen verstehen zu lernen ist immer eine sehr heilsame Erfahrung.

Dabei ist es sehr wichtig, wie wir unsere Sprache gebrauchen und dass wir darauf achten, persönliche Charakterzüge oder Situationen in der Vergangenheitsform zu beschreiben. Die Aussage, dass etwas bisher so und so *war*, befreit die Situation oder die Person, über die wir die Feststellung treffen, von unserer Sichtweise. Da wir in unseren zwischenmenschlichen Beziehungen von anderen stets einen Spiegel vorgehalten bekommen, bis wir ge-

lernt haben, uns selbst zu akzeptieren, können die anderen aufgrund der seelischen Einengung nicht die Rolle ausleben, die wir ihnen zuschreiben. Wenn wir etwas in der Gegenwartsform beschreiben, indem wir sagen, dass ein Mensch oder eine Situation so und so *ist,* programmieren wir sie förmlich dazu, so zu bleiben, und zwar so lange, wie wir immer wieder dafür eine neue Bestätigung finden, also sagen, dass jemand oder etwas so *ist,* weil es, er oder sie schon immer so war.

Was unserer Meinung nach in der Zukunft eintreten wird, hängt mit den Gefühlen zusammen, die in uns existieren. Ungelöste Gefühle verzerren nur das Bild, das wir uns von der Zukunft machen. Wenn wir zulassen, dass in uns unkontrollierte Gefühle mehr oder weniger ihr Unwesen treiben und auf diese Weise die Glaubensmuster erschaffen, was die Zukunft uns bringen könnte, fangen wir an, uns zu ängstigen und sorgenvoll in die Zukunft zu blicken.

Sich Sorgen machen

Sich Sorgen zu machen kommt aus einem Gefühl der Ohnmacht beziehungsweise aus dem Wunsch, den Ausgang einer Situation oder das Verhalten eines Menschen zu beeinflussen. Wenn wir unser Bangen um etwas oder jemanden durch das Lösen von Gefühlen überwinden, können wir uns wenigstens klarer erkennen und inneren Frieden finden. Denn was nützt es uns, wenn wir uns Sorgen machen, dass etwas eintreten könnte oder nicht. Statt uns zu ängstigen und dadurch selbst zu lahmen, sollten wir uns lieber mit der Entwicklung der Situation befassen und die Gefühle aufzulösen, die in uns aufkommen. Wir werden merken, wie sich anstelle unserer Sorgen Furchtlosigkeit, Klarheit und Kreativität einstellen. Sich Sorgen zu machen ist nichts anderes, als die Dinge von der Warte des persönlichen Ego aus zu sehen. Es ist das persönliche Ego, das sich machtlos fühlt und kein Vertrauen in seine kreativen Fähigkeiten hat. Sich zu sorgen und zu ängstigen ist eine Ausdrucksform, die die beschränkte Sicht des Ego erkennen lässt, das sich die Dinge so wünscht, wie es sie gerne hätte, statt sie einfach geschehen zu lassen. Das geht natürlich nur, wenn das Vertrauen in den göttlichen Prozess da ist, das Klarheit und inneren Frieden voraussetzt. Wenn wir dieses Vertrauen gewinnen, können wir sorgenfrei und kreativ leben. Es ist also ratsam, dass wir Situationen oder Menschen nicht nach unseren Wunschvorstellungen programmieren, sondern auf unsere enorme kreative Kraft bauen, die jeder von uns hat. Wenn wir alles fließen, das heißt, sich entwickeln lassen, werden wir oftmals staunen, was dabei herauskommt. Das soll aber nicht bedeuten, dass wir nichts unternehmen können, um unser Leben zu erleichtern, uns Ziele zu setzen und uns von alten Verwicklungen zu befreien.

Sich Ziele setzen

Durch den Prozess des Lösens von Gefühlen können wir in uns neue Kräfte wachrufen, die uns helfen werden, neue Zielsetzungen zu entwickeln. Es zeigt sich immer wieder, dass erfolgreiche Menschen eine bestimmte Vision davon haben, wie sie etwas vollbringen wollen. Ohne eine solche Vision geht es offenbar nicht. Damit ist nicht irgendeine leere Wunschvorstellung gemeint wie »Ich möchte mehr Geld haben« oder »Ich habe meinen Job so satt, dass ich auf der Stelle aufhören würde, wenn mir jemand ein anderes Angebot macht. Aber wahrscheinlich bekomme ich sowieso keinen anderen Job!«

Ziele müssen präzise festgelegt werden. Dabei kommt man nicht daran vorbei, sich mit den Gefühlen, die damit zusammenhängen, auseinanderzusetzen. Man muss dies tun, um den Weg zu öffnen, damit das Ereignis eintreten kann, vorausgesetzt, es ist zu unserem Besten. Schließlich gibt es vieles, von dem wir denken, wir würden es uns wünschen, ohne zu merken, dass auf uns viel bessere Alternativen warten.

Viele von uns wünschten sich sicherlich in einer zwischenmenschlichen Beziehung das eine oder andere herbei, und zwar aus Angst beziehungsweise aus dem Gefühl mangelnder Liebe. Im nachhinein aber stellen wir oft fest, dass es eigentlich zu unerwünschten Konsequenzen geführt hätte, wenn damals alles nach unseren Wünschen verlaufen wäre. Dies trifft nicht nur auf persönliche, sondern auch auf geschäftliche Beziehungen zu. Unser Ich

denkt, es wüßte, was es braucht. Aufgrund ungeklärter Gefühle und der daraus entstehenden Verzerrung in der Sicht der Dinge hat unser Ich Wünsche und Sehnsüchte, die langfristig gesehen nicht zu unserem Besten sind. Im Gegensatz zum persönlichen Ego weiß unsere Seele ganz genau, was sie braucht, um zu wachsen und zur Reife zu gelangen. Das persönliche Ego ist im Grunde ein Diener der Seele. Je mehr wir zur Liebe zu uns selbst finden, desto mehr Vertrauen bekommen wir, dass alles seine Richtigkeit hat. Dann sind wir bereit, der Seele zu vertrauen und ihr die Macht des Ego zu überlassen.

Das Festlegen von Zielen

Ein wesentlicher Bestandteil bei der sprachlichen Formulierung eines Ziels ist der Gebrauch der Gegenwartsform, so als sei es bereits Wirklichkeit. Außerdem gebrauchen wir Wendungen wie »mit Leichtigkeit« beziehungsweise »ganz leicht« oder »wie von selbst«, denn schließlich kann etwas leicht oder schwierig sein. Warum sollen wir also nicht von vornherein einräumen, dass etwas ganz leicht zustande kommen kann? Wir gebrauchen auch die Wendung »wie es für mich richtig ist«. Auf diese Weise verzichten wir darauf festzulegen, wie etwas zu sein habe. Wir sind statt dessen bereit, es so anzunehmen, wie es für uns im Moment optimal ist. Wir lassen von dem Wunsch ab, irgend etwas oder irgend jemanden beeinflussen zu wollen, wenn wir uns ein Ziel für eine menschliche Beziehung, einen Job oder eine Situation setzen. Wir hören auf, auf unser persönliches Ego zu hören, das ohne Vertrauen sein kann, sondern beginnen statt dessen, auf unsere kreative Seelenkraft zu setzen. Sie gibt uns das Vertrauen, dass das geschehen wird, was für uns das Richtige ist, so dass wir es getrost annehmen können.

Vielleicht hätten wir gerne eine neue Wohnung. Wir finden auch eine, nur glauben wir, dass sie viel zu groß ist. Doch dann ergibt sich mit einem Mal eine neue Beziehung. Unser persönliches Ego weiß das noch nicht. Nur unsere Seele weiß es, so dass die anfänglich zu groß erscheinende Wohnung genau passend ist. Was für den einen richtig ist, muss nicht unbedingt auch für den anderen das Richtige sein. Deshalb können wir nicht sagen, wir hätten die richtige Wohnung gefunden, sondern allenfalls, dass wir eine Wohnung gefunden hätten, die für uns genau das Richtige sei.

Wie wir uns ein Ziel setzen, können wir anhand dieses Beispiels ganz gut üben. Nehmen wir an, es ist Ihr Ziel, eine neue Wohnung zu finden. Formulieren wir es mit dem folgenden Satz:

»Ich erlaube mir mit Leichtigkeit, in der Wohnung zu sein, die für mich richtig ist.«

Wenn ich meine Kursteilnehmer bitte, mir diese Feststellung vorzulesen und zu sagen, wie es sich anfühlt, wenn man sich so etwas sagt, bekomme ich meistens zur Antwort: »Oh, es fühlt sich gut an.«

Ich bitte sie, den Satz noch einmal laut vorzulesen. Dann frage ich: »Glaubst du daran?« Meistens bekomme ich dann zu hören: »Nun, ich hoffe es.« Oder: »Ich nehme es mal an.«

Dann frage ich: »Bist du ganz sicher?«

Die Antwort ist fast immer: »Nein, eigentlich nicht.« Und es folgen alle möglichen Begründungen für dieses Nein.

Nun können wir den Gefühlen auf den Grund gehen, warum wir unsicher sind und nicht an das glauben, was wir uns vornehmen. Da es meistens Zweifel und Skepsis sind, die uns verunsichern, frage ich also, was das für ein Gefühl sei, Zweifel zu haben und skeptisch zu sein. Gewöhnlich kommt die Wahrheit nach kurzem Nachdenken ans Licht: Es ist die Angst vor einem Mangel an Einfluss, was im Extremfall sogar ein Gefühl der Hoffnungslosigkeit und Resignation sein kann. Zweifel und Skepsis sind also nichts anderes als Angstgefühle. Wenn wir Zweifel haben, haben wir Angst: Angst, wir könnten das, was wir uns wünschen, nicht bekommen oder Angst, schwach und machtlos zu sein oder Angst, keinen Einfluss zu haben. Und weil wir diese Ängste spüren, wünschen wir uns Macht, Stärke und Einfluss.

Also stelle ich die bekannte Frage: »Willst du an dem Gefühl eines Mangels an Einfluss festhalten?« Natürlich könnte ich auch fragen: »Willst du an dem Gefühl festhalten, Angst zu haben?« Man kann es formulieren, wie man es im Einzelfall für richtig hält. Wichtig ist zu verstehen, in welche Kategorie die Gefühle gehören, damit wir beobachten können, was sie mit uns machen.

Natürlich ist ein kräftiges Nein die Antwort.

»Lass das Nein-Gefühl los«, bitte ich dann, und nach einer angemessenen Weile frage ich: »Und wie ist es jetzt?«

Wann es gelöst ist, weiß ich, da ich den Prozess des anderen mit einem tiefen Seufzers nachempfinde. Das Lösen von Gefühlen ist kein einsamer Akt, sondern eine Wechselbeziehung, die jeden Menschen in der Nähe mit einbezieht und nicht ohne Einfluss auf ihn bleibt. In meinen Kursen ist manchmal die ganze Gruppe davon betroffen.

»Lies das Ziel noch einmal laut vor«, bitte ich, denn möglicherweise kann ich jetzt schon eine Veränderung in der Einstellung erkennen. Sie kann sich in vielem ausdrücken, in der Stimme oder in der Lautstärke, mit der etwas gesagt wird, oder im Gesicht und so weiter. Manchmal stelle ich auch ein Gefühl der Erleichterung bei meinen Kursteilnehmern fest. Wenn sie Fortschritte gemacht haben, sagen sie: »Es ist durchaus möglich, dass ich die Wohnung bekomme.«

»Und was fühlst du jetzt dabei?«

»Ach, eigentlich bin ich traurig«, sagt vielleicht der eine oder andere.

»Du hast ein trauriges Gefühl?« erkundige ich mich und hake gleich nach: »Hast du das Gefühl, dass du diese Wohnung verdienst?«

»Nun, eigentlich nicht so ganz.« Und wieder werden alle möglichen Begründungen angeführt.

Meistens handelt es sich dann um ein Problem, das mit dem Mangel an Liebe zusammenhängt, weil man das Gefühl hat, etwas, wovon man träumt, nicht zu verdienen.

Also frage ich: »Willst du an diesem Gefühl eines Mangels an Liebe festhalten?«

»Nein«, lautet die Antwort, und ich warte wieder so lange, bis ich weiß, dass der andere dieses Gefühl aufgelöst hat, was in dem Moment der Fall ist, wenn ich selbst dieses Auflösen in Form eines tiefen Seufzers nachempfinden kann.

Und wieder bitte ich meine Kursteilnehmer, das Ziel, das sie sich gesetzt haben, laut vorzulesen. Danach frage ich jeden erneut nach dem Gefühl. »Hast du jetzt das Gefühl, dass du ohne weiteres eine neue Wohnung bekommen kannst?« Und gewöhnlich ist die Antwort dann ein Ja.

»Bitte lies es noch einmal.«

»Weißt du jetzt, dass du die Wohnung bekommst?« frage ich, und wer es bejahen kann, ist eigentlich so gut wie am Ziel, denn Wissen ist mehr als Glauben; Wissen ist Gewißheit.

Zusammenfassung der einzelnen Schritte, um ein Ziel erfolgreich zu verfolgen:

1. Das Ziel, das man sich vornimmt, in der Gegenwartsform formulieren und aufschreiben.
2. Das Aufgeschriebene laut vorlesen und dabei auf Gefühlsreaktionen achten.
3. Die auftretenden Gefühle auflösen.
4. Die Zielsetzung erneut laut lesen und dabei auf weitere Gefühlsreaktionen achten.
5. Die auftretenden Gefühle auflösen.
6. Den Vorgang so lange wiederholen, bis keines der Energie aufzehrenden Gefühle mehr zu fühlen ist. Anstelle von bedrohlicher Herausforderung fühlt man Harmonie und die Bereitschaft, Situationen und Menschen anzunehmen, weil man weiß, dass es so richtig ist.

Gehen wir die letzte Übung noch einmal unter Verwendung folgender Kürzel durch:

– Den Mangel an Einfluss kürzen wir mit ME ab;
– den Mangel an Liebe kürzen wir mit ML ab;
– den Wunsch, an einem Gefühl festhalten zu wollen, kürzen wir mit WF ab;
– das Auflösen bringen wir auf die kurze Formel Nein.

1. Schreiben Sie das Ziel in der Gegenwartsform auf, als ob es bereits verwirklicht ist: Ich erlaube mir mit Leichtigkeit, in der (dem) … (Wohnung, Haus, Beziehung, Beruf und so weiter) zu sein, die (das/der) für mich richtig ist.
2. Prüfen Sie dann, wie Sie gefühlsmäßig dazu stehen, indem Sie es noch einmal lesen. Ist es ein gutes Gefühl? Wenn ja, ist die Frage: »Glaube ich es?«
   Stellt sich hier das Gefühl von Zweifel ein, dann haben Sie im Grunde Angst. Zweifel und Skepsis sind Ausdruck von Angst, und Angst ist das Gefühl eines Mangels an Einfluss.
   Notieren Sie: Angst – ME/WF? Nein.
3. Auf diese Weise haben wir die Methode des Lösens von Gefühlen auf eine einfache Formel gebracht, die ausgeschrieben lautet:

Angst: Dies ist ein Gefühl von Mangel an Einfluss. Will ich daran festhalten? Nein.
Mit diesem ausdrücklichen Nein, das Sie loslassen (Deckel heben, Korken raus), lösen Sie alles auf, was damit an Gefühlen verknüpft ist.

4. Wenn Sie dann die Erfahrung haben, dass es sich auflöst, lesen Sie die Zielsetzung erneut. Anschließend fragen Sie sich wieder, was Sie fühlen. Haben Sie noch Zweifel oder Angst? Fühlen Sie immer noch Trauer? Oder ist der anfängliche Zweifel in Zuversicht umgeschlagen?
5. Haben Sie weiterhin Zweifel, Angst oder ein trauriges Gefühl, dann müssen Sie die Methode des Lösens von Gefühlen von neuem darauf ansetzen. Geübt wie Sie sind, können Sie bereits nach der Formel vorgehen:
   Traurigkeit/Schmerz – ML/WF? Nein. Das Nein loslassen.
6. Sie können an Ihren Gefühlen, die mit Ihrem gesteckten Ziel zusammenhängen, so lange arbeiten, bis Sie einen Zustand erreicht haben, dass Sie bereit sind zu akzeptieren, dass das, was Sie anstreben, in dem Sinne möglich ist, dass das Richtige für Sie eintreten wird, und Sie sich nicht selbst im Weg stehen, weil Sie Angst haben oder sich nicht geliebt fühlen.

Ich selbst gehe so vor, dass ich die einzelnen ML- oder ME- und WF-Schritte jeweils ausstreiche, wenn ich das damit zusammenhängende Gefühl aufgelöst habe. Auf diese Weise weiß ich, dass ich an dem Problem gearbeitet habe, zumal ich mir angewöhnte, Übungen im Lösen von Gefühlen in mein Tagebuch einzutragen. (Tagebuch zu führen ist im übrigen immer eine gute Sache.)

Das innere Wissen

Wenn wir bei einer Situation oder einem anderen Menschen ein gutes Gefühl »im Bauch« haben, signalisiert es im Grunde die Gewißheit, dass etwas gut geht. Und wenn wir kein gutes Gefühl haben, werden wir uns bestimmt nicht auf die betreffende Situation oder Person einlassen. Ein solches »Bauchgefühl« gründet sich auf unsere Erfahrung. Wir sind uns absolut sicher, dass es so ist, wie wir es empfinden, das heißt, wir glauben es nicht, sondern wir *wissen* es. Wenn wir etwas glauben, mischt sich in der Regel der Zweifel ein, dass wir uns irren könnten. Menschen, die meine Arbeit in Frage stellen und meinen, es wäre alles nur eine Einbildung von mir, entgegne ich einfach mit den Worten: »Dass ich Auto fahren kann, glaube ich nicht, sondern ich weiß es. Und so ist es auch mit den Lichtkörpern. Ich glaube nicht, dass sie existieren und dass ich sie mit meinen Händen fühlen und auf sie einwirken kann, sondern ich weiß, dass es so ist.«

Durch das Auflösen von Gefühlen kommen wir in einen Zustand, wo wir etwas ganz klar wissen. Dieses klare Wissen hat nichts mehr mit den Bedürfnissen des persönlichen Ego zu tun, von denen wir uns lösen, wenn wir unsere Gefühle auflösen. Es reicht nicht, wenn wir denken, dass wir etwas wissen, da es dann nur ein vermeintliches Wissen ist. Vermeintliches Wissen zwingt man anderen gerne auf, vornehmlich als Dogma. Ob jemand ein Wissender ist oder lediglich zu der Gruppe von Menschen gehört, die denken, dass sie wissen, können wir recht einfach erkennen: Ein Wissender wird nämlich nie urteilen, geschweige denn verurteilen oder gar verdammen. Das versucht nur jemand, der sich von seinem persönlichen Ego leiten lässt. Wer aber seinem Ich gehorcht, kann keine Klarheit besitzen; und wer keine Klarheit besitzt, kann unmöglich ein Wissender sein. Wir können noch so viele spirituelle Erfahrungen haben und noch so begabt sein, aber so lange wir die Menschen oder Dinge nicht so sehen, wie sie sind, sondern sie uns anders wünschen und Urteile über sie bilden, werden wir nie wissen, sondern lediglich denken, dass wir wissen. Das Höhere Selbst weiß, dass die Dinge, so wie sie sind, perfekt und richtig sind. Es sieht nur Licht, nur Liebe, und es weiß, dass das Dunkel, das wir sehen, eben jenes Dunkel ist, das wir in uns festhalten. Die Astralebene ist, wie wir wissen, die Ebene der Illusion und von solcher Größe, dass sie alles an Möglichkeiten birgt. Das Allerschönste sowie das Allerhässlichste sind nichts anderes als eine Form irgendeines Gefühls. Solange wir unseren Gefühlen unterworfen sind, so lange sind wir auch mit dieser Ebene verhaftet.

Ausgehend von unseren eigenen Erfahrungen und persönlichen Standpunkten wollen wir anderen helfen, Mittel und Wege zu finden, damit sie ein besseres Leben fuhren können. Wir versuchen, ihnen zu sagen, was wir glauben. Wenn jemand auf mich zukommt und fordert: »Du musst es so machen wie ich, das ist das einzig Wahre«, kann es sein, dass ich erst einmal das Lösen von Gefühlen praktiziere, um das Gefühl aufzulösen, keinen Einfluss zu besitzen, weil ich vielleicht den Wunsch habe, mein Gegenüber möge anders sein. Befinde ich mich aber in einem Zustand der Neutralität, dann kann ich die andere Person einfach akzeptieren. Ich verstehe, dass sie genau das tut, was für sie in dem Moment das Richtige ist.

Dogmatismus entspringt einem Gefühl der Angst. Wer sich aber seiner Stärke bewusst ist, der hat es nicht nötig, über andere zu urteilen und zu versuchen, persönliche Ansichten anderen als Wahrheit aufzuzwingen. Im Gegenteil: Er wird versuchen, jedem auf seinem Weg durchs Dunkel oder durchs Licht entgegenzukommen und die Möglichkeit zu geben, Erfahrungen zu machen und daraus zu lernen, und zwar so, wie es für den einzelnen am besten ist.

Wenn wir andere Menschen lehren, müssen wir uns im klaren darüber sein, dass eine der wichtigsten Voraussetzungen die ist, Freiheit zu gewähren: die Freiheit zu sein, die Freiheit, eine Wahl zu treffen, und die Freiheit, schöpferisch zu sein. Jeglicher Dogmatismus ist nur der Versuch, anderen diese Freiheit zu rauben, weil man Angst hat und deshalb Einfluss ausüben möchte. Das trifft für den einzelnen genauso zu wie für eine Gruppe, Religionsgemeinschaft oder ein politisches System. Wenn ich ein Seminar abhalte, sage ich meinen Teilnehmern immer, dass das, was ich ihnen biete, wie ein Büfett ist, von dem sie sich nach Belieben nehmen können, was immer ihnen vom Gefühl her dient, und wenn sie mit etwas nichts anfangen können, sollen sie es einfach liegenlassen. Mein Gefühl sagt mir, dass ich das respektieren muss, weil sie in ihrem Innern wissen, was für sie richtig ist, und dass sie sämtliche Informationen, die im Moment in ihr Leben passen, von selbst in sich aufnehmen können.

Das persönliche Ego hat etwas außerordentlich Kreatives an sich, da es bei der Gestaltung unserer Sichtweise der Realität unglaublich erfinderisch ist. Wenn es uns gelingt, in eine Gefühlssphäre zu kommen, wo wir keine Kontrolle über andere ausüben wollen, weil wir von Mangelgefühlen frei sind, dann haben wir schon viel gewonnen. Ich denke, wir sind immer in der Lage, zu wachsen und zu lernen und dadurch dem Ideal immer näher zu kommen, dem Ideal, objektiv und neutral zu sein; mit nichts verhaftet zu sein und deshalb lieben zu können, ohne dass wir unsere Liebe mit irgendwelchen Bedingungen verknüpfen; zu sehen, dass das, was wir erfahren, richtig für uns ist. Unser Ziel muss sein, selbst Liebe zu sein und andere in den Genuß dieser Liebe kommen zu lassen, und nicht, andere zu manipulieren. Sie sollen sich nehmen können, so viel sie wollen und wann immer sie wollen, wie aus einem unerschöpflichen Brunnen, also nicht, was wir ihnen zumessen, weil wir vielleicht glauben, ihnen etwas geben zu müssen. Man kann Zigtausende von Mark ausgeben und seine ganze Zeit damit verbringen,

ein Meister zu werden. Jeden Lehrgang, Workshop, Kurs, wo man glaubt, weiser zu werden, kann man mitmachen, und so lange man nicht an seinem persönlichen Ego arbeitet, und sei es nur mit einer konventionellen Therapie, wird man keinen Schritt vorankommen. Denn was bedeutet der Wunsch, ein Meister zu werden, für einen solchen Menschen? Was hat der Meister, was man selbst nicht hat? Für einen Uneingeweihten ist es wahrscheinlich die Macht, und wenn man sich selbst schwach und machtlos fühlt, möchte man Meister sein, denn Meister zu sein bedeutet, Macht, Kraft und Sicherheit zu haben. Es ist also wesentlich, dass wir uns auf unserem Weg ganz klar darüber sind, was unser persönliches Ego vorhat, um uns nicht selbst Fallen zu stellen, in die wir dann blindlings hineintappen.

21. Das Lösen von Gefühlen als Selbsttherapie

Die Gefühle, die wir in unserem Gefühlskörper angesammelt haben, sind gewissermaßen emotionale Erinnerungen, die wir von einem Leben zum nächsten mitschleppen. Es geht nicht um die Situationen, sondern um die besonderen Gefühle, die daraus entstanden sind und die immer wieder ausgelöst werden, solange wir mit ihnen nicht ins reine gekommen sind. Auslöser sind wir selbst, weil wir Erfahrungen erzeugen, die immer genau das zum Thema haben, was diese ungeklärten Gefühle in uns aufkommen lässt. Deshalb spreche ich mitunter auch einfach von »Themen«, wenn ich mich auf solche Erfahrungen beziehe, die wir meistern müssen, wenn wir inneren Frieden erreichen wollen, der uns in die Lage versetzen kann, uns selbst und andere ohne jegliche Vorbehalte zu lieben. Das Auflösen von Gefühlen ist gewiß kein Allheilmittel. Wir sind viel zu komplex und wissen viel zu wenig über die enorm vielen Dimensionen und Verästelungen, die unser Wesen ausmachen, als dass eine einzige Methode alle Antworten parat haben könnte.

Aber ich weiß, dass das Auflösen von Gefühlen zahlreiche Anwendungsmöglichkeiten hat. Ich weiß auch, dass wir voller unbewältigter Gefühle sein können, die unsere Sicht der Realität in jeder Weise verzerren und einengen können. Ich erinnere mich an eine Kursteilnehmerin, die mit etlichen ungelösten Eheproblemen, Ängsten und heftiger Wut zu mir kam und der es dank der Methode des Lösens von Gefühlen bald viel besser ging. Es ist oft so, dass Menschen, die meinen Kurs mitmachen, sich ziemlich verändern, wobei es durchaus zu Spannungen und Stresserscheinungen kommen kann, wenn der Kurs zu Ende ist und sie in ihre bestehenden Verhältnisse zurückkehren müssen.

Ich erwähne dies, weil es sehr wichtig ist zu verstehen, dass sich unsere eigenen Veränderungen auch auf unsere Mitmenschen auswirken.

Das heißt, wenn wir uns verändern, verändern sich auch die Menschen, die um uns sind. Solche Wandlungsprozesse können viele Formen annehmen. Eine persönliche Veränderung kann sich in einer anderen Einstellung äußern, aber auch körperliche Auswirkungen haben. Es kann sein, dass sich der Lebenspartner von der Veränderung bedroht fühlt, die man vollzieht, oder auch die Kinder sich davon bedroht fühlen, weil jeder von ihnen im Innern weiß, dass sie sich dann selbst auch verändern werden, was manchmal durchaus dazu fuhrt, dass sie aggressiv reagieren. Es kann sogar passieren, dass andere Familienmitglieder krank werden, wenn sie spüren, dass wir uns verändert haben. Auch wir selbst können aufgrund unseres Wandlungsprozesses krank werden, Magenbeschwerden bekommen, an Durchfall leiden, Blähungen verspüren, häufigere Urinausscheidungen haben und so weiter. All dies sind Zeichen unseres Veränderungs- und Reifeprozesses, wenn wir anfangen, unsere unbewältigten Probleme zu lösen und dadurch innerlich Blockaden entfernen, die unsere Energie gehemmt haben. Aber wie gesagt: Wenn wir uns verändern, verändern sich auch unsere Mitmenschen, ganz gleich, ob in der Familie, im Bekanntenkreis oder am Arbeitsplatz, entsprechend anpassen.

Auch wir selbst können Angst davor haben, uns zu verändern. Die Frau, die ich oben kurz erwähnte, wollte ihren Ehegatten zur Teilnahme an meinem Kurs bewegen. Da auch ihre Freunde meinen Kurs bereits mitgemacht und persönlich viel davon gehabt hatten, willigte er ein, sich für ein Tagesseminar anzumelden und es zu versuchen. Als der Tag kam, machte er sich morgens auf den Weg. Er kannte den Ort, da er ihn schon öfter besucht hatte. Aber er kam nicht. Er hatte unterwegs kehrtgemacht und war wieder nach Hause zurückgefahren, wo er völlig verwirrt und fassungslos aus dem Auto stieg und seiner Frau sagte, er habe den Ort nicht finden können. Er hatte solche Furcht vor einer persönlichen Veränderung, dass die Angstgefühle ihn völlig blockierten und er nicht in der Lage war, einen Ort zu finden, den er eigentlich gut kannte. Die Angst hatte offenbar eine Reihe von Funktionen in seinem Körper ausgeschaltet.

Viele der alten Gefühle, die immer noch in uns festsitzen, können wir selbst lösen, wenn wir die nötige Disziplin aufbringen. Eine Übung soll helfen, uns diese alten, in uns fest verankerten Gefühle bewusst zu machen und aufzulösen. Ich weiß aus persönlicher Erfahrung, wie auch von meinen Teilnehmern, dass selbst nach einer Therapie uns immer noch die Gefühle zu schaffen machen, weil wir sie in uns behalten. Viele Therapiemethoden betrachten die Gefühle nur mit dem Intellekt, und ich höre immer wieder, wie Leute in meinen Kursen sagen: »Oh, darüber bin ich schon längst hinweg.« Aber wenn wir dann auf das Ereignis oder die Situation oder den Menschen zu sprechen kommen, merke ich meist, dass da immer noch etwas ist, das sie belastet. Manchmal ist es eine gewisse Traurigkeit, die ich aus der Stimme heraushöbe, oder eine bestimmte Einstellung. Auch Angst, Hoffnungslosigkeit, Wut und selbst Arroganz schwingen des öfteren immer noch mit.

Arroganz ist eine typische Ausdrucksform des Gefühls eines Mangels an Liebe. Verzeihen hat zum Beispiel mit Arroganz zu tun. Viele Therapien betonen das Verzeihen, weil sie sagen, dass es ein Weg ist, alte Probleme zu lösen. Das ist eine sehr gute Sache, wenn man sich nicht anders zu helfen weiß. Ich verzeihe zum Beispiel meiner Mutter, weil sie mir das und das angetan hat. Der spirituellen Psychologie nach sind wir selbst die Erzeuger unserer Wirklichkeit. Wir selbst suchen uns die Erfahrungen aus, um uns spirituell und geistig zu entwickeln. Wir wissen, dass die andere Seele das, was sie tut/getan hat, für uns tut/getan hat, nicht gegen uns, da sie nur ein Spiegel ist, der uns helfen soll, uns selbst zu erkennen. Wir sind keine Opfer, keine Ausgelieferten. Das Verzeihen jedoch unterstellt in gewisser Weise, dass die andere Person etwas falsch gemacht hat und ihr deswegen verziehen und vergeben werden muss.

Vom Standpunkt der spirituellen Psychologie aus gibt es nur seelische Bewährungsproben. Es sind Lektionen, die wir als Lehren erzeugt haben, um zu wachsen. Aber es gibt kein Richtig oder Falsch, kein Gut oder Böse, es gibt nur das Sosein: das »So ist es« oder »So war es«. Nun kann man sich fragen, was es eigentlich zu verzeihen gibt. Nichts! Annehmen zu können, objektiv und neutral sein zu können, mit nichts verhaftet zu sein, bedingungslos lieben zu können – das ist meines Erachtens nach die Alternative, die wir haben, wenn wir imstande sind, unsere Gefühle aufzulösen.

Vornehmlich können wir uns mit solchen Problemen aus der Vergangenheit befassen, die mit unserer Beziehung zu unseren Eltern und Geschwistern in Zusammenhang stehen. Eltern und Geschwister programmieren unser Leben in ganz starkem Maße. Für unser seelisches Gleichgewicht ist es unumgänglich, dass wir unsere ungeklärten Gefühle zu ihnen auflösen. Wir können den Abdruck der ursprünglichen Gefühle und Gedanken löschen, schon deshalb, damit wir nicht andere Seelen heranzuziehen brauchen, um unsertwillen in das Wespennest unserer Gefühle zu stechen.

Beginnen wir aber jetzt mit der Übung. Um uns ernsthaft und tiefgehend mit einem Ereignis oder einem Menschen zu befassen, schreiben wir auf, was uns im einzelnen stört oder nicht gefällt, und zwar nach folgendem Schema:

Was gefällt mir überhaupt nicht an …? (Nennen Sie ein Ereignis.)

Oder:

Was gefällt mir überhaupt nicht an …? (Mutter, Vater, Bruder, Schwester, Frau, Mann, Kindern, Chef, Kollegen, Freunde oder wer immer gerade in Frage kommt. Nennen Sie den Namen der Person, der gegenüber tiefsitzende Gefühle unterdrückt werden.)

Beispiel:

1. Notieren Sie: Was gefällt mir überhaupt nicht an Tante Brunhild?
2. Notieren Sie die Antwort: Es ärgert mich, dass sie schnarcht, wenn sie bei mir im Zimmer schläft.
3. Frage in Form eines inneren Zwiegesprächs: Was ist das für ein Gefühl? Ist es ein ME- Gefühl (der Mangel an Einfluss) oder ein ML-Gefühl (der Mangel an Liebe)?
4. Notieren Sie die Antwort (in diesem Fall): ME/WF/Nein.
5. Das Nein loslassen, so dass sich das Gefühl auflöst.
6. Lesen Sie noch einmal: Was gefällt mir über-

haupt nicht an Tante Brunhild? Dass sie schnarcht!

7. Prüfen Sie, ob sich die Einstellung geändert oder ob sich ein neues Gefühl eingestellt hat. Möglicherweise haben Sie nun den Mut, die Tante zu bitten, in einem anderen Zimmer zu schlafen.

8. Lesen Sie erneut: Was gefällt mir überhaupt nicht an Tante Brunhild? Dass sie schnarcht!

9. Prüfen Sie das Gefühl: Vielleicht ist es jetzt ein Schuldgefühl: Wenn ich Tante Brunhild bitte, in einem anderen Zimmer zu schlafen, könnte sie sich vielleicht verletzt und abgewiesen fühlen, und vielleicht liebt sie mich dann nicht mehr.

10. Notieren Sie: Schuldgefühle.

11. Frage in Form eines inneren Zwiegesprächs: Was ist das für ein Gefühl? Ist es ein ME- Gefühl oder ein ML-Gefühl?

12. Antwort: Schuldgefühle drücken das Gefühl von Mangel an Liebe aus.

13. Notieren Sie in der Kurzfassung: ML/WF/ Nein.

14. Lesen Sie erneut: Was gefällt mir überhaupt nicht an Tante Brunhild? Dass sie schnarcht!

15. Prüfen Sie, ob sich in der Einstellung etwas verändert hat. Frage in Form eines inneren Dialogs: Welches Gefühl habe ich jetzt? Möglicherweise hat sich die Einstellung erneut verändert, so dass die Antwort lauten könnte: Ich denke, sie wird es verstehen, wenn ich sie darum bitte, woanders zu schlafen. Sie wird sich weder verletzt fühlen noch glauben, ich mag sie nicht.

16. Eine andere Möglichkeit ist, wenn die Tante zu schnarchen anfängt, Ihr Unlustgefühl, das sich auf das Gefühl eines Mangels an Einfluss reduziert, aufzulösen. (Es ist tatsächlich so, dass Geräusche an Störkraft verlieren, wenn Sie das Gefühl, dadurch genervt zu werden, auflösen.)

Mit dem Lösen von Gefühlen können wir auch körperliche Schmerzen mildern, wenn sie nicht sogar ganz weichen. Wenn wir den Gefühlen, die mit dem Schmerz verbunden sind, auf den Grund gehen, kommt gewöhnlich zuerst die Angst vor dem Schmerz empor, die, wie wir wissen, ein typisches ME-Gefühl ist. Je tiefer wir in den Schmerz eindringen und uns fragen, welche Bedeutung er für uns hat, desto mehr setzen wir auch andere Gefühle frei

wie Wut, Trauer, Hoffnungslosigkeit oder Schuld. Jedes dieser Gefühle kann einzeln aufgelöst werden, bis der Schmerz vollständig verschwunden ist.

Schuldgefühle und ihre Auswirkungen

Spirituelle Lehren sagen seit jeher, dass wir uns auf der Ebene der Gefühle und der damit verbundenen Energiestufe in Wirklichkeit selbst weh tun, wenn wir andere entweder durch Worte, Gedanken oder Handlungen verletzen. Im Unterbewusstsein wissen wir, dass wir etwas Unrechtes tun.

Viele der Klienten von Kenneth Ring, dem bekannten Forscher auf dem Gebiet von Nahtoderfahrungen, erzählten, wie schmerzreich es für sie war, als sie im Moment des Todes ihr Leben Revue passieren sahen und schreckliche Qualen durchmachen mussten, die von all den Schmerzen kamen, die sie anderen zugefügt hatten. Das Gefühl, anderen weh getan zu haben, empfindet der »Täter« als Schuld. Dieses Gefühl ist nicht nur sehr unangenehm und beunruhigend, sondern mitunter sogar schmerzvoll. In jedem Fall aber werden wir versuchen, es zu unterdrücken. Nun baut sich jedoch infolge der gestauten Gefühlsenergie ein Druck auf. Dieser Druck beziehungsweise diese innere Spannung richtet sich dann nach außen gegen die verletzte Person und zwingt sie förmlich dazu, zur eigenen Verteidigung Vergeltungsmaßnahmen zu ergreifen. So beginnt das gegenseitige Verletzen der Gefühle. Wie Pingpongbälle fliegen die wehtuenden Gefühlspfeile hin und her, wenn wir diese Dynamik nicht von vornherein erkennen und mit Hilfe des Auflösens von Gefühlen unterbinden.

Ein Beispiel: E. ist eine hochgradig sensible und im allgemeinen sehr liebenswürdige Frau, die ihre Freundin K. besuchen geht, die gerade an einer Erkältung leidet. K. hat sicherlich schon einmal besser ausgesehen, und als sie die Tür öffnet, sind Es erste Worte: »Oh, du siehst heute aber alt aus.« Diese Bemerkung ist nicht gerade sehr erbaulich, zumal K. ohnehin sehr empfindlich ist, was ihr Aussehen und Alter betrifft. K. fühlt sich wie eine alte Schachtel, verknautscht und unansehnlich. K. versteht nicht ganz, warum ihre Freundin E. sie mit einer solchen Bemerkung verletzen musste und will nun wissen, warum sie so etwas gesagt hat. Es sei nicht ihre Absicht gewesen, sagt E. Nur eine unbedachte Bemerkung, die ihr so herausgerutscht sei. (Mit anderen Worten: so etwas wie ein Schuß, der sich aus Versehen löst und jemanden verletzt!) Also sagt sich K., dass ihre Freundin E. vielleicht unbewusst ihr persönliches Ego testen wollte und beginnt, das Gefühl (ein ME-Gefühl) aufzulösen. Es gelingt ihr nicht ganz, und sie fragt sich, warum ihre Freundin E. so eine verletzende und erniedrigende Bemerkung machen musste, auch wenn sie noch so unbeabsichtigt war. K. versucht erneut, das Gefühl, keinen Einfluss zu haben, aufzulösen, das heißt, den Wunsch, E. hätte sich anders verhalten, wie auch das Gefühl von Mangel an Liebe, von E. wegen ihres momentanen Aussehens nicht geliebt zu werden.

Als sie sich beide am nächsten Abend auf einer Party wieder treffen, merkt K., dass sie mit dem Problem immer noch nicht klargekommen ist, denn sie ertappt sich dabei, wie sie versucht, es E. heimzuzahlen. Da K. aber sofort spürt, dass ihre Wortwahl einen gewissen Vergeltungscharakter hat, hält sie inne und beginnt mit dem Auflösen des Gefühls, das E. mit ihrer Bemerkung vom Vortag in ihr ausgelöst hat (ein ME- und ML-Gefühl). Endlich kann sie ihren Gefühlskörper von einer Menge Gefühlsschutt befreien und den Vorfall mit klaren Augen sehen. Sie fühlt, dass ihre Freundin E. wegen der ganzen Sache Schuldgefühle haben muss.

Anderentags fragt K. ihre Freundin noch einmal, warum sie diese Bemerkung machen musste. K. hat das Gefühl, E. wollte damit irgendwie Kontrolle über sie ausüben. E. sagt ihr erneut, dass ihr die Bemerkung aus Versehen über die Lippen gerutscht sei und es nicht ihre Absicht gewesen wäre, K. damit zu verletzen. (In Wirklichkeit rutscht uns nichts unbeabsichtigt über die Lippen; das Unterbewusste beabsichtigt immer etwas, selbst mit einer scherzhaften Bemerkung.) K. fragt ihre Freundin, ob sie wegen ihrer verletzenden Bemerkung ein schlechtes Gewissen habe. E. sagt nein, aber K. merkt, das es nicht stimmt. (Schuldgefühle zu erkennen und nicht nur sich selbst, sondern auch anderen einzugestehen, dass man unrecht gehandelt hat und sich schuldig fühlt, ist nicht einfach. Man muss den Mut haben, sich selbst zu prüfen, tief in sich hineinschauen können und ganz ehrlich zu sich selbst sein.) E. denkt noch etwas darüber nach

und gibt dann zu, dass sie tatsächlich Schuld empfindet. Damit ihre Freundin das Schuldgefühl auflösen kann, fragt K. sie: »Willst du dieses Gefühl festhalten?« Nein, das wolle sie natürlich nicht, sagt E. »Du weißt«, sagt K., »dein Nein ist nichts anderes als das Gefühl, das du benutzt, um damit dein erstes Gefühl, nämlich dich schuldig zu fühlen, zu unterdrücken. Du musst es loslassen, damit sich dein Schuldgefühl auflösen kann.« Als E. das ganze Gefühl in ihrem Magen-/Solarple-xus-Bereich auflöst, hat K. das Gefühl, als würde eine Energiesperre zwischen ihnen beiden aufgehen. Mit einem Mal sind der ganze Druck und die ganze Spannung zwischen ihnen gewichen, und die Liebe, die dadurch blockiert gewesen ist, kann wieder frei fließen.

Dieses Beispiel soll uns zeigen, dass Schuldgefühle Barrieren zwischen den Menschen aufbauen. Nur wenn wir uns und anderen eingestehen, dass wir uns schuldig fühlen, weil wir etwas Unrechtes getan haben, können wir dieses Schuldgefühl auflösen, um Mißverständnisse und weitere schmerzvolle Erfahrungen aufgrund des Getrenntseins zu vermeiden.

Obwohl das Beispiel eigentlich nur eine mehr oder weniger unwichtige Begebenheit schildert, ist das, was wir daraus lernen sollten, um so bedeutsamer und wichtiger. Wir sollten stets aufpassen, dass wir nicht unachtsam oder gar gewollt Dinge sagen, die andere Menschen verletzen könnten. Es ist wichtig zu begreifen, dass der Schmerz, den wir anderen zufügen, in Form eines schlechten Gewissens beziehungsweise Schuldgefühls zu uns zurückkommt. Halten wir uns an das, was Tobias sagt: »Was du nicht willst, dass man dir tu', das füg' auch keinem ändern zu.« Es ist wichtig, dass wir von vornherein Gefühle wie Schuld, Wut und Schmerz erkennen und sofort beginnen, sie nacheinander aufzulösen, denn sonst geraten wir in ihren fürchterlichen Strudel.

Welche Mauern Schuldgefühle in zwischenmenschlichen Beziehungen aufbauen können, zeigt ein weiteres Beispiel, das ich selbst mit einer Freundin erfahren habe. Sie griff mich mit einer banalen Bemerkung an, im Innern wußte sie jedoch, dass sie mich damit verletzen konnte. Sie wehrte sich immer gegen Gefühle, die andere ihr entgegenbrachten, indem sie diese Menschen vor den Kopf stieß und außerdem versuchte, in ihnen Schuldgefühle zu erwecken. Andere zu attackieren ist ein Selbstverteidigungsmechanismus, der häufig in Gang kommt, wenn wir uns in irgendeiner Weise überwältigt oder überfordert fühlen. Es hängt mit dem Gefühl zusammen, machtlos zu sein, mit einer Situation nicht fertig zu werden, keine Kontrolle zu haben, ausgeliefert zu sein und so weiter. Es handelt sich dabei um Angst beziehungsweise um das Gefühl von mangelndem Einfluss. Ein derartiges Verhaltensmuster lernen und demonstrieren wir im Umgang mit unseren Eltern, Geschwistern, Ehepartnern und engsten Freunden.

Obwohl ich selbst immer wieder Gefühle der Kategorien Mangel an Einfluss und Mangel an Liebe aufzulösen versuche, bis ich mich wirklich erleichtert fühle, wollte es mir diesmal nicht so ganz gelingen. Irgendwie blieb etwas zurück, und ich nahm die nächstbeste Gelegenheit wahr, um meiner Freundin eins auszuwischen, ja sie regelrecht zu bestrafen. Ich wußte überhaupt nicht, was mit mir los war. Ich fühlte mich miserabel vor lauter Schuldgefühl über meine Verhaltensweise. Als ich mich später hinsetzte, um meine Schuldgefühle und das Gefühl mangelnder Liebe aufzulösen, wurde mir klar, dass ich auf ihre Tücke hereingefallen war. Ich war ihr Spiegel, und sie hatte mich zu dieser Reaktion gezwungen. Ich war von ihr dazu getrieben worden, sie zu bestrafen, um ihr eine Rechtfertigung für ihr Schuldgefühl zu verschaffen, das sie nicht aufgelöst hatte. Denn so hatte sie wenigstens einen berechtigten Grund, auf mich böse zu sein. Diese Art von Wechselspiel war ein uraltes Muster von uns, wenn ich über unsere Freundschaft über all die Jahre nachdenke.

Wenn wir Schuldgefühle nicht auflösen, sondern in uns anhäufen, bedarf es immer mehr Energie, um sie zu unterdrücken. Nur lassen sie dadurch nicht nach, sondern werden immer intensiver, bis sie sich wie ein Knoten im Magen anfühlen. Damit haben sie eine gewisse Ähnlichkeit mit Angstgefühlen. Wir reagieren auf beunruhigende Gefühlsempfindungen, indem wir uns über andere ärgern und böse auf sie sind, weil sie in uns Schmerz- und Schuldgefühle wecken. Schmerz wird von Wut überdeckt, und wer Wut ständig unterdrückt, wird depressiv. Das sagt auch die klassische Psychologie. Wenn wir Schuldgefühle haben, werden wir wü-

tend, weil es uns ärgert, von anderen Menschen fortwährend an diese Gefühle in uns erinnert zu werden. Wir reagieren gereizt auf ihre Nähe und auf ihre Worte, und manchmal stört uns allein schon der Gedanke an sie (vorausgesetzt, wir halten uns nicht an das Auflösen von Gefühlen). Der andere ist wie ein Spiegel, der uns vor Augen hält, wovor wir uns zu verschließen versuchen: vor allem, dass wir Schuldgefühle hegen, die wir selbst verursacht haben, und zudem schmerzvolle Vergeltungsgefühle, die sich in uns anstauen konnten, weil wir ja umgekehrt zulassen, dass der andere sie in uns erzeugt.

Es kann auch passieren, dass wir die Gegenwart des anderen Menschen gar nicht mehr ertragen können, so stark werden wir durch ihn an all die Kränkungen erinnert, die wir ihm durch unsere Worte oder Taten zugefügt haben. Wir suchen unser Heil in der Flucht und ignorieren unsere Gefühle, indem wir uns von ihnen abzuschneiden versuchen, und mitunter reagieren wir auf den anderen so aggressiv, dass eine Trennung zwangsläufig ist. Oder wir verkriechen uns, um nicht mit unseren Schuldgefühlen konfrontiert zu werden. Wir suchen Zuflucht in unseren Köpfen, statt in unsere Herzen zu gehen. Oder wir arbeiten wie verrückt, oder wir greifen zu Alkohol, Tabletten und sonstigen Drogen, oder wir versinken möglicherweise in Depression. Und wenn wir können, lassen wir gehörig Dampf ab, indem wir toben, oder weinen und anderen die Schuld für etwas geben, das mit uns selbst zu tun hat, wir aber nicht imstande sind, es uns einzugestehen. Dadurch können zwischenmenschliche Beziehungen nicht nur einen Knacks bekommen, sondern möglicherweise ganz zerbrechen. Wir tun dann alles, um nicht mehr an die andere Person zu denken, weil wir vor den Schmerzen Angst haben, die durch unser Schuldgefühl entstehen, sobald wir nur eine Sekunde darüber nachdenken.

Aber auch vor unseren Schuldgefühlen können wir nicht davonlaufen, ohne dass der Schmerz in uns noch größer wird. Es ist wichtig, unsere Schuldgefühle zu beleuchten und sie aufzulösen. Wenn wir einen anderen Menschen mit unseren Worten oder Taten gekränkt haben, sei es aus Mutwillen oder Achtlosigkeit, nehmen wir am besten ein Blatt Papier zur Hand, um alles, was uns dazu einfällt, nach dem Schema aufzuschreiben: »Was gefällt mir überhaupt nicht an der Situation X (oder der Person Y)?« Wenn wir uns damit auseinandersetzen, bleiben uns weitere (und vielleicht intensivere) Lektionen erspart, die wir sonst auf uns ziehen, um Klarheit über unser Verhalten zu bekommen, und sei es erst, wenn wir sterben und der Moment naht, dass wir all unsere Handlungen noch einmal zu sehen und zu spüren bekommen, was unsägliche Qualen bedeuten kann. Je mehr wir also zu Lebzeiten bereinigen und klären, desto besser ist es danach.

Die Fähigkeit, Liebe anzunehmen

Unsere persönlichen Erfahrungen sind unsere größten Lehrmeister. Wenn man mit jemandem eng zusammenarbeitet, lernt man, das energetische Feld des anderen wahrzunehmen. Irgendwie entwickelt man eine Sensibilität für die Schwingungen anderer. Ich erinnere mich an eine gute Freundschaft mit einer Kollegin von mir. Aber trotz aller Harmonie und eines tiefempfundenen Respekts hatte ich immer das Gefühl, dass zwischen uns eine Mauer war. Die liebevollen Gefühle, die ich für sie hatte, schienen sie nie zu erreichen. Ich fühlte, dass es nicht so war, wie ich es normalerweise bei einer freundschaftlichen Zuneigung erlebe. Während eines Seminars stellte sich heraus, dass sie Angst davor gehabt hatte, Liebe zu bekommen. Durch das Auflösen ihrer Angst erkannte sie, dass sie unter dem Gefühl gelitten hatte, Zurückweisung zu erfahren, und sich deshalb immer davor zu schützen versucht hatte. Ihre Angst wich, und sie gewann Vertrauen. Damit war sie in der Lage, Liebe anzunehmen. Mir selbst wurde es ganz warm ums Herz, denn nun spürte ich, wie die Liebe, die man für einen nahen und teuren Menschen empfindet, ins Fließen kam: Die Mauer, die sie aus Angst vor der Liebe um sich aufgebaut hatte, gab es nicht mehr.

Daran können wir sehen, dass wir uns energetisch gegen die Liebe versperren, wenn wir Angst davor haben, und dass unsere Ängste auch auf andere nicht ohne energetische Auswirkungen bleiben. Ohne das Auflösen von Gefühlen wäre unsere Freundschaft vielleicht nie ganz harmonisch und klar gewesen, weil sie ihre Angst vielleicht nie zum Vorschein gebracht hätte, geschweige denn in der Lage gewesen wäre, sie aufzulösen.

Das »gewollte« Auflösen von Gefühlen

Wir können von unseren Gefühlen manchmal so überwältigt werden, dass wir außerstande sind, das Auflösen durchzuführen. Wir »wollen« das Gefühl auflösen, aber es scheint nicht zu gelingen. Etwas tun zu wollen bedeutet, dass man Angst hat, etwas nicht tun zu können. So wie etwas haben zu wollen bedeutet, etwas nicht zu haben. Wenn wir nicht weiterkommen, empfehlen sich folgende Schritte:

1. Das Gefühl des Mangels an Einfluss auflösen,
2. herausfinden, ob das Gefühl so gewaltig ist, dass es nicht in einem Schritt aufgelöst werden kann; wenn ja, dann
3. ein Sinnbild verwenden, das die Größe des Gefühls wiedergibt (es geht auch, wenn man das Gefühl zum Beispiel mit Großbuchstaben aufschreibt oder einfach Begriffe wie »GEWALTIG« oder »GROSS« oder »ANGST« und so weiter gebraucht).

In meinen Seminaren lösen wir solche überwältigenden Gefühle Buchstabe für Buchstabe auf, oder wir nehmen mehrere Buchstaben auf einmal, mitunter aber auch nur einen Buchstabenteil nach dem anderen, je nachdem, wieviel wir von dem Gefühl jeweils auflösen können. Natürlich eignen sich auch Sinnbilder wie zum Beispiel ein Berg oder Baum ganz gut, die immer kleiner werden, je mehr man sie auflöst.

Auch Liebe kann ein sehr überwältigendes Gefühl sein. Dieses überwältigende Gefühl oder die Angst davor können wir auflösen. Um die Eigenschaft der Liebe zu erfahren, ist eine Übung sehr hilfreich, die ich im folgenden Kapitel beschreibe.

22. Das Gefühl der Liebe: eine Visualisierungsübung

Die folgende Übung soll uns helfen, unseren Körper, uns selbst und andere zu lieben und das Gefühl dieser Liebe zu erfahren, wobei wir mit einer bestimmten Farbe wie auch mit dem Gefühl der Liebe an sich arbeiten werden. Wenn wir während dieser Übung auf irgendwelche Blockaden in uns stoßen, sollten wir sie umgehend abbauen, nachdem wir jetzt in der Methode des Lösens von Gefühlen geübt sind.

Wir stellen uns ein Rosa vor und nehmen es in uns auf, entweder mit dem Einatmen oder indem wir es wie einen Lichtstrahl von oben in den Scheitelpunkt unseres Kopfes einströmen lassen oder uns ganz damit einhüllen und uns sozusagen darin baden. Rosa ist die Frequenz der Liebe, wobei es nicht darauf ankommt, ob es ein ganz sanfter Pastellton oder ein kräftiges Rosa oder eines mit einem Hauch von Violett oder mehr eine Pfirsichfarbe ist.

Beginnen wir nun mit der Übung:

Nehmen Sie eine bequeme Sitzstellung ein. Der Rücken sollte gerade sein. Ihr Kopf ruht bequem und locker auf der Wirbelsäule. Die Füße stehen auf dem Boden; sie sind nicht überkreuzt. Atmen Sie tief ein, und lassen Sie die Luft Ihre Lungen füllen, so weit es geht, wenn möglich bis hinunter in den Bauchraum, ohne die Schultern hochzuziehen. Lassen Sie Ihren Bauch los und beim Einatmen sich ausweiten. Lockern Sie gegebenenfalls Gürtel und engsitzende Kleidung an der Taille. Schließen Sie dann die Augen.

Wenn Sie all das nicht tun können, folgen Sie einfach den Worten, und versuchen Sie, während des Lesens Ihre Empfindungen wahrzunehmen:

Entspannen Sie Ihren Kopf. Entspannen Sie den Kopf bis ganz hinauf zum Scheitelpunkt. Entspannen Sie Ihre Stirn. Entspannen Sie Ihre Augen. Entspannen Sie Ihre Nase. Entspannen Sie Ihren Mund. Entspannen Sie Ihre Lippen; dabei können Ihre Lippen leicht geöffnet sein. Legen Sie die Zungenspitze sanft an den oberen Gaumen. Entspannen Sie Ihr Kinn. Fühlen Sie, wie Ihr ganzes Gesicht entspannt ist. Entspannen Sie Ihren Hals. Entspannen Sie Ihren Nacken. Fühlen Sie, wie sich die Entspannung über Ihre Schultern ausbreitet, über Ihr Rückgrat hinunter, und wie sich die Rückenmuskeln entspannen. Fühlen Sie, wie sich Ihre Arme entspannen. Fühlen Sie, wie die Entspannung über Ihre Arme hinunterfließt, wie sich Ihre Hände entspannen und wie sich Ihre Finger entspannen.

Entspannen Sie Ihre Brust. Entspannen Sie Ihren Bauch, Ihren Magen. Entspannen Sie Ihren Unterleib. Entspannen Sie Ihre Hüften. Entspannen Sie die Muskeln in Ihren Pobacken. Lassen Sie die Verspannungen herausfließen. Entspannen Sie Ihre Beine. Entspannen Sie Ihre Oberschenkel. Entspannen Sie Ihre Unterschenkel. Entspannen Sie Ihre Füße. Entspannen Sie Ihre Zehen. Lassen Sie alles los.

Sie fühlen sich jetzt herrlich entspannt!

1. Versuchen Sie sich vorzustellen, dass Sie sich ganz mit rosa Licht füllen. Beginnen Sie am Scheitelpunkt Ihres Kopfes, und lassen Sie es bis in ihre Zehenspitzen hinein. Wenn Ihnen das Rosa nicht zusagt, versuchen Sie es dennoch, oder probieren Sie es mit einer anderen Farbe Ihrer Wahl, sofern es eine Pastellfarbe ist. Waschen Sie Ihren Körper ganz sanft und behutsam mit der Farbe aus, während sie in ihn einströmt. Spülen Sie damit alle Blockaden in Ihrem Körper durch die Füße heraus. Lassen Sie sich ruhig Zeit. Sie haben alle Zeit der Welt dafür; eine Minute Zeit…

2. Rufen Sie sich einen Augenblick in Ihrem Leben in Erinnerung, in dem Sie sich sehr geliebt fühlten, zum Beispiel von jemandem aus der Familie, von einem Lebensgefährten, Kind, Freund oder auch von einem Tier. Lassen Sie sich Zeit. Sie haben alle Zeit der Welt, um sich daran zu erinnern; zwei Minuten Zeit…

3. Können Sie das Gefühl in Ihrem Körper spü-

ren? Ist es in der Mitte Ihrer Brust? Lassen Sie das Gefühl weiter werden. Lassen Sie Ihren ganzen Körper mit dem Gefühl der Liebe voll werden. Bringen Sie das Rosa in Ihrem Körper mit diesem Gefühl zusammen. Lassen Sie diese Erfahrung eine Weile auf sich wirken. Sie haben alle Zeit der Welt dafür; eine Minute Zeit…

4. Versuchen Sie sich vorzustellen, dass Sie das rosa Licht mit dem Gefühl der Liebe durch jedes Organ fließen lassen, durch jeden Knochen und Muskel leiten, durch alle Blutbahnen sich ausbreiten lassen. Sie haben alle Zeit der Welt, um diese Erfahrung auf sich wirken zu lassen; zwei Minuten Zeit…

5. Versuchen Sie sich vorzustellen, dass Sie das rosa Licht mit dem Gefühl der Liebe auch an Ihrem Körper spüren: auf der Haut, im Gesicht, am Hals, auf der Brust, auf dem Bauch, an den Armen und Händen, am Rücken, am Gesäß, an den Beinen und Füßen. Hüllen Sie sich in das Gefühl der Liebe mit dem rosa Licht ein. Lassen Sie sich Zeit. Sie haben alle Zeit der Welt; eine Minute Zeit…

6. Versuchen Sie sich vorzustellen, dass dieses Gefühl der Liebe mit dem Rosa auch in jeden kleinsten Raum Ihres Körpers geht. Lassen Sie jede einzelne Zelle Ihres Körpers dieses Gefühl der Liebe erfahren und sich mit rosa Licht füllen. Lassen Sie sich Zeit. Sie haben alle Zeit der Welt dafür; eine Minute Zeit…

7. Fühlen Sie, dass Sie sich dagegen wehren? Wenn ja, prüfen Sie das Gefühl. Vielleicht ist es die Angst, es könnte Ihnen zuviel werden oder Sie könnten damit nicht zurechtkommen. Fragen Sie sich, was es für ein Gefühl ist, das sich dagegen regt (ME oder ML?), und ob Sie daran festhalten wollen. Nein? Öffnen Sie sich, und lassen Sie es heraus, damit es sich auflösen kann. Lassen Sie diese Erfahrung auf sich wirken. Sie haben alle Zeit der Welt dafür; mindestens eine Minute Zeit…

8 . Versuchen Sie sich vorzustellen, dass sich das rosa Licht mit dem Gefühl der Liebe in Ihrem Herz-Chakra in der Brustmitte sammelt. Welches Gefühl haben Sie dabei? Lassen Sie diese Erfahrung eine Weile auf sich wirken: eine halbe Minute lang… Stellen Sie sich nun vor, dass vor Ihnen jemand steht, den Sie sehr lieb

haben. (Es können auch mehrere Personen sein, die gleichzeitig vor Ihrem geistigen Auge in Erscheinung treten; lassen Sie es einfach zu.) Sehen Sie, wie weit die Person von Ihnen entfernt ist? Sehen Sie, wie groß sie ist? Können Sie sie klar erkennen? Oder ist Ihr Bild verschwommen? Versuchen Sie, aus Ihrem Herz-Chakra heraus das Gefühl der Liebe mit einem rosa Lichtstrahl an diese Person zu übertragen. Nehmen Sie dabei immer neues Licht von oben in sich auf, während Sie Liebe und Licht aussenden. Erinnern Sie sich daran, sonst entleeren Sie sich. Lassen Sie sich ruhig Zeit. Sie haben alle Zeit der Welt, um jemandem Licht und Liebe zu schicken; eine Minute Zeit…

9. Welches Gefühl haben Sie dabei? Können Sie erkennen, wie die Person reagiert? Nimmt sie es auf? Warten Sie einen Augenblick. Lassen Sie dann die Person gehen. Warten Sie, bis Sie verschwunden ist.

10. Versuchen Sie sich vorzustellen, dass vor Ihnen jemand steht (es können auch mehrere Personen sein), der Ihrem Gefühl nach Liebe braucht. Können Sie sehen, wie weit diese Person von Ihnen entfernt ist? Wie groß ist sie? Können Sie sie klar erkennen? Oder ist sie verschwommen? Warten Sie einen Augenblick. Konzentrieren Sie sich nun auf Ihr Herz-Chakra. Versuchen Sie, dieser Person mit einem rosa Lichtstrahl aus Ihrem Herz-Chakra heraus Liebe zu schicken. Lassen Sie sich ruhig Zeit; Sie haben alle Zeit der Welt, um diesem Menschen Licht und Liebe zu schicken; eine Minute Zeit…

Wie fühlt es sich für Sie an? Nimmt die Person das rosa Licht und die Liebe auf, die Sie ihr senden? Ist es anstrengend für Sie? Regt sich in Ihnen irgendein Gefühl, das es Ihnen schwer macht? Prüfen Sie das Gefühl. Wenn Sie sich sagen, dass Sie nicht daran festhalten wollen, öffnen Sie sich, lassen Sie es aus sich heraus. Haben Sie das Gefühl, dass sich die Person irgendwie gegen Ihre Liebe und das rosa Licht sperrt? Lösen Sie in sich das Gefühl auf, sie beeinflussen zu wollen, das Gefühl von Mangel an Einfluss dass sie sich anders verhalten und die Liebe, die Sie ihr geben, annehmen sollte. Lassen Sie sich Zeit, um das Gefühl ganz aufzulösen. Merken Sie eine Veränderung? Schreiben Sie nachher kurz auf, was Sie fühlen, damit Sie in Zukunft darauf zurückkommen können, wenn es nötig ist. Lassen Sie sich ruhig Zeit; Sie haben alle Zeit der Welt, diese Erfahrung auf sich wirken zu lassen; eine Minute Zeit…

Lassen Sie die Person wieder gehen. Warten Sie einen Moment, bis sie ganz weg ist…

11. Versuchen Sie sich vorzustellen, dass vor Ihnen jemand steht (es können auch wieder mehrere Personen sein), mit dem Sie sich wegen eines Konflikts nicht gut verstehen. Wie weit ist diese Person von Ihnen entfernt? Wie groß erscheint sie Ihnen? Können Sie sie klar erkennen, oder ist sie verschwommen? Senden Sie ihr rosa Licht und Liebe. Lassen Sie sich Zeit dafür, Sie haben alle Zeit der Welt; eine Minute Zeit…

Welches Gefühl haben Sie dabei? Widerstrebt es Ihnen, dieser Person das rosa Licht der Liebe zu senden? Wie nimmt sie es auf? Wenn Sie irgendwelche Widerstände in sich oder/und in der Person spüren oder fühlen, dass zwischen ihnen etwas ist, das sie beide trennt, gehen Sie auf das Gefühl ein. Es kann sein, dass Sie sich ärgern oder gar Wut empfinden oder den Wunsch haben, die andere Person zu beeinflussen, damit sie auf Ihre Liebe, die Sie ihr senden, so reagiert, wie Sie es sich wünschen, ein Gefühl von »Mangel an Einfluss«. Prüfen Sie Ihr Gefühl, und fragen Sie sich, ob Sie daran festhalten wollen. Wenn nein, öffnen Sie sich und lassen Sie es aus sich heraus, damit es sich auflösen kann. Lassen Sie sich Zeit. Sie haben alle Zeit der Welt dafür; über eine Minute Zeit…

Lassen Sie die Person gehen. Warten Sie eine Weile, bis sie ganz verschwunden ist…

Schreiben Sie Ihre Erfahrung kurz auf.

12. Versuchen Sie sich jetzt ganz auf sich selbst zu konzentrieren. Versuchen Sie sich vorzustellen, dass Sie sich selbst so, wie Sie sind, lieben. Lassen Sie die Erfahrung der Liebe zu sich selbst auf sich wirken. Sie haben alle Zeit der Welt dafür; eine Minute Zeit…

13. Sie haben nun alle Zeit der Welt, um Ihre Erfahrung abzuschließen. Eine Minute Zeit, um die Vorstellung loszulassen und zu Ihnen selbst zurückzukommen …

Lassen Sie sich einen Moment Zeit, ehe Sie langsam die Augen aufschlagen.

Legen Sie, wenn Sie die Übung im Sitzen gemacht haben, Ihren Kopf zwischen die Knie, und schütteln Sie Ihre Arme aus. Auf diese Weise machen Sie sich wieder ganz wach.

Folgende Fragen sollten Sie sich nach dieser Übung stellen:

Konnte ich das Rosa ganz in mich aufnehmen? Was war es für ein Rosa? Welche Schattierungen hatte es? Konnte ich meinen Körper mit dem Rosa auswaschen, als er sich damit auffüllte? Konnte ich meinen Körper von Blockaden reinigen und sie aus den Füßen herausspülen? Konnte ich mich an einen Moment in meinem Leben erinnern, in dem ich das Gefühl hatte, sehr geliebt zu werden? Konnte ich das Gefühl in meinem Körper genau orten? Konnte ich es in der Mitte der Brust spüren? Konnte ich das Gefühl der Liebe überall in meinem Körper wahrnehmen? Konnte ich das Rosa mit diesem Gefühl zusammenbringen? Was passierte dabei? Hatte ich das Gefühl, dass das Rosa in allen Körperzellen, Organen, Knochen, Muskeln und so weiter war? Konnte ich es auch überall auf der Oberfläche meines Körpers spüren, auf der Haut, im Gesicht und so weiter? Hatte ich störende Gefühle? Konnte ich sie auflösen? Konnte ich das rosa Licht mit dem Gefühl der Liebe im Herz-Chakra spüren? Konnte ich die Liebe mit einem rosa Lichtstrahl zu den anderen Personen aussenden, die in meiner Vorstellung jeweils vor mir standen? Wie weit war jede Person von mir entfernt? Waren sie sehr groß oder eher klein? Konnte ich jede Person klar sehen, oder erschienen einige oder alle verschwommen? Konnte ich neues Licht von oben in mich aufnehmen, als ich den rosa Strahl aus meinem Herz-Chakra auf die anderen Personen richtete? Wie haben sie reagiert? Nahmen sie das Licht und die Liebe von mir ohne weiteres auf? Kamen sie näher an mich heran? Wurden sie größer? Heller? Wurde die eine oder andere Person, die vorher verschwommen erschien, klarer? Was geschah jeweils, wenn ich Gefühle auflöste?

23. Das Lösen von Gefühlen in Verbindung mit Problemen aus anderen Leben

Selbst wenn wir ständig an uns arbeiten, kann es sein, dass uns innere Probleme zu schaffen machen, von denen wir uns nicht befreien können. Die damit verbundenen Gefühle, die die zwischenmenschlichen Beziehungen erschweren, sind oft nur die Spitze eines Eisbergs. Ich habe nicht nur aus meinen persönlichen Erfahrungen, sondern auch von anderen gelernt, dass es, wie Roger J. Woolger in seinem Buch *Die vielen Leben der Seele* schreibt, zwei große Gefühlsthemen im seelischen Bereich des Menschen gibt, die im Hier und Jetzt zu lösen sind: das Gefühl des Verlassenseins und das Gefühl der Schuld. Das sind die Hauptthemen, um die unser Leben sich dreht. Solange wir sie nicht verstehen, erzeugen wir in unserem Leben fortwährend Strukturen und Muster, die in erster Linie die Gefühlserfahrungen verstärken, die mit diesen beiden Hauptthemen zusammenhängen.

Die Angst des Verlassenwerdens und das Gefühl der Schuld als die beiden Hauptthemen in unserem Leben sind im Grunde unschwer zu erkennen. Wenn wir unser Leben betrachten, werden wir feststellen, dass wir uns mindestens in einer der beiden Kategorien wiederfinden. Und hiermit sind wir bei der Lehre von der Wiedergeburt. Beide Themen haben an sich mit dem Mangel an Liebe zu tun. Das zugrundeliegende elementare Problem ist das Gefühl, vom Selbst getrennt zu sein, und damit die Sehnsucht, sich mit dem Göttlichen wieder zu verbinden.

Wie sich diese Themen im Leben abspielen, sollen einige Beispiele veranschaulichen. Wenden wir uns zunächst dem klassischen Thema des Verlassenwerdens beziehungsweise Verlassenseins zu, und zwar am Beispiel einer Frau, die in ihrem Leben laufend von Männern im Stich gelassen wurde. Bereits im Alter von fünf Jahren hatte sie ein Lebensmuster geschaffen, das zunächst zur Trennung von ihrem Vater führte und ich noch Jahrzehnte später wie ein roter Faden durch ihre Beziehungen zu Männern zog. Sie verheiratete sich zweimal und wurde beide Male von ihren Ehemännern verlassen. Auch die Beziehungen, die sie danach zu Männern hatte, endeten schließlich stets mit einem Verlassenwerden. Sie fühlte sich immer einsamer. Im Zuge ihrer Entwicklung begann sie, die Gründe bei sich selbst zu suchen. Sie arbeitete an sich, forschte nach dem Sinn ihres Seins und versuchte, mit ihrem Höheren Selbst in Verbindung zu treten. Doch dann tauchte die Angst in ihr auf, auch in dieser Verbindung zu scheitern.

In dieser Zeit trat ein Mann in ihr Leben, der ebenfalls von dem Thema des Verlassenwerdens geplagt war. Ihn hatten bis dahin immer Frauen verlassen. Er hatte in seiner Kindheit ein Lebensmuster erzeugt, dass er von seiner Mutter verlassen wurde. Sein Vater, der sich wieder verheiratete, nahm ihn mit zu sich in die neue Familie. Damit war die Trennung von seiner Mutter besiegelt. Er war damals gerade zwölf Jahre alt.

Hätten sich beide unter gewöhnlichen Umständen getroffen, hätten sie sich niemals ineinander verliebt. Aber bevor sie darüber nachdenken konnten, bevor die Angst einsetzen konnte, hatte ein instinkthafter Magnetismus gewirkt. Das mag simpel klingen, war es aber nicht.

Warum Menschen, die völlig verschieden sind, zusammenfinden und eine Beziehung aufbauen wollen, liegt wahrscheinlich daran, dass sie Seelenverwandte sind. Ihre Seelen kennen sich und sind eng miteinander durch Lichtbänder verbunden. Sie haben etwas gemeinsam, das sie miteinander verarbeiten und bewältigen müssen. Menschen, die wir in diesem Leben noch nie gesehen haben, erkennt unsere Seele sofort als Seelenverwandte. Es ist, als ob wir sie schon immer gekannt haben. Vom ersten Moment an fühlen wir entweder tiefste Zuneigung oder Abneigung, obwohl scheinbar gar kein Grund besteht. Bei einer solchen Erfahrung ist es wichtig, uns von Anfang an auf das Lösen von Gefühlen zu konzentrieren, vor allem wenn wir einen inneren Widerstand gegen so einen Menschen verspüren.

Versäumen wir es, können für uns daraus sehr intensive Lektionen entstehen, zumal wenn uns sehr unangenehme Erfahrungen aus anderen Leben mit ihnen verbinden, die in uns als unbewältigte Gefühlserinnerungen festsitzen.

Wenn wir einem Menschen begegnen, den wir von vornherein ablehnen, weil wir ihn nicht leiden können, sollten wir folgendes tun:

1. Uns die Frage stellen: »Möchte ich an dem Gefühl eines Mangels von Einfluss festhalten, nur weil sie/er nicht so ist, wie ich es mir wünsche?«
2. Uns sagen: »Nein!« und uns öffnen und das Nein loslassen, den Deckel hochheben, den Korken herausziehen, so dass das Gefühl sich auflösen kann.
3. Prüfen, wie unser Gefühl nun zu diesem Menschen ist. Ob es andere Gefühle sind, die wir jetzt empfinden, wie zum Beispiel Ablehnung, Wut, Angst oder Trauer. Nehmen wir all unsere Gefühle nacheinander an, bis sie alle aufgelöst sind und wir in einen neutralen Zustand kommen. Das heißt, in einen Zustand, bei dem wir wissen, dass die Person weder gut noch böse ist, sondern einfach *ist*. Das soll aber nicht heißen, dass wir uns mit einem Menschen abgeben müssen, der derartige Gefühle in uns erzeugt, sondern nur, dass wir nicht unsere Energie dafür einsetzen wollen, derartige Gefühle in uns aufzubewahren.

Und so begaben sich beide Seelen, die Frau und der Mann unseres Beispiels, auf eine Reise, auf der sie sich gegenseitig in ihrem Wachstumsprozess unterstützten. Es war eine große Herausforderung, die bisweilen sehr an das persönliche Ego ging und voller Bewährungsproben steckte. Es war von Anfang an eine sehr tiefe Begegnung und Bindung. Berufliche Verpflichtungen seitens der Frau machten alsbald eine Trennung unumgänglich. Für den Mann, der sich vollkommen in sie verliebt hatte, war diese Trennung aufs neue eine Erfahrung, die in ihm das Gefühl auslöste, einen geliebten Menschen zu verlieren, ja von ihm verlassen zu werden. Die Frau machte ihr eigenes Drama durch. Nach all den vielen Malen, die sie in ihrem Leben von Männern verlassen worden war, quälte sie die Angst vor einer erneuten Enttäuschung. Ihre Angst war um so größer, als sie schon einmal in ihrem Leben eine Liebesbeziehung zu einem beträchtlich jüngeren Mann hatte, die mit einer schmerzvollen Trennung endete und sich nun für sie zu wiederholen schien. Um ihre Gefühle zu schützen, versuchte sie, die Beziehung aufzulösen, ehe sie sich zu sehr band. Es wäre auch möglich gewesen, wären diese beiden Menschen nicht bereits in unzähligen Leben zusammengewesen, wie sich später im Laufe einer Reinkarnationstherapie herausstellte.

Schon im Mittelalter waren sie ein Herz und eine Seele. Er war Kreuzritter, sie seine junge Frau. Von einem der Kreuzzüge kehrte er nicht mehr zurück. Jahrelang wartete sie auf ihn, ohne je ein Lebenszeichen von ihm zu bekommen. Ihre ganze Enttäuschung, Verzweiflung, Frustration, ihr ganzer Schmerz kamen im astralen Gedächtnisspeicher zur Aufbewahrung. Das war eines der Leben mit ihm. Im nächsten war sie seine Mutter, die als arme Kurtisane in Südfrankreich lebte. Männer gingen bei ihr ein und aus, während er als Kind alles mit Widerwillen in der bescheidenen Kammer mit ansehen musste. Er bekam solche Wut auf seine Mutter und war zudem so eifersüchtig auf ihre Freier, dass er auf sie einschlug. In gewisser Weise ist es die Ironie des Schicksals, die hier an ihm eine Art Vergeltung walten ließ, nachdem er sie in seinem Leben als Kreuzritter hatte jahrelang im Schloß sitzen lassen, und zwar mit einem Keuschheitsgürtel. Nun musste er in jenem zweiten Leben mit ansehen, wie sie mit all den Männern nachholte, was sie damals während ihrer Ehe im Mittelalter versäumt hatte. Allerdings nahm sie als Kurtisane ein schlimmes Ende, da sie umgebracht wurde. Er blieb als Kind zurück, mit der Erfahrung, von ihr verlassen worden zu sein. Von nun an waren das Gefühl, vom anderen verlassen zu werden, und das Gefühl der Schuld, den anderen verlassen zu haben, gegenseitig fest einprogrammiert.

Mit Hilfe des Lösens von Gefühlen konnte die Frau beide Themen erfassen und verstehen lernen, die bis in ihr jetziges Leben hineinwirkten und ihre Beziehung zu Männern von vornherein zum Scheitern verurteilten. Es gelang ihr, sowohl die Angst vor dem Verlassenwerden aufzulösen, als auch von dem Gefühl der Schuld frei zu werden, dass sie selbst einen anderen Menschen in früheren Leben verlassen hatte.

Der Mann hatte eine Wut auf Frauen entwickelt

167

und war ihnen gegenüber voller Ressentiments und Mißtrauen, was auch in der Beziehung zu ihr zum Ausdruck kam und in ihr die Angst, die sie ohnehin hatte, zusätzlich nährte. Sie fürchtete, ihn zu verlieren. Obwohl sie anfangs eine wunderbare und sehr intime Beziehung miteinander hatten, ließ er nicht nur seine Bindungsängste, sondern auch seine Wutgefühle über einstiges Verlassensein dadurch zum Ausdruck kommen, dass er ihr die sexuelle Dimension ihrer Beziehung versagte. Sie hoffte, es wäre nur vorübergehend und versuchte sich jedesmal an ihn zu klammern, wenn er vor ihr zurückzuweichen schien. Zwei Jahre lang trafen sie sich immer wieder, tauschten Berührungen aus, liebten sich, aber ohne sich sexuell zu lieben. Es schien keine Rolle zu spielen. Wenn sie zusammen waren, freuten sie sich innig darüber. Sie scherzten, lachten miteinander, lieferten sich Wortgefechte. Sie waren auf ihre Weise füreinander da, obwohl sie die meiste Zeit getrennt waren, da sie weit auseinander in zwei verschiedenen Städten lebten. Keiner von ihnen ging eine Beziehung mit einem anderen Menschen ein. Sie wußten irgendwie, dass jeder von ihnen sein Bestes gab, um durch den anderen zu wachsen oder wenigstens auf einem hohen Reifeniveau zu bleiben. Aus normaler therapeutischer Sicht wäre dieses Drama nicht zu verstehen gewesen. Es war nur mit dem Verständnis der spirituellen Psychologie zu erfassen. Die weitere Reinkarnationstherapie, die die Frau machte, brachte zutage, dass beide noch mehr gemeinsame Leben hinter sich hatten. Sie waren schon zu Zeiten der Höhlenmenschen ein Paar, ebenso zu keltischen Zeiten und als Indianer in Nordamerika. Von Leben zu Leben wechselten sie ihr Geschlecht. Mal war er die Frau, mal sie der Mann, mal sie seine Gemahlin, mal er ihr Gemahl, und in jedem Leben kam einer von ihnen um. Die gemeinsame Bindung und das Gefühl, den anderen zu verlieren, waren als Gefühlserinnerung tief in ihnen verankert. Im Laufe der Zeit konnte sie sich davon losmachen, indem sie die Gefühle auflöste, ob es Angst oder Hoffnungslosigkeit war, Wut oder das Gefühl des Verlassenseins oder welches sich auch immer mit den Bildern aus anderen Leben einstellte. Dies ist ein ganz besonderer Aspekt der spirituellen Psychologie, da der einzelne, während er in einer Sitzung Ereignisse aus anderen Leben durchlebt, die damit verbundenen

Gefühle mit ihrem Hochkommen auflösen kann. Erfahrungen aus früheren Leben werden so neutralisiert. Dieser Effekt schlägt auch auf den anderen durch, den wir auf diese Weise ebenfalls von solchen Erinnerungen befreien. Unser Freisein ist auch des anderen Freisein, wie unser Reifen und Wachsen den anderen reifen und wachsen lässt.

Ein Therapeut, der die klassische Psychologie vertrat, hatte gemeint, dass dieser Mann zu überhaupt keiner Frau eine Beziehung haben könnte, weil er schlechthin unfähig dazu wäre. Die Frau lernte, was bedingungslose Liebe wirklich bedeutet, sowie damit aufzuhören, an Männer Erwartungen zu stellen und Liebe aus einer Quelle schöpfen zu wollen, die nicht die elementare ist. Gleichzeitig wünschte sie sich, mit diesem Mann in Verbindung zu bleiben, an ihn zu denken, denn sie liebte die Schönheit seiner Seele. Die Lösung war, sich ihm in dieser Weise dauernd zu verpflichten: in bedingungsloser Liebe. Auch er schien es so zu wollen, obwohl er immer noch vor ihr zurückwich, wenn sie ihm irgendwie zu nahe kam. Immer wieder wiederholte sich für sie das alte Thema des Verlassens und Verlassenwerdens mit allen möglichen Angstgefühlen, Trennungsschmerzen und Gefühlen der Hoffnungslosigkeit. Aber letztlich obsiegte das ständige intensive Auflösen dieser Gefühle. Aus ihrer Angst wurde Furchtlosigkeit, die den Raum schuf für neue Erkenntnisse zur Überwindung von Krisenzeiten, für eine größere Annahmebereitschaft, für mehr Durchhaltevermögen. Nach zwei Jahren kam der Prozess zu einem Ende. Gerade als sie sich endlich aufeinander zuzubewegen schienen, wich er ein weiteres Mal vor ihr zurück, als sie sich ihm nähern wollte. Ohne das Auflösen von Gefühlen wäre es ihr so schnell nicht gelungen, über diesen Schock der endgültigen Trennung hinwegzukommen, die Kraft zu haben, die tiefempfundene Verwundung zu heilen und zur klaren Erkenntnis zu kommen, warum es so war, wie es war. Sie überwand die tiefe Trauer, die Verlustängste und Trennungsschmerzen, die sie mit dieser Seele und anderen Männern erfahren hatte, und schließlich erfasste sie den Sinn dessen, was diese Seele sie zu lehren versuchte: Die Frau sollte ihre Unabhängigkeit finden. Dafür hatte sich die Seele des Mannes geopfert, denn sie wußte, dass die Beziehung nicht so sein konnte, wie die Frau es gerne gehabt hätte.

Schließlich ließ sie von ihm los. Von der spirituellen Psychologie her wissen wir, dass jede Seele das tut, was die andere möchte. Das heißt, wir tun das, was der andere als Seele braucht oder wünscht, nicht was das persönliche Ego vorzieht. Der Frau wurde klar, dass dieser Mann nur ihrem tiefen, unbewussten Wunsch nach gehandelt hatte, wenn er vor ihr zurückgewichen war, stets bestätigend, was sie innerlich immer gewußt hatte, aber nicht wahrnehmen wollte: dass er nicht der richtige Lebenspartner für sie in diesem Leben war. Dass sie so an ihm hing, war ein Ausdruck seines tiefen Wunsches, als Seele nicht verlassen zu werden. Sie ging auf ihn äußerlich zu, weil er es innerlich so wünschte. Sie zeigte ihm Liebe, bedingungslose Liebe. Sie liebte ihn nicht, weil er immer nett zu ihr gewesen wäre oder ein wundervoller Liebhaber, der sie angebetet hätte. Sie liebte ihn einfach und zeigte ihm auf diese Weise, dass er Liebe verdiente und selbst Liebe offenbaren konnte. Und er schenkte sich Liebe durch sie.

Wenn sich der Mann vor ihr zurückzog, entsprach das ganz ihrem Gefühl, das sie, wie sie sich später eingestand, immer gehabt hatte, nämlich dass ein Zusammensein mit ihm viel zu viele Kompromisse für sie bedeutet hätte. Sie hatten vieles gemeinsam, aber auch viel zu unterschiedliche Interessen und Lebensstile. Es war ihr persönliches Ego, das ein Zusammenleben mit ihm wollte, während sie im Grunde seine Seele liebte.

Es trennte sie auch die Tatsache, dass nur die Frau das Lösen von Gefühlen praktizierte. Hätte auch der Mann davon Gebrauch gemacht, wären die meisten Schwierigkeiten gar nicht entstanden. Das Lösen von Gefühlen kann nur aus eigenem Antrieb angewandt werden. Man kann keinen Menschen dazu zwingen. Jeder muss selbst den Wunsch verspüren, sich von belastenden Problemen und von unerwünschtem Leiden zu befreien. Wer das Lösen von Gefühlen praktiziert, weiß, was für eine wunderbare Methode es ist. Je mehr Klarheit wir bekommen, desto mehr erkennen wir die Kluft, die uns von denen trennt, die ihre Gefühle nicht auflösen. Ihre Energieblockaden mitzuerleben, ihre Äußerungen zu hören, mit denen sie ihre Gefühle der Machtlosigkeit und Schwäche zum Ausdruck bringen, kann nahezu Schmerzen bereiten (Ein Gefühl von Mangel an Einfluss, das aufzulösen ist.), wenn

wir wissen, wie einfach es ist, von Problemen frei zu sein, frei von allem Schmerz. Eine meiner Teilnehmerinnen sagte, dass sie sich ihre Beziehung zu ihrem Partner, der das Lösen von Gefühlen ebenfalls praktiziert, gar nicht mehr ohne diese Methode vorstellen kann.

Die Reise war für die Frau und den Mann zu Ende gegangen. Bald nach ihrem letzten Auseinandergehen fühlte er sich frei und wählte eine andere Frau, um sie für immer in seinem Leben zu haben. Der Umstand, dass die Frau in einer fernen Stadt lebte und arbeitete und deshalb nur sporadisch mit dem Mann Zusammensein konnte, war auch ein Problem, das sie einfach trennte. Sie erklärte, dass es im Innern keine Trennung gibt, dass das Gefühl der Trennung eine Illusion ist. Ist man mit sich in Frieden und liebt man den anderen, dann spielt es keine Rolle, ob man in einer Symbiose zusammenlebt oder nicht. Es kommt einzig und allein darauf an, dass die Liebe da ist. Liebe ist keine Frage zeitlicher Quantität, sondern zeitlicher Qualität, und darauf kann man sich einstellen. Aber der kleine Junge in ihm wollte das nicht. Er wollte nicht mit Trennung konfrontiert werden, er wollte mit einem Menschen Zusammensein. Es löste in ihm die Angst aus, wieder verlassen zu werden, und da er sie nicht loslassen und auflösen wollte, hielt er an ihr fest. Es ist oft so, dass sich Menschen, die sich sehr machtlos und schwach fühlen, an das illusionäre Gefühl klammern, Kontrolle zu besitzen, indem sie alles beim alten lassen und keine Veränderung wünschen. Alles Neue erscheint viel zu gefährlich. Es ist, als klammerten sie sich an ein Floß, und obwohl sie wissen, dass sie ihr Leben retten könnten, wenn sie loslassen und wegschwimmen, halten sie sich krampfhaft daran fest.

Die größte und schwierigste Herausforderung in ihrem Streben, bedingungslose Liebe tatsächlich zu leben, erlebte die Frau in jener Nacht, als der Mann ihr sagte, dass er sich in eine andere verliebt hatte, denn ihr persönliches Ego war teilweise immer noch in der Illusion versunken. Sie hatte irgendwie gehofft, dass er zu ihr zurückkehren würde. Aber ohne an ihrem Ego zu haften, sagte sie ihm: »Ich freue mich für dich, genauso, wie ich mich gefreut hätte, wenn du dich für mich entschieden hättest. Es spielt schließlich keine Rolle, wer dich liebt. Die Hauptsache ist, dass du bereit und willens bist, dir selbst Liebe zu schenken.« Wenn man einen Menschen bedingungslos liebt, möchte man auch, dass er glücklich ist. Menschen nur zu lieben, weil sie das tun, was uns glücklich macht, ist keine bedingungslose Liebe, sondern eine, die an die Bedingung geknüpft ist, dass der andere das tut, was wir uns wünschen.

Kurze Zeit später begegnete auch sie einem anderen Mann und entdeckte in ihm all die Eigenschaften, die sie so lange vermißt hatte. Es war wie eine Bestätigung, dass sie in ihrem innersten Herzen den ersten Mann in Wirklichkeit gar nicht gewollt hatte. Wir bekommen eben, was wir kreieren. Jetzt war sie froh, dass jene Beziehung zu Ende gegangen war. Trotzdem sind sie immer noch befreundet. Er gestand ihr, dass er niemals mehr eine Beziehung zu einer Frau gewagt hätte, wenn sie nicht gewesen wäre. Sie hatten also ihre lange gemeinsame Seelenreise abgeschlossen. Sie wissen, dass sie sich nicht verlieren und dass die Gefühle der vielen Trennungen in der Vergangenheit gelöst sind. Es waren nur Gefühle; Trennungen gibt es nicht.

Meiner Meinung nach können wir Karmisches im Sinne spiritueller Verbindungen, die einen gewissen Verpflichtungscharakter haben, lösen, ohne Reinkarnationserfahrungen haben zu müssen, wenngleich es auf diese Weise manchmal einfacher ist, die Gründe für diese tiefen Verbindungen zu verstehen. Ich halte es für das Wichtigste, dass wir unsere Beziehungen vollständig klären, indem wir völlige Annahmebereitschaft zeigen, das heißt, bereit und willens sind, zu akzeptieren, was uns widerfahren ist. Wir dürfen nicht mit dem Gefühl leben, dass es da noch »offene Rechnungen« gibt, Probleme, die wir nicht abgeschlossen haben, da sich sonst alles für uns wiederholt und wir es noch einmal durchmachen müssen, nur mit neuen Kulissen und Komparsen. Wenn wir uns aus unseren Verstrickungen lösen, entlassen wir gleichzeitig auch die andere Seele aus ihrer Verpflichtung uns gegenüber.

Wie ich bereits im Kapitel über die bedingungslose Liebe erwähnt habe, ist die Seele, die willens ist, uns am meisten zu verletzen, zugleich diejenige mit der Bereitschaft, für uns das größte Risiko einzugehen, das heißt, uns die größte Liebe zu erweisen. Wann immer wir eine Beziehung mit einer anderen Seele im Hier und Jetzt herstellen, erzeugen wir gleichzeitig Gefühlsverbindungen, die im weiteren aufbewahrt werden, um zu einem anderen Zeitpunkt gelöst zu werden. Das heißt, wir erzeugen Karma. Die Bereitschaft, als Seele Opfer zu bringen und tiefe Verbindungen zu schaffen, die möglicherweise einen lang anhaltenden Schmerz enthalten, ist ein Zeichen tiefster Liebe, so wie sie gute und liebevolle Eltern für ihr Kind empfinden, wenn sie es zur Disziplin anhalten. In der Schule des Lebens zu unterrichten kann schmerzvoll sein, denn anderen schmerzvolle Erfahrungen beizubringen, tut uns selbst weh. Aber die Seele weiß das von vornherein, dass sie bereit sein muss, Schmerz auf sich zu nehmen, um anderen zu helfen. Einen Menschen zu töten ist der größte Schmerz, den wir ihm und uns selbst zufügen können. Es ist die äußerste Lektion, zumindest in diesem Leben der Gefühlsillusion. Denn es gibt keinen Tod, nur den Verlust des Körpers. Auf der Stufe der Seele sind die Ereignisse im Leben nichts als ein dramatisches Schauspiel.

Opfer und/oder Täter zu sein ist eine Erfahrung, die man in verschiedenen Leben machen kann, wie Roger J. Woolger herausgefunden hat, nachdem er mit Patienten an ihren Problemen mit Hilfe der Reinkarnationstherapie gearbeitet hatte. In den Leben, die wir hinter uns haben, waren wir mal die Guten und andere die Bösen. Mal waren wir äußerst grausam, mal edel und ehrenhaft, mal Heilige und Heiler. Mal erfuhren wir die dunkle, mal die helle Seite des Lebens. Die Erinnerung daran hallt in uns wider, wie wir an unseren Reaktionen erkennen können, wenn wir vor Situationen oder Menschen Angst haben, ihretwegen Wut empfinden, Gerüche, Geräusche, einen Geschmack, Orte, Gegenstände und so weiter nicht leiden können. Prüfen wir zunächst uns und unsere Einstellung anhand des Lösens von Gefühlen. Wenn wir jede noch so banale Gefühlserregung in uns auflösen, werden wir letztlich von allem frei sein und absolute Klarheit, Harmonie und Frieden besitzen. Wir werden auch in allen anderen Menschen das Licht sehen können und alles göttliche Werden erkennen.

24. Der Zaubergarten: eine Visualisierungsübung

Wir wollen uns nun darin üben, in unser Gedächtnis einzudringen, wobei es allein an uns liegt, wo wir die Grenzen erfahren. Wir haben die Fähigkeit, Erinnerungen wachzurufen, die uns normalerweise verschlossen bleiben. Je mehr wir bereit sind, das Lösen von Gefühlen zu praktizieren, desto leichter wird uns diese Übung fallen. Sollten also Zweifel oder gar Ängste aufkommen, ist es ratsam, sie sofort aufzulösen, indem wir uns fragen: »Will ich an dem Gefühl der Angst wirklich festhalten?« und uns sofort sagen: »Nein!« um uns zu öffnen und das Nein loszulassen und alles, was damit an Gefühlen zusammenhängt, aufzulösen. Sollten statt dessen noch mehr Zweifel oder tiefe Ängste in uns sein, müssen wir weiter daran arbeiten, bis wir das Problem vollends abhaken und uns in eine Sphäre der Neutralität versetzen können, wo wir uns sagen: »Ja, ich schaffe es.«

Bei dieser Visualisierungsübung empfiehlt es sich meiner Ansicht nach besonders, auf der Grundlage des Textes eine Kassette zu besprechen oder sich die einzelnen Schritte vorlesen zu lassen, um sie ganz intensiv zu erleben. Erinnern wir uns aber daran, dass wir immer die Kontrolle über uns haben und jederzeit in einen wachen Zustand zurückkehren können, wenn wir es wollen. Wenn uns das Lösen von Gefühlen erst einmal in Fleisch und Blut übergegangen ist, wird es fast zu einem automatischen Reflex, so dass wir uns sofort auf alles Ungelöste in uns einstellen können.

Auch diese Übung beginnt wieder mit der üblichen Vorbereitung:

Nehmen Sie eine bequeme Sitzstellung ein. Ihr Kopf ruht bequem und locker auf der Wirbelsäule. Die Füße stehen auf dem Boden. Sie sind nicht überkreuzt. Atmen Sie tief ein, und lassen Sie die Luft Ihre Lungen fallen, so weit es geht, wenn möglich bis hinunter in den Bauchraum, ohne die Schultern hochzuziehen. Lassen Sie Ihren Bauch los und beim Einatmen sich ausweiten. Lockern Sie gegebenenfalls Gürtel und engsitzende Kleidung an der Taille. Schließen Sie dann die Augen.

Wenn Sie all das nicht tun können, folgen Sie einfach den Worten, und versuchen Sie, während des Lesens Ihre Empfindungen wahrzunehmen:

Entspannen Sie Ihren Kopf. Entspannen Sie den Kopf bis ganz hinauf zum Scheitelpunkt. Entspannen Sie Ihre Stirn. Entspannen Sie Ihre Augen. Entspannen Sie Ihre Nase. Entspannen Sie Ihren Mund. Entspannen Sie Ihre Lippen; dabei können Ihre Lippen leicht geöffnet sein. Legen Sie die Zungenspitze sanft an den oberen Gaumen. Entspannen Sie Ihr Kinn. Fühlen Sie, wie Ihr ganzes Gesicht entspannt ist. Entspannen Sie Ihren Hals. Entspannen Sie Ihren Nacken. Fühlen Sie, wie sich die Entspannung über Ihre Schultern ausbreitet, über Ihr Rückgrat hinunter, und wie sich die Rückenmuskeln entspannen. Fühlen Sie, wie sich Ihre Arme entspannen. Fühlen Sie, wie die Entspannung über Ihre Arme hinunterfließt, wie sich Ihre Hände entspannen und wie sich Ihre Finger entspannen.

Entspannen Sie Ihre Brust. Entspannen Sie Ihren Bauch und Ihren Magen. Entspannen Sie Ihren Unterleib. Entspannen Sie Ihre Hüften. Entspannen Sie die Muskeln in Ihren Pobacken; lassen Sie die Verspannungen herausfließen. Entspannen Sie Ihre Beine. Entspannen Sie Ihre Oberschenkel. Entspannen Sie Ihre Unterschenkel. Entspannen Sie Ihre Füße. Entspannen Sie Ihre Zehen. Lassen Sie alles los.

Sie fühlen sich jetzt herrlich entspannt!

1. Versuchen Sie sich vorzustellen, dass Sie an einer Treppe stehen, einer Treppe, die für Sie wie gemacht ist. Sie kann nach oben fuhren oder nach unten, wie es Ihnen lieber ist. Versuchen Sie sich vorzustellen, dass Sie diese Treppe nun entweder nach unten oder nach oben gehen. Nehmen Sie jede der zehn Stufen ganz gemächlich, und ruhen Sie sich nach jedem Schritt ei-

nen Moment lang aus, so dass Sie am Ende völlig entspannt ankommen. Eins…, und verweilen Sie einen Moment … zwei…, und verweilen Sie wieder … drei…, und verweilen Sie wieder … vier …, und verweilen Sie einen Moment… fünf…, und verweilen Sie wieder … sechs …, und verweilen Sie wieder … sieben …, und verweilen Sie … acht…, und verweilen Sie … neun …, und verweilen Sie wieder einen Moment… zehn … Zeit: eine Minute …

2. Versuchen Sie sich vorzustellen, dass Sie am Ende der Treppe in einen Garten kommen. Sehen Sie sich um. Gibt es dort Blumen, Bäume, Sträucher, Teiche? Ist Ihr Garten offen oder zugewachsen? Umzäunt? Was ist es für ein Garten? Wie fühlen Sie sich dort? Was hören Sie? Blätterrauschen? Fließendes Wasser? Vogelgezwitscher? Summende Insekten? Hören Sie genau hin. Duftet Ihr Garten? Vielleicht wachsen in Ihrem Garten auch allerlei Früchte. Kosten Sie sie, wenn Sie möchten. Sie wissen, Sie haben alle Zeit der Welt, um sich mit Ihrem Garten völlig vertraut zu machen; eine Minute Zeit …

3. Versuchen Sie sich vorzustellen, dass Sie ein kleines Gartenhäuschen entdecken, so wie Sie es sich immer erträumt haben. Sie fühlen sich davon so angezogen, dass Sie hineingehen. Innen finden Sie einen Schaukelstuhl oder eine Hängematte, was immer Ihnen lieb ist, um sich auszuruhen. Schauen Sie sich in aller Ruhe in dem Häuschen um; Sie haben alle Zeit der Welt, um es sich jetzt ganz gemütlich zu machen; eine Minute Zeit…

4. Versuchen Sie sich vorzustellen, dass Sie in dem Schaukelstuhl hin- und herwippen oder in der Hängematte hin- und herschwingen. Es ist ein angenehmes, ruhiges Hin- und Herschaukeln oder Schwingen. Ganz sanft geht es hin und her. Immer wieder: erst hin, dann her und wieder hin, dann her und noch einmal, so lange, bis Sie das Gefühl haben, dass Sie aus Ihrem Körper schlüpfen können und trotzdem immer noch wissen, dass Sie jederzeit wieder in ihn zurückkehren können, wenn Sie es für angebracht halten. Gleiten Sie sanft und vorsichtig aus Ihrem Körper hinaus, als würden Sie aus einer Hülle schlüpfen, und lassen Sie sich dann

einfach ins Weltall hinaus treiben. Suchen Sie einen Ort auf, der für Sie der richtige ist, voller Frieden und Schönheit. Lassen Sie den Ort auf sich wirken. Nehmen Sie mit allen Sinnen wahr, was es dort für Sie zu sehen, zu hören, zu schmecken, zu riechen und zu fühlen gibt, um selbst zu wachsen und zu reifen. Erfahren Sie den Ort so, wie er für Sie richtig ist. Lassen Sie sich nicht aus der Ruhe bringen, wenn Ihnen etwas nicht gefällt, sondern greifen Sie wie selbstverständlich auf die Methode zum Lösen von Gefühlen zurück. Lassen Sie sich Zeit. Sie haben alle Zeit der Welt, um mit allem, was Sie dabei erfahren, klarzukommen; zwei Minuten Zeit…

5. Versuchen Sie sich vorzustellen, wenn es für Sie richtig ist, dass Sie ganz sanft wieder zur Erde hingezogen werden, dass Sie die Erde umkreisen und dann an dem Ort zu dem Zeitpunkt niedergehen, wo Sie zeitlich und räumlich das Gefühl haben, die Information zu bekommen, die Ihnen für Ihr spirituelles Wachstum hilfreich sein kann. Sie können auch mehrere Orte aufsuchen, wenn es nötig ist. Wenn Sie soweit sind, lassen Sie alles einfach auf sich zukommen, die Bilder, die Gefühle und was Sie hören, riechen, schmecken. Lassen Sie sich Zeit. Sie haben alle Zeit der Welt, um alles zu erfahren, was Sie nun erfahren wollen; drei Minuten Zeit…

6. Versuchen Sie sich vorzustellen, dass Sie eine Zeit und einen Ort wählen, wo Sie etwas erfahren, das sehr wichtig und erkenntnisreich ist; nichts für Sie Bedrohliches, sondern etwas, das Sie auf ihrem spirituellen Weg weiterbringt. Lassen Sie sich ruhig Zeit. Sie haben alle Zeit der Welt, die Sie für diese Erfahrung brauchen; zwei Minuten Zeit…

7. Versuchen Sie sich vorzustellen, dass Sie Ihre Füße und Hände betrachten, um festzustellen, wie alt Sie sind und welches Geschlecht Sie haben, falls es Ihnen wichtig erscheint. Sehen Sie nach, wie Sie gekleidet sind und was die anderen tragen, mit denen Sie zusammenkommen, um sagen zu können, in welcher Epoche Sie sich befinden, welche Jahreszeit herrscht und so weiter. Schauen Sie, wie Sie aussehen, wenn es für Sie wichtig ist und Sie etwas haben,

worin Sie sich betrachten können. Stellen Sie sich vor, dass es keine Sprachbarrieren gibt. Sie sind jeder Sprache mächtig und können jedes Wort verstehen. Nehmen Sie alles um sich herum wahr. Hören Sie auf alles, riechen Sie alles, und kosten Sie alles, wenn Ihnen ein Geschmack wichtig erscheint. Holen Sie sich jede Information, die für Sie Bedeutung haben kann. Wenn Sie sich irgendwie verunsichert oder belästigt fühlen, ziehen Sie die Methode zum Lösen von Gefühlen heran, um zu neutralisieren. Lassen Sie sich Zeit. Sie haben alle Zeit der Welt, um mit allem, was Sie hierbei erfahren, klarzukommen; zwei Minuten Zeit…

8. Versuchen Sie sich vorzustellen, dass Sie alles wahrgenommen haben, was sich für Sie in jener Zeit und an jenem Ort ereignet hat, und dass Sie alles Nötige erfahren konnten. Sie sind bereit, in Ihren Körper zurückzukehren, der in Ihrem Gartenhäuschen auf Sie wartet. Sie können ihn dort bereits sehen, und Sie freuen sich auf ihn. Erfahren Sie diese Freude über Ihren Körper, der Ihrer Seele auf dieser Welt eine vorübergehende Behausung ist, in der sie wachsen kann. Lassen Sie sich ganz sacht in Ihren Körper zurückgleiten. Fühlen Sie, wie gut es tut, in Ihrem Körper zu sein. Fühlen Sie die Zellen, das Gewebe, die Blutbahnen, Organe, Muskeln, Sehnen und Knochen. Fühlen Sie, wie gern Sie Ihren Körper haben. Lassen Sie sich ruhig Zeit. Sie haben alle Zeit der Welt, um Ihren Körper wieder zu erfahren und liebzugewinnen; eine Minute Zeit..

9. Versuchen Sie sich vorzustellen, dass Sie sich aus dem Schaukelstuhl oder der Hängematte erheben und aus Ihrem Gartenhäuschen ins Freie treten. Schauen Sie sich draußen um. Hat sich in Ihrem Garten etwas verändert? Sehen Sie etwas Neues, oder ist etwas nicht mehr da? Sie verstehen die Bedeutung dieser Veränderungen ohne weiteres. Schauen Sie sich in aller Ruhe in Ihrem Garten um. Sie haben alle Zeit der Welt, um sich wieder mit Ihrem Garten vertraut zu machen; eine Minute Zeit…

10. Versuchen Sie sich vorzustellen, dass Sie sich allmählich zur Treppe zurückbegeben. Sehen Sie sich noch einmal in Ihrem Zaubergarten um. Erinnern Sie sich an alles und lassen Sie die Erfahrung noch einmal in aller Ruhe auf sich wirken, aus der Sie weiser, erkenntnisreicher und mehr in Einklang mit sich selbst hervorgehen als zu Beginn der Reise. Nehmen Sie dann wieder eine Stufe nach der anderen, entweder nach oben oder nach unten. Zählen Sie sie diesmal in umgekehrter Folge ab, wobei Sie wieder auf jeder Stufe kurz anhalten, um zu spüren, wie Sie reger und reger werden, bis Sie am Ende wieder ganz wach sind. Zehn …, neun …, acht…, sieben …, sechs …, fünf…, vier …, drei…, zwei…, eins … Entspannen Sie noch einen Moment, und öffnen Sie dann langsam die Augen.

Wenn Sie die Übung im Sitzen gemacht haben, legen Sie zum Abschluss den Kopf zwischen die Knie und schütteln die Arme aus. Auf diese Weise fühlen Sie sich gleich wieder ganz munter.

Haben Sie bei dieser Übung sehr viel über sich selbst erfahren können? Wenn die Bilder vor Ihren Augen verschwommen erschienen, dürfen Sie nicht glauben, dass Sie erfolglos waren. Niemand hat ständig klare Bilder vor Augen, schon gar nicht während der ersten Male. Bringen Sie bitte Ihre Erfahrung zu Papier, so, als würden Sie einen Traum aufschreiben, und achten Sie währenddessen auf ihre Reaktionen, ob sich vielleicht Skepsis, Unzufriedenheit oder Angst bemerkbar machen. Gegebenenfalls setzen Sie die Methode des Lösens von Gefühlen ein, und zwar am besten die Kurzform, wenn Sie schon versiert genug sind.

Auch an dieser Stelle möchte ich daran erinnern, dass es nicht ratsam ist, wenn Sie vor dieser Übung im Kapitel 35 nachlesen, welche Erfahrungen andere hatten, mit denen ich diese Übung in meinen Kursen gemacht habe. Lassen Sie sich also bitte nicht in Ihrer persönlichen Erfahrung von anderen vorab unnötigerweise beeinflussen.

Die hier für Sie wichtigen Fragen lauten:

Wie sah die Treppe aus? In welche Art von Garten führte sie? Wie war der Garten angelegt? Hatte er eine bestimmte Anordnung? Oder war es ein wilder, verwunschener Garten? War er offen und einfach zugänglich oder abgeschlossen? Wie war er abgeschlossen? Wie fühlte ich mich in dem Garten? Was hörte ich? Konnte ich Düfte wahrnehmen? Gab es etwas, das ich kosten wollte, um den Geschmack herauszufinden? Wie schmeckte es?

Wie sah mein Gartenhäuschen aus? Konnte ich ohne weiteres aus meinem Körper schlüpfen? Was war das für eine Erfahrung? Wie war es für mich, im Weltraum zu sein? Konnte ich etwas sehen, hören, riechen, schmecken oder fühlen? Kam es zu einer besonderen Erfahrung, bei der ich das Gefühl hatte, dass sie meinen spirituellen Wachstumsprozess erheblich unterstützt? Gab es etwas, das mir nicht gefiel? Habe ich das Lösen von Gefühlen angewendet? Wurde ich zur Erde zurückgezogen? War es eine sanfte Anziehung? Habe ich die Erde umkreist? Bin ich an der gewünschten Stelle heruntergekommen? Oder kamen Bilder auf mich zu? Oder Rückblenden? Oder Lichtblitze? Oder waren es nur Gefühle? War ich an mehreren Orten? Wie war mein Gefühl? Habe ich etwas hören können? Habe ich einen bestimmten Geruch oder Geschmack wahrgenommen? In welcher Weise war dieser Moment, dieses Bild, dieses Gefühl eine wichtige, erkenntnisreiche und unbedrohliche Erfahrung? In welcher Weise bringt mich diese Erfahrung meinem Gefühl nach spirituell weiter? Konnte ich meine Füße und Hände betrachten? Konnte ich auch sehen, wie ich gekleidet war, welches Geschlecht ich hatte, wie alt ich war? Konnte ich erkennen, in welcher Epoche und zu welcher Jahreszeit es war? Habe ich etwas gehabt, worin ich mich selbst sehen konnte? Konnte ich mich mit anderen unterhalten? Hörte ich bestimmte Geräusche? Oder roch ich etwas Bestimmtes? Hatte ich einen bestimmten Geschmack? Fühlte ich mich von etwas verunsichert oder belästigt? Habe ich die Gefühle auflösen können, so dass sie neutral wurden? Wie ist jetzt mein Gefühl hinsichtlich dessen, was ich erfahren habe? Bin ich der Meinung, dass ich etwas gelernt habe, was ich lernen musste? Habe ich auf diese Weise eine Sache für mich abschließen können, die zuvor immer offen war? Konnte ich meinen Körper im Gartenhäuschen auf mich warten sehen? Empfand ich Freude, als ich meinen Körper wiedersah? Verstehe ich, dass ich als Seele darin eine Behausung habe, durch die ich wachsen kann? Hatte ich bei der Rückkehr in meinen Körper ein gutes Gefühl? Empfand ich Liebe für ihn? Hatte sich in meinem Garten etwas verändert? Welche Bedeutung haben diese Veränderungen für mich? Was war mein Eindruck, als ich mich ein letztes Mal in meinem Zaubergarten umsah?

25. Zentrieren, Zentriertheit, Zentrum

Dieses Kapitel soll uns einen Aspekt nahebringen, der eine wesentliche Grundlage bildet, um uns selbst und andere heilen zu können. Bevor wir lernen, mit unseren Händen nach der Methode von Therapeutic Touch, die im übernächsten Kapitel ausführlich besprochen wird, zu heilen, müssen wir lernen, uns zu zentrieren, das heißt, unsere Mitte zu finden. Das Zentriertsein ist keine Spezialdisziplin von Therapeutic Touch, sondern es ist allgemein der Optimalzustand. Dennoch ist es für das Praktizieren von Therapeutic Touch oder jedes anderen Heilverfahrens von wesentlicher Bedeutung.

Was bedeutet Zentriertsein?

Wir alle sind von Zeit zu Zeit mehr oder weniger zentriert. Es ist nur eine Frage, diesen Zustand zu erkennen. Man kann mit Gewissheit davon ausgehen, dass schöpferische Menschen, die in ihre Arbeit versunken sind, in einem meditativen Zustand sind, in dem sie sich in ihrer eigenen Mitte befinden. Damit ist nicht gemeint, dass der kreative Arbeitsprozess zu dem führt, was wir unter Zentriertheit verstehen. Es ist vielmehr umgekehrt: Nur wenn wir uns zentrieren, kann der schöpferische Prozess überhaupt in Gang kommen. Sobald wir uns zentrieren und in unserer Mitte sind, ist es, als ob wir eine Tür öffnen, so dass unsere kreativen Ideen sich den Weg nach draußen bahnen können.

Wenn wir uns auf etwas stark konzentrieren, sei es eine Arbeit, ein Hobby oder eine sportliche Betätigung, verändert sich unsere Bewusstseinslage. Ob wir ein Buch lesen, ein Musikstück anhören, ein Essen zubereiten, einen Film ansehen oder bei einer Sportveranstaltung zuschauen, immer gibt es den Moment, in dem wir unser normales Zeitgefühl verlieren und in einen Zustand der Zeitlosigkeit eintreten. Wir verlieren auch völlig den Bezug zu unserem Körper, den wir ab einem bestimmten Moment gar nicht mehr wahrnehmen, wenn wir uns ganz auf eine Sache konzentrieren. Wer einen Ballsport betreibt, kennt sicherlich den Moment, wenn der Ball wie in Zeitlupe auf einen zukommt, so dass man plötzlich reichlich Zeit hat, sich auf den Wurf, Schlag oder Schuss des Gegners einzustellen. Das ist der Moment, wo wir völlig zentriert sind. Vielleicht erleben Sie diesen Zustand soeben beim Lesen. Versuchen Sie, sich das Gefühl zu vergegenwärtigen und es beizubehalten.

Dolores Krieger definiert folgendes: »Sich körperlich und psychisch zu zentrieren bedeutet, dass man einen inneren Bezugspunkt findet, der einem Stabilität verleiht.«[1] Sie beschreibt das Zentrieren ferner als einen Zustand des Ruhens in sich selbst, der absoluten Integration und Konzentration, in dem wir mit uns selbst eins werden. Dieses Zentriertsein ist wie ein Samenkorn, das unsere Erkenntnis enthält, mit der wir die Außenwelt bewusst erfassen, an ihr teilhaben, in sie einbezogen sind. Dennoch ist es ein davon abgetrennter innerer Bereich. Das Zentrieren selbst ist das bewusste Lenken unserer Energien auf diesen inneren Raum. Dolores Krieger hebt jedoch ausdrücklich hervor, dass das Zentrieren keiner Gehirnaktivität bedarf, also völlig ohne Anstrengung erfolgen kann. Mit einem Zusammenkneifen der Augenbrauen oder Anhalten des Atems ist es nicht getan. Sich zu zentrieren bedeutet, die ganze Aufmerksamkeit bewusst nach innen zu lenken, indem man »sich mühelos müht«. Das hört sich zunächst etwas theoretisch an, kann aber durchaus empirisch erfahren werden.[2]

Was bedeutet »zentriert«? Es ist ein Zustand innerer Ausgeglichenheit, inneren Gleichgewichts, innerer Harmonie. In diesem Zustand verhalten sich alle unsere Lichtkörper harmonisch zueinander, das heißt, jeder Lichtkörper schwingt in einem konzentrisch gleich weiten Abstand zum anderen. William David hat herausgefunden, dass das normale Atmen nicht abgestimmt beziehungsweise rhythmisch genug ist, um uns in einen Zustand zu versetzen, in dem wir unserer selbst bewusst sind. Seiner Meinung nach bedarf es einer bestimmten Konzentration, um den physischen Körper mit dem Gefühls- und Mentalkörper zu koordinieren.[3] Er spricht deshalb vom »esoterischen Atmen«, das ein inneres Gleichgewicht herstellt, was zu einer größeren intuitiven Erkenntnis beiträgt, höhere meditative Zustände erreichbar macht und den Energiefluss verstärkt. Wie ein Zustand außerhalb der eigenen Mitte aussieht, zeigt er anhand von Abbildungen.[4]

Übungen zum Zentrieren

Um ein Gefühl für das Zentrieren zu bekommen, stelle ich Ihnen vier Übungen vor. Wählen Sie die für Sie geeignete aus.

Übung 1

Lenken Sie ihre Aufmerksamkeit von Ihren Gedanken auf Ihren Atem. Lassen Sie den Atem einfach kommen und gehen. Folgen Sie ihm, wie er über Ihre Oberlippe streicht und durch Ihre Nase ein- und ausströmt. Nun ziehen Sie mit dem Einatmen den Atem hoch bis zur Zirbeldrüse, Hirnanhangdrüse und zum Hypothalamus, dann hinter dem Dritten Auge vorbei und schließlich hinunter in die Lungen. Dann atmen Sie aus. Wenn Sie eine Weile so atmen, werden Sie sich mehr und mehr sammeln.

Übung 2

Schließen Sie die Augen, und atmen Sie dabei tief ein. Folgen Sie dem Atemzug, wie er ins Zwerchfell hinabgeht und weiter nach unten bis in die Mitte Ihres Körpers. Halten Sie den Atem kurz an, und bevor Sie wieder ausatmen, sollten Sie einfach nachspüren, wie tief Sie ihn einziehen konnten. Wiederholen Sie es mehrmals. Auf diese Weise werden Sie jenen Körperbereich als Zentrierungspunkt erfahren können.

Übung 3

Schließen Sie die Augen und stellen Sie sich eine Linie vor, die vom Scheitel Ihres Kopfs bis zum Boden geht, genau in der Mitte Ihres Körpers. Spüren Sie dieser Linie nach. Auch dies ist eine Möglichkeit, einen Zentrierungspunkt in sich festzumachen.

Übung 4

Schließen Sie die Augen, und stellen Sie sich einen Ball aus blauem Licht in Ihrer Mitte vor. Sie können auch mit dem Einatmen eine blaue Farbe in sich einströmen lassen, um zu erfahren, wie das Blau Sie in die Mitte Ihres Körpers zieht. Auch dies ist eine Möglichkeit, sich zu zentrieren.

Mit jeder dieser Übungen können Sie Ihre Aufmerksamkeit von Ihren Gedanken weglenken und sich statt dessen auf Ihren Körper konzentrieren, um Ihre Mitte zu finden. Wenn Sie die richtige Übung für sich gefunden haben, sollten Sie sie regelmäßig machen, so dass das Zentrieren reine Routine wird.

Das Zentrieren ist bei der Anwendung von Therapeutic Touch eine Maßnahme, um sich auf das Einschätzen und Auswerten des Schwingungsfelds des Patienten vorzubereiten. Denn nur, wenn wir uns in einem Bewusstseinszustand tiefer Konzentration befinden, sind wir gesammelt genug, um das Schwingungsfeld eines anderen Menschen für uns erfahrbar zu machen und nicht Gefahr zu laufen, uns mit dem Verstand zurechtzulegen, wie es sich anfühlen könnte. Das Zentrieren bringt uns von unseren Gedanken ab, und wir sind in der Lage, die verschiedenen Lichtkörper, die wir mit unseren Händen berühren, in ihrer Feinheit wahrzunehmen und ihren jeweiligen Zustand zu ermitteln.

Das Zentrum

Zentrieren heißt nicht unbedingt, in einen allgemeinen, dauerhaften Zustand der Zentriertheit überzugehen. Es braucht nur eine kurzzeitige Phase der Konzentration zu sein, dominiert von Alpha- und Theta-Hirnstromwellen. Im Gegensatz dazu bedeutet Zentriertheit einen Zustand völliger Ausgeglichenheit und bezieht damit das ganze Wesen eines Menschen ein. Mit dem Zentrum ist das Chakra gemeint, auf das wir uns jeweils konzentrieren. Als solches steht es für die Persönlichkeitsproblematik, mit der wir uns in diesem Leben zu befassen haben. Diese feine Unterscheidung wurde mir im Laufe meiner Kurse deutlich, als die Teilnehmer ihre Erfahrungen im Zentrieren austauschten. Wenn ich sie bat, anzugeben, wo sie ihr Zentrum gespürt hatten, wiesen sie oft auf ganz unterschiedliche Chakras hin. Ich verstand zunächst nicht, warum das so war. Erst nach einigen Jahren erkannte ich des Rätsels Lösung: Statt ihr Zentrum im Sinne eines Ortes innerer Ruhe zu benennen, sagten sie mir, welches Chakra sie hauptsächlich bearbeiteten, was mit der Problematik zusammenhing, die ihnen bewusst oder unbewusst momentan zu schaffen machte.

Nicht in seiner Mitte sein

Es gibt viele Möglichkeiten, nicht in seiner Mitte zu sein. Unser Ätherkörper kann eine ganz leichte Schlagseite haben, entweder nach vorne, hinten, links oder rechts, und damit sind wir schon aus unserer Mitte geraten. Die meisten Menschen sind nicht dauerhaft zentriert, wobei der Grad, in dem der Körper aus der Mitte ist, auch den Grad der Unausgeglichenheit anzeigt, die sich entweder im Körper oder in der Persönlichkeit des Betroffenen ausdrückt. Im Extremfall kann es so sein, als stünde der Ätherkörper nebendran. Jeff Krock erzählte mir von Menschen, die nicht auf ihren ätherischen Füßen standen, weil diese entweder vor oder neben ihnen waren, oder die es nicht vermochten, in die Mitte ihres Herz-Chakra zu kommen.[5] Wenn man nicht in seiner Mitte ist, ist man auch nicht geerdet.

Unser Meridiansystem kann ganz leicht aus dem Gleichgewicht geraten, wenn wir zuviel von bestimmten Genussmitteln wie Zucker, Kaffee oder Tee zu uns nehmen. Selbst Kräutertees können für das Gleichgewicht schädlich werden, wenn man zuviel davon trinkt. Jeder operative Eingriff ist eine Störung des Meridiansystems, die sich im weiteren auf die körperliche Gesundheit auswirken kann. Auf die Unausgewogenheit im Zusammenspiel unserer beiden Gehirnhälften habe ich bereits in Kapitel 8 hingewiesen. Auch dies ist mangelnde Zentrierung. Andererseits hilft es nichts, wenn bei einem Menschen beide Gehirnhälften synchron arbeiten, sein übriger Körper aber nicht in der Mitte

ist. Die integrierte Funktion des Gehirns ist zwar sehr wichtig, aber nur ein Aspekt des inneren Gleichgewichts.

Alkohol beeinträchtigt die Chakras im Kopfbereich. Sie beginnen dann herumzuschlingern wie Seegras unter Wasser. Deshalb sollte man vor einer Heilbehandlung, die man geben will, keinen Alkohol trinken. Aber nicht nur der Genuss von Alkohol kann uns aus dem Gleichgewicht und aus der Mitte werfen, vor allem wenn wir ihn mengenweise konsumieren, sondern auch die Einnahme von Tabletten und Drogen, selbst wenn sie uns medizinisch verordnet sind. Der Tabletten- und Drogenkonsum kann so verheerende Auswirkungen auf das System unserer Lichtkörper haben, dass wir unsere Mitte lebenslang nicht wiederfinden. Manchmal entstehen durch Tabletten und Drogen Löcher in der Aura. Auch das Inhalieren von Zigarettenrauch und giftigen chemischen Dämpfen vermag unser System aus der Mitte zu bringen.

Sammeln wir Gefühlssubstanz an, blockieren wir damit die Chakras, so dass sie die Energie nicht mehr richtig durchschleusen können. Wenn wir über unsere Gefühle einfach hinweggehen, lagern sie sich im Gefühlskörper ab. Dadurch werden wir von unserer Mitte ferngehalten und von den höheren Lichtfrequenzen abgetrennt. Das gleiche passiert auch, wenn durch Tabletten oder sonstige Drogen Gefühle aus unserem astralen Gedächtnisspeicher herausgewirbelt werden. Ein von seiner Mitte abgerückter Gefühlskörper hat für die Persönlichkeit eines Menschen unübersehbare Folgen, denn meistens kommt es zu emotionalen Störungen und irrationalen Denkweisen. Nicht zentriert zu sein hemmt den freien Energiefluss durch unsere Felder, und wenn unsere Chakras nicht einwandfrei funktionieren, können wir eben nicht ins Gleichgewicht kommen.

Das Gefühl, nicht zentriert zu sein

Meistens ist es ein Gefühl, als sei man nicht ganz da, oder ein tranceähnliches Gefühl, wobei uns die Dinge nicht von der Hand zu gehen scheinen. Oft fühlt man sich auch wie ein Roboter. Generell aber ist es ein Gefühl, sich nicht richtig konzentrieren zu können, nicht ganz wach zu sein, keinen Boden unter den Füßen zu haben, das heißt, nicht geerdet und teilweise gar nicht im Körper zu sein, oder ein Gefühl, nicht tief und regelmäßig atmen zu können. Wir fühlen, dass sich unser Körper in keinem sehr guten gesundheitlichen Zustand befindet, und oft neigen wir dann dazu, auf irgendwelche Mittelchen zurückzugreifen, um dieses Ungleichgewicht nicht fühlen zu müssen. Die tüchtigsten Leute können aus der Mitte geraten, wenn sie emotional nicht klarkommen. Ein emotionales Trauma oder ein physischer Schock kann uns aus unserer Mitte werfen, zuweilen sogar regelrecht aus dem Körper fahren lassen. Unfall- und Vergewaltigungsopfer beschreiben manchmal, dass sie sich selbst gesehen haben, als sie den Schock erlitten. Psychologisch gesehen handelt es sich in solchen Fällen um eine Dissoziation des Bewusstseins.

Das Gefühl, zentriert zu sein

Wenn wir in unserer Mitte sind, haben wir das Gefühl, völlig präsent zu sein. Ereignisse, die uns vielleicht gestört haben, scheinen uns nicht mehr so tief zu berühren. Wir spüren Boden unter unseren Füßen, fühlen uns geerdet und sind ganz in unserem Körper. Unser Atem ist tief und regelmäßig. Wenn wir zentriert sind, können wir in einen Zustand langsamerer Gehirnwellenaktivität treten, ohne die bewusste Verbindung zur Außenwelt einzubüßen. Im zentrierten Zustand kann viel mehr

kreative Kraft fließen. Auch unser Körper bleibt gesund.

Neben den bereits genannten Übungen zum Zentrieren ist empfehlenswert, sich im Uhrzeigersinn schnell im Kreis zu drehen wie ein Tänzer oder Eiskunstläufer. Auf diese Weise bildet man das Wurzel-Chakra aus sowie die Fähigkeit, sich zu erden. Wenn wir uns zentrieren, drehen sich die Lichtkörper sanft um unseren physischen Körper, bis sie den gleichen konzentrischen Abstand zueinander haben, während unser Leib genau in der Mitte ist. Andere Wege, um sich zu zentrieren und inneres Gleichgewicht zu finden, sind die Kampfkünste oder Tai Chi oder Yoga. Auch »Die Fünf Tibeter« sind wirksame Übungen, um in unserer Mitte zu bleiben, unseren Energiehaushalt zu pflegen, die Chakras ins Gleichgewicht zu bringen, unser Licht leuchten zu lassen und unseren Körper stark und geschmeidig zu erhalten.[6] Natürlich hilft uns auch das regelmäßige Auflösen von Gefühlen, um ins Gleichgewicht zu kommen. Ohne dieses Gleichgewicht können wir nicht objektiv sein, und ohne Objektivität erlangen wir kein Quentchen Weisheit.

Sobald wir uns zentrieren, strömt Energie von oben in unseren Kopf ein. Sie fließt durch unseren Körper und schließlich durch die Füße in die Erde. Dieser Energiestrom lässt unseren ganzen Körper erstrahlen. Er macht uns durchlässiger, so dass wir immer mehr von dem strahlenden Licht aufnehmen und an andere abgeben können.

26. Die Erfahrung des Zentrierens: eine Visualisierungsübung

Wir wollen nun an uns selbst erfahren, was es heißt, sich zu zentrieren und dabei die Unterschiede zwischen Zentrieren, Zentriertheit und Zentrum entdecken. Da wir uns während dieser Übung in unserer Vorstellung an einen besonders friedlichen Ort versetzen wollen, sollten wir einen Moment nachdenken, ob uns irgendwelche Orte einfallen, wo es uns ganz besonders gut gefallen hat. Einen davon wählen wir uns dann als Ziel. Es kann ein Platz in einem Garten sein, in einem Wald, an einem See, am Meer, in den Bergen, bei Freunden, Bekannten oder zu Hause. Es kann drinnen sein oder draußen. Wichtig ist nur, dass wir uns an dem Ort wohl fühlen, weil er besondere Heiterkeit und Harmonie ausstrahlt. Sollte in unserer Vorstellung ein anderer Ort erscheinen, als der vorab gewählte, dann bleiben wir bei diesem zweiten, denn es hat keinen Zweck, etwas mit dem Intellekt erzwingen zu wollen. Und vergessen wir nicht, Gefühle, die uns stören, sogleich auf bewährte Weise aufzulösen. Entspannen wir uns nun.

Nehmen Sie eine bequeme Sitzstellung ein. Der Rücken sollte gerade sein. Ihr Kopf ruht bequem und locker auf der Wirbelsäule. Die Füße stehen auf dem Boden. Sie sind nicht überkreuzt. Atmen Sie tief ein, und lassen Sie die Luft Ihre Lungen füllen, so weit es geht, wenn möglich bis hinunter in den Bauchraum, ohne die Schultern hochzuziehen. Lassen Sie Ihren Bauch los und beim Einatmen sich ausweiten. Lockern Sie gegebenenfalls Gürtel und engsitzende Kleidung an der Taille. Schließen Sie dann die Augen.

Wenn Sie all das nicht tun können, folgen Sie einfach den Worten, und versuchen Sie, während des Lesens Ihre Empfindungen wahrzunehmen:

Entspannen Sie Ihren Kopf. Entspannen Sie den Kopf bis ganz hinauf zum Scheitelpunkt. Entspannen Sie Ihre Stirn. Entspannen Sie Ihre Augen. Entspannen Sie Ihre Nase. Entspannen Sie Ihren Mund. Entspannen Sie Ihre Lippen; dabei können Ihre Lippen leicht geöffnet sein. Legen Sie die Zungenspitze sanft an den oberen Gaumen. Entspannen Sie Ihr Kinn. Fühlen Sie, wie Ihr ganzes Gesicht entspannt ist. Entspannen Sie Ihren Hals. Entspannen Sie Ihren Nacken. Fühlen Sie, wie sich die Entspannung über Ihre Schultern ausbreitet, über Ihr Rückgrat hinunter, und wie sich die Rückenmuskeln des Rückgrats entspannen. Fühlen Sie, wie sich Ihre Arme entspannen. Fühlen Sie, wie die Entspannung über Ihre Arme hinunterfließt, wie sich Ihre Hände entspannen und wie sich Ihre Finger entspannen.

Entspannen Sie Ihre Brust. Entspannen Sie Ihren Bauch und Ihren Magen. Entspannen Sie Ihren Unterleib. Entspannen Sie Ihre Hüften. Entspannen Sie die Muskeln in Ihren Pobacken. Lassen Sie die Verspannungen herausfließen. Entspannen Sie Ihre Beine. Entspannen Sie Ihre Oberschenkel. Entspannen Sie Ihre Unterschenkel. Entspannen Sie Ihre Füße. Entspannen Sie Ihre Zehen. Lassen Sie alles los.

Sie fühlen sich jetzt herrlich entspannt!

1. Versuchen Sie sich vorzustellen, dass Sie vor sich einen fliegenden Teppich haben oder eine Wolke, auf der Sie fliegen können. Sie haben volles Vertrauen, sich auf den fliegenden Teppich oder die Wolke zu setzen, um ganz langsam in die Höhe zu steigen. Wenn Sie wollen, schauen Sie sich den Teppich oder die Wolke genau an. Vielleicht können Sie ein Muster oder die Farbe erkennen. Fragen Sie sich, warum Sie lieber den Teppich wollten oder die Wolke vorzogen. Und so reisen Sie zu jenem friedlichen Ort, den Sie sich ausgesucht haben. Sie haben alle Zeit der Welt für diese wunderbare Reise; eine Minute Zeit...

2. Versuchen Sie sich vorzustellen, dass Ihre Wolke oder Ihr fliegender Teppich langsam über dem Ziel zu kreisen beginnt und allmählich zur Landung ansetzt. Sie steigen ab und schauen sich um. Es ist ein herrlicher Tag; die Sonne scheint, wenn es für Sie richtig ist. Sie können die Sonne

auf Ihrer Haut spüren. Es ist nicht zu heiß und nicht zu kalt, sondern gerade richtig für Sie. Es weht ein leichter Wind. Könnten Sie sich vorstellen, Sie machen nun einen Spaziergang, um den Ort auf sich wirken zu lassen. Wie fühlen Sie sich? Können Sie bestimmte Geräusche hören, die für den Ort typisch sind? Oder riechen Sie etwas Besonderes? Vielleicht finden Sie etwas, was Sie kosten möchten. Lassen Sie sich ruhig Zeit. Sie haben alle Zeit der Welt, um sich mit Ihrem Ort vertraut zu machen; zwei Minuten Zeit…

3. Versuchen Sie sich vorzustellen, dass Sie etwas finden, worauf Sie Platz nehmen können. Schließen Sie Ihre Augen, und lassen Sie den Frieden und die Harmonie des Ortes auf sich wirken. Lassen Sie sich Zeit. Sie haben alle Zeit der Welt; eine halbe Minute Zeit …

4. Versuchen Sie sich vorzustellen, dass Sie die friedliche und harmonische Atmosphäre des Ortes ganz in sich aufnehmen. Dass Sie die Harmonie und Heiterkeit Ihren Körper erfüllen lassen. Dass Sie die Harmonie und Heiterkeit in Ihre Zellen, ihre Organe fluten lassen. Dass Sie das Gefühl der Harmonie und des Friedens ganz auf sich wirken lassen. Konzentrieren Sie sich darauf. Seien Sie sich der Harmonie und des Friedens um Sie herum und in Ihrem Inneren ganz bewusst. Wenn Sie ein *i* Gefühl der Disharmonie in Ihrem Körper spüren, lassen Sie es durch die Füße heraus. Wenden Sie das Lösen von Gefühlen an, wenn Sie sich irgendwie blockiert fühlen. Sie haben alle Zeit der Welt, um die Harmonie, die Friedlichkeit und Heiterkeit dieses Orts zu erfahren und in sich aufzunehmen; eine Minute Zeit…

5. Versuchen Sie sich vorzustellen, dass Sie in Ihrem Körper eine Stelle ausmachen, die Sie als Ihr Zentrum erkennen. Merken Sie sich, wo es ist und wie es sich anfühlt. Lassen Sie sich Zeit. Sie haben alle Zeit der Welt, um Ihr Zentrum ausfindig zu machen; eine Minute Zeit…

6. Versuchen Sie sich vorzustellen, dass Sie nun Ihre Augen aufschlagen, sich von Ihrem Platz erheben und sich aufrecht hinstellen. Versuchen Sie sich außerdem vorzustellen, dass über Ihnen im Abstand von etwa dreißig Zentimetern eine weiße Lichtkugel schwebt. Sie kann klein oder groß sein, ganz wie es Ihnen lieb ist. Das Licht oder die Farbe strahlt nicht mehr und nicht weniger, als Sie es für richtig halten. Diese Lichtkugel dreht sich nun im Uhrzeigersinn um Sie herum. Sie kreist von oben durch sie durch, um Sie herum, durch Ihren Gefühlskörper hindurch, durch Ihren Ätherkörper und durch Ihren physischen Körper. Sie kann sich ganz schnell drehen, wenn es sich für Sie gut anfühlt. Wenn es für Sie richtig ist, lassen Sie die Lichtkugel all die Substanz, die Sie um sich haben und die Ihnen nicht weiter nützlich ist, abziehen und im Boden versenken. Lassen Sie sich Zeit. Sie haben alle Zeit der Welt für diese Übung; zwei Minuten Zeit…

7. Konnten Sie es wahrnehmen, wie gereinigt Sie sich fühlen? Schauen Sie sich noch einmal an Ihrem Ort um. Stellen Sie fest, ob sich etwas verändert hat oder ob etwas nicht mehr da ist. Vielleicht ist auch etwas neu hinzugekommen. Hören Sie ein neues Geräusch? Nehmen Sie einen neuen Geruch wahr, oder finden Sie etwas, das für Sie einen neuen Geschmack hat? Lassen Sie sich Zeit. Sie haben alle Zeit der Welt, um zu erfahren, ob und wie sich Ihr Ort verändert hat; eine Minute Zeit…

8. Versuchen Sie sich vorzustellen, dass Sie sich allmählich auf die Rückkehr vorbereiten. Wenn es für Sie richtig ist, fühlen Sie sich entspannt, leichter. Sie können ein harmonischeres Gefühl haben. Sie können sich ausgeglichener fühlen. Sie können an diesen Ort jederzeit zurück, wenn Sie wollen. Denken Sie an die Schlüsselbezeichnung »Ort des Friedens und der Harmonie«, und schon werden Sie wieder dort sein, wo Sie sich mit Frieden und Harmonie auffüllen können. Versuchen Sie sich vorzustellen, dass Sie nun zu Ihrem fliegenden Teppich oder zu Ihrer Wolke zurückgehen. Schauen Sie sich den Teppich oder die Wolke wieder an, um festzustellen, ob sich an ihnen etwas verändert hat. Steigen Sie auf, und lassen Sie sich zurücktragen. Sie haben alle Zeit der Welt, um Ihre Erfahrung abzuschließen; eine Minute Zeit, um langsam zu sich zu kommen und ganz entspannt die Augen zu öffnen …

Wenn Sie die Übung im Sitzen gemacht haben, legen Sie jetzt Ihren Kopf zwischen die Knie, und schütteln Sie dabei die Arme aus. Auf diese Weise werden Sie wieder ganz munter.

Ich heiße Sie wieder willkommen und hoffe, dass Sie sich einen ganz friedlichen und harmonischen Ort ausgesucht haben. Nach dieser Übung sollten Sie Ihre Eindrücke aufschreiben und prüfen, ob es irgend etwas gab, das Ihnen nicht gefiel oder das nicht so verlief, wie Sie es gehofft hatten. In diesem Fall ziehen Sie wieder die Methode des Lösens von Gefühlen heran. Auch das machen Sie am besten schriftlich.

Folgende Fragen sind in diesem Zusammenhang für Sie interessant:

Wofür habe ich mich entschieden: für den fliegenden Teppich oder für die Wolke? Hatte ich Vertrauen? Wie sah der Teppich aus? Welche Farbe hatte er? War er gemustert, und wenn ja, wie? Wie sah die Wolke aus? Weiß ich, warum ich eins dem anderen vorzog? Wo war der friedliche Ort, den ich mir auserkoren habe? Wie sah es dort aus? Wie fühlte ich mich dort? Schien die Sonne, oder war es bewölkt? Spürte ich die Sonne auf der Haut? Spürte ich einen Windhauch? Konnte ich Geräusche hören? Gerüche wahrnehmen? Konnte ich etwas schmecken? Wo nahm ich Platz? Konnte ich die Erfahrung von Frieden und Harmonie in meinem Körper spüren? In allen Körperteilen? War es ein umfassendes Gefühl? Hatte ich das Gefühl, tief konzentriert zu sein? War ich mir bei allem ganz bewusst, oder war es für mich nur eine angedeutete Erfahrung?

Fühlte ich mich irgendwie blockiert? Habe ich das Lösen von Gefühlen angewendet? Was kam dabei heraus? Konnte ich mein Zentrum ausfindig machen? Welches Chakra ist es? Konnte ich mir die weiße Lichtkugel vorstellen? Oder war es etwas anderes? War sie klein oder groß? Wie intensiv war das Licht oder die Farbe? Kreiste die Lichtkugel im Uhrzeigersinn um mich herum? Kreiste sie von oben durch mich hindurch? Auch durch meinen Gefühlskörper? Durch meinen Ätherkörper? Und durch meinen physischen Körper? Hatte ich dabei ein gutes Gefühl? Zog die Lichtkugel die Substanz, die um mich herum vorhanden war, an sich und in den Boden hinein? Wie war meine Erfahrung, nachdem ich mich auf diese Weise gereinigt hatte? Waren meine Sinne beteiligt? Hatte sich an meinem Ort des Friedens und der Harmonie etwas verändert? Fehlte etwas? War etwas hinzugekommen? Wie war mein Gefühl, als ich von meiner Reise zurück war? Fühlte ich mich entspannt? Leichter? Ausgeglichener? Habe ich meinen fliegenden Teppich oder meine Wolke wieder mitgebracht, oder bin ich ohne sie zurückgekommen? Hatte sich an ihnen etwas verändert?

Gehen Sie bitte auch an diese Übung wieder direkt heran, das heißt, ohne sich an den Erfahrungen und Interpretationen in Kapitel 3 5 zu orientieren. Es wäre schade, wenn Sie sich davon vorab beeinflussen ließen.

In dieser Übung, die Sie an einen Ort des Friedens und der Harmonie brachte, haben Sie den Zustand der Balance und Ausgeglichenheit in Ihrem Körper erfahren können sowie Ihr Zentrum kennengelernt, wo immer Sie es gespürt haben.

Im nächsten Kapitel werden wir lernen, diese Erfahrung des Zentrierens in das Heilverfahren nach der Methode des Therapeutic Touch einzubeziehen.

27. Was ist Therapeutic Touch?

Hinweise auf die Heilmethode des Therapeutic Touch haben sich wie ein roter Faden durch die Kapitel gezogen, so dass Sie nun sicher wissen wollen, worum es dabei im einzelnen geht. Bevor wir beginnen, andere zu heilen, brauchen wir allerdings zuerst Klarheit über unsere Motivation. Dazu stehen uns jene Methoden, von denen bisher die Rede war, zur Verfügung. Sie helfen uns, Erfahrungen und Erkenntnisse über uns und andere zu sammeln, die sich zu dem nötigen Verständnis verschmelzen, um uns selbst und andere zu heilen. An erster Stelle steht also die Forderung, uns auf der Ebene unseres Gefühlskörpers erst einmal selbst zu heilen. Dafür ist die Methode des Lösens von Gefühlen gedacht. Wenn wir den Bezug zu uns selbst erarbeiten, indem wir uns selbst heilen, können wir uns vornehmen, auch unsere Mitmenschen zu heilen. Stellen wir uns also folgende Fragen, um sie auch sogleich im Sinne von Therapeutic Touch zu beantworten:

- *Warum möchte ich als Heiler/Helfer arbeiten?*
  Aus Mitgefühl, und Mitgefühl ist bedingungslose Liebe.
- *Was heile ich?*
  Die Lichtkörper und möglicherweise auch den physischen Körper.
- *Wo heile ich?*
  An jedem Ort, so wie es die Umstände zulassen.
- *Wie heile ich?*
  Mit Energie und Licht, auch wenn es nicht immer erkennbar ist.
- *Was setze ich ein, um zu heilen?*
  Mein Wissen, dass ich ein Lichtwesen bin und als solches die Fähigkeit habe, durch mich hindurch sowie aus mir heraus – durch meine Chakras und Hände – reines, bedingungsloses Licht weiterzugeben.

Zur Entstehung und Entwicklung der Methode

Therapeutic Touch (TT) ist eine Heilmethode, die jeder lernen kann. Sie hat ihre Wurzeln in der uralten Praxis des Handauflegens. Man legt seine Hände einem anderen Menschen auf, um ein körperliches Leiden oder emotionale Schmerzen zu beseitigen. Therapeutic Touch ist eine ganzheitliche Methode, die den Menschen als Einheit von Körper, Gefühl, Geist und Seele versteht und behandelt.

Durch die TT-Methode bekommen wir immer wieder bestätigt, dass es zu unseren menschlichen Fähigkeiten gehört, uns und unsere Hände heilend einzusetzen. Es zeigt sich in diesem Zusammenhang auch immer wieder, dass wir Lichtwesen sind und als solche Schwingungen erzeugen, mit denen wir andere genauso beeinflussen können, wie wir selbst davon betroffen werden. Und wie die Erfahrung beweist, können wir all dies steuern, wenn wir uns selbst bewusst sind.

Therapeutic Touch entwickelte sich aus Experimenten, die in den späten sechziger Jahren von Dolores Krieger durchgeführt wurden. Sie lehrte damals Krankenpflege an der Universität von New York. Bald konzentrierte sich ihr Interesse auf die Auswirkungen, die das Handauflegen hatte, was seinerzeit gerade an der McGill-Universität in Montreal im Rahmen einer Forschungsarbeit untersucht wurde. Unterstützt von Oberst Estebany, einem damals sehr bekannten kanadischen Heiler, versuchte Professor Bernard Grad dem Phänomen auf die Spur zu kommen, dass Verletzungen bei Mäusen schneller ausheilten, wenn sie vom Oberst behandelt wurden. Daneben hatte man noch ein Experiment mit Gerstensamen gemacht, für das sich Dr. Krieger ganz besonders interessierte. Die Gerstensamen waren, um ein krankmachendes Umfeld zu simulieren, in einer Salzwasserlösung eingeweicht worden. Dann teilte man sie in zwei

Gruppen auf, wobei eine in einen Wasserbehälter kam, den der Oberst zwischen seinen Händen gehalten hatte, um auf diese Weise das Wasser zu magnetisieren. Das Ergebnis war, dass die mit dem magnetisierten Wasser versorgten Samen schneller keimten, größer wurden und mehr Chlorophyllanteile hatten als die Samen der anderen Gruppe. Chlorophyll und Hämoglobin sind im übrigen chemisch ähnlich aufgebaut.

Die Frage war nun, ob es eine Möglichkeit gäbe, den Effekt, den das Handauflegen auf den menschlichen Körper hat, mit Messungen nachzuweisen. Dr. Krieger begann also mit Hämoglobinuntersuchungen. Hämoglobin ist in den roten Blutkörperchen enthalten, über die Sauerstoff zu den Körperzellen gelangt.

Ihr erstes Experiment führte sie in Zusammenarbeit mit Oberst Estebany durch. Achtundzwanzig ausgewählte Patienten wurden auf zwei Gruppen verteilt. Bei neunzehn von ihnen sollte der Oberst seine Hände auflegen, wobei die Kandidaten vorher und nachher einer Blutentnahme unterzogen wurden. Die übrigen neun bildeten eine Kontrollgruppe: Ihnen wurde lediglich in gleichen Abständen Blut abgenommen. Dr. Krieger glaubte, dass der Sauerstoffspiegel im Hämoglobin der von Oberst Estebany behandelten Gruppe nach dem Versuch höher sein müsste als vorher. Ihre Hypothese bestätigte sich.[1] Die Wahrscheinlichkeit, dass der Sauerstoffanstieg rein zufällig war, liegt bei eins zu eintausend. Aus diesen Versuchen ergab sich für sie, dass es infolge des Handauflegens zu eindeutigen Veränderungen im menschlichen Organismus kommt.

Oberst Estebany glaubte wie viele Heiler heutzutage, dass seine Fähigkeit eine Begabung wäre, die sich nicht erlernen ließe. Bei den Experimenten an der McGill-Universität nahm auch Dora Kunz teil, die ehemalige Leiterin des amerikanischen Ablegers der Theosophischen Gesellschaft. Als bekannte Heilerin und Hellsichtige war sie der Meinung, dass die Fähigkeit, heilende Energie von einem Menschen zum anderen zu übertragen, potentiell in jedem Menschen vorhanden und erlernbar ist. Dank ihrer Sensitivität gelang es ihr schließlich, eine grundlegende Methode zu entwickeln.[2] Dolores Krieger, die sich von ihr in dieser Methode hatte unterweisen lassen, setzte sie als erste ein. So

begannen sie gemeinsam zu lehren, was unter dem Namen Therapeutic Touch bekannt wurde.

Die Hämoglobinversuche wurden mehrmals wiederholt. Nun führten dabei Krankenpflegerinnen, die in der neuentwickelten Methode ausgebildet waren, die Behandlungen aus. Doch das änderte nichts an den Ergebnissen. Nach wie vor war die Wahrscheinlichkeit eins zu eintausend, dass der festgestellte höhere Sauerstoffspiegel reiner Zufall war.

Zusätzliche Bestätigung fand Dr. Kriegers Pionierarbeit durch die Forschungsarbeiten von Dr. Patricia Heidt und Dr. Janet Quinn.

Patricia Heidt, die Psychologie studiert hatte, war eine von Dora Kunz' und Dolores Kriegers ersten Schülerinnen. Für ihre Doktorarbeit begann sie Untersuchungen an neunzig männlichen und weiblichen Patienten, die mit kardiovaskulären Erkrankungen im St. Vincent Medical Center in New York behandelt wurden. Sie teilte die Patienten in drei Gruppen auf. Sechzig Patienten stellten zwei Kontrollgruppen. Die übrigen dreißig behandelte sie nach der TT-Methode, unter Berührung des physischen Körpers, das heißt mit fünfminütigem Auflegen der Hände auf den Solarplexus der Patienten. Die Patienten der zweiten Gruppe wurden von ihr gelegentlich mit den Händen berührt, jedoch ohne jegliche Absicht, Energie zu übertragen oder zu heilen. Die dritte Gruppe war als eine zweite Kontrollgruppe gedacht. Diese Patienten erhielten keine Behandlung mit den Händen. Statt dessen wandte sich Dr. Heidt ihnen nur zu: Sie setzte sich ans Bett und sprach mit ihnen in einem ganz sanften Ton etwa für die Dauer einer normalen TT-Behandlung. Wie sich aus der Untersuchung ergab, war das Angstniveau bei den dreißig TT-behandelten Patienten um 16,3 Prozent zurückgegangen.[3]

Auch Janet Quinn suchte für ihre Experimente, die sie im selben Krankenhaus durchführte, Patienten aus, die an Erkrankungen der Blut- und Herzgefäße litten. Bei ihr waren es insgesamt sechzig Patienten, siebenunddreißig Männer und dreiundzwanzig Frauen, die alle ohne direkte körperliche Berührung behandelt wurden. Mit dabei waren auch vier Krankenschwestern, TT-Praktikantinnen, die von Dr. Krieger ausgebildet waren und mindestens vier Jahre Erfahrung in der Ausübung von Therapeutic Touch hatten. Von ihnen bekamen die Patienten die berührungslose NCTT-Behandlung (Non Contact Therapeutic Touch), wobei die Hände vom Kopf bis zu den Füßen des Patienten streichen, um den Zustand des Energiefelds wahrzunehmen oder zu diagnostizieren. Dieses Prüfen erfolgt im Abstand von etwa zehn bis fünfzehn Zentimetern zum physischen Körper, ehe man die Hände im gleichen Abstand über dem Solarplexus eine Zeitlang ruhen lässt, höchstens jedoch fünf Minuten. Dr. Quinn konnte damit beweisen, dass die TT-Behandlung bei Patienten mit kardiovaskulären Erkrankungen angstmindernd wirkt. Schon nach fünfminütiger Behandlung war das Angstniveau bei diesen Patienten um 17 Prozent geringer. Gleichzeitig zeigte sie, dass ungeschulte Krankenschwestern, die die Handbewegungen einfach nur nachmachten, in dieser Hinsicht überhaupt nichts bewirken konnten.[4] Ich halte es für einen ganz wesentlichen Aspekt, dass es nicht das Ritual einer Bewegung ist, was einen Effekt hervorbringt, sondern die Intention, die Absicht, die in der Bewegung enthalten ist. Kennzeichnend für die echte, authentische TT-Methode ist die *bewusste Absicht,* Hilfe zur Selbsthilfe anzubieten. Beim rein äußerlichen Nachahmen wird im Prinzip zwar auch derselbe Lichtkörper gestreichelt, so dass man auf den ersten Blick die beiden Behandlungen zunächst gar nicht voneinander unterscheiden könnte, dennoch fehlt eben etwas Elementares. Ohne diese Intention, Hilfe und heilende Energie anzubieten, ohne dieses Bewusstsein in den Händen, wird nicht im entferntesten etwas ausgerichtet.

Die Intention ist entscheidend

Intention ist geistige Sammlung, ein Zustand höchster Konzentration, in dem wir entscheiden, was genau wir tun wollen und wie wir es tun wollen. Das schließt jeden Aspekt unseres Lebens ein. Mit jeder Entscheidung, jeder Wahl, die wir treffen, verfolgen wir eine Absicht. Da wir um unsere Kraft wissen, verstehen wir auch, dass unsere Absicht sehr direkt und stark wirken kann. Wir sollten also achtsam prüfen, was wir bezwecken. Wir dürfen an unser Vorgehen keine manipulierenden Bedingungen knüpfen.

Hinter jedem Gedanken steckt eine Absicht, so dass es wichtig ist, unsere Gedanken laufend zu be-

obachten, damit sie harmlos bleiben. Durch den Eigenwillen unseres persönlichen Ego können wir Dinge geschehen lassen, wenn wir wollen. Nur darf sich unsere Absicht nicht von unserem persönlichen Ego leiten lassen. Deshalb ist das Lösen von Gefühlen so wichtig.

Geben wir darauf acht, dass wir in Gedanken nichts vorwegnehmen, indem wir auf bestimmte Ergebnisse fixiert sind. Wir dürfen unserem persönlichen Ego nicht in die Falle gehen, indem wir uns Dankbarkeit erhoffen (ML-Gefühl) oder uns ein vom persönlichen Ego positiv bewertetes Resultat wünschen (ME-Gefühl). Sonst könnte es sein, dass wir uns zwanghaft an etwas (ML-Gefühl) klammern, von einem Selbstwertgefühl abhängig werden, das ergebnisorientiert ist und nur darauf beruht, was bei einer zwischenmenschlichen Beziehung oder bei einer Behandlung herauskommt (ME- und ML-Gefühle).

Da Therapeutic Touch auf einer Interaktion von Mensch zu Mensch beruht, sollte unsere Absicht frei von allem Engen und Gewollten sein. Unsere Absicht ist, als Energiequelle zu fungieren, die andere, wenn sie wünschen, zu ihrer eigenen Transformation nutzen können. Mehr nicht.

Die beiden Wege der TT-Methode

Man kann die TT-Methode, wie ich sie lehre, auf zwei Arten einsetzen. Ein Weg ist, mittels der Hände an den drei Lichtkörpern zu arbeiten, deren elektromagnetische Felder wir erfühlen. Diese drei Schichten umfassen den physischen Körper samt Ätherkörper, den Gefühlskörper und den Mentalkörper, die sich gegenseitig durchdringen. Der zweite Weg besteht darin, Energie durch die Chakras oder Hände zu senden, allerdings ohne rituelle Bewegungen. Wir lassen ganz einfach Energie aus uns herausströmen, um zu helfen und zu unterstützen, wobei wir möglicherweise kreative geistige Bilder mit einbeziehen können.

Bevor wir mit dem eigentlichen TT-Verfahren beginnen, sollten wir mit viel Gespür das Feld der zu behandelnden Person einschätzen beziehungsweise erfühlen. Beim sogenannten Einschätzen versuchen wir mit Hilfe unserer Hände in eine Wechselbeziehung mit den Feldern der anderen Person zu treten.

Das Wichtigste dabei ist, dass wir uns stets der Subjektivität dieses Einschätzens bewusst sind. Regeln, die vorschreiben, was wir dabei fühlen müssen, gibt es natürlich nicht. Selbst wenn wir mit anderen TT-Praktizierenden zusammenarbeiten, kann es sein, dass wir beim Einschätzen der Felder unterschiedliche Erfahrungen machen. Der eine mag dies, der andere jenes erfühlen, und ein dritter sieht vielleicht Bilder, während der nächste in seinem eigenen Körper spürt, wo die Probleme des Patienten liegen. Wichtig ist, dass wir mit einem wachen und offenen Geist zu Werke gehen und lernen, unserer Intuition zu vertrauen. Bei Zweifeln, das heißt Angst, gibt uns das Lösen von Gefühlen das nötige Vertrauen. Das Einschätzen erfolgt aus einem Zustand des Zentriertseins, wobei wir mit den Handflächen den äußeren Rand des Felds berühren, das sich am angenehmsten anfühlt: den Ätherkörper in einem Abstand von etwa fünf Zentimetern zum Leib oder das Bioplasmafeld in einem Abstand von etwa dreißig Zentimetern.

Beim Einschätzen suchen wir das Feld nach seinen Merkmalen und Eigenschaften ab. Am Ätherkörper sind es die Energieblockaden und am Gefühlskörper als Teil des Bioplasmafelds die Gefühlsverdichtungen. Diese Störungen in den Energiefeldern fühlen sich für die Hände teilweise wie eine Sperre an, wie ein Widerstand, der warm, kalt, kräftig, sprühend, elektrostatisch, wirbelnd, klebrig, wollartig, flauschig, breiig, wie Nadelspitzen, hart, weich oder undurchdringlich sein kann. Wir können jedoch auch Löcher oder leere, kraftlose, unbewegliche Zonen fühlen. Diese Merkmale zu deuten ist eine Frage der Erfahrung und insofern vom Praktizierenden abhängig. Bei einem vitalen, kraftvollen und sprühenden Feld liegt es buchstäblich auf der Hand, dass es gesund ist, während ein schlaff erscheinendes Feld auf Ermattung, Müdigkeit, aber auch auf eine Erkrankung schließen lässt. Felder, die sich klebrig, wollartig, flauschig oder breiig anfühlen, Löcher haben oder unbewegliche, hohle, schlaffe Stellen, weisen in der Regel entwe-

der auf Blockaden oder auf einen ungenügenden Energiefluss hin. Ein sich elektrostatisch anfühlendes Feld hängt allgemein mit Spannung zusammen. Es kann aber auch die Folge von zu hohem Blutdruck sein und zuweilen durch Tabletten und Drogen zustande kommen. Spitze, stechende Widerstände im Feld, die sich im Extremfall sogar wie Messerspitzen anfühlen können und den Händen weh tun, sind mit Ärger, Wut und Zorn verbunden. Ist ein Feld sehr heiß, so dass es in den Händen beinahe brutzelt, hat es meistens etwas mit sehr großer Angst zu tun. Die beste Lehrmeisterin ist jedoch die Erfahrung. Schließlich wollen wir nicht unsere Aufmerksamkeit auf die Bedeutung der Merkmale richten, sondern vielmehr auf die Tatsache, dass etwas im Feld anders ist, dass es Unterschiede gibt. Diese Unterschiede können sich auch in der Entfernung des Felds zum physischen Körper ausdrücken, von dem es im Optimalzustand rundherum gleich weit entfernt ist. Geht das Feld über das Übliche hinaus oder hat es eingefallene Zonen, liegt es entweder an einem Zuviel oder Zuwenig an Energie.

Der nächste Schritt bei einer TT-Behandlung ist das Öffnen. Ich habe im Kapitel über die Chakras erwähnt, dass wir an den Fußsohlen unterhalb des Spanns und in der Mitte der Handflächen Nebenchakras besitzen, wo Energie ein- und ausfließt. Es sind Kraftfelder, die uns zum einen mit der Erde (über die Füße) und zum anderen mit unseren Mitmenschen (über die Hände) verbinden. Diese Zentren müssen funktionstüchtig sein, damit die Energie fließen kann, sobald wir anfangen, das Feld zu bearbeiten. Das Ritual des Öffnens schafft im selben Moment eine Verbindung zwischen unserem Feld und dem der anderen Person. Vor diesem Öffnungsritual sind wir ein auf unsere Lichtkörper beschränktes Wesen und getrennt von anderen. Nach dem Öffnen sind wir mit dem anderen zeitweilig verflochten, so dass wir beide eins sind.

Doch bevor wir lernen, eine vollständige TT-Behandlung zu geben, wollen wir im folgenden Kapitel das Übertragen von Energie üben.

28. Das Übertragen von Energie: eine Visualisierungsübung

Die Übung soll uns die Erfahrung vermitteln, wie wir Licht in uns aufnehmen, es durch unseren Körper strömen und wieder austreten lassen können. Mit dieser Erfahrung werden wir einen Bezugspunkt für das Gefühl bekommen, wenn während des Heilens mit den Händen die Energie durch uns hindurchfließt. Doch bevor wir mit der Übung beginnen, sollten wir uns zunächst in einen Zustand völliger Entspannung versetzen.

Nehmen Sie eine bequeme Sitzstellung ein. Der Rücken sollte gerade sein. Ihr Kopf ruht bequem und locker auf der Wirbelsäule. Die Füße stehen auf dem Boden. Sie sind nicht überkreuzt. Atmen Sie tief ein, und lassen Sie die Luft Ihre Lungen füllen, so weit es geht, wenn möglich bis hinunter in den Bauchraum, ohne die Schultern hochzuziehen. Lassen Sie Ihren Bauch los und beim Einatmen sich ausweiten. Lockern Sie gegebenenfalls Gürtel und engsitzende Kleidung an der Taille. Schließen Sie dann die Augen.

Wenn Sie all das nicht tun können, folgen Sie einfach den Worten, und versuchen Sie, während des Lesens Ihre Empfindungen wahrzunehmen:

Entspannen Sie Ihren Kopf. Entspannen Sie den Kopf bis ganz hinauf zum Scheitelpunkt. Entspannen Sie Ihre Stirn. Entspannen Sie Ihre Augen. Entspannen Sie Ihre Nase. Entspannen Sie Ihren Mund. Entspannen Sie Ihre Lippen; dabei können Ihre Lippen leicht geöffnet sein. Legen Sie die Zungenspitze sanft an den oberen Gaumen. Entspannen Sie Ihr Kinn. Fühlen Sie, wie Ihr ganzes Gesicht entspannt ist. Entspannen Sie Ihren Hals. Entspannen Sie Ihren Nacken. Fühlen Sie, wie sich die Entspannung über Ihre Schultern ausbreitet, über Ihr Rückgrat hinunter, und wie sich die Rückenmuskeln entspannen. Fühlen Sie, wie sich Ihre Arme entspannen; fühlen Sie, wie die Entspannung über Ihre Arme hinunterfließt, wie sich Ihre Hände entspannen und wie sich Ihre Finger entspannen.

Entspannen Sie Ihre Brust. Entspannen Sie Ihren Bauch und Ihren Magen. Entspannen Sie Ihren Un-terleib. Entspannen Sie Ihre Hüften. Entspannen Sie die Muskeln in Ihren Pobacken. Lassen Sie die Verspannungen herausfließen. Entspannen Sie Ihre Beine. Entspannen Sie Ihre Oberschenkel. Entspannen Sie Ihre Unterschenkel. Entspannen Sie Ihre Füße. Entspannen Sie Ihre Zehen. Lassen Sie alles los.

Sie fühlen sich jetzt herrlich entspannt!

1. Versuchen Sie sich vorzustellen, dass Sie Ihren fliegenden Teppich oder Ihre Wolke vor sich haben. Sie haben volles Vertrauen in Ihr Gefährt. Mutig besteigen Sie Ihren fliegenden Teppich beziehungsweise Ihre Wolke und lassen sich an Ihren friedvollen Ort zurückbringen. Sie haben alle Zeit der Welt für diese Reise; eine Minute Zeit…

2. Versuchen Sie sich vorzustellen, dass Sie Ihren Ort wohlbehalten erreicht haben und von Ihrem fliegenden Teppich oder von Ihrer Wolke absteigen und sich umschauen. Es ist ein herrlicher Tag; die Sonne scheint, wenn es für Sie richtig ist. Sie können die Sonne auf Ihrer Haut spüren; sie ist weder zu heiß noch zu kalt, sondern gerade richtig für Sie. Sie machen sich auf einen Spaziergang, um den Ort auf sich wirken zu lassen. Wie fühlen Sie sich? Können Sie bestimmte Geräusche hören, die für den Ort typisch sind? Oder riechen Sie etwas Besonderes? Vielleicht finden Sie etwas, was Sie kosten möchten. Lassen Sie sich ruhig Zeit. Sie haben alle Zeit der Welt, um sich an diese Umgebung zu gewöhnen; zwei Minuten Zeit…

3. Versuchen Sie sich vorzustellen, dass Sie in einer ganz entspannten Haltung dastehen und gleichzeitig ganz verwurzelt sein können. Versuchen Sie sich vorzustellen, dass sie sich vollkommen zentriert fühlen. Lassen Sie sich Zeit. Sie haben alle Zeit der Welt, um diesen Zustand zu erfahren; eine halbe Minute Zeit…

4. Versuchen Sie sich vorzustellen, dass etwa

dreißig Zentimeter über Ihnen eine weiße Lichtkugel schwebt. Es kann eine kleine oder große Kugel sein, ganz wie es Ihnen lieb ist. Das Licht oder die Farbe strahlt nur so viel, wie Sie es für richtig halten. Versuchen Sie sich vorzustellen, dass diese Lichtkugel sich nun im Uhrzeigersinn um Sie herum dreht. Sie kreist von oben durch Sie hindurch, um Sie herum, durch Ihren Gefühlskörper hindurch, durch Ihren Ätherkörper und durch Ihren physischen Körper. Sie kann sich ganz schnell drehen, wenn es sich für Sie gut anfühlt. Versuchen Sie sich vorzustellen, dass von der Lichtkugel all die Substanz, die Sie um sich haben und die Ihnen nicht weiter nützlich ist, abgezogen und im Boden versenkt werden kann. Lassen Sie sich Zeit. Sie haben alle Zeit der Welt für diese wunderbar reinigende Übung; zwei Minuten Zeit...

5. Versuchen Sie wahrzunehmen, wie gereinigt Sie durch diesen Prozess sind. Schauen Sie sich noch einmal an Ihrem Ort um. Stellen Sie fest, ob sich etwas verändert hat. Vielleicht ist auch etwas hinzugekommen. Hören Sie ein neues Geräusch? Nehmen Sie einen neuen Geruch wahr, oder entdecken Sie etwas, das für Sie einen ganz neuen Geschmack hat? Wenn Sie etwas stört, lösen Sie das Gefühl auf und merken Sie sich, was es war. Lassen Sie sich Zeit. Sie haben alle Zeit der Welt, um zu erfahren, ob und wie sich Ihr Ort verändert hat; eine halbe Minute Zeit...

6. Versuchen Sie sich vorzustellen, dass sich Ihr Scheitel-Chakra am Scheitelpunkt Ihres Kopfs öffnet, um einen weißen Lichtstrahl einzulassen. Dieser Lichtstrahl ist so weiß und so fein oder stark, wie Sie es wollen und wie es für Sie richtig ist. Das Licht scheint in Ihren Körper, füllt ihn langsam vom Kopf bis hinunter in die Zehenspitzen. Gleichzeitig wird alles, was Sie nicht mehr in Ihrem Körper an Dunkel brauchen, von diesem wunderbaren weißen Licht vertrieben, direkt aus Ihren Füßen in den Boden. Lassen Sie sich Zeit dafür. Sie haben alle Zeit der Welt, um das weiße strahlende Licht in sich zu erfahren, das alles Dunkel in Ihnen vertreibt, wenn Sie wollen; eine Minute Zeit...

7. Versuchen Sie sich vorzustellen, dass Sie sich auf Ihr Herz-Chakra konzentrieren, wobei das Licht weiterhin in Ihren Kopf einströmt und als Strahl aus Ihrem Herz-Chakra kommt. Sie haben alle Zeit der Welt für diese Erfahrung; eine Minute Zeit...

8. Versuchen Sie sich vorzustellen, dass dieser Strahl, dieses weiße Licht, diese Energie bedingungsloser Liebe, von Ihrem Herz-Chakra aus in Ihre Arme und dann in Ihre Hände fließt, um aus einem Punkt in der Mitte Ihrer Handflächen und vorne aus den Fingerspitzen herauszukommen. Wie fühlt es sich für Sie an? Spüren Sie ein Pulsieren? Ein Kribbeln? Ein Fließen? Etwas anderes? Seien Sie ganz locker, erzwingen Sie nichts. Wenn es nicht geht, lösen Sie das Gefühl von ME auf, dass es nicht geht oder dass Sie es nicht können. Lösen Sie die Angst vollkommen auf. Lassen Sie sich Zeit. Sie haben alle Zeit der Welt, um zu erfahren, wie die Energie aus Ihren Händen fließt; eine Minute Zeit...

9. Versuchen Sie sich vorzustellen, dass Sie das Fließen der Energie aus dem Punkt in der Mitte Ihrer Handflächen anhalten. Versuchen Sie das Licht, das von oben in Ihr Scheitel-Chakra einströmt durch Ihr Herz-Chakra fließen zu lassen, um es dann weiter vom Herz-Chakra durch Ihre Arme hindurch bis in Ihre Hände und vorne aus den Fingerspitzen herauskommen zu lassen. Wie ist dieses Gefühl? Ist es eine andere Erfahrung als das Fließen der Energie aus dem Punkt in der Mitte der Handflächen? Lassen Sie sich Zeit. Sie haben alle Zeit der Welt, um zu erfahren, wie das Licht aus Ihren Händen strahlt; eine Minute Zeit...

10. Versuchen Sie sich vorzustellen, dass Sie jetzt nichts mehr aus Ihren Händen fließen lassen. Versuchen Sie den Energiefluss, den Lichtstrom, eine Sekunde lang anzuhalten. Wie fühlen Sie sich dabei? Versuchen Sie sich nun vorzustellen, dass das Licht, das in Ihr Scheitel-Chakra einfällt, durch Ihr Herz-Chakra strahlt, in Ihre Arme geht, Ihre Hände erreicht und aus den Fingerspitzen träufelt. Lassen Sie sich Zeit. Sie haben alle Zeit der Welt für diese wunderbare Erfahrung; eine halbe Minute Zeit...

11. Versuchen Sie sich vorzustellen, dass Sie das Licht wieder aus dem Punkt in der Mitte Ihrer Handflächen und vorne aus den Fingerspitzen

strahlen lassen. Genießen Sie diese Erfahrung für eine Weile. Versuchen Sie nun, das Ausströmen der Energie, das Ausstrahlen des Lichts anzuhalten – gleichzeitig auch den Zustrom von oben durch das Scheitel-Chakra – und so viel Licht und Energie zu behalten, wie Sie brauchen. Schauen Sie sich dann wieder an Ihrem wunderschönen und friedvollen Ort um. Prüfen Sie, ob sich etwas verändert hat, ob Sie etwas Neues entdecken, und merken Sie es sich. Lassen Sie sich ruhig Zeit. Sie haben alle Zeit der Welt; eine Minute Zeit…

12. Versuchen Sie sich vorzustellen, dass Sie sich allmählich auf die Rückkehr vorbereiten. Sie können sich entspannt und leichter fühlen. Sie können ein harmonischeres Gefühl haben und ausgeglichen sein. Sie können an diesen Ort jederzeit zurück, wenn Sie wollen. Der Schlüssel ist das Wort »Lichtstrom«. Versuchen Sie sich vorzustellen, dass Sie Ihren fliegenden Teppich oder Ihre Wolke nehmen, um den Rückflug anzutreten. Versuchen Sie sich den Teppich oder die Wolke anzuschauen, ob sich daran etwas verändert hat. Steigen Sie auf, lassen Sie sich zurücktragen, und schließen Sie in aller Ruhe Ihre Erfahrung ab. Sie haben alle Zeit der Welt, um sich auf die Ankunft einzustellen; eine Minute Zeit, um langsam zu sich zu kommen und ganz entspannt die Augen zu öffnen.

Wenn Sie die Übung im Sitzen gemacht haben, legen Sie jetzt Ihren Kopf zwischen die Knie, und schütteln Sie dann die Arme aus; das wird Sie wieder munter machen.

Nach dieser Übung sollten Sie Ihre Eindrücke zu Papier bringen und prüfen, was Ihnen nicht gefiel oder was nicht so verlief, wie Sie es gehofft hatten. In diesem Fall ziehen wir wieder die Methode des Lösens von Gefühlen heran, wobei Sie auch das am besten schriftlich machen.

Die Fragen, die Sie sich im Zusammenhang mit der Übung stellen, sind:

Habe ich denselben oder einen anderen friedvollen, harmonischen Ort gewählt? Wenn es derselbe Ort war, war alles noch beim Alten? Hatte ich diesmal andere sinnliche Erfahrungen? Konnte ich wieder die Lichtkugel verwenden, um mich zu reinigen, oder nahm ich etwas anderes? Löste sich die Substanz von mir? Was war es für eine Substanz? War sie flüssig, fest, gasförmig oder wolkenartig? Hatte sich danach an dem Ort etwas verändert? War manches klarer, deutlicher? Oder war es trüber, wolkiger? Musste ich auf das Lösen von Gefühlen zurückgreifen? Was kam dabei heraus? Konnte ich das Licht in mein Kronen-Chakra einlassen? Strömte es durch meinen Körper? Brachte es etwas aus meinen Füßen heraus? Gelangte es in mein Herz-Chakra? Konnte ich es aus dem Herz-Chakra mehr oder weniger gebündelt herausstrahlen lassen? Wie fühlte es sich an? Strömte es in meine Arme? Aus meiner Hand? Wie fühlte es sich an, als es aus der Hand kam? War es ein Prickeln, ein Pulsieren? Tropfte es, oder schoß es wie ein Strahl heraus? Konnte ich das Fließen und Strömen anhalten? Wie war mir dabei zumute? Konnte ich es aus den Fingerspitzen träufeln lassen? Wie war es anschließend an meinem Ort? Hatte sich etwas verändert?

Auch für diese Übung gilt, was ich immer wieder betone: Lassen Sie sich bitte nicht dazu verleiten, sich vorab an den Erfahrungen und Deutungen zu orientieren, die ich in Kapitel 3 5 jeweils zu den Übungen zusammengestellt habe. Es wäre schade, da Sie sich um Ihre ureigene Erfahrung bringen könnten.

Nachdem wir nun das Fließen der Energie ein weiteres Mal an uns selbst erfahren haben, dürften wir soweit sein, mit Hilfe unserer Hände eine vollständige TT-Behandlung durchzuführen.

29. Traditionelles Therapeutic Touch (nach Krieger/Kunz) und »Amplified« Therapeutic Touch-Anwendungen

Die Position bei der Behandlung

Es gibt unterschiedliche Behandlungsrichtlinien bei der amerikanischen Methode (die als traditionelles Therapeutic Touch nach Krieger/Kunz bekannt ist) und was sich über die Jahre bei mir als erweiterte Methode entwickelt hat. Daher nenne ich meine Entwicklung Amplified (erweitertes) Therapeutic Touch. Beide Methoden haben dieselben Grundlagen; der Unterschied ist jedoch, dass Amplified TT mehr Einzelschritte anbietet und statt nur am Ätherkörper zu arbeiten (wie es Krieger/Kunz vorschreiben), kann man auch weiter entfernt auf der Gefühlskörperebene arbeiten.

Um den Leser klar zu machen, welche Schritte traditionell oder *amplified* sind, sind die letzteren mit einem **(a)** markiert. Man kann also eine kurze Behandlung machen die nicht langer als 20 Minuten dauern sollte, oder, wenn es die Zeit erlaubt, die verlängerte *amplified* Behandlung, die zwischen 45 Minuten und einer Stunde dauert.

Therapeutic Touch wurde für kranke Menschen entwickelt; dass der Patient aufrecht steht, ist also nicht vorgesehen. Wenn er sitzt, tut sich auch der Behandelnde leichter, da er ohne allzu große Belastung für seinen Rücken an die Felder herankommt. Ein Hocker ist am geeignetsten oder ein armloser Stuhl, wobei die behandelte Person, wenn sie möchte, einen Arm auf den hinteren Teil des Stuhl stützt und den anderen locker hängen lässt oder die Hand (oder Hände) in den Schoß legt. Auf diese Weise sind Rück- und Vorderseite des Körpers für das Einschätzen frei zugänglich. Die unteren Extremitäten lassen sich am besten im Sitzen oder Knien abprüfen. Wichtig ist jedoch, dass die behandelte Person weder Arme und Hände noch die Füße kreuzt, solange wir die Felder an ihr einschätzen. Für den Fall, dass wir die Person hinlegen müssen, bietet sich ein Massagetisch an; allerdings ist das Arbeiten am Rücken und an der Vorderseite dann etwas eingeschränkt. Bei bettlägerigen Personen haben wir keine andere Wahl. Sie können versuchen, sie zeitweise in Bauchlage und zeitweise in Rückenlage zu bringen oder sie im Bett aufrecht hinzusetzen, wenn es geht. (Auf einer Pflegestation habe ich sogar schon unter dem Bett gearbeitet.)

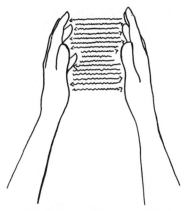

Abb. 7: Energetisieren der Hände

1. Schritt: das Zentrieren

Am Anfang jedes TT-Praktizierens steht das Zentrieren. Anschließend bringen wir unsere Hände in die richtige energetische Position, das heißt, wir halten sie so nebeneinander, dass die Handflächen zu der Person schauen, die wir behandeln werden (siehe Abb. 7 und Kapitel 4). Wenn wir den Energiefluss in unseren Händen spüren, können wir uns dem nächsten Schritt zuwenden, dem Einschätzen.

2. Schritt: das Einschätzen

Die zu behandelnde Person sitzt auf einem Hocker (oder auf einem armlosen Stuhl mit der Rückenlehne an der Armseite der behandelnden Person), so dass wir sie vorne und hinten ungehindert untersuchen können. Wir beginnen mit dem Einschätzen an der Körperrückseite, die nicht so intim ist wie die vordere Seite, indem wir oberhalb des Hinterkopfs anfangen. Wenn wir anschließend zur Vorderseite übergehen, beginnen wir oberhalb des vorderen Kopfbereichs und führen unsere Hände langsam vor ihrem Gesicht nach unten. Der Kopf ist eine besonders empfindliche Zone, weil die Chakras, die in diesem Bereich liegen, höhere Frequenzen haben. Wenn wir keine besondere Störung im Umfeld des Kopfs feststellen oder nach einer solchen nicht gerade suchen, sollten wir uns nicht zu lange am Kopf aufhalten, da wir sonst möglicherweise ein Druck- oder gar Schwindelgefühl bei der Person, an der wir arbeiten, erzeugen können.

Zuerst finden wir heraus, wo der hintere Rand des Felds verläuft. Dann entscheiden wir, an welchem Lichtkörper wir arbeiten wollen, ob mit dem Ätherkörper (Abstand zum Leib: fünf bis sieben Zentimeter [nach Krieger/Kunz]) oder mit dem Gefühlskörper als Teil des Bioplasmafelds (Abstand zum Leib: dreiundzwanzig bis dreißig Zentimeter

[Amplified TT]). Nun fangen wir mit der Rückseite an und streichen mit den Händen sanft vom höchsten Punkt des Kopfs nach unten, quer über die Schultern und den ganzen Rücken hinab bis zum Gesäß und Steißbein (siehe Abb. 8). Dabei wollen wir die Beschaffenheit des Felds links und rechts vom Körper ermitteln, wie groß sein Abstand zu ihm ist und ob es sich auf beiden Seiten gleich anfühlt. Auch den seitlichen Abstand zum Kopf, zu den Schultern und Armen wollen wir erfahren.

Danach suchen wir den vorderen Rand des Felds, wobei wir nun der Person gegenüber plaziert sind und wieder vom Scheitel ausgehen (Abb. 9). Mit sanften Bewegungen folgen unsere Hände dem Verlauf des Felds am äußeren Rand, zuerst vor dem Gesicht, dann an den Kopfseiten, am Hals abwärts, zur Brust hinab und dann an den Armen entlang, sowohl an der Oberseite als auch seitlich davon. Der Solarplexus bedarf besonderer Beachtung, denn

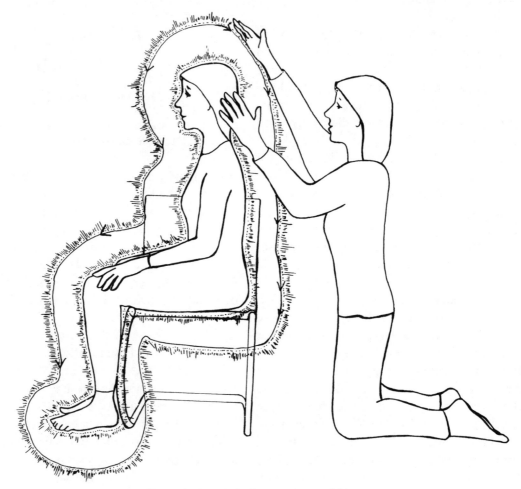

Abb. 8: Abschätzen des hinteren Energiefeldes

dieses Chakra ist ein sehr empfindlicher Bereich, in dem sich eine Menge Gefühle ablagern, insbesondere Angst, Furcht, Wut und so weiter. Es kann sein, dass wir in diesem Bereich eine extreme Stumpfheit wahrnehmen, eine gewisse Unbeweglichkeit, eine schildartige Abdeckung, extremes Prickeln oder ein Aufgeblasensein, so als sei die Person dort energetisch schwanger. Vom Solarplexus lassen wir die Hände nach unten über den Schoß gleiten, an den Hüftseiten vorbei, dann vorne über die Oberschenkel, auch an den Seiten, dann vorne zu den Unterschenkeln hinunter, und auch hier die Seiten nicht vergessen, bis wir schließlich ganz unten zu den Füßen kommen. In der Regel ist es aufschlussreich, wenn wir mit dem Einschätzen noch einmal von vorne, von ganz oben, beginnen, zuerst wieder an der Körperrückseite, dann an der Vorderseite. Mit

dem ersten Einschätzen haben wir schon eine kleine Behandlung ausgeführt, wobei die Energieblockaden zutage getreten sind, so dass wir sie beim zweiten Durchgang noch deutlicher wahrnehmen können. Im Zweifelsfall gehen wir wieder zurück und prüfen die Stelle nochmals, aber ohne dort zu lange zu verharren, um nicht verwirrt zu werden. Ich selbst gehe beim Einschätzen des Felds sehr schnell vor, um die Eindrücke eher spontan kommen zu lassen, statt sie mit dem Verstand zu erfassen. Erinnern wir uns daran, unsere Zweifel, unsere Angst, uns nicht auszukennen, unfähig zu sein oder zu versagen, sowie unseren Wunsch, etwas fühlen zu wollen, aufzulösen. Je entspannter wir sind, desto offener werden wir, um das Feld eines anderen Menschen zu erfahren.

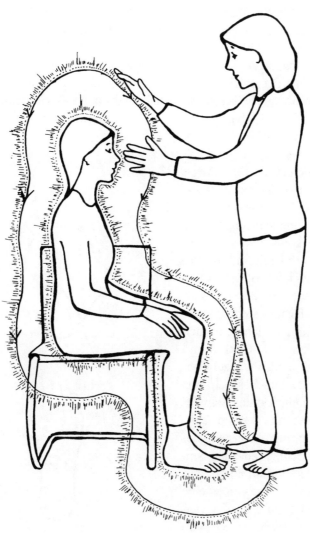

Abb. 9: Abschätzen des vorderen Energiefeldes

Fragen, um die Technik des Einschätzens einzuüben

Wo haben Sie das Feld gespürt, und gingen Ihre Hände von sich aus auf die Distanz von etwa fünf Zentimetern? Wenn ja, dann erfühlten Sie den Ätherkörper mit all seinen Eigenschaften. Fühlte sich dieses Feld etwas kühl an? Das passiert aufgrund der blauen ätherischen Substanz. Sind Sie mit den Händen weiter weg gegangen, vielleicht zwanzig Zentimeter oder mehr? Das war das Bioplasmafeld. Was haben Sie gespürt? Hitze? Wärme? Ein elektrisierendes Prickeln? Es macht überhaupt nichts, wenn Sie kaum etwas gefühlt haben. Probieren sie es mit Ihren Pflanzen, Ihrer Katze oder einem anderen Haustier und natürlich mit sich selbst, um sich an die Erfahrung der äußerst feinen Unterschiede zu gewöhnen. Je mehr Sie üben, desto mehr werden Sie Ihr Gespür dafür entwickeln.

Haben Sie Farben gesehen? Bilder? Oder wurden Ihre Hände wie von einem Magnet zu einer bestimmten Stelle gezogen? Hat die Person Ihnen bestätigt, dass es für sie eine Problemzone gewesen ist? Allmählich werden Sie merken, über welch große Intuition sie in Wirklichkeit verfügen. Wenn Sie skeptisch sind und Zweifel haben, lösen Sie Ihr Gefühl eines Mangels an Einfluss, das sich hinter Ihrer Angst verbirgt, etwas falsch zu machen. Lösen Sie auch Ihr Gefühl eines Mangels an Liebe, Ihre Angst vor dem Scheitern, vor dem Misslingen, und versuchen Sie es noch einmal. Wenn Sie wollen, können Sie auch Ihre Hände zu Hilfe nehmen, um das Gefühl in Ihnen zu lösen. Legen Sie sie auf den Bereich, wo Sie das Gefühl in sich festhalten, und ziehen Sie es waagrecht zum Körper aus sich heraus. Meistens stecken diese Gefühle im Solarplexus. Sie können sich aber auch im Sexual-Chakra, Herz-Chakra, Kehl-Chakra und manchmal sogar im Stirn-Chakra oder Wurzel-Chakra eingenistet haben. Höchstwahrscheinlich verspüren Sie beim Herausziehen ein leichtes Schwingen oder so etwas wie austretende warme Luft, wobei am Ende oft das Bedürfnis mit einhergeht, tief Atem zu schöpfen oder einen Seufzer auszustoßen. Streichen Sie weiter nach außen und unten ab, und halten Sie dabei das Behältnis im Auge, sei es eine Flasche, ein Topf oder was auch immer, das Sie vielleicht als Sinnbild benutzen. Vergewissern Sie sich, dass es leer und vollkommen aufgelöst ist.

3. Schritt: das Stimulieren oder Öffnen der Fuß- und Hand-Chakras (a)

Wir setzen uns mit schräg ausgestreckten Beinen möglichst dicht vor die behandelte Person, die auf dem Stuhl oder Hocker sitzt, so dass wir mit unseren Fingerspitzen ganz leicht unter ihre Fußsohlen kommen, wobei unsere Handflächen nach oben schauen. Nun lassen wir aus unseren Fingerspitzen die Energie in ihre Füße fließen (Abb. 10).

Wir lassen die Energie so lange fließen, bis wir eine Rückkopplung bekommen, entweder von der behandelten Person oder von uns selbst. Es kann ein Seufzen oder ein kräftiger Atemstoß sein. Vielleicht merken wir auch, wie sich die Energie dort, wo wir unsere Finger haben, aufstaut. Das ist natürlich ein Zeichen, dass es genug ist. Vielleicht hat die Person auch ein rotes Gesicht oder eine etwas tiefere Stimme bekommen. Wenn es der Person schwindelig wird oder sie ein Unwohlsein im Magen verspürt, ist es ein Zeichen, dass es zu schnell zu einem Übermaß an Energie gekommen ist. Wir brauchen deshalb nicht in Panik zu geraten und Angst zu haben, wir hätten etwas falsch gemacht, sondern wir fan-

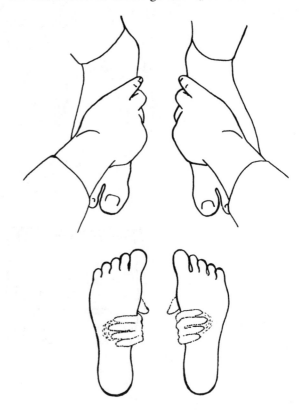

Abb. 10: Öffnen der Fuß-Chakras

gen einfach an, die überschüssige Energie aus ihren Fußsohlen zu streichen, bis sich die Person besser fühlt. Es ist oft der Fall, dass Menschen viel empfindlicher auf die Übertragung von Schwingungen reagieren, als wir es erwarten. Durch das Öffnen kann es beim ersten Mal zu einer Reaktion kommen, die insgesamt einer energetischen Regulierung bedarf, was in seltenen Fällen ein kurzzeitiges Schwindelgefühl oder Übelkeit nach sich ziehen kann.

Nach dem Öffnen der Füße kommen die Hände an die Reihe. Zu diesem Zweck legt die Person ihre Hände mit den Handflächen nach oben auf ihren Schoß. Wir müssen stets darauf achten, dass sie weder ihre Hände noch ihre Füße verschränkt, was wir alle instinktiv machen, wenn wir uns gegen etwas abzuschirmen versuchen. Wir selbst bleiben weiterhin am Boden sitzen oder knien uns hin (je nachdem, in welcher Position wir unseren Rücken ohne Anstrengung gerade halten können). Dann legen wir unsere Fingerspitzen auf ihre Handflächen, so dass sie den Punkt in der Mitte berühren. Nun lassen wir wieder die Energie aus den Fingerspitzen fließen (Abb. 11).

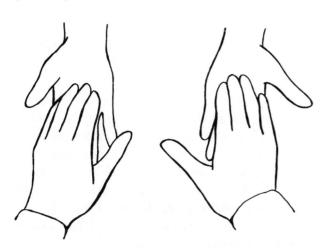

Abb. 11: Öffnen der Hand-Chakras

Wenn wir genügend Energie übertragen haben, werden wir wieder eine Rückmeldung bekommen, sei es von der Person oder aus uns selbst. Achten wir also wieder auf ein Seufzen oder einen kräftigen Atemstoß. Oder wir merken, wie sich die Energie in unseren Fingern zurückstaut. Es kann auch sein, dass die Person ein rotes Gesicht bekommt oder mit tieferer Stimme spricht. Es ist wichtig zu begreifen, dass wir mit unserer Reaktionsweise, die wir die er-

sten Male zeigen, mehr oder weniger festlegen, welches Rückkopplungsmuster wir persönlich haben. Bei mir ist es immer ein Seufzen, das mir anzeigt, wenn genug Energie übertragen worden ist. Es dauerte eine Zeitlang, bis ich dahinter kam. Als ich die Methode lernte, sagte mir niemand, dass ich in mir selbst Anzeichen dafür finden könnte, wenn es genug ist. Wenn man etwas Neues lernt, insbesondere etwas, das sehr viel Feingefühl erfordert, ist man anfangs öfters sehr in Anspruch genommen. Es ist, wie wenn man Autofahren lernt. Man ist so damit beschäftigt, das Auto zu steuern, dass man kaum mitbekommt, was sich auf der Straße tut. Man muss Geduld mit sich haben, dann bekommt man schon die nötige Routine. Frustriert zu sein, weil die Dinge nicht so laufen, wie wir es gerne hätten, ist ein Gefühl des Mangels an Einfluss. Wenn wir es auflösen, merken wir, dass wir viel mehr wahrgenommen haben, als wir dachten.

Weitere Schritte

Zunächst einmal ist es unsere Absicht zu helfen, nicht zu heilen. Wenn eine Heilung stattfindet, so deshalb, weil die Person bereit ist, den Selbstheilungsprozess in sich zuzulassen. Dafür setzen wir die Mittel ein, die uns zur Verfügung stehen, einschließlich unserer Hände und unserer kreativen Vorstellungskraft. Was wir nicht einsetzen, ist der Wille unseres persönlichen Egos. Obwohl wir mit der Einstellung herangehen, etwas zu entfernen, herauszuziehen oder aufzulösen, sagen wir nicht: »Ich will es wegnehmen«, denn in diesem Fall ist das »Ich« das persönliche Ego. Es kann durchaus sein, dass wir es in uns selbst aufnehmen, mit der Folge, dass wir den Schmerz, oder was immer es ist, in unserem eigenen Körper durchmachen müssen. Lassen wir also unser persönliches Ego aus dem Spiel und statt dessen lieber unsere Fähigkeit zu bedingungsloser Liebe zum Zuge kommen, die uns als Lichtwesen eigen ist. Mit dem Öffnen der Füße und Hände schaffen wir eine energetische Einheit zwischen uns und der Person, die wir behandeln. Wenn wir energetisch mit ihr verbunden sind, haben wir es leichter, die alten, im Gefühls- oder Ätherkörper festsitzenden Blockaden und Verzerrungen aufzulösen.

4. Schritt: den Solarplexus behandeln (a)

Bei Menschen, die nicht gesund sind, behandeln wir als erstes den Solarplexus, egal, welche anderen Problemzonen sie sonst noch haben. Wir stehen oder knien rechts von der Person und benutzen unsere rechte Hand (Linkshänder arbeiten von der linken Seite aus), um das Feld nach außen und unten abzustreichen. Das heißt, wir ziehen mit unseren Händen die blockierte oder überschüssige Energie, die sich im Solarplexus festgesetzt hat, heraus und nach unten (Abb. 12) weg von der Person und weg von uns (Abb. 13). Zusätzlich ziehen wir sie dann aus den Füßen heraus, indem wir sie unter den Fußsohlen abstreichen. Diesen letzten Schritt können wir auch ganz am Ende der Behandlung machen, wenn sich die Energiekonzentration in Grenzen hält (Abb. 14).

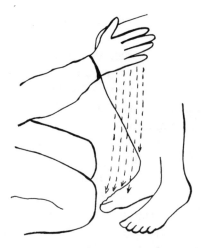

Abb. 13: Die Energie wird bis zu den Füßen hinabgezogen

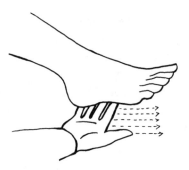

Abb. 14: Ausstreichen der Energie aus den Fußsohlen

Durch das Abstreichen tritt sofort eine Entspannung ein, da es Gefühle wie Furcht, Nervosität, Angst, Hilflosigkeit oder Überreizung lindert, wenn jemand große Schmerzen hat. Starke Schmerzen hängen teilweise mit der Angst vor Schmerzen zusammen. Wenn wir die Angst wegstreichen, lässt auch der Schmerz nach, der sich dann über das ganze Feld verteilt, statt sich an der Ursprungsstelle zu konzentrieren.

5. Schritt: Behandlung von blockierten Armen und Beinen (a)

In diesem Fall halten wir uns an die Gesetzmäßigkeiten des Ätherkörpers und Meridiansystems und arbeiten von unten nach oben. Um Blockaden aus Füßen und Beinen zu lösen, legen wir eine Hand auf den Fußrücken und die andere genau darunter auf das Fuß-Chakra auf der Fußsohle (Abb. 15).

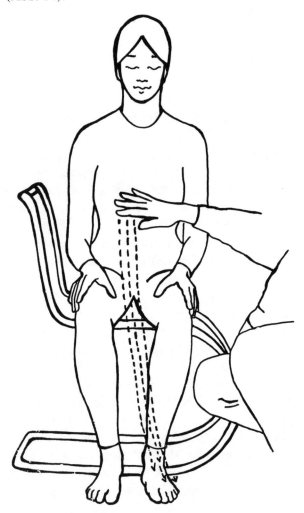

Abb. 12: Ausstreichen der Energie aus dem Solarplexus

194

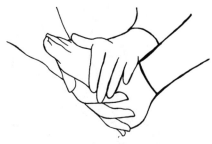

Abb. 15: Öffnen des Nebenchakras am Fuß mit beiden Händen

Dann lassen wir die Energie von unten nach oben durch den Fuß strömen. Wenn wir merken, dass der Bereich sich geöffnet hat, gehen wir zu den Knöcheln über (Abb. 16). Auch hier legen wir die eine Hand außen, die andere innen an und lassen dann die Energie durch das Gelenk fließen, bis wir merken, dass es sich geöffnet hat und die Energie durchkommt.

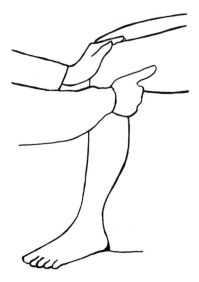

Abb. 17: Öffnen des Nebenchakras am Knie

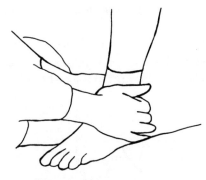

Abb. 16: Öffnen des Nebenchakras am Knöchel

Nach den Knöcheln widmen wir uns dem Knie, indem wir eine Hand auf die Kniekehle, die andere auf die Kniescheibe legen und die Energie aus der rechten Hand durch das Kniegelenk in die linke Hand fließen lassen, bis es sich offen anfühlt (Abb. 17).

Am Hüftgelenk legen wir eine Hand auf das Gesäß, die andere gegenüber und lassen die Energie in das Gelenk fließen, bis auch dieses geöffnet ist und die Energie durchkommt (Abb. 18).

Anschließend streichen wir im entsprechenden Abstand die Energie im Feld nach unten ab, streichen sie weiter die Beine hinunter und schließlich ganz aus den Fußsohlen heraus (Abb. 19). Wenn wir merken, dass sie ins Fließen kommt, ziehen wir die ganze überschüssige Energie heraus, bis wir von ihr nichts mehr spüren.

Wenn wir damit fertig sind, schätzen wir das

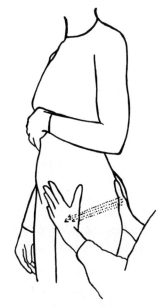

Abb. 18: Öffnen des Nebenchakras am Hüftgelenk

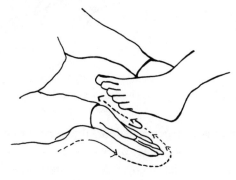

Abb. 19: Ausstreichen der Energie aus den Fußsohlen

Bein noch einmal ein und prüfen, ob sich das Feld verändert hat, zum Beispiel, ob es jetzt anders beschaffen ist oder einen anderen Abstand aufweist. Notfalls wiederholen wir das Öffnen an diesem Bein/Fuß. Mit dem anderen Bein/Fuß verfahren wir ebenso, auch wenn wir keine Probleme feststellen konnten. Wir müssen es auf jeden Fall machen, um den Körper ins Gleichgewicht zu bringen.

Um Blockaden in den Armen zu lösen wenden wir dasselbe Verfahren ausgehend vom Hand-Chakra an. Wir halten die Hand zwischen unseren Händen und lassen so lange Energie einströmen, bis wir spüren, dass sie frei durchfließt (Abb. 20).

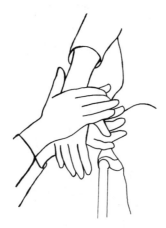

Abb. 20: Öffnen des Hand-Chakras mit beiden Händen

Dann legen wir das Handgelenk zwischen unsere Hände und lassen auch hier die Energie aus unserer rechten Hand in die linke fließen, bis wir merken, dass das Gelenk ganz offen ist (Abb. 21).

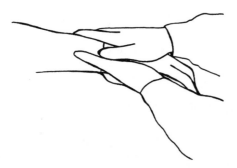

Abb. 21: Öffnen des Nebenchakras am Handgelenk

Als nächstes legen wir den Ellbogen zwischen unsere Hände, so lange, bis wir merken, dass unsere Energie von der rechten Hand durch das Gelenk hindurch in unsere linke Hand fließt (Abb. 22).

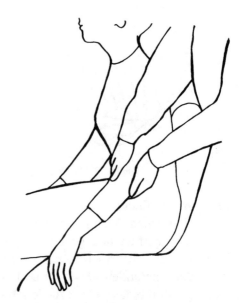

Abb. 22: Öffnen des Nebenchakras am Ellbogen

Danach kommt das Schultergelenk an die Reihe. Wir legen unsere Hände von beiden Seiten auf und lassen die Energie von der rechten Hand in die linke fließen, bis wir merken, dass auch dieses Gelenk ganz offen und durchlässig ist (Abb. 23).

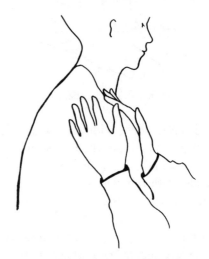

Abb. 23: Öffnen des Schulterchakras

Im entsprechenden Abstand streichen wir die Energie im Feld nach unten ab, das heißt die Arme hinunter und aus den Handflächen heraus (Abb. 24).

Sobald sie ins Fließen kommt, ziehen wir die überschüssige Energie ganz heraus, bis nichts mehr davon zu spüren ist. Anschließend schätzen wir den Armbereich noch einmal ein und prüfen, ob es im Feld Veränderungen gibt, zum Beispiel, ob es

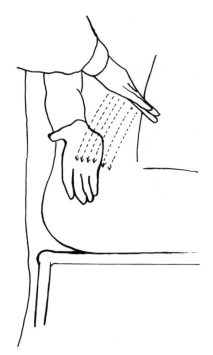

Abb. 24: Ausstreichen der Energie aus den Handflächen

anders beschaffen ist oder einen anderen Abstand aufweist. Notfalls wiederholen wir das Öffnen des Arms. Ansonsten gehen wir zum anderen Arm über, den wir genauso behandeln, egal, ob er blockiert ist oder nicht, um das körperliche Gleichgewicht herzustellen.

6. Schritt: Die Behandlung von Nacken und Schultern (a)

Ein weiterer Bereich, in dem sich Energie in konzentrierter Form ansammelt, ist die Nacken- und Schulterpartie. Auch die Wirbelsäule gehört dazu, besonders im unteren Teil, wo sich das hintere Wurzel-Chakra befindet. Wir neigen dazu, gerade im Nacken- und Schulterbereich vor allem Stress festzuhalten, der sich dort zusammenballt und verfestigt. Wir können es beim Einschätzen anhand der Schwingungen erkennen, die von diesen Zonen ausgehen. Wir werden zum Teil mehr Hitze spüren, Verdichtungen, Klumpen, Kältezonen oder überhaupt keine Bewegung oder Löcher sowie dunkelrote oder braune Farben, um nur einige der Möglichkeiten zu nennen.

Von einer Behandlung in diesem Bereich profitiert fast jeder Mensch, denn es gibt wohl kaum je-

manden, der hier keine Energieblockaden hat. Um den Energiefluss wiederzubeleben, behandeln wir den Bereich auf zwei Ebenen: zum einen direkt am physischen Körper, indem wir den Nacken, die Schulterblätter und Schultern bearbeiten, und zum anderen auf der Ebene des Gefühls- oder Ätherkörpers, um die gelöste Energie abzustreichen.

Wir stehen dabei hinter der Person und legen die rechte Hand auf die Mitte des Nackens, im Bereich des hinteren Hals-Chakra (Abb. 25). (Linkshänder

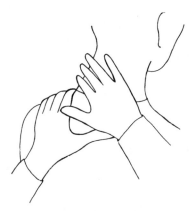

Abb. 25: TT-Anwendung von Nacken und Schultern

nehmen die Linke.) Nun lassen wir aus der Mitte unserer rechten Handfläche, die nach wie vor auf dem Halswirbelbereich liegt, Energie fließen. Wir müssen die Energie wirklich tief in den Körper hineinleiten, damit sich die Energie, die sich in der Tiefe gestaut hat, lösen kann. Dann gehen wir mit beiden Händen ein kleines Stück weiter und wiederholen den Ablauf. Diese Bewegung unterstützen wir in unserer Vorstellung dadurch, dass wir die Energie zur Seite wegschieben und gleichzeitig weiter Energie aus der Mitte unserer Handflächen tief in das Gewebe leiten. Langsam lassen wir die rechte Hand nach rechts und die linke nach links wandern, ohne eine Stelle auszulassen (Abb. 26). Dabei stellen wir uns weiterhin vor, dass wir die Blockaden zur Seite

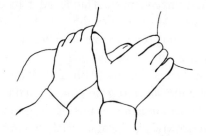

Abb. 26: TT-Anwendung des Nackenbereichs

schieben. Dies machen wir so lange, bis wir an beiden Seiten die Schulterenden erreicht haben.

Wenn die Schultern ganz starke Verdichtungen aufweisen oder besonders dick, groß oder schwer sind, behandeln wir jede Schulter einzeln. Auch dabei gehen wir wieder von der Mitte des Nackens aus. Allerdings stehen wir jetzt seitlich zur Schulter, die wir zwischen unseren Händen halten wollen. Wir legen eine Hand von vorne gegen die Innenseite des Schulterblatts, die andere von hinten gegenüber auf die äußere Seite des Schulterblatts. Dann lassen wir die Energie aus der vorne aufliegenden rechten Hand durch die Schulter hindurch zur hinten aufliegenden linken Hand fließen, und zwar so lange, bis wir sie in der linken spüren (Abb. 27). (Linkshänder arbeiten andersherum.) Wenn wir fühlen, dass die Energie durch den behandelten Bereich flutet, ziehen wir sie mit langsamen, gleitenden Bewegungen bis zum Armansatz. Diesen Ablauf wiederholen wir so lange, bis wir den ganzen Schulterbereich behandelt haben.

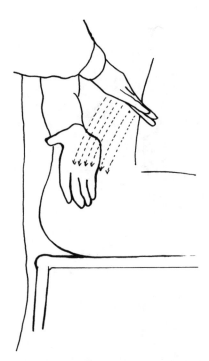

Abb. 28: Ausstreichen der Energie aus den Handflächen

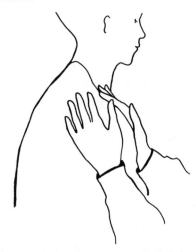

Abb. 27: Fließen der Energie in die Schultern

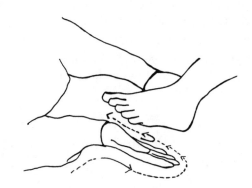

Abb. 29: Ausstreichen der Energie aus den Fußsohlen

Anschließend wenden wir uns der Arbeit am Feld zu. Wir stehen weiter mit dem Gesicht zur Schulter gewandt, bringen unsere Hände aber in den entsprechenden Abstand, um die gelöste Energie die Schulter entlang seitwärts zu schieben, das Feld abwärts, weiter die Arme hinunter und am Ende aus den Handflächen hinaus (Abb. 28). Wenn wir mit einer Schulter ganz fertig sind und auch das Feld behandelt haben, indem von uns die Energie aus den Handflächen vollständig abgestrichen wurde, gehen wir zur anderen Schulter über.

Nach der Behandlung prüfen wir das Feld im Schulter- und Rückenbereich noch einmal, um zu sehen, welche Veränderungen stattgefunden haben und bearbeiten es notfalls ein zweites Mal. Zum Abschluss glätten wir das ganze Feld und ziehen die Energie zu den Füßen hinab, um sie aus den Fußsohlen abzustreichen (Abb. 29). Die behandelte Person fühlt sich nun leichter und offener, so als sei ihr ein schwerer Mantel von Rücken und Schultern abgenommen worden.

7. Schritt: die Behandlung der Wirbelsäule (a)

Auch die Wirbelsäule ist als ein Bereich bekannt, in dem sich Stress ansammelt. Der Rücken beziehungsweise die Wirbelsäule ist der Sitz der willensbetonten Chakras (im Gegensatz zur Vorderseite des Körpers mit den gefühlsbetonten Chakras). Viele Rückenprobleme sind genau in den Zonen zu finden, wo die Chakras liegen. Durch eine Behandlung dieser Stellen können wir etwas von der blockierten Energie an der Wirbelsäule wegnehmen.

Wir setzen oder knien uns wieder so hin, dass wir unseren Rücken ohne Anstrengung gerade halten können. Wenn wir uns rechts zum Rücken der zu behandelnden Person befinden, können wir unsere Hände mühelos auf ihre Wirbelsäule legen. Wir beginnen damit, die rechte Hand ganz oben auf den Nacken zu legen und die linke ein Stück tiefer, so dass der Daumen der rechten Hand über den Daumen der linken zu liegen kommt (Linkshänder machen es umgekehrt). Wenn wir die Hände auf diese Weise wie einen Fächer platziert haben, schicken wir aus dem Chakra in der Mitte der rechten Handfläche Energie an das Chakra in der linken Handfläche, wobei wir uns am besten eine Lichtschleife zwischen beiden vorstellen. Die rechte Hand sendet Energie, die linke empfängt sie (Abb. 30). Es ist wichtig, dass wir diesen Vorgang mit unserer kreativen inneren Vorstellungskraft unterstützen.

Wenn wir spüren, wie die Energie von der einen Hand in die andere fließt, gehen wir mit unseren Händen ein Stück weiter nach unten, indem wir immer die rechte Hand an die Stelle legen, wo die linke zuvor war (Abb. 31a). Dann stellen wir in der Vorstellung wieder die Lichtschleife her und lassen

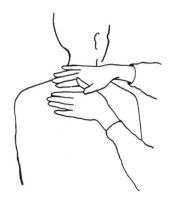

Abb. 31a: TT-Anwendung der Wirbelsäule im Nackenbereich

die Energie von der rechten Hand in die linke fließen. Auf diese Weise gehen wir die ganze Wirbelsäule von oben nach unten bis zum Steißbein durch (Abb. 31b und 31c). Anschließend schätzen wir das Feld am Rücken neu ein, wobei wir nun mit dem Gesicht zur Wirbelsäule schauen. Um das Feld zu bearbeiten, bringen wir unsere Hände wieder in den richtigen Abstand, ziehen die Energie den ganzen Rücken hinunter bis zum Gesäß, dann an

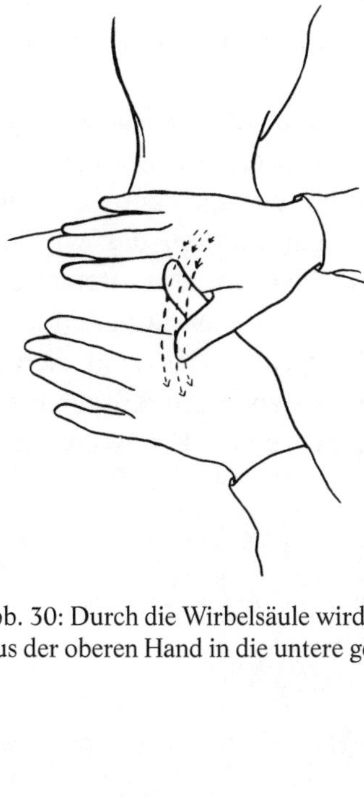

Abb. 30: Durch die Wirbelsäule wird Energie aus der oberen Hand in die untere gesendet

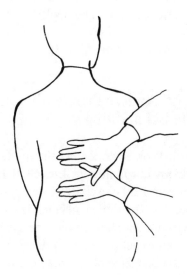

Abb. 31b: TT-Anwendung im Bereich der Brustwirbelsäule

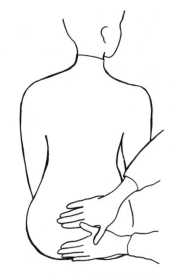

Abb. 31c: TT-Anwendung der Wirbelsäule bis zum Steißbein

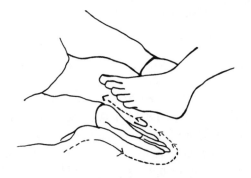

Abb. 32: Ausstreichen der Energie aus den Fußsohlen

den Seiten bis zu den Hüften und gehen dann nach vorne, um sie an den Oberschenkeln entlang zu den Füßen hinunterzuziehen und aus den Fußsohlen vollends abzustreichen (Abb. 32).

8. Schritt: Andere Problembereiche und ihre Behandlung

Wo sich die Problemzonen bei einem Menschen befinden, können wir nur im Einzelfall bestimmen, wenn wir sein Feld einschätzen. Ich kann hier also nur generelle Richtlinien geben. Am Oberkörper ziehen wir mit den Händen die Energie immer heraus und dann nach unten. Ab der Taille wird die Energie aus den Fußsohlen gezogen und vollends abgestrichen. Verstopfte Zonen, kalte Zonen, Lö-

cher, zuviel Hitze oder starkes Prickeln sind stets Hinweise darauf, dass der Bereich behandelt werden muss.

Wenn wir den Körper von oben nach unten behandeln oder Energie von einem Körperteil zum anderen bringen, das heißt, wenn die Energie vom hinteren Hüftteil durch die Oberschenkel zum Knie und von dort zum Knöchel und durch den Fuß zur Fußsohle hinab geschoben werden muss, ist unsere rechte Hand stets oben, um Energie zu schicken, und die linke darunter, um sie durchzuziehen und weiterzuleiten. Das gleiche gilt auch, wenn wir von der Schulter den Arm hinunter zum Ellbogen und in die Hand gehen oder die Wirbelsäule abwärts bis zum Steißbein: Immer ist unsere rechte Hand oben und die linke unten. Sollte die Energie bei der Person, die wir behandeln, in ihren Händen oder Füßen steckenbleiben und nicht herauskommen, müssen wir ihre Nebenchakras öffnen.

9. Schritt: Wie wir die Therapeutic-Touch-Behandlung beenden

Nachdem alle gestauten Bereiche von uns behandelt wurden, indem wir die Energieblockaden aufgelöst und feldabwärts bis zu den Füßen und von den Fußsohlen abgestrichen haben, gehen wir noch einmal daran, die Person von oben nach unten einzuschätzen.

10. Schritt: das Feld erneut einschätzen

Wir beginnen wieder an der Rückseite ganz oben am Kopf und tasten das rückseitige Feld langsam nach unten hin ab, um uns dann noch einmal dem vorderen Feld zuzuwenden, das wir bis zu den Füßen hinab einschätzen. Uns interessiert, ob sich das Feld nach der Behandlung anders anfühlt. Wenn wir fühlen, dass das Feld sich in einem gleichmäßigen Abstand zum Körper befindet und insgesamt ausgewogen ist, können wir die Behandlung beenden.

11. Schritt: Rosa Licht ins Herz-Chakra senden (a)

Die letzten beiden Schritte sind eine Verfeinerung. Das Senden von rosa Licht wird auf der Ebene des Gefühlskörpers angewendet, indem wir beide Hände (die rechte über der linken) auf Höhe der Schulterkamms (oberhalb des Schulterblatts) so in Stellung bringen, dass die Finger zum Herz-Chakra zeigen und dann aus den Fingerspitzen ganz hellrosa Energie hineinleiten (siehe Abb. 34 S. 213)

12. Schritt: das Feld mit einer Energiedusche von gelb-goldenem Licht abschließen (a)

Mit dem Einsatz von kreativer Imagination kann man goldene Tröpfchen aus den Fingerspitzen schütteln, so wie wenn man Wasser sprenkeln würde. Das aufgeräumte Feld wird von oben nach unten und an den Seiten besprenkelt. Ich wende diese Abschlussmethode jedes Mal an, weil es die Behandlung verstärkt und ihre Wirkung dann auch länger anhaltend ist. Nur spät am Abend ist es nicht so günstig, weil die Energie des goldenen Lichts zum schlafen zu anregend sein kann.

Wenn dass Feld an der Grenze des Gefühlskörpers noch einmal kurz abgetastet wird, kann man spüren, dass sich die goldenen Sprenkel wie Bläschen von Sprudelwasser anfühlen, oder dass sich das Feld weicher oder kompakter anfühlt.

13. Schritt: Hände waschen

Um an den Händen zurückgebliebene Energie zu entfernen ist es notwendig, nach jeder TT-Anwendung immer die Hände mit kalten Wasser zu waschen. Das kann man auch zwischendurch tun, wenn sich die Hände zu klebrig anfühlen.

Eine TT-Behandlung führt allgemein zu einer Entspannung, die sich auf verschiedene Weise äußern kann. Wer entspannt ist, vermag auch tiefer zu atmen. Außerdem unterstützt die TT-Methode den Selbstheilungsprozess, lindert Schmerzen, erweitert die Blutgefäße, verlangsamt den Herzschlag, senkt den Blutdruck und erhöht die Urinausscheidung.

Zusammengefasst bestehen das Traditionelle TT nach Krieger /Kunz und das Amplified Therapeutic Touch aus den folgenden Schritten:

Traditionelles Therapeutic Touch:
Behandlungszeit 15–20 Minuten

1) Zentrieren
2) Einschätzen
3) Allgemeine Behandlung, um Blockaden aus dem Feld zu holen; die Blockaden durch Abwärtsstreichen der Energie lösen und entfernen, ausgehend vom Kopf bis hinunter zu den Füßen; dabei stets bei den Fußsohlen aufhören.
4) Das Feld glätten, indem man prüft, ob noch Ungleichmäßigkeiten oder zurückgebliebene Energien vorhanden sind. Sämtliche überschüssige Energie aus den Handflächen und Fußsohlen herausziehen.
5) Das Feld erneut einschätzen um sich zu vergewissern, dass es glatt und frei von Blockaden ist.
6) Hände waschen

Amplified Therapeutic Touch:
Behandlungszeit 45–60 Minuten

1) Zentrieren
2) Einschätzen
3) Stimulieren oder Öffnen der Fuß- und Hand-Chakras (Energie ins Fuß-Chakra in die Mitte der Fußsohle und ins Hand-Chakra in der Mitte der Handfläche leiten)
4) Solarplexus behandeln
5) Behandlung von Armen und Beinen (Blockaden an Beinen und Händen lösen: anfangen mit Füßen, Fußgelenken, Knien, Hüften, dann Hände, Handgelenke, Ellbogen, Schulterblätter)
6) Behandlung von Nacken und Schultern (anfangen in der Mitte des Nackens, dann in beide Richtungen über den gesamten Schulterbereich, enden beim Schulterblatt)
7) Behandlung der Wirbelsäule (vom Nacken zum

Steißbein in U-Form von der rechten Handfläche zur linken die Energie durchfließen lassen.)

8) Allgemeine Behandlung, um Blockaden aus dem Feld zu holen; die Blockaden durch Abwärtsstreichen der Energie lösen und entfernen, ausgehend vom Kopf bis hinunter zu den Füssen; dabei stets bei den Fußsohlen aufhören (wie Schritt 3 beim Traditionellen TT)

9) Behandlung beenden: Das Feld glätten, indem man prüft, ob noch Unregelmäßigkeiten oder zurückgebliebene Energien vorhanden sind. Sämtliche überschüssige Energie aus den Handflächen und Fußsohlen herausziehen (wie Schritt 4 beim Traditionellen TT)

10) Das Feld erneut einschätzen um sich zu vergewissern, dass es glatt und frei von Blockaden ist (wie Schritt 5 beim Traditionellen TT).

11) Rosa Licht ins Herz-Chakra senden

12) Das Feld mit einer Energiedusche von gelb-goldenes Licht abschließen

13) Hände waschen

Worauf Sie achten sollten:

Was habe ich festgestellt? Was fühlte die Person? Ist sie in ärztlicher Behandlung? Wie wird sie behandelt? Nimmt sie Medikamente? Hat sich die Blockade im Feld gelöst? Hat sich das Feld verändert? Wie fühlte sich die Person nach der TT-Behandlung? Wie fühlte ich mich selbst danach? Hervorragend? Gut? Müde? Mißmutig?

Um unsere Behandlungstechnik zu verfeinern und unsere Fähigkeiten zum Heilen auszubauen, wollen wir uns nun dem Einsatz von Farben zuwenden, wobei uns eine Übung helfen wird, Farben in besonderer Weise zu verstehen und zu erfahren.

30. Farben und ihre Übertragung: eine Übung

Farben haben eine Schwingungsfrequenz, die, wie in Kapitel 2 ausgeführt, als Farbton und als Klang zum Ausdruck kommt. Wir haben bereits verschiedene Übungen kennengelernt, um uns mit den Eigenschaften von Farben vertraut zu machen. Wir wissen, dass die Lichtkörper aus verschiedenen Schwingungsfrequenzen bestehen, die von den Chakras verarbeitet werden, und dass diese Schwingungsfrequenzen Infraschallwellen aussenden, die nur von Menschen mit hellhörigen Fähigkeiten wahrgenommen werden können, da sie normalerweise unterhalb der Hörgrenze liegen. Wir wissen auch, dass sie als Farben erscheinen, die nur von hellsichtig begabten Menschen gesehen werden können, die aber ein jeder mit den Händen fühlen kann, wenn er geübt ist.

Wir sind in der Lage, diese Schwingungsfrequenzen mittels unserer Hände, Chakras und kreativen Vorstellungskraft zu bewegen, zu lenken und zu übertragen. Diese Möglichkeiten ziehen wir als TT-Praktizierende heran. Allerdings verwenden wir nicht alle sieben Regenbogenfarben zum Heilen, da manch eine dieser Farben zu starke Reize auslöst und es einer speziellen Ausbildung bedarf, um sie anzuwenden.[1]

Die Farben, die wir bei TT-Behandlungen anwenden, sind die gleichen, die generell zu Heilzwecken verwendet werden, nämlich Blau, Grün, Gelb, Rosa, Violett und Weiß. Je dunkler eine Farbe ist, desto dichter ist ihre Schwingung. Ob ein dunkler oder heller Farbton zu wählen ist, obliegt dem Praktizierenden, der sich dabei von seiner Intuition leiten lässt.

Blau

Blau hat einen unregelmäßigen, rumpelnden Klang.[2] In seiner Frequenz schwingt etwas Beruhigendes und Heilsames mit. Von der Farbfrequenz her eignet sich am besten ein Blau, wie wir es in alten, lichtdurchfluteten Kirchenfenstern finden. Die Nuancen reichen von einem Königsblau bis zu einem hellen, luftigen Himmelblau. Als kühles, heilendes Licht ist Blau besonders wirksam, um Schmerzen und Entzündungen zu lindern. Es wirkt beruhigend auf den Solarplexus und vor allem auf Zonen, wo sich sehr viel Stress angestaut hat. Blau kann als Farbe visualisiert oder als heilende und beruhigende Frequenz empfanden werden. Als Praktizierende können wir die Attribute »heilend«, »beruhigend« oder »friedlich« verstärken, indem wir sie denken. Blau wird aus dem Hals-Chakra, aus den Fingerspitzen oder aus der Mitte der Hände ausgestrahlt. Blau lässt sich meist fast bedenkenlos einsetzen, außer bei Menschen mit extrem niedrigen Blutdruck. Bei einem Übermaß an Blau droht in solchen Fällen ein Kreislaufkollaps.

Grün

Grün kennzeichnet Harmonie. Im Grün vermischt sich der unregelmäßige rumpelnde Klang des Blaus mit den unsteten Tönen des Gelbs. Von der Farbfrequenz her eignet sich am besten ein Grün, wie wir es im Frühling an den jungen Blättern der Bäume oder bei jungem Bambus sehen. Die Frequenz kann bis zu einem pastellfarbenen und fast durchsichtigen Hellgrün gehen. Bei TT-Behandlungen eignet sich Grün zum Harmonisieren von einzelnen Organen. Auch auf den ganzen Menschen wirkt es harmonisierend. Es ist besonders nützlich bei Schilddrüsenproblemen. Grün kann als Farbe oder als harmonisierende Frequenz wahrgenommen werden. Grün lässt sich auch gedanklich übertragen, wenn wir »Harmonie« denken. Grün muss mit Bedacht verwendet werden. Ein Zuviel an Grün kann Übelkeit hervorrufen.

Gelb

Der Klangcharakter von Gelb ähnelt einem unsteten Tönen. Gelb ist eine Farbe, die Energie schenkt.

Die Farbfrequenz reicht von einem strahlenden kräftigen Gelb, wie wir es von der Sonne her kennen, bis zu einem weichen pastell-farbenen Goldton. Bei TT-Behandlungen wird Gelb an die Nebennieren abgegeben oder zum krönenden Abschluss einer Behandlung auf das Energiefeld getupft. Gelb kann als Farbe übertragen oder als Energie gefühlt werden. Auch kraft des Gedankens »Energie« lässt sich Gelb aussenden. Die Farbfrequenz von Gelb wird aus den Fingerspitzen und aus der Mitte der Hände übertragen. Gelb sollte in kleinen Mengen und sehr vorsichtig verabreicht werden, da es eine sehr dynamische Farbe ist.

Rosa

Bei TT-Behandlungen verwenden wir ein sehr weiches, pastellfarbenes Hellrosa, die Farbe bedingungsloser Liebe. Es ist die ideale Frequenz von Rosa und zeichnet sich durch eine gewisse Transparenz, Leuchtkraft und Lichtdurchlässigkeit aus. Die Frequenz von Rosa reicht bis zu einem tiefen, knalligen Rosarot. Frequenzen von dunklen Rosatönen sollten jedoch bei der Behandlung von Patienten keine Anwendung finden. Hell-Rosa kann in das Herz-Chakra eingeflößt werden. Wenn wir eine hohe Stufe der Sensibilität erreicht haben, können wir auch versuchen, Rosa an erkrankte Organe zu schicken, um sie mit der Frequenz der Liebe zu erfüllen. Wer nicht so sehr dazu neigt, Farben zu sehen, sollte anstelle von Rosa »Liebe« denken oder auf der Frequenz von Liebe fühlen. In Kapitel 16 finden Sie dazu weitere Hinweise.

Violett

Klanglich ist Violett eine Mischung aus hohen sirenenhaften Tönen von Rot und dem hintergründigen Rumpeln von Blau. Die Farbe ist von einer hohen spirituellen Frequenz. Bei TT-Behandlungen setzen wir diese Frequenz ein, wenn wir einen Sterbenden unterstützen. Von der Farbfrequenz her eignet sich am besten ein Violett, wie es ein Amethyst oder ein Veilchen zeigt. Die Frequenz reicht bis zu einem hellen Violett, das ganz durchscheinend und leuchtend ist. Die stärkere Frequenz von Violett kann der Heilung von Knochenbrüchen dienen. Es bedarf allerdings einiger Erfahrung und Sensibilität, um die unterschiedlichen Feinheiten in den Farbfrequenzen zu spüren und entsprechend anwenden zu können. Die Farbe Violett ist sichtbar und fühlbar. Sie hat etwas Friedliches und sehr Spirituelles, wenn wir sie erspüren. Übertragen wird diese Frequenz kraft des Gedankens »Frieden«. Diese Farbe sollte nur so verwendet werden, wie im einzelnen ausdrücklich angegeben.

Weißes Licht

Die Frequenz weißen Lichts, das farblos ist, dient bei TT-Behandlungen als Heilfrequenz. Es ist die höchste Farbfrequenz, die Farbe des Kosmos, in der alle Farben enthalten sind. Es ist eine neutrale Farbe. Weiß hat einen sich sehr deutlich abgrenzenden hohen Ton, der einem Rauschen nahekommt und worin sich ab und zu das Rumpeln von Blau, das Tönen von Gelb und der hohe, sirenenhafte Klang von Rot mischen. Weißes Licht kann übertragen werden, um zu heilen oder abzuschirmen; Dinge oder Menschen in weißes Licht zu hüllen wirkt wie ein Schutzschild. Wir können uns auch zu unserem eigenen Schutz in weißes Licht einhüllen. Wir strahlen weißes Licht aus dem Solarplexus aus, so dass störende Frequenzen nicht herankommen. Menschen oder Ereignisse in weißes Licht zu hüllen ist ein symbolisches Loslassen, damit das, was jeweils das Beste für einen Menschen oder eine Situation ist, eintreten kann.

Wie wir Farben fühlen und einsetzen

Mit Hilfe unserer Vorstellungskraft können wir die Farben über unsere Hände in die Problemzonen übertragen. Eine gute Methode, um sich mit den Eigenschaften von Farben vertraut zu machen und zu erfahren, wie sie sich für die Hände anfühlen, ist das Üben mit Farbfenstern im Innern einer Kirche. Dabei konzentrieren wir uns auf ein farbiges Fenster und versuchen, seine Frequenz zu spüren, um sie dann aus der rechten Hand zur linken weiterzuleiten. Wie sich die Frequenz anfühlt, merken wir in dem Moment, wenn wir sie in der linken Hand empfangen.

In meinen Kursen üben wir das Erfahren von Farben mit unseren Händen auf andere Weise. Es setzen sich zwei Teilnehmer gegenüber, wobei die eine Person empfängt und die andere sendet. (Mit Kindern macht diese Übung übrigens besonderen Spaß.) Die Person, die empfängt, legt ihre Hände so auf ihre Knie, dass die Handflächen nach oben schauen, während die Person, die sendet, ihre Handflächen im Abstand von ein paar Zentimetern genau darüber hält. Dann konzentriert sich die Person, die sendet, auf eine Farbe, wobei man am besten mit den einfachen, leicht zu unterscheidenden Farben beginnt, also mit Rot, Blau und Gelb. Die Person, die senden soll, sagt: »Ich sende dir die Farbe (Rot, Blau oder Gelb).« Dann beginnt sie mit dem Aussenden der angekündigten Farbe, wobei sie sich zum Beispiel auf ein bestimmtes Symbol oder einen Gegenstand konzentriert, das für sie mit der jeweiligen Farbe zusammenhängt. Sie sendet so lange, bis die Person, die die Farbe empfangen soll, meldet, dass die Schwingung angekommen ist. Wenn die Person die Schwingungen der drei Farben nach und nach empfangen hat und sich mit jeder vertraut fühlt, wird die Übung wiederholt, ohne diesmal jedoch die Farbe, die jeweils gesendet wird, vorher anzusagen, so dass sie sie allein an ihrer Frequenz erkennen muss. Anschließend werden die Rollen getauscht. Es soll jetzt keiner glauben, dies sei eine Übung zum Trainieren außersinnlicher Wahrnehmung. Es geht nicht darum, Farben zu erraten, sondern Farben zu erfahren! Viel Spaß!

Für mich fühlt sich Rot schwer, massiv, unruhig und heiß an. Blau ist meinem Gefühl nach kühl, direkter und strahlender, Gelb dagegen flächiger, von größerer Ausbreitung über die Hand. Dies sind natürlich meine sehr allgemeinen und subjektiven Wahrnehmungen. Wir erfahren solche feinen Schwingungen auf ganz persönliche Weise, so dass wir auch selbst herausfinden können wie sie sich für uns anfühlen. Manche Menschen fühlen eine Farbe sofort in ihrem ganzen Körper, andere fühlen sie an verschiedenen Körperstellen in den Chakras, und wiederum andere fühlen sie in den Händen. Es hängt sehr damit zusammen, wie klar die Farbe ist, die der Sender überträgt. Sendet jemand zum Beispiel Rot, kann es durchaus ein dunkleres Rot sein, weil es Aggression enthält. Es mag sich dann möglicherweise unangenehm für die andere Person anfühlen, die diese Farbe empfängt.

Wir können durch unsere Hände, die wir auf den Körper eines Menschen auflegen, eine Farbe senden, oder wir strahlen sie mit unserer Gedankenbeziehungsweise Vorstellungskraft aus. Einen Raum, in dem eine sehr hohe Spannung herrscht, können wir in Blau tauchen, um eine Beruhigung herbeizuführen. Es steht uns frei, ein ganzes Schwimmbecken mit der Farbe Rosa zu füllen und uns darin zu tummeln. Wenn wir mit dem Auto unterwegs sind, können wir es zu unserer Sicherheit in weißes oder blaues Licht hüllen und die Strecke vom Abfahrts- bis zum Zielort zu einer weißen Lichtbahn machen. Wenn wir Menschen begegnen, die sehr aufgeregt, ungeduldig oder aus der Fassung sind, können wir ihnen ein besänftigendes Blau oder ein harmonisierendes Grün schicken, allerdings erst, wenn wir zuvor unsere eigenen Gefühle angenommen und aufgelöst haben, um sicher zu sein, dass wir nicht die Absicht haben, aus einem Gefühl des Mangels an Einfluss heraus andere manipulieren zu wollen. Es sollte lediglich unser Bestreben sein, zu helfen. Wir können denen, die uns ans Herz gewachsen sind, die wir lieben und gern haben, mit unserer kreativen Vorstellungskraft rosa Licht senden, wo immer sie auch sind. Wir können Menschen in blaues Licht hüllen und damit ihren Heilungsprozess unterstützen oder in Notfällen einem Trauma entgegenwirken. Die Möglichkeiten sind unbegrenzt. Es liegt an uns, was wir daraus machen. Lassen wir unsere Phantasie walten.

31. Heilen im Alltag mit Therapeutic Touch

Wir haben inzwischen eine gute Grundlage erworben, um unser Leben auf einer erweiterten Bewusstseinsstufe zu entwickeln und heilend zu wirken. Therapeutic Touch ist ein Weg zu einem höheren Bewusstsein, ein Weg, um unsere Hände praktisch einzusetzen und sie als Heilinstrumente zu nutzen oder um den Wahrheitsgehalt dessen, worüber ich geschrieben habe, zu prüfen. Wenn wir erst einmal für diese Schwingungsebenen offen sind, kann uns niemand mehr verunsichern, dass es sie nicht gäbe. Es gibt sie, das wissen Sie so gut wie ich, denn wir wissen, dass wir Lichtwesen sind. Und als Lichtwesen, das wissen wir auch, sind wir in der Lage, höhere feinstoffliche Ebenen zu erfahren. Wir wissen, dass wir Energie umwandeln, beeinflussen und lenken können, und wir sind uns auch darüber im klaren, dass wir diese Fähigkeiten nicht ohne eine gewisse Disziplin und Ausdauer erlangen. Vor allem ist uns bewusst, dass unser Pfad darin besteht, uns selbst und andere bedingungslos lieben zu lernen.

Dieses Wissen können wir im Alltag umsetzen. Wenn wir um unsere Heilkraft wissen, spielt es keine Rolle, wo wir sind oder was wir gerade tun. Selbst in der U-Bahn können wir uns auf die Menschen, die zufälligerweise um uns sind, einstimmen und Liebe aussenden, indem wir den Raum, das Abteil oder was immer es ist, kraft unserer Vorstellung mit rosa Licht füllen. Oder wir strahlen mit Hilfe von grünem Licht einfach Harmonie aus.

Diese Art des Heilens im Alltag durch Ausnutzung unserer innewohnenden Fähigkeiten kann sich so weit entwickeln, dass sie eines Tages wie von selbst ausgelöst wird und wir gar nicht mehr merken, dass wir etwas tun, außer es spricht uns jemand darauf an. Viele Heilpraktiker beziehen die Lichtarbeit in ihre Behandlung mit ein, und manchmal sind sie ihren Worten nach ziemlich erstaunt, wenn sie gewahr werden, dass sie ihre Patienten spontan in Licht hüllen oder automatisch heilende Energie mit in die Verbände wickeln oder generell bei der Arbeit an Patienten Licht aus ihren Händen ausstrahlen lassen. Manchmal genügt bereits ein kurzes, unmerkliches Öffnen der Hand-Chakras durch ein kurzes Halten der Hände, ein kurzes, unmerkliches Öffnen der Fuß-Chakras durch ein sanftes Abstreichen der Fußsohlen und dann das sanfte Auflegen der Hände auf den Solarplexus mit gleichzeitigem Übertragen von Blau, um einen Patienten zu beruhigen, seine Nervosität vor einer anstrengenden Behandlung abzubauen und ihn sogar ganz zu entspannen. Auch bei Kindern, die Magenschmerzen haben oder anderweitig verstimmt sind oder vor Aufregung nicht einschlafen können, hat sich diese Art der sanften Einwirkung und Interaktion bewährt.

Eine Stationsleiterin in einem Krankenhaus, die an einem meiner Kurse teilgenommen hatte, erzählte mir, dass sie für sich die Methode des Lösens von Gefühlen zur tagtäglichen Übung gemacht habe. Sie ist eine äußerst tüchtige und systematisch vorgehende Frau, die wie viele Leute in leitenden Positionen das Gefühl hatte, stets alles überwachen zu müssen, weil sie glaubte, ohne ihr Einwirken würde es nicht so funktionieren, wie sie es sich wünschte. Es war für sie deshalb eine große Herausforderung, in einen Zustand des Vertrauens überzugehen, indem sie ihr Gefühl eines Mangels an Einfluss annahm und auflöste, was die anderen tun könnten oder tatsächlich taten. Auch musste sie an ihrem Gefühl eines Mangels an Liebe arbeiten, um nicht ihr Selbstwertgefühl aufzugeben, wenn jemand auch nur den geringsten Fehler machte, sondern zu erkennen, dass es nichts mit ihr zu tun hatte, weil es einzig und allein ein Ereignis im Werdeprozess des anderen war. Es kostete sie anfangs ziemlich viel Mühe, ihr persönliches Ego mit seinem kontrollierenden Gebaren zu überwinden und statt dessen Vertrauen zu haben. Aber ihre Bemühungen wurden belohnt, wie die Resonanz ihrer Mitarbeiter bewies. Unter ihren Krankenschwestern wie auch bei den anderen Stationsärzten blühte ein ganz neuer, kooperativer Geist auf. Je mehr Vertrauen sie in sich und die anderen setzte, um so mehr regte sie damit das Gefühl des Selbstvertrauens in den anderen an, die dadurch selbstbewusster, kooperativer, produktiver und auch glücklicher wurden. Eine weitere Bestätigung bekam sie durch die Krankenhausleitung, da damals gerade eine Arbeitsgruppe aus dem Ausland zurückgekehrt war, die den Auftrag gehabt hatte, moderne Verwaltungstechniken und Möglichkeiten der Mitarbeiterführung zu untersuchen. Die Krankenhausleitung konnte sagen, dass man in einer Abteilung bereits das praktizierte, wovon die anderen noch redeten. Ich könnte Hunderte von solchen Geschichten anfahren, wie das Heilen durch bedingungsloses Sein, durch das vorbehaltlose sich selbst und andere Zulassen, Akzeptieren und Lieben Veränderungen im Zusammenleben der Menschen ermöglicht und hilft, sich selbst zu erfahren, zu neuen Einstellungen zu finden, neue Konzepte und Ideen zu produzieren und damit kreativer zu sein – in Partnerschaften, Ehen, Familien, in der Arbeitswelt, in Wirtschaft und Politik, im Sozialwesen und so weiter. Wer die Grenzen bestimmt, sind wir selbst.

Viele in meinen Kursen meinen zunächst, dass das Lösen von Gefühlen nur etwas für Krisensituationen sei. Bald entdecken sie aber, dass wir nur dann die großen Herausforderungen im Leben meistern können, wenn wir Bedingungslosigkeit anhand der Kleinigkeiten des Alltags üben. Menschliche Beziehungen sind im allgemeinen Herausforderungen, und die innigsten sind oft die größten. Manche von uns wählen sich Partner, die wirkliche Meister darin sind, uns Lehren zu erteilen, indem sie all unsere »Knöpfe« drücken, unsere Verletzlichkeiten bloßlegen und uns immer wieder damit konfrontieren. Wenn wir bereit sind, die Exerzitien mit ihnen durchzumachen, können wir eine Menge lernen; und meistens sind wir auch dazu bereit, weil es Menschen sind, denen wir sehr nahestehen, wie zum Beispiel unsere Lebenspartner, Kinder, Eltern, Verwandte oder enge Freunde. Wenn die Verbindung nicht so eng war, fehlte meistens auch die Bereitschaft. Denken wir nur an Situationen, in denen wir uns von Arbeitskollegen, von Bekannten oder gar von Menschen herausgefordert fühlten, denen wir noch nie im (jetzigen) Leben begegnet sind. War es oft nicht so, dass wir unser Heil in der Flucht suchten, indem wir auf Distanz zu ihnen gingen oder sie sogar ganz aus unserem Leben ausschlössen?

Im Grunde ist es eine sehr interessante Herausforderung, wenn uns (scheinbar) unbekannte Menschen zu nahe treten; denn Bedingungslosigkeit heißt ja gerade, dass wir nicht nur diejenigen Menschen lieben, die uns ohnehin ans Herz gewachsen sind, sondern genauso unsere lieben »Seelenfreunde«, die uns zuweilen zu Reaktionen reizen, die zeigen, dass in uns immer noch etwas sitzt, was wir zu lösen haben. Bedingungslose Liebe ist kein Prozess der Entfremdung, sondern ein Prozess des Verschmelzens. Wenn wir uns von Menschen distanzieren, die uns verunsichern, reizen oder sonstwie irritieren, versuchen wir in Wahrheit vor uns selbst davonzulaufen. Erinnern wir uns daran, denn solche Situationen gehören zu den am häufigsten sich wiederholenden Herausforderungen, denen sich Menschen alltäglich ausgesetzt sehen.

Ein heilendes Wesen zu sein bedeutet, dass wir *für jeden* Menschen heilend sind und jedem Menschen, ob Freund oder Feind, Liebe senden, Licht entgegenstrahlen und jeden einzelnen akzeptieren, egal was er oder sie tut. Und indem wir die Menschen bedingungslos annehmen, heilen wir. Denn akzeptiert zu werden bedeutet, die Möglichkeit zu haben, durch Wandlung zu wachsen und zu reifen. Wir befreien sie davon, unser Spiegel zu sein. Das ist die größte Heilung, die wir leisten können.

Wenn ein Mensch nicht mehr in unserem Leben sein soll, wenn die Lektionen und Bewährungsproben zu Ende sind, wird sich diese Beziehung von selbst auflösen. Wenn wir bedingungslose Liebe tatsächlich leben, werden sich die Situationen in unserem Leben von selbst verändern. So heilt auch unser Körper von selbst, wenn wir ihn bedingungslos lieben, wenn wir akzeptieren, was immer er für uns an Herausforderungen erzeugt, um dadurch zu wachsen, zu reifen und uns zu wandeln.

Auch wenn wir auf unsichtbaren, feinstofflichen Ebenen heilen, muss unsere Vorgehensweise nicht im Verborgenen bleiben. Wir können den Heilungsprozess bei anderen Menschen ebensogut unterstützen, indem wir direkt mit unseren Händen arbeiten, wie wir es bei TT-Behandlungen praktizieren.

Einige Grundregeln
des Therapeutic Touch

Therapeutic Touch ist ein ganzheitlich unterstützendes und heilendes Behandlungsverfahren, das sich in jeder Situation und in jedem Zusammenhang anwenden lässt und stets Ergebnisse bringt, selbst wenn die Wirkung vielleicht nicht immer sofort offenkundig ist.

Abgesehen von den grundlegenden Schritten, die wir in den Kapiteln 27 und 29 gelernt haben, gibt es keine ausdrücklichen Regeln oder Vorschriften, wie wir mittels Therapeutic Touch behandeln, da es eine intuitive und subjektive Methode ist. Insofern kann ich auch keine festen Richtlinien geben, sondern eher Empfehlungen, Ratschläge und Vorschläge. Als heilende/helfende Individuen haben wir letztlich alle einen eigenen Wahrnehmungsmechanismus, das heißt, wie und was wir fühlen, entspricht nicht immer dem, was hier und anderswo geschrieben steht. Grundregeln können uns anfangs wenigstens helfen, einen allgemeinen Ausgangspunkt zu haben, und später Anhaltspunkte geben, woran wir uns orientieren können. Sie können aber nicht das praktische Üben, die dadurch gewonnene Erfahrung und schon gar nicht die mit der Praxis allmählich wachsende Vertrautheit mit unserer eigenen Sensibilität ersetzen. In Wahrheit ist für uns letztlich nur das von Bedeutung, was wir selbst fühlen und erfahren.

Intuition

Unsere Intuition einzusetzen, ihr zu vertrauen und danach zu handeln ist im Rahmen von Therapeutic Touch von wesentlicher Bedeutung. Intuition ist die Fähigkeit, durch unmittelbare Anschauung zu erkennen und zu wissen, Wahrheit unmittelbar zu spüren oder ein unmittelbares Bild davon zu haben, was in der möglichen Gegenwart, Vergangenheit oder wahrscheinlichen Zukunft wahr ist, indem wir es in oder mit einem Teil unseres Wesens auf einer bestimmten Stufe unseres Seins sehen, hören, riechen oder schmecken, je nachdem, welcher Sinn in uns am stärksten ausgeprägt ist. Je geübter wir in der Anwendung von Therapeutic Touch werden, um so mehr werden wir uns von der Intuition leiten lassen und unsere Hände automatisch an die Stellen legen, wo sich die Problemzonen befinden. Wir werden auch merken, wie wir immer mehr anderen Formen der Intuition vertrauen.

Intuition ist kein rationaler, auf gedanklicher Reflexion beruhender Vorgang, wie er linear in der linken Gehirnhälfte abläuft, sondern ein zirkulärer Prozess der rechten Gehirnhälfte. Um unsere Intuition zu fördern, ist es wichtig, beide Gehirnhälften in Einklang zu bringen und möglichst viel von der klebrigen Gefühlssubstanz aus unserem Gefühlskörper zu entfernen. Wenn wir uns einer Sache nicht ganz sicher sind und Zweifel haben, ist das Lösen von Gefühlen der Schlüssel, mit dem wir uns öffnen können, damit die Information fließt und uns erreicht.

Durch Meditation, Autogenes Training, Biofeedback, Touch for Health und ähnliche Übungen können wir die rational verarbeitende linke und die intuitiv verarbeitende rechte Gehirnhälfte integrieren, also den inneren männlichen und weiblichen Aspekt in Einklang bringen.

Schutzmaßnahmen

Durch die Ausübung von Therapeutic Touch erhöht sich unsere Feinfühligkeit. Wenn jedoch unsere Sensibilität für die Schwingungen um uns herum zu groß wird, könnte es problematisch werden. Wir sollten uns dann mit unserer kreativen Vorstellungskraft schützen, indem wir uns in Licht einhüllen, das uns oben, unten und an allen Seiten wie ein Schild umgibt. Es gibt noch weitere Möglichkeiten, uns selbst zu schützen:

1. Um uns gegen starke Spannungen und Energien in unserem Umfeld abzuschirmen, können wir uns zum Beispiel ein blaues Zelt vorstellen, das in jedem Fall unter unseren Füßen und nur von innen nach außen durchlässig ist, so dass unsere Energie ausstrahlen kann.
2. Wir hüllen unseren Gefühlskörper in der Vorstellung in ein großes blaues Tuch.
3. Wir hüllen uns in unserer Vorstellung in einen Kokon aus blauem Licht.
4. Wir stellen uns einen blauen Schild vor unserem Solarplexus vor, der das Chakra schützt.

Hochsensible Menschen empfinden Blau mitunter als unangenehm, weil es sie rigoros abzuschneiden scheint. Dadurch haben sie dann das Gefühl, völlig isoliert zu sein. Für sie ist weißes Licht besser geeignet, das allerdings in einem größeren Abstand benutzt werden sollte, etwa in Entfernung des Mentalkörpers. Wenn wir es uns zur Gewohnheit machen, ständig Licht auszustrahlen, ist es nahezu ausgeschlossen, dass unangenehme Energien in unser Feld eindringen.

Es gibt Zeiten, wo wir uns zusätzlich abschirmen müssen. Wenn wir uns in der Gesellschaft bestimmter Leute oder an bestimmten Orten müde, ausgelaugt, schlaff oder erschöpft fühlen, so ist dies ein Zeichen dafür, dass irgendwer unsere ätherische Energie angezapft hat, wie ich es bereits als »Vampirismus« in Kapitel 11 beschrieben habe. Mit Hilfe unserer kreativen Vorstellungskraft können wir wieder zu Kräften kommen, indem wir einfach unsere Hände aufeinanderlegen, um die Energie in unserem Körper zu halten, und uns dann vorstellen, wie gelbes Licht von oben in unseren Kopf eintritt und wir davon ganz erfüllt werden. Diese Vorstellung lassen wir so lange aktiv sein, bis wir uns wieder vollkommen gestärkt fühlen. Die Übung hilft selbstverständlich auch, wenn wir auf natürliche Weise müde geworden sind.

Die Hände

Bei jeder TT-Behandlung sind die Hände sowohl das Medium der behandelnden als auch das Medium der behandelten Person.

1. Als Heilende/Helfende benutzen wir unsere Hände, um Energieungleichgewichte einzuschätzen oder wahrzunehmen, um Energie neu zu beleben und um aus der Mitte der Handflächen und/oder aus den Fingerspitzen Energie zu übertragen.
2. Die Hände der behandelten Person, das heißt die Chakras in der Mitte ihrer Handflächen, müssen geöffnet worden sein, um die Energie in und aus ihrem Körper zu leiten, so wie es ihrem persönlichen Energiebedürfnis entspricht.

Wie wir mit unseren Händen während einer TT-Behandlung vorgehen, wie wir sie in Position bringen, auflegen oder bewegen, bleibt uns mehr oder weniger selbst überlassen. Wenn wir behandeln, lenken wir Energie, das heißt, wir geben Energie und entfernen Energie, wo Überschüsse, Konzentrationen und Blockaden sind, damit sie wieder frei fließen kann. Unsere Hände sind wie zwei Pole. Wenn wir rechtshändig sind, wird die rechte als die positiv gepolte Hand betrachtet, die linke als die negativ gepolte. Wenn die Umstände es verlangen, dass wir diese Form der Energieübertragung anwenden, ist die rechte die sendende Hand, während die linke gegenüber ist und wartet, bis sie den Energiestrom ankommen spürt und empfängt. Die linke Hand benutzen wir, um Energie herauszuziehen, während die rechte eingesetzt wird, um Energie bei gleichzeitiger Energieaussendung durchzuschieben.

Energie kann mittels der Hände aus der Mitte der Handflächen und aus den Fingerspitzen übertragen werden, wobei die aus der Mitte der Handflächen ausgestrahlte Energie kaum gebündelt und deshalb sanfter ist als die aus den Fingerspitzen kommende Energie, die direkter und schneidender ist. Wir können die Fingerspitzen einsetzen, um sie auf einen ganz bestimmten Bereich zu konzentrieren und die Energie tief in diesen hinein zu übertragen. Auch um kleine Mengen an Energie, zum Beispiel tropfenweise oder in kurzen Strömen, auszusenden, verwenden wir die Fingerspitzen.

Wenn die Hände zu heiß werden oder zu stark prickeln, schütteln wir sie aus oder waschen sie kalt ab, um uns der überschüssigen Energie zu entledigen. Falls kein kaltes Wasser zur Verfügung ist, schalten wir unsere Vorstellungskraft ein, um die Hände zum Beispiel in einen Eimer kalten Wassers einzutauchen, unter einen kalten Wasserstrahl zu halten oder mit einem blauen Tuch zu umwickeln. Während einer Behandlung sollten wir die Hände auf alle Fälle von Zeit zu Zeit ausschütteln, wenn uns danach ist. Auch vor und nach jeder Behandlung sollten wir die Hände stets waschen, und sei es nur in der Vorstellung, wenn wir keine Waschgelegenheit haben.

Die Füße

Ein weiterer wichtiger Körperteil für eine TT-Behandlung sind die Füße, an denen eine Behandlung normalerweise beginnt und endet (die *Behandlung*, nicht das Einschätzen!). In der Fußmitte befinden sich die Nebenchakras, die wir bei einer Behandlung öffnen, um eine energetische Erdung zu ermöglichen. Dabei legen wir drei Finger auf die Mitte der Fußsohle und leiten die Energie an dieser Stelle durch die Fingerspitzen in den Körper des anderen. Wenn die untere Stelle blockiert ist, können wir auch drei Finger auf den Fußrücken sowie auf den Handrücken legen (Abb. 33); genau gegenüber der unteren Öffnung, und die Energie von oben in das Nebenchakra leiten und uns vorstellen, dass die Energie durch den Fuß in die Erde geht, oder durch die Hand fließt. Wir können einen blockierten Fuß auch dadurch öffnen, dass wir ihn zwischen beide Hände nehmen und die Energie hindurchschicken. Die rechte Hand liegt mit der Handfläche oben auf dem Spann, die linke darunter auf der Sohle. Aus der Mitte der rechten Handfläche senden wir die Energie nach unten in die Mitte der linken Handfläche, wobei wir uns vorstellen, dass die Rechte die Energie nach unten durchschiebt. (Gegebenenfalls können wir die Richtung auch umkehren, wenn wir es für angebracht halten.)

Unter normalen Umständen werden zuerst die Fuß-Chakras geöffnet. Sollte es jedoch sein, dass wir zunächst den Oberkörper behandeln müssen, können wir die Behandlung auch mit dem Öffnen der Hand-Chakras beginnen und anschließend zu den Füßen übergehen. Normalerweise endet jede Behandlung an den Füßen. Können wir aber aus dem einen oder anderen Grund, zum Beispiel wegen einer Notfallsituation, keine Ganzbehandlung durchführen, sollten wir wenigstens immer die Hände abstreichen. Zum Abschluss einer Behandlung vergewissern wir uns, dass die Energie tatsächlich in die Füße fließt, indem wir dem Ener-

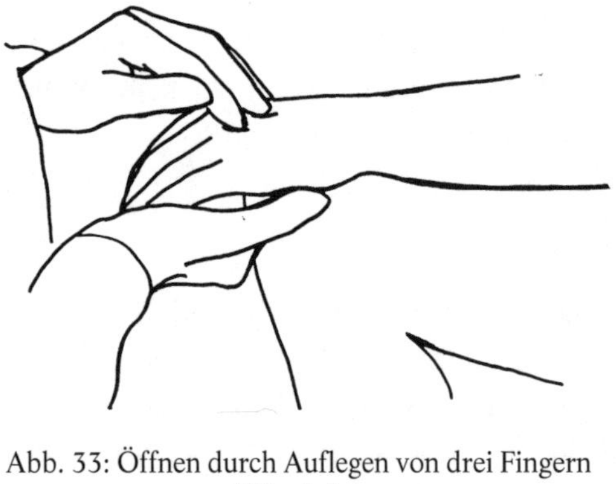

Abb. 33: Öffnen durch Auflegen von drei Fingern
auf Handrücken

giestrom bis in die Fußsohlen nachspüren. Fühlt sich die Energie zähflüssig, klebrig, verdichtet, schwer, prickelnd, intensiv, heiß oder übermäßig präsent an, muss sie herausgezogen werden. Erst wenn die Energie frei fließt und ganz leicht durchkommt, kann die Behandlung als abgeschlossen betrachtet werden.

Weitere Anleitungen für die Praxis

Keine der folgenden Behandlungen kann die ärztliche Behandlung ersetzten. Sie können diese allenfalls ergänzen. Wer immer eine TT-Behandlung ausführt, sollte wissen, dass er damit auch die Verantwortung übernimmt.

Behandlung von Säuglingen und Frühgeborenen

Wir geben durch ganz sanftes, leises Tippen auf die Fußsohlen und Handflächen ein wenig Energie in die Nebenchakras. Diese Behandlung fördert die Gewichtszunahme und verbessert die Widerstandskraft gegen Erkrankungen, insbesondere bei Frühgeborenen, denen es im allgemeinen sehr an Energie mangelt. Bei kränklichen und schwächlichen Säuglingen reiben wir für ein paar Sekunden sanft Bauch und Solarplexus, um diese Bereiche zu entspannen.

Behandlung von Kindern

Je spielerischer wir bei Kindern vorgehen, desto leichter fällt es ihnen, ihr Feld zu erfahren und die Vorgänge zu verstehen, während wir sie behandeln. Sie sind für Therapeutic Touch äußerst empfänglich und reagieren sehr rasch auf eine Behandlung. Es kann sein, dass ihnen leicht schwindelig wird, da sie schnell zuviel Energie abbekommen können, die ihnen dann im wahrsten Sinne des Wortes zu Kopf steigt. Wenn sie zu quengeln anfangen oder in sonstiger Weise gereizt reagieren und klagen: »Ich habe so ein volles Gefühl« oder »Mir wird ganz schwindelig« und so weiter, leiten wir die Energie nach unten in die Füße ab, massieren sie leicht und ziehen aus den Fußsohlen die überschüssige Energie heraus. Vergewissern wir uns jedesmal, dass die Energie wirklich in die Erde (den Boden) abfließen kann.

Bei Kleinkindern ist es angebracht, dass wir sehr sanft verfahren. Zweijährige vertragen nicht mehr als eine zweiminütige Behandlung, bei Fünfjährigen können es etwa sechs Minuten sein.

Jugendliche und Heranwachsende müssen verstehen, worum es bei einer TT-Behandlung geht und was dabei vor sich geht.

Behandlung älterer Menschen

Auch ältere Menschen sind für Therapeutic Touch sehr empfänglich und reagieren sehr rasch auf eine Behandlung. Achten wir darauf, dass sie nicht zuviel Energie abbekommen. Ansonsten können sie eine ganz allgemeine, normale Behandlung bekommen, indem wir an den Stellen arbeiten, wo es nötig ist.

Erkältungen

Bei Erkältungen fühlt sich das Feld in der Regel mehr oder weniger schwach an, wobei je nach Art und Grad der Erkältung energetische Verstopfungen und Stauungen im Kopf, Hals und Brustbereich auftreten. Durch die TT-Behandlung können die Blockaden in diesen Bereichen gezielt geöffnet werden.

Vor der eigentlichen Behandlung zentrieren wir uns, schätzen das Feld ein und öffnen Füße und Hände. Während der Behandlung des Felds arbeiten wir zunächst am Solarplexus, um nervöse Spannungen abzubauen. Dann wenden wir uns Hals und Schultern zu, um mögliche Blockaden aufzulösen, damit die Energie wieder nach unten fließen kann. Die Blockaden ziehen wir aus den Oberarmen durch die Hände nach außen. Anschließend ziehen wir die Energie nach unten und aus den Füßen heraus. Es folgt das Glätten des Felds sowie das vollständige Ausstreichen der Energie aus den Fußsohlen.

Es kann sein, dass durch eine TT-Behandlung bei Erkältungskrankheiten erhöhte bis fiebrige Körpertemperaturen ausgelöst werden, wenn im Körper bereits Fieber schwelt. Deshalb müssen wir bei der Behandlung von Erkältungskrankheiten stets mit darauf achten, ob und wo im Körper Fieberherde vorhanden sind. Durch die TT-Behandlung kann der Krankheitsverlauf beschleunigt werden, so dass

es zwar innerhalb der folgenden vierundzwanzig Stunden zu einer kurzzeitigen Verstärkung der Symptome kommt, die Genesung dann aber meistens rascher verläuft.

Virusinfektionen

Nachdem wir uns zentriert, das Feld eingeschätzt und Hände und Füße geöffnet haben, klären wir das Feld, wobei Solarplexus und Magen im Mittelpunkt stehen. Letzterer ist wegen eventuell auftretender Übelkeit vorsorglich zu behandeln. Außerdem sind die Nebennieren und Nieren auf Blockaden abzufühlen. Zum Ende der Behandlung glätten wir das Feld und streichen die Energie aus den Händen sowie nach unten durch die Beine und schließlich aus den Fußsohlen heraus.

Schmerzzustände

Nach dem Zentrieren, Einschätzen und Öffnen der Füße und Hände ziehen wir den Schmerz aus dem Bereich heraus, wo er sich festgesetzt hat, wobei wir jedoch stets die Energie aus dem Feld streichen, das heißt, sie aus den Armen und Händen lenken, wenn wir am Oberkörper arbeiten, oder aus den Beinen und Füßen, wenn wir den Unterkörper behandeln. Ist das Feld unserer neuerlichen Einschätzung nach geklärt, glätten wir es und beenden die Behandlung wie üblich durch Ausstreichen der Energie aus den Fußsohlen.

Schmerz ist immer mit Angst und Furcht verbunden, so dass wir deshalb auch immer den Solarplexus behandeln. Blau eignet sich zur Schmerzlinderung. Wir können deshalb den Bereich, aus dem wir den Schmerz entfernt haben, in der Vorstellung mit blauem Licht fällen.

Unfälle

Bei Unfällen oder in sonstigen Notfällen denken wir konzentriert an etwas Heiles und vollkommen Harmonisches und zugleich auch an die Selbstheilungskräfte der verletzten Person. Mit diesen Gedanken zentrieren wir uns. Wenn möglich, öffnen wir Füße und Hände, anderenfalls nur die Füße oder nur die Hände. Schlimmstenfalls öffnen wir die Nebenchakras auch durch Handschuhe, Schuhe, selbst Stiefel hindurch, indem wir uns vorstellen, dass die Energie wie ein Laserstrahl aus unseren Fingerspitzen kommt. Die Behandlung zielt zwar auf den Solarplexus, um Angst, Furcht, Schockeinwirkungen und die Möglichkeit eines Traumas abzuwenden, aber wir sollten immer versuchen, die ganze Person zu behandeln. Nach dem Glätten des Felds erfolgt abschließend das Ausstreichen der Energie aus den Fußsohlen.

Bei der Behandlung von Unfallfolgen (Schockzustände oder Lähmungen) ist es sinnvoll, wenn auch die Familienmitglieder sich mit uns intensiv auf die Selbstheilungskräfte des oder der Verletzten konzentrieren und heilende Gedanken schicken. Auf diese Weise könnte verhindert werden, dass die traumatische Erinnerung an die Verletzung in das zelluläre Gedächtnis der betroffenen Körperstelle eingebrannt wird.

Kopfschmerzen

Nach dem Zentrieren, Einschätzen und Öffnen der Fuß- und Hand-Chakras behandeln wir zunächst den Solarplexus, um festsitzende Angstenergien zu lösen. Dann streichen wir mit sanften Bewegungen das Feld am Kopf nach unten und zu den Seiten hin ab, je nachdem, wo der Schmerz ist. Auch die Schultern behandeln wir, um Energiestauungen zu entfernen. Der Schmerz wird durch den Schulterbereich nach unten und aus den Armen herausgezogen. Abschließend glätten wir das Feld von oben bis unten und streichen die Energie aus den Fußsohlen heraus.

Migräne

Wir zentrieren uns und schätzen allgemein das Feld ein. Nach dem Öffnen der Füße und Hände beginnen wir die Behandlung mit der Übertragung von blauem Licht auf den Solarplexus. Anschließend verfahren wir wie bei der Behandlung normaler Kopfschmerzen.

Druckschmerzen in Stirn- und Nebenhöhlen

Die Behandlung ist die gleiche wie bei normalem Kopfschmerz. Zusätzlich legen wir unsere Hände unterhalb des Schädelansatzes auf den Nacken, um

Energie in den Bereich zu leiten und die Stirn- beziehungsweise Nebenhöhlen von Energieblockaden freizumachen.

Schwangerschaft

Als Anfänger dürfen wir auf keinen Fall eine Behandlung an einer schwangeren Frau proben. Nur wenn wir eine echte TT-Ausbildung und jahrelange Erfahrung darin haben, können wir die Methode bei Schwangeren anwenden. Das heißt nicht, dass werdenden Vätern verboten ist, das Feld ihrer Frau einzuschätzen, wenn sie es im Sinne von Therapeutic Touch gelernt haben. Auf diese Weise können sie sich tiefer in ihre Frau und das Kind einfühlen, vor allem wenn sie dann in der Lage sind, das Feld des Babys von dem der Mutter zu unterscheiden.

Wehen und Geburt

Ausgehend von einem Zustand der Zentriertheit sollten wir uns beim Heilen/Helfen gedanklich auf Frieden und Ruhe konzentrieren und mittels unserer Vorstellungskraft blaues oder grünes Licht in den Raum lenken, wo die Geburt stattfinden soll, damit Ruhe und Harmonie dort einziehen. Wir sollten auch auf unsere Worte achten, um die sanfte, liebevolle Atmosphäre zusätzlich zu unterstützen und die Geburt zu erleichtern. Was gesprochen wird, schlägt sich auf die Emotionen der Mutter nieder und bleibt nicht ohne Auswirkungen auf das Ungeborene. Schlimmstenfalls kann es zu Verzerrungen der unterbewussten Erinnerungen des Kindes kommen, die es an das heilige Ritual seiner Ankunft in der Zeit hat (im Raum befindet es sich ja bereits). Um der Frau zu helfen, das Baby problemlos zur Welt zu bringen, ist eine Behandlung des Herz-Chakra ratsam. Dazu legen wir die Hände direkt auf das Chakra und lassen Licht einströmen. Eine andere Möglichkeit ist, auf der Ebene des Gefühlskörpers zu arbeiten, indem wir beide Hände, die rechte über die linke, links auf Höhe des Schulterkamms (oberhalb des Schulterblatts, wo der suprascapulare Shiatsu-Punkt liegt) so in Stellung bringen, dass die Finger zum Herz-Chakra zeigen, und Energie hineinleiten (Abb. 34). Es kann auch sein, dass wir der werdenden Mutter die Angst nehmen müssen. In diesem Fall behandeln wir eben-

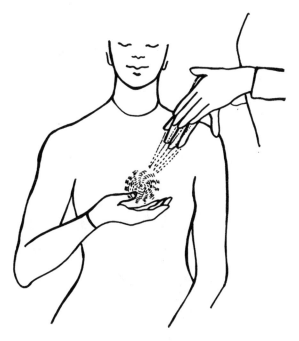

Abb. 34: Licht ins Herz-Chakra einströmen lassen

falls das Solarplexus-Chakra, indem wir es nach außen und nach unten abstreichen, um die Gefühlsenergie am Ende sowohl aus den Händen als auch aus den Füßen zu ziehen.

Sterbebegleitung

Beginnt ein Mensch, von verstorbenen Verwandten zu sprechen oder sie sogar zu sehen, ist es ein Anzeichen dafür, dass er sich auf das Sterben vorbereitet. Energetisch hat dieser Mensch das Gefühl, an dem Kronen-Chakra aus- und eingezogen zu werden. Um den Kopfbereich können wir dann eine starke Konzentration von Energie wahrnehmen.

Koma ist in gewisser Weise ein Vermeiden der bewussten Konfrontation mit dem Tod oder ein Vermeiden des bewussten Erlebens dieses Übergangs. Es kann auch sein, dass die im Sterben liegende Person denjenigen Menschen als ersten von sich weist, der ihr immer am nächsten gestanden hat. Auch dies ist eine Vorbereitung auf die Trennung, die mit dem Tod erfolgt. Durch Wut und Zorn kann die sterbende Person ebenfalls die Familienbande lösen, also die Familie abweisen und sich vor ihr zurückziehen. Es bleiben dann allerdings Hass- statt Liebesbande zurück.

Mit Therapeutic Touch können wir einem Sterbenden helfen, sich von seinem Körper, seinem Leben und seinen Mitmenschen zu trennen. Vor Beginn der Behandlung zentrieren wir uns und versuchen, das Feld einzuschätzen. Anschließend öffnen wir Füße und Hände, wobei es genügt, sie ganz sanft zu streicheln; auf diese Weise kann die Behandlung ganz unauffällig geschehen. Allerdings wäre es gut, wenn wir von ihr erfahren könnten, welche Farbe sie am meisten beruhigt. Die bevorzugten Farben sind meist Blau, um Schmerzen zu lindern, Grün, um Harmonie und Ausgeglichenheit zu geben, und Violett als Ausdruck von Spiritualität sowie Weiß, weil es die höchste Frequenz besitzt. Sterbende haben wenig Lebenskraft. Ihr vitales Kräftefeld schwindet, und daher ist ihr Energiebedarf größer. Mit nahendem Tod wird ihr Bedürfnis nach der vitalen Kraft immer größer, nicht um am Leben festzuhalten, sondern um den Körper, in dem man gelebt hat, zu verlassen und den Übergang zu schaffen. Das Energiefeld eines sterbenden Menschen zerfällt immer mehr, wobei es sich auch immer mehr zum Kopf hinbewegt. Aus diesem Grund glätten wir das Feld vornehmlich um Kopf und Schultern herum und übertragen während des Streichens mit unseren Gedanken Frieden, Ruhe, Stille, Gelassenheit und auch Heiterkeit an die sterbende Person. Mitgefühl und Unterstützung zu geben ist die einzige Absicht, die wir während der Behandlung haben. Wenn wir das Feld am Körper abstreichen, sollten wir die Hände parallel halten und mit sanft streichenden Bewegungen zu den Füßen hin arbeiten, entweder am Gefühlskörper oder am Ätherkörper entlang, ganz wie wir es für richtig empfinden.

Den Loslöseprozess können wir durch Behandlung des Herz-Chakra unterstützen, vor allem wenn sich der Bereich schwer anfühlt oder wenn wir etwas Trübes darin wahrnehmen, was stets ein Anzeichen dafür ist, dass manches noch nicht abgeschlossen wurde. In diesem Fall können wir die Hände direkt auf das Chakra legen und Licht einströmen lassen. Oder wir arbeiten auf der Ebene des Gefühlskörpers, indem wir beide Hände, die rechte über die linke, links auf Höhe des Schulterkamms (oberhalb des Schulterblatts, wo der suprascapulare Shiatsu-Punkt liegt) so in Stellung bringen, dass die Finger zum Herz-Chakra zeigen, und Energie hineinleiten (Abb. 34). Wenn die sterbende Person von Angstgefühlen geplagt wird, reiben wir sanft ihren Bauch oder streichen das Solarplexus-Chakra wie gewohnt nach außen und unten ab. Vielleicht kommen wir sogar an den Rücken heran, um unsere Hände sowohl auf die Nebennieren als auch auf die Nieren zu legen (Abb. 35). (Generell tut es allen Menschen gut, wenn sie Energie in die Nebennieren bekommen, besonders wenn sie sehr müde sind.) Von dort können wir die Energie durch unsere Hände zum Solarplexus schicken.

Dies verleiht der sterbenden Person Kraft, um aus ihrem Körper zu kommen. Während der TT-Behandlung sollten unsere Hände immer sehr sanfte, gleichmäßige Streichbewegungen bis zu den Füßen ausführen, mit denen wir die Behandlung auch abschließen.

Eine andere Möglichkeit, wie wir als Heilende/Helfende einem Menschen beim Sterben beistehen können, ist der konzentrierte Einsatz unserer Vorstellungskraft. Wir hüllen die sterbende Person in einen blauen Kokon und lassen sie bis zuletzt darin. Damit beruhigen wir sie und geben ihr ein Gefühl der Sicherheit.

Dies ist nur ein kurzer Leitfaden für die Anwendung von Therapeutic Touch in Situationen, wie sie in unserem Alltagsleben immer wieder vorkommen. Am besten lernen wir durch Erfahrung, und je geübter wir werden, desto mehr wissen wir, was zu tun ist. Darüber hinaus sollten wir unsere kreative Vorstellungskraft immer mehr in die Behandlung mit einfließen lassen, denn um so wirksamer können wir helfen/heilen. Es gibt Heiler wie zum Beispiel den Zyprioten Daskalos, die tatsächlich in der Lage sind, in die molekulare Struktur ihrer Patienten einzugreifen und Krankes darin umzuwandeln, wenn es für den betreffenden Menschen richtig ist. Der Glaube kann Berge versetzen, das heißt, die Grenzen unserer Fähigkeiten ausdehnen.

Wenn wir Therapeutic Touch oder eine andere Heilmethode anwenden, haben wir eines zu beden-

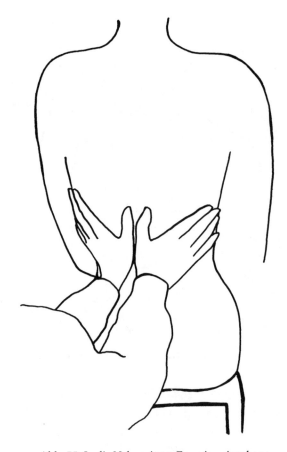

Abb. 35: In die Nebennieren Energien eingeben

ken: Die behandelte Person muss die Energie auf ihre Weise, das heißt, so wie sie es für richtig hält, verwerten können. Andere Menschen kurieren zu wollen ist keinesfalls das Angemessene. Und wir dürfen auch nie versäumen, zuerst unsere eigenen Gefühle des Mangels an Einfluss oder Liebe zu lösen, ehe wir unsere Hände oder unsere kreative Vorstellungskraft zum Heilen einsetzen. Das Wollen, Machen oder Erzwingen ist dem Heilen/Helfen nur abträglich. Es kann sogar sein, dass wir einem Menschen zuweilen helfen sollen zu sterben, statt ihn wieder auf die Beine zu bringen, aber auch das ist Heilen.

32. Körperpflege

Bislang war viel die Rede davon, was wir sind, wie wir funktionieren und wie wir unseren Gefühlskörper durch das Lösen von Gefühlen klären und im Zuge dessen auch unseren Ätherkörper funktionstüchtig halten. Und wir haben gelernt, wie wir die Lichtkörper und den physischen Körper anderer Menschen mittels Therapeutic Touch harmonisieren. Doch damit sind wir nicht am Ende.

Viele von uns werden noch vor kurzem gemeint haben, dass unser physischer Körper wie eine gut geschmierte Maschine funktioniert, bis irgendwann einmal ein Teil kaputtgeht. Aber so einfach ist es nicht, denn wie wir nun wissen, sind Energieblockaden die Ursache, wenn der Organismus nicht mehr so arbeitet, wie wir es gewohnt sind. Doch was können wir tun, um unsere Lichtkörper in einen optimalen Zustand zu bringen?

Ernährung

Zunächst sollten wir uns um die Ernährung unseres physischen Körpers kümmern, die ausgewogen und liebevoll zubereitet sein sollte. Außerdem braucht unser physischer Körper viel Wasser. Kaffee oder Tee sind wegen ihrer anregenden Wirkung weitgehend zu meiden. Statt dessen ist Kräutertees und Kaffee-Ersatz der Vorzug zu geben. Wir sollten viel Obst und Gemüse essen, das möglichst unbehandelt ist. Den Verzehr von Fleisch, insbesondere rotes Fleisch und Schweinefleisch, unterlassen wir am besten ganz, vor allem wenn wir daran interessiert sind, die Kundalini-Energie über das Sexual-Chakra hinaus aufsteigen zu lassen. Es gibt eine Menge an Informationen und Literatur über verschiedene gesunde Ernährungsweisen, so dass wir wählen können, was für uns im Moment am geeignetsten ist und uns am meisten Energie spendet. Darüber hinaus ist Fasten eine ausgezeichnete Möglichkeit, um den Körper zu entgiften und ihm eine Ruhepause zu gönnen.

Warum sollen wir auf Fleisch verzichten, das uns doch das nötige Protein gibt? Allein schon wegen der Art und Weise, wie die Tiere heute aufgezogen, gefuttert und geschlachtet werden, ist Fleisch zu meiden. Protein bekommen wir auch auf andere Weise. Ein Tier auf freier Wildbahn zu erlegen war für die Naturvölker eine Art Ritual. Die Jagdbeute wurde als Geschenk verstanden, für das man sich mit Gebeten bedankte. Wir dagegen produzieren und vermarkten Fleisch durch Massenaufzuchten und Massenschlachtungen. Aber auch Tiere haben Gedanken und Gefühle. Sie spüren sehr wohl, dass sie zur Schlachtbank geführt werden und sind deshalb voller Angst. Diese Angst geht auf energetischem sowie biochemischem Weg in das Fleisch ein, und wenn wir es essen, nehmen wir diese Frequenzen in uns auf, so dass wir dadurch an dem ganzen Vorgang von der Massenaufzucht bis zur Massenschlachtung teilhaben. Solche Frequenzen machen uns stumpf und aggressiv.

Leider ist es so, dass das Essen oft lieblos zubereitet wird, so dass wir generell sehr viele negative Energien über die Nahrung aufnehmen. Wenn das Essen von jemandem gekocht wird, der traurig, verärgert oder voller Kummer ist, gehen die Schwingungen all dieser Gefühle in das Essen mit ein. Im Grunde fügt jeder, der etwas mit unserer Nahrung zu tun hat, Schwingungen hinzu, die sich in ihr niederschlagen und später von uns aufgenommen werden. Deshalb ist eine liebevolle Zubereitung des Essens so wichtig. Wir können die Schwingung der Nahrung fühlen, indem wir sie mit unseren Händen oder Fingerspitzen einschätzen und spüren, ob sie vibriert. Es kann auch sein, dass wir sehen, riechen oder schmecken, ob ein Essen für uns richtig ist oder nicht. Ich habe mehrere hochsensible Menschen kennengelernt, die nicht essen konnten, was ihre Eltern gekocht hatten, weil diese so aggressiv waren. Sie wären entweder krank geworden oder sie hätten sich übergeben müssen, weil es für sie so ungenießbar bitter geschmeckt hätte. Vorjahren fanden manche meiner Kurse in einem Haus statt, wo eine sehr sensible Köchin zusammen mit einem vegetarischen Koch das Essen zubereitete. Im Gegensatz zu ihm meditierte sie geradezu bei der Zubereitung, und aufgrund der Schwingung, die von dem Essen ausging, konnten wir genau sagen, wer von den beiden jeweils was gekocht hatte.

Um die Frequenzen anderer Menschen in unserem Essen zu neutralisieren, segnen wir es. Ich breite zu diesem Zweck meine Hände einige Zentimeter über dem Essen aus, so als schätze ich ein Feld ein. Dann sende ich durch meine Hände Licht in das Essen, um es rein zu machen. Während dieser Lichtbehandlung danke ich Gott mit einem kurzen Gebet: »Ich danke dir für den Reichtum in meinem Leben. Segne dieses Essen, die Natur und mit ihr alle, die halfen, es zu beschaffen und zuzubereiten.« Ich glaube, es hatte schon seinen Sinn, wenn die Menschen früher ein Tischgebet sprachen, Gott dankten und um Segen baten. Es ist im Grunde ein sehr wichtiges Ritual, heute vielleicht mehr denn je.

Eigentlich erübrigt es sich zu sagen, dass das Konsumieren von Drogen, Tabletten, Alkohol und Zigaretten uns nicht guttut. Ich habe an anderen Stellen schon darauf hingewiesen, dass sie sich auf die feineren Schwingungsfrequenzen schädlich auswirken, da sie unter anderem im Äther- und Gefühlskörper eine Art Schleim bilden, Löcher in der Aura erzeugen oder uns aus der Mitte bringen. Es kann sogar passieren, dass durch den Konsum von Tabletten und Drogen das Chakra-System auf irreparable Weise geschädigt wird, mit der Folge, dass nicht nur die Physis, sondern auch die Psyche zusammenbricht.

Der physische Körper

Es ist sehr wichtig, täglich für körperliche Übungen zu sorgen, besonders wenn wir Therapeutic Touch oder eine andere Heilmethode praktizieren. Auch auf diesem Gebiet gibt es eine Riesenauswahl an Möglichkeiten. Menschen, die nicht gut geerdet sind, empfehle ich Tai Chi sowie Yoga, um den Körper geschmeidig zu machen und die Energie ins Gleichgewicht zu bringen. Es gibt auch Übungen, die weniger Zeit in Anspruch nehmen; Barbara Brennan beschreibt einige Beispiele in ihrem Buch

Licht-Arbeit. Auch bei Motoyama finden wir ausgezeichnete Übungen. Vor allem empfehle ich die Übungen, die als *Die Fünf »Tibeter«* bekannt sind. Sie fördern die Erdung, das innere Gleichgewicht, das Finden der eigenen Mitte, den Energiefluss, und sie stärken die Lebenskraft.

Auch Bäder sind empfehlenswert, um neue Kräfte zu schöpfen. Eine Tasse Natriumbikarbonat und eine Tasse Epsomer Bittersalz sind beispielsweise ein vorzüglicher Badezusatz. Ein zwanzigminütiges warmes Bad darin erfrischt, stärkt und bringt unser Feld wieder ins Gleichgewicht. Es ist auch gut zur Harmonisierung nach langen Flugreisen über mehrere Zeitzonen hinweg. Nach dem Baden sollten Sie sich noch mindestens zwanzig Minuten ausruhen beziehungsweise sich schlafen legen, wenn Sie ein solches Bad am Abend nehmen. Auch Bäder mit Mineralzusätzen oder Kräutern beleben uns wieder, wenn wir uns ausgelaugt fühlen.

Wenn es die finanziellen Mittel erlauben, sollte man sich in regelmäßigen Abständen massieren lassen, Shiatsu- oder Akupressur-Behandlungen gönnen, Fußreflexzonenmassagen geben lassen und so weiter. Wählen Sie aus, was Ihnen am besten bekommt.

Der Gefühlskörper

Wichtig ist, dass wir keinesfalls Gefühle in uns ansammeln, sondern sie ständig lösen. Außerdem empfehle ich gewisse reinigende Rituale für unsere Umwelt und unseren Lichtkörper. Wenn wir einen helfenden/heilenden Beruf haben und mit anderen Menschen zusammenkommen, sollten wir darauf achten, den Raum, in dem wir arbeiten, klar zu halten. Wenn wir Kerzen, Weihrauch und Düfte verwenden, ziehen wir damit auf der astralen Frequenz spezielle Lichtwesen an, die aufgrund ihrer Präsenz die inneren Ebenen des Raums rein halten. Auch Kristalle können wir verwenden, um die Energie zu klären und ins Gleichgewicht zu bringen. Allerdings müssen sie regelmäßig gereinigt werden. Es gibt zahlreiche Kurse, Seminare und Bücher, wo wir lernen können, welche besonderen Helfer es gibt und wie sie für uns aktiv werden.

Wenn wir einer Person eine TT-Behandlung gegeben haben, sollten wir uns im Anschluss daran unbedingt die Hände waschen. Eine Psychotherapeutin, bei der ich vor Jahren einen Kurs mitgemacht habe, empfahl, nach jedem Patienten ein Glas frisches Wasser zu trinken und sich dabei vorzustellen, dass das Wasser wie ein klares Licht ist, das durch uns fließt und alles auswäscht, was wir an Verklebungen und Zähem in uns haben. Wenn unsere Gefühle wie klares Wasser sind, können uns die Schwingungen der Menschen, die wir behandeln, nichts anhaben, weil sie in uns nicht kleben bleiben. Unser Feingefühl sagt uns, ob wir selbst und der Raum, in dem wir arbeiten, klar sind.

Die Indianer verwenden Kräuterbündel, die sie anzünden, um mit dem Rauch den Raum zu reinigen. Diese Art des Ausräucherns von Räumlichkeiten sollte man sich zu eigen machen, wenn man in ein neues Haus, eine neue Wohnung oder in ein neues Büro zieht, wo zuvor andere Leute gelebt und gearbeitet haben. Auf diese Weise werden all die alten Schwingungen aus den Wänden, Möbeln und Gegenständen vertrieben.

Geist und Seele

Wenn wir mit unserem Leben schwer zurechtkommen, sollten wir uns einer Psychotherapie, Körpertherapie, dem Rebirthing oder einer Atemtherapie zuwenden, um Erkenntnis darüber zu bekommen, was uns konditioniert hat.

Die Methode des Lösens von Gefühlen kann zur täglichen Routine gehören. Es empfiehlt sich auch, ein Tagebuch zu führen, worin wir die erzielten Erfolge hervorheben sowie intuitive Erkenntnisse und Träume festhalten. Im Rückblick wird sich unser Vertrauen in unsere intuitiven Fähigkeiten bestätigen und stärken.

Um unsere kreativen Fähigkeiten besser zu verstehen und anzuwenden, können wir auch andere Methoden wie zum Beispiel »Silva Mind Control« mit heranziehen. Solche Methoden zur Beherr-

schung des Geistes beziehungsweise kreativer Fähigkeiten können in der Anwendung eine leicht manipulative Tendenz haben. In meinen Kursen traf ich ab und zu Leute, die derartige Methoden jahrelang mit Erfolg praktiziert hatten. Ich stellte fest, dass sie während der Visualisierungsübungen nicht in der Lage waren, die inneren Bilder ohne ihr Zutun einfach kommen zu lassen, sondern sie versuchten, sie zu »machen«. Sie erzeugten ihre eigenen Illusionen, um die Realitäten zu verschleiern, mit denen sie sich nicht befassen wollten, und merkten gar nicht, dass ihr persönliches Ego sie ausgetrickst hatte. Je besser wir die Grundlagen der Spirituellen Psychologie und die wahre Bedeutung des Annehmens und Akzeptierens verstehen, desto mehr wissen wir unseren Geist schöpferisch einzusetzen, uns noch mehr in Übereinstimmung mit unseren menschlichen Fähigkeiten und Talenten und mit unserer Seele zu bringen. Wir lernen, unsere Gaben praktisch anzuwenden, so wie es gut und richtig ist, auch in Hinblick auf das Heilen.

Durch regelmäßiges Meditieren können wir mit unserer Innenwelt in Verbindung kommen. Ich würde aber nicht so weit gehen, in der Meditation einen Therapieersatz zu sehen. Ungelöste, auf das persönliche Ego zurückzuführende Probleme holen uns über kurz oder lang ein. Die Visualisierungsübungen in diesem Buch dienen nicht zuletzt unserer Selbsterfahrung und insofern unserem spirituellen Reifeprozess. Davon abgesehen gibt es unzählige andere Möglichkeiten. Wir sollten jedoch bei unserer Wahl sehr vorsichtig sein, wessen Stimme oder welche Geräusche und Klänge wir an uns heranlassen. Je mehr wir wissen, wie wir das Sein steuern können, desto machtvoller werden wir, und desto mehr Verantwortung haben wir. Das heißt, wir sollten uns stets bewusst sein, wie wir unsere Gedanken formulieren, worauf wir sie richten und wie wir handeln.

33. Eine Übung zum Wahrnehmen der Lichtkörper

Mit Hilfe der folgenden Visualisierungsübung werden wir die höheren Schwingungsfrequenzen der Lichtkörper erspüren können. Allerdings ist es erforderlich, in einem vollkommen entspannten Zustand zu sein und, wenn möglich, auch einen nüchternen Magen zu haben. Am besten lässt sich diese Übung während einer Fastenperiode machen, da wir dann für Schwingungen ganz besonders empfänglich sind. Versetzen wir uns also zunächst wieder in einen ganz entspannten Zustand.

Nehmen Sie eine bequeme Sitzstellung ein. Der Rücken sollte gerade sein. Ihr Kopf ruht bequem und locker auf der Wirbelsäule. Die Füße stehen auf dem Boden. Sie sind nicht überkreuzt. Atmen Sie tief ein, und lassen Sie die Luft Ihre Lungen füllen, so weit es geht, wenn möglich bis hinunter in den Bauchraum, ohne die Schultern hochzuziehen. Lassen Sie Ihren Bauch los und beim Einatmen sich ausweiten. Lockern Sie gegebenenfalls Gürtel und engsitzende Kleidung an der Taille. Schließen Sie dann die Augen.

Wenn Sie all das nicht tun können, folgen Sie einfach den Worten, und versuchen Sie, während des Lesens Ihre Empfindungen wahrzunehmen:

Entspannen Sie Ihren Kopf. Entspannen Sie den Kopf bis ganz hinauf zum Scheitelpunkt. Entspannen Sie Ihre Stirn. Entspannen Sie Ihre Augen. Entspannen Sie Ihre Nase. Entspannen Sie Ihren Mund. Entspannen Sie Ihre Lippen; dabei können Ihre Lippen leicht geöffnet sein. Legen Sie die Zungenspitze sanft an den oberen Gaumen. Entspannen Sie Ihr Kinn. Fühlen Sie, wie Ihr ganzes Gesicht entspannt ist. Entspannen Sie Ihren Hals. Entspannen Sie Ihren Nacken. Fühlen Sie, wie sich die Entspannung über Ihre Schultern ausbreitet, über Ihr Rückgrat hinunter, und wie sich die Rückenmuskeln entspannen. Fühlen Sie, wie sich Ihre Arme entspannen. Fühlen Sie, wie die Entspannung über Ihre Arme hinunterfließt, wie sich Ihre Hände entspannen und wie sich Ihre Finger entspannen.

Entspannen Sie Ihre Brust. Entspannen Sie Ihren Bauch und Ihren Magen. Entspannen Sie Ihren Unterleib. Entspannen Sie Ihre Hüften. Entspannen Sie die Muskeln in Ihren Pobacken. Lassen Sie die Verspannungen herausfließen. Entspannen Sie Ihre Beine. Entspannen Sie Ihre Oberschenkel. Entspannen Sie Ihre Unterschenkel. Entspannen Sie Ihre Füße. Entspannen Sie Ihre Zehen. Lassen Sie alles los.

Sie fühlen sich jetzt herrlich entspannt!

Stellen Sie sich nun vor, dass Sie an Ihren Ort des Friedens und der Harmonie zurückkehren. Lassen Sie sich ruhig Zeit. Sie haben alle Zeit der Welt für diese Reise an Ihren wunderbaren Ort; eine halbe Minute Zeit. Zeit: eine halbe Minute …

1. Versuchen Sie sich vorzustellen, dass Sie an Ihrem Ort des Friedens und der Harmonie angekommen sind. Schauen Sie sich um, genießen Sie den Sonnenschein, und spüren Sie die Sonnenstrahlen auf Ihrer Haut. Sie sind nicht zu heiß und nicht zu kalt, sondern wie für Sie geschaffen. Es kann sein, dass ein leiser, angenehmer Wind weht. Erkunden Sie Ihren Ort. Lassen Sie alles auf sich wirken. Wie fühlen Sie sich dabei? Hören Sie etwas Besonderes, was für Ihren Ort typisch ist? Oder riechen Sie etwas Besonderes? Vielleicht entdecken Sie auch eine Frucht, die Sie kosten möchten, um ihren Geschmack kennenzulernen. Lassen Sie sich ruhig Zeit. Sie haben alle Zeit der Welt, um sich mit allem vertraut zu machen; eine Minute Zeit …

2. Versuchen Sie sich vorzustellen, dass Sie in einer ganz entspannten Haltung dastehen und gleichzeitig mit der Erde ganz verwurzelt sind; Sie spüren, dass Sie vollkommen zentriert sind. Lassen Sie sich ruhig Zeit; Sie haben alle Zeit der Welt für diese Erfahrung; eine halbe Minute Zeit …

3. Versuchen Sie sich vorzustellen, dass über Ihnen im Abstand von mindestens dreißig Zenti-

metern eine weiße Lichtkugel schwebt, wenn dies für Sie richtig ist. Es kann eine kleine oder große Kugel aus ganz weißem Licht sein, ganz wie es Ihnen beliebt. Auch das Licht oder die Farbe strahlt nur so hell, wie Sie es für richtig empfinden. Jetzt beginnt diese Kugel aus weißem Licht sich im Uhrzeigersinn um sie herum zu drehen. Sie kreist von oben um sie herum, durch Ihren Gefühlskörper, durch Ihren Ätherkörper und durch Ihren ganzen Leib. Sie kreist immer nur so schnell, wie Sie es für richtig empfinden. Lassen Sie die Lichtkugel nun alle Substanz, die Sie um sich haben und die für Sie nicht länger von Nutzen ist, einfach von Ihnen wegziehen und in der Erde versenken. Lassen Sie sich ruhig Zeit. Sie haben alle Zeit der Welt, um sich auf diese Weise zu reinigen; zwei Minuten Zeit…

4. Versuchen Sie sich vorzustellen, dass Sie nun so gereinigt sind, wie es für Sie richtig ist. Schauen Sie sich an Ihrem Ort des Friedens und der Harmonie wieder um. Können Sie etwas sehen, was sich verändert hat? Ist etwas abhanden oder neu hinzugekommen? Hören oder riechen Sie etwas Neues? Haben Sie einen neuen Geschmack wahrgenommen? Fühlen Sie sich anders? Wenn Sie etwas stört, lösen Sie das Gefühl auf. Merken Sie sich, was Sie gestört hat, um es später aufzuschreiben. Lassen Sie sich Zeit. Sie haben alle Zeit der Welt; eine halbe Minute Zeit…

5. Versuchen Sie sich vorzustellen, dass Sie die Schwingung des Ätherkörpers spüren. Es ist eine etwas feinere Schwingung, ein etwas höherer Ton. Fühlen Sie diese Schwingung. Sie dehnt sich ungefähr fünf Zentimeter außerhalb Ihres physischen Körpers aus: oben, unten und an den Seiten, überall um Sie herum und durch Sie hindurch. Stellen Sie sich vor, wie Sie sich fünf Zentimeter weiter ausdehnen, selbst unter dem Boden. Spüren Sie in Ihre Meridiane hinein. Spüren Sie die Energie. Spüren Sie in Ihre Organe hinein, in Ihre Muskeln, Ihre Knochen, und spüren Sie die Schwingungen. Fühlen Sie, ob Ihr Ätherkörper im Gleichgewicht ist, ob er hellblau oder eher dunkelblau ist, ob er graublaue Zonen hat. Erleben Sie Ihren Ätherkörper, wenn es Ihnen möglich ist, wenn es für

Sie angenehm ist und wenn Sie das Gefühl haben, dass es für Sie richtig ist. Wenn Sie Probleme haben, klären Sie sie mit Hilfe des Lösens von Gefühlen. Lassen Sie sich Zeit. Sie haben alle Zeit der Welt, um Ihren Ätherkörper zu spüren, zu fühlen, zu erfahren und zu erleben; zwei Minuten Zeit…

6. Versuchen Sie sich vorzustellen, dass Sie nun den Gefühlskörper erfahren. Seine Frequenz liegt höher als die des Ätherkörpers. Es ist ein etwas höherer Ton. Dehnen Sie sich nach oben, unten und nach allen Seiten hin noch weiter aus, ungefähr dreißig Zentimeter über Ihren physischen Körper hinaus, auch unter dem Boden. Wenn es Ihnen möglich ist, wenn es für Sie angenehm ist und wenn Sie das Gefühl haben, dass es für Sie richtig ist. Wie fühlt sich dieser vergrößerte Körper an? Ist er sehr aktiv? Fühlen Sie sich sehr dick? Sehen Sie viele Farben? Spüren Sie unterschiedliche Schwingungen um sich herum? Oder pulsieren sie durch Sie hindurch? Wenn Sie sich von etwas gestört fühlen, lösen Sie das Gefühl auf. Lassen Sie sich Zeit; Sie haben alle Zeit der Welt, um Ihren Gefühlskörper zu spüren, zu fühlen, zu erfahren und zu erleben; zwei Minuten Zeit…

7. Versuchen Sie sich vorzustellen, dass Sie nun um eine weitere Schwingungsstufe nach oben gehen, um die Frequenz, den Ton des Mentalkörpers zu erfahren. Dehnen Sie sich so weit aus, wie Ihre Fingerspitzen bei ausgestrecktem Arm reichen würden, also ungefähr fünfundsiebzig Zentimeter über Ihren physischen Körper hinaus nach oben, unten und nach allen Seiten hin. Spüren Sie, wie dieser vergrößerte Körper bis unter den Boden reicht. Spüren Sie die strahlend gelbe und pulsierende Frequenz dieses Körpers. Wenn es Ihnen möglich ist, wenn es für Sie angenehm ist und wenn Sie das Gefühl haben, dass es für Sie richtig ist. Wie fühlt er sich für Sie an? Wenn Sie sich von etwas gestört fühlen, lösen Sie das Gefühl auf. Lassen Sie sich Zeit. Sie haben alle Zeit der Welt, um Ihren Mentalkörper zu spüren, zu fühlen, zu erfahren und zu erleben; zwei Minuten Zeit…

8. Versuchen Sie sich vorzustellen, dass Sie zur nächsthöheren Frequenz übergehen, um nun den Astralkörper zu erfahren. Er dehnt sich bis

zu eineinhalb Meter weit aus, nach oben, unten und zu den Seiten. Spüren Sie, wie dieser Körper bis unter den Boden reicht. Wenn es Ihnen möglich ist, wenn es für Sie angenehm ist und wenn Sie das Gefühl haben, dass es für Sie richtig ist. Kümmern Sie sich aber nicht um den großen Umfang. Spüren Sie einfach diese Frequenz, so gut Sie können. Wie fühlt sich dieser Körper für Sie an? Ist er sehr dynamisch? Oder ist er Ihnen zu hektisch? Sehen Sie viele Farben vorbeiziehen? Oder Bilder? Oder hören Sie Geräusche, Klänge? Wenn Sie sich von etwas gestört fühlen, lösen Sie das Gefühl auf. Lassen Sie sich Zeit. Sie haben alle Zeit der Welt, um Ihren Astralkörper zu spüren, zu fühlen, zu erfahren und zu erleben; zwei Minuten Zeit…

9. Versuchen Sie sich vorzustellen, dass Sie die Frequenz des Kobalt-Eis spüren, das eine kobaltblaue Farbe hat und sich strahlenartig ungefähr drei Meter über Ihren physischen Körper hinaus ausdehnt, also auch weit unter den Boden. Wenn es Ihnen möglich ist, wenn es für Sie angenehm ist und wenn Sie das Gefühl haben, dass es für Sie richtig ist. Kümmern Sie sich nicht um die Ausmaße dieses Körpers. Spüren Sie seine Schwingung oder was immer Sie gerade in diesem Körper erleben. Wie fühlt sich dieser Körper für Sie an? Ist er sehr still? Fühlen Sie sich eingeschlossen? Fühlen Sie sich darin sicher aufgehoben? Entspannt Sie das Gefühl? Wenn Sie sich von etwas gestört fühlen, lösen Sie das Gefühl auf. Lassen Sie sich Zeit; Sie haben alle Zeit der Welt, um das Kobalt-Ei zu spüren, zu fühlen, zu erfahren und zu erleben; zwei Minuten Zeit…

10. Versuchen Sie sich vorzustellen, dass Sie mit Ihrer Frequenz noch höher gehen, so dass Sie nun die nächste Stufe erreichen, um den Kausalkörper zu erfahren. Dieser dehnt sich viereinhalb Meter über Ihren physischen Körper nach oben, unten und zu den Seiten hin aus. Sie spüren, wie dieser Körper immer mehr zunimmt und bis weit unter den Boden geht. Wenn es Ihnen möglich ist, wenn es für Sie angenehm ist und wenn Sie das Gefühl haben, dass es für Sie richtig ist. Kümmern Sie sich aber nicht um diesen großen Umfang. Spüren Sie seine Frequenz. Sie ist sehr hoch. Können

Sie auch seine Farben sehen? Sind die Farben im reinsten Pastell? Leuchten sie? Hören Sie, welch hohen Ton dieser Körper hat? Wie fühlt sich dieser Körper für Sie an? Haben Sie das Gefühl, er ist sehr leicht, ruhig, friedlich? Wenn Sie sich von etwas gestört oder überwältigt fühlen, lösen Sie das Gefühl auf. Lassen Sie sich Zeit. Sie haben alle Zeit der Welt, um Ihren Kausalkörper zu spüren, zu fühlen, zu erfahren und zu erleben; zwei Minuten Zeit…

11. Versuchen Sie sich vorzustellen, dass Sie Ihre Frequenz noch weiter anheben und sich allmählich bis an den äußersten Rand Ihres buddhischen Körpers ausdehnen, der sich durch und um Ihren physischen Körper herum acht Meter weit nach oben, unten und zu den Seiten hin ausbreitet. Sie spüren, wie er tief bis unter den Boden reicht. Wenn es Ihnen möglich ist, wenn es für Sie angenehm ist und wenn sie das Gefühl haben, dass es für Sie richtig ist. Kümmern Sie sich nicht um die enorme Ausdehnung dieses Körpers. Vielleicht haben Sie gar kein Gefühl mehr für die Größe, sondern fühlen sich ganz leicht, ja schwerelos und unendlich weit, eingetaucht in Allwissenheit. Wenn Sie sich von allem überwältigt oder von etwas gestört fühlen, lösen Sie das Gefühl auf. Lassen Sie sich Zeit. Sie haben alle Zeit der Welt, um Ihren buddhischen Körper zu spüren, zu fühlen, zu erfahren und zu erleben; zwei Minuten Zeit…
Stellen Sie sich nun einen Schild aus ganz weißem Licht um Ihren buddhischen Körper vor. Es ist ein ganz weißes, reines Licht, und es strahlt nicht mehr und nicht weniger, als es für Sie richtig ist. Wie fühlt es sich an? Wenn es sich für Sie gut anfühlt, behalten Sie das Licht einfach. Sie haben alle Zeit der Welt für diese Erfahrung; eine halbe Minute Zeit …

12. Versuchen Sie sich vorzustellen, dass Sie ganz langsam und ruhig zur Frequenz des Kobalt-Eis zurückkehren. Wenn Sie das Gefühl haben, dass es für Sie richtig ist, können Sie diesen Körper nun ebenfalls mit einem Schild aus weißem Licht umschließen. Fühlt es sich gut für Sie an? Wenn nicht, lassen Sie den Schild fort. Sie haben alle Zeit der Welt für diese Erfahrung; eine Minute Zeit …

13. Versuchen Sie sich vorzustellen, dass Sie sich

ganz langsam und ruhig auf die Schwingungsstufe des Mentalkörpers zurückbegeben. Lassen Sie sich Zeit. Sie haben alle Zeit der Welt dafür; eine halbe Minute Zeit …

14. Versuchen Sie sich vorzustellen, dass Sie nun ganz langsam und ruhig die Frequenz des Gefühlskörpers erreichen. Wenn Sie wollen, können Sie diesen Körper mit einem Schild aus blauem Licht umgeben. Wie fühlt es sich für Sie an? Wenn Sie kein gutes Gefühl dabei haben, lassen Sie es einfach sein. Sie haben alle Zeit der Welt dafür; eine Minute Zeit …

15. Versuchen Sie sich vorzustellen, dass Sie nun auf der Frequenz Ihres Ätherkörpers ankommen und dass Sie an Ihrem Ort des Friedens und der Harmonie sind. Sie spüren, dass Sie mit beiden Füßen ganz fest auf dem Boden stehen, und Sie fühlen sich stark mit der Erde verwurzelt. Schauen Sie sich an Ihrem friedlichen Ort um. Hat sich etwas verändert? Ist etwas nicht mehr da? Oder ist etwas neu hinzugekommen? Merken Sie es sich. Lassen Sie sich ruhig Zeit. Sie haben alle Zeit der Welt; eine Minute Zeit …

16. Versuchen Sie sich vorzustellen, dass Sie nun die Schwingungen Ihres physischen Körpers spüren. Es ist ein gutes Gefühl, und mit diesem guten Gefühl bereiten Sie sich auf die endgültige Rückkehr ins Hier und Jetzt vor. Lassen Sie sich ruhig Zeit. Sie haben alle Zeit der Welt, um Ihre Erfahrung abzuschließen und wieder hierher zurückzukehren; eine Minute Zeit, und Sie sind wieder ganz bei sich und öffnen langsam die Augen …

Wenn Sie die Übung im Sitzen gemacht haben, legen Sie nun Ihren Kopf zwischen die Knie und schütteln dabei die Arme aus. Das macht Sie munter.

Machen Sie auch diese Übung, ohne zuvor im Kapitel 35 nachzulesen, auf welche Erfahrungen andere gestoßen sind und was sie im einzelnen bedeuten. Sie bringen sich sonst nur um Ihre ureigene Erfahrung, und das wäre doch sehr schade.

Die Fragen, die Sie sich bei dieser Übung stellen sollten, lauten:

Konnte ich feststellen, welche Schwingungen der einzelnen Lichtkörper für mich angenehm waren und welche nicht? Hatte ich das Gefühl, dass manche Lichtkörper sehr ruhig waren, andere dagegen sehr lebendig? Konnte ich die Erfahrung machen, dass ich das Gefühl für mein Körpergewicht oder für meine Körpergröße verloren hatte? Merkte ich, welche Wirkungen die unterschiedlichen Schwingungen der einzelnen Lichtkörper auf mich hatten? Habe ich Töne, Geräusche oder Klänge gehört? Habe ich Gerüche wahrgenommen? Oder hatte ich einen besonderen Geschmack? Fühlte ich mich durch den Schild aus weißem Licht eingezwängt, oder fühlte ich mich damit sicherer? Wie fühlte ich mich, als ich die einzelnen Lichtkörper erlebt habe? War es eine ähnliche Erfahrung wie das Erleben der Farben in der vorherigen Übung? Hatte ich Probleme während der Übung? Habe ich das Lösen von Gefühlen angewendet? Wenn ja, mit welchem Ergebnis?

Denken Sie über diese Fragen nach. Schreiben Sie auf, was Ihnen dazu einfällt, damit Sie jedesmal vergleichen können, wenn Sie die Übung wiederholen. Sie können die ganze Übung so oft durchgehen, wie es Ihnen lieb ist. Je öfter Sie sie machen, desto vertrauter werden Sie im Umgang mit den Frequenzen und Schwingungen der verschiedenen Lichtkörper und im Umgang mit den eigenen Empfindungen, die damit einhergehen. Außerdem ist diese Übung auch sehr gut, um über Grenzen hinauszuwachsen.

34. Die Synthese von Reinigung, Läuterung und Wiedergeburt: eine Visualisierungsübung

Die folgende Visualisierung ist unsere letzte Übung. Ich empfehle Ihnen, Sie erst zu machen, wenn Sie all die vorherigen Schritte vollzogen haben. Generell kann man sie jedoch jederzeit anwenden. Der Gedanke, diese Übung zu entwickeln, kam mir vor vielen Jahren während meiner Teilnahme an einem Seminar mit Dr. Bernie Siegel. Seither führe ich meine Kursteilnehmer durch diese Erfahrung hindurch. Viele erleben die Visualisierung als eine Transformation durch Tod und Wiedergeburt. Es zeigt sich immer wieder, dass die Bewusstseinsspirale für jeden, ganz gleich, ob jemand zum ersten oder wiederholten Mal dabei ist, sich hier weiter nach oben schraubt. Bevor wir beginnen, wollen wir uns vollkommen entspannen.

Nehmen Sie eine bequeme Sitzstellung ein. Der Rücken ist gerade. Ihr Kopf ruht bequem und locker auf der Wirbelsäule. Die Füße stehen auf dem Boden. Sie sind nicht überkreuzt. Atmen Sie tief ein, und lassen Sie die Luft Ihre Lungen füllen, so weit es geht, wenn möglich bis hinunter in den Bauchraum, ohne die Schultern hochzuziehen. Lassen Sie Ihren Bauch los und beim Einatmen sich ausweiten. Lockern Sie gegebenenfalls Gürtel und engsitzende Kleidung an der Taille. Schließen Sie dann die Augen.

Wenn Sie all das nicht tun können, folgen Sie einfach den Worten, und versuchen Sie, während des Lesens Ihre Empfindungen wahrzunehmen:

Entspannen Sie Ihren Kopf. Entspannen Sie den Kopf bis ganz hinauf zum Scheitelpunkt. Entspannen Sie Ihre Stirn. Entspannen Sie Ihre Augen. Entspannen Sie Ihre Nase. Entspannen Sie Ihren Mund. Entspannen Sie Ihre Lippen; dabei können Ihre Lippen leicht geöffnet sein. Legen Sie die Zungenspitze sanft an den oberen Gaumen. Entspannen Sie Ihr Kinn. Fühlen Sie, wie Ihr ganzes Gesicht entspannt ist. Entspannen Sie Ihren Hals. Entspannen Sie Ihren Nacken. Fühlen Sie, wie sich die Entspannung über Ihre Schultern ausbreitet, über Ihr Rückgrat hinunter, und wie sich die Rückenmuskeln entspannen. Fühlen Sie, wie sich Ihre Arme entspannen. Fühlen Sie, wie die Entspannung über Ihre Arme hinunterfließt, wie sich Ihre Hände entspannen und wie sich Ihre Finger entspannen.

Entspannen Sie Ihre Brust. Entspannen Sie Ihren Bauch und Ihren Magen. Entspannen Sie Ihren Unterleib. Entspannen Sie Ihre Hüften. Entspannen Sie die Muskeln in Ihren Pobacken. Lassen Sie die Verspannungen herausfließen. Entspannen Sie Ihre Beine. Entspannen Sie Ihre Oberschenkel. Entspannen Sie Ihre Unterschenkel. Entspannen Sie Ihre Füße. Entspannen Sie Ihre Zehen. Lassen Sie alles los.

Sie fühlen sich jetzt herrlich entspannt!

1. Versuchen Sie sich vorzustellen, dass Sie an Ihren Ort des Friedens und der Harmonie zurückkehren. Lassen Sie sich Zeit. Sie haben alle Zeit der Welt für diese Reise an Ihren wunderbaren Ort; eine halbe Minute Zeit…

2. Versuchen Sie sich vorzustellen, dass Sie an Ihrem Ort des Friedens und der Harmonie angekommen sind. Schauen Sie sich um. Genießen Sie den Sonnenschein. Spüren Sie die Sonnenstrahlen auf Ihrer Haut. Sie ist nicht zu heiß und nicht zu kalt, sondern wie für Sie geschaffen. Sie können merken, wie ein leiser, angenehmer Wind weht. Erkunden Sie Ihren Ort. Lassen Sie alles auf sich wirken. Wie fühlen Sie sich dabei? Hören Sie etwas Besonderes, was für Ihren Ort typisch ist? Oder riechen Sie etwas Besonderes? Oder nehmen Sie vielleicht einen besonderen Geschmack wahr, den Sie mit dem Ort verbinden? Lassen Sie sich ruhig Zeit. Sie haben alle Zeit der Welt, um sich mit allem vertraut zu machen; eine Minute Zeit…

3. Versuchen Sie sich vorzustellen, dass Sie in einer entspannten Haltung dastehen und gleichzeitig mit der Erde ganz verwurzelt sind. Sie spüren, dass Sie vollkommen zentriert sind.

Lassen Sie sich ruhig Zeit. Sie haben alle Zeit der Welt für diese Erfahrung; eine halbe Minute Zeit...

4. Versuchen Sie sich vorzustellen, dass über Ihnen im Abstand von mindestens dreißig Zentimetern eine weiße Lichtkugel schwebt, wenn es für Sie richtig ist. Es kann eine kleine oder große Kugel aus ganz weißem Licht sein, ganz wie es Ihnen beliebt. Auch das Licht oder die Farbe strahlt nur so hell, wie Sie es für richtig empfinden. Jetzt beginnt diese Kugel aus weißem Licht, sich im Uhrzeigersinn um sie herum zu drehen. Sie kreist von oben um sie herum, durch Ihren Gefühlskörper, durch Ihren Ätherkörper und durch Ihren ganzen Leib. Sie kreist immer nur so schnell, wie Sie es für richtig empfinden. Lassen Sie die Lichtkugel nun alle Substanz, die Sie um sich haben und die Ihnen nicht weiter nützlich ist, einfach von Ihnen wegziehen und in der Erde versenken. Lassen Sie sich ruhig Zeit. Sie haben alle Zeit der Welt, um sich auf diese Weise zu reinigen; zwei Minuten Zeit...

5. Versuchen Sie sich vorzustellen, dass Sie so gereinigt sind, wie es für Sie richtig ist. Schauen Sie sich an Ihrem Ort des Friedens und der Harmonie wieder um. Können Sie etwas sehen, was sich verändert hat? Ist etwas abhanden oder neu hinzugekommen? Hören oder riechen Sie etwas Neues? Haben Sie einen neuen Geschmack bekommen? Fühlen Sie sich anders? Wenn Sie etwas stört, lösen Sie das Gefühl auf. Merken Sie sich, was Sie gestört hat, um es später aufzuschreiben. Lassen Sie sich Zeit. Sie haben alle Zeit der Welt; eine halbe Minute Zeit...

6. Versuchen Sie sich vorzustellen, dass Sie einen Weg sehen. Es ist der ideale Ort für Sie, und Sie bekommen Lust, einen Spaziergang zu machen. Es ist ein herrlicher Tag. Die Sonne scheint, und es weht ein leiser Wind, so dass Sie die Blätter der Bäume rauschen hören können, wenn es für Sie richtig ist. Vielleicht hören Sie auch die Vögel singen, riechen die Blumen am Wegesrand. Vielleicht schmecken Sie etwas. Lassen Sie sich ruhig Zeit. Sie haben alle Zeit der Welt, um diesen Wald zu erleben; eine halbe Minute Zeit...

7. Versuchen Sie sich vorzustellen, dass Sie einen See entdecken. Es ist der ideale See für Sie, ge-

nauso groß oder klein, tief oder seicht und so klar, wie es für Sie richtig ist. Und Sie wissen, dass das Wasser heilende Kräfte besitzt. Wenn für Sie etwas nicht stimmt, lösen Sie das Gefühl auf. Lassen Sie sich Zeit. Sie haben alle Zeit der Welt, um sich mit der Umgebung und dem See vertraut zu machen; eine halbe Minute Zeit...

8. Versuchen Sie sich vorzustellen, dass Sie Lust haben, schwimmen zu gehen. Beherzt entledigen Sie sich der Kleidung und springen ganz forsch ins Wasser. Wenn Sie Probleme haben, gehen Sie mit Hilfe des Lösens von Gefühlen darauf ein. Das Wasser hat die ideale Temperatur für Sie, so dass Sie völlig entspannt schwimmen oder sich einfach treiben lassen können. Nehmen Sie sich dafür Zeit. Sie haben alle Zeit der Welt, um diese Wonne zu erfahren; eine Minute Zeit...

9. Versuchen Sie sich vorzustellen, dass Ihr Körper im Wasser durchsichtig wird und dass Sie genau sehen, an welchen Stellen er blockiert ist. Versuchen Sie sich vorzustellen, dass das Wasser alle diese Energieblockaden auswaschen kann. Sie können zusehen, wie diese Blockaden aufgelöst werden. Das Wasser reinigt Sie. Sie können immer durchsichtiger werden. Wenn Sie sich durch etwas beunruhigt fühlen, lösen Sie das Gefühl auf. Lassen Sie sich Zeit. Sie haben alle Zeit der Welt für diese Erfahrung; zwei Minuten Zeit...

10. Versuchen Sie sich vorzustellen, dass Sie auf etwas, das am Grund des Sees liegt, aufmerksam werden. Es ist ein Geschenk für Sie. Es kann ein Umschlag sein, der eine Nachricht für Sie enthält, oder ein Kästchen, in dem etwas aufbewahrt liegt, oder irgend etwas anderes, das für Sie bestimmt ist. Was immer es ist, es ist genau richtig für Sie. Versuchen Sie sich vorzustellen, dass Sie mit Mut nach unten tauchen und es heraufholen. Sie schwimmen damit ans Ufer, um nachzuschauen, was es ist. Wenn es ein Umschlag ist, öffnen Sie ihn, nehmen Sie die Nachricht heraus, und lesen Sie sie. Sie werden ihre Bedeutung verstehen. Ist es ein Kästchen, schauen Sie es sich an, öffnen Sie es, und sehen Sie nach, was da drinnen ist. Sie werden intuitiv wissen, was l der Inhalt für Sie bedeutet. Wenn Sie sich von etwas beunruhigt fühlen, lö-

sen Sie das Gefühl. Lassen Sie sich Zeit. Sie haben alle Zeit der Welt für Ihre Erfahrung mit dem Geschenk; zwei Minuten Zeit…

11. Versuchen Sie sich vorzustellen, dass Sie nun Ihren Spaziergang fortsetzen wollen. Sie fühlen sich vollkommen ausgeglichen und geläutert, wenn es für Sie richtig ist. Wenn Sie das Gefühl haben, dass Sie das Geschenk mitnehmen wollen, tun Sie es. Sie können es auch zurücklassen. Lassen Sie sich Zeit; Sie haben alle Zeit der Welt, um das zu tun, was für Sie richtig ist; eine halbe Minute Zeit…

12. Versuchen Sie sich vorzustellen, dass Sie nun weitergehen. Es ist ein herrlicher Tag, der Weg ist so zauberhaft, und Sie fühlen sich richtig wohl. Vielleicht können Sie die Sonnenstrahlen durch Baumwipfel fallen sehen und deren Wärme auf Ihrer Haut fühlen. Vielleicht können Sie Vögel zwitschern hören, einen leisen Windhauch spüren, während es Ihnen weder zu warm noch zu kühl l ist. Vielleicht hören Sie das Rauschen von Blättern, riechen die Blumen am Wegesrand. Vielleicht können Sie etwas Besonderes schmecken. Es geht Ihnen einfach wunderbar, wenn das für Sie richtig ist. Sollte da etwas sein, das Sie stört, beunruhigt oder Sorgen bereitet, lösen Sie das Gefühl auf. Lassen Sie sich Zeit. Sie haben alle Zeit der Welt für Ihre Erfahrung; eine halbe Minute Zeit…

13. Versuchen Sie sich vorzustellen, dass Ihnen auf dem Weg eine kleine Gestalt entgegenkommt. Es ist ein kleines Kind, und Sie erkennen, dass Sie es selbst sind, als Sie zwischen drei und sechs Jahre alt waren. Es kann l auch älter oder jünger sein, so wie es für Sie richtig ist. Betrachten Sie das kleine Kind, während es näher kommt. Wie sieht es aus? Schaut es glücklich drein, oder ist es traurig? Wenn Ihnen diese Erfahrung irgendwie zu schaffen macht, wenden Sie das Lösen von Gefühlen an. Lassen Sie sich Zeit; Sie haben alle Zeit der Welt für Ihre Begegnung mit sich selbst, als Sie noch ein kleines Kind waren; eine Minute Zeit…

14. Versuchen Sie sich vorzustellen, dass Sie als das kleine Kind von sich selbst angenommen werden möchten. Wenn Sie das Gefühl haben, dass es für Sie richtig ist, lassen Sie sich als das kleine Kind, das Sie sind, zu sich in die Arme

kommen, so wie Sie es mit jedem kleinen Kind machen würden, das Sie sehr liebhaben. Drücken Sie es an sich, liebkosen Sie es, küssen Sie es, wenn es Ihnen und dem Kind möglich ist, so wie Sie jedes Kind an sich drücken, streicheln und küssen würden, das Sie sehr liebhaben. Fühlen Sie die Liebe, die Sie für das Kind empfinden. Fühlen Sie, wie diese Liebe Ihr ganzes Wesen erfüllt. Sagen Sie dem Kind: »Ich habe dich sehr lieb! Ich werde von jetzt an immer für dich da sein, wenn du mich brauchst!« Sagen Sie es ihm, wenn Sie es können und das Gefühl haben, dass es richtig ist. Wenn Sie damit nicht klarkommen, lösen Sie Ihre Gefühle. Lassen Sie sich Zeit. Sie haben alle Zeit der Welt für diese besondere Erfahrung; eine Minute Zeit…

15. Versuchen Sie sich vorzustellen, dass Sie nun mit dem kleinen Kind, das Sie selbst sind, einige Zeit verbringen. Vielleicht hat das Kind Fragen an Sie, oder vielleicht möchten auch Sie das Kind etwas fragen. Genießen Sie das Zusammensein. Tun Sie einfach alles, was Sie gerne gemeinsam mit einem Kind tun möchten, das Sie sehr liebhaben. Wenn es Ihnen Schwierigkeiten bereitet, konzentrieren Sie sich darauf, Ihre Gefühle zu lösen. Lassen Sie sich Zeit. Sie haben alle Zeit der Welt, um mit dem kleinen Kind, das Sie selbst sind, eine Weile zusammenzusein; zwei Minuten Zeit…

16. Versuchen Sie sich vorzustellen, dass Sie nun wieder weitergehen möchten. Sie fühlen sich sehr glücklich darüber, Ihr inneres Kind getroffen zu haben. Sie fühlen sich ausgeglichen und geläutert. Vielleicht möchten Sie Ihr kleines Kind mitnehmen, eins mit ihm werden oder es lieber noch zurücklassen. Tun Sie, was immer Ihnen recht ist. Lassen Sie sich Zeit. Sie haben alle Zeit der Welt für 2 Ihre Erfahrung; eine halbe Minute Zeit…

17. Versuchen Sie sich vorzustellen, dass Sie Ihren Spaziergang wieder aufnehmen. Es ist ein wunderschöner Tag, und dieser Spaziergang tut Ihnen einfach gut. Sie sehen, wie die Sonne zwischen Bäumen hindurchstrahlt. Sie fühlen, wie die Strahlen Ihre Haut wärmen und ein lauer Wind Sie umfächelt. Es ist nicht zu warm und nicht zu kühl, sondern genau richtig für Sie.

Vielleicht hören Sie Vogelgezwitscher und Blätterrauschen. Vielleicht riechen Sie die Blumen, die würzige 2 Luft. Vielleicht nehmen Sie einen besonderen Geschmack wahr. Und lösen Sie Ihre Gefühle, wenn Sie mit etwas nicht zurechtkommen. Lassen Sie sich Zeit. Sie haben alle Zeit der Welt für Ihre Erfahrung; eine halbe Minute Zeit…

18. Versuchen Sie sich vorzustellen, dass Ihnen auf dem Weg erneut eine Gestalt entgegenkommt. Irgendwie erscheint sie Ihnen vertraut, und Sie erkennen, dass auch sie ein Teil von Ihnen ist. Es ist Ihr innerer Führer, Ihr Höheres Selbst, der weise Teil von Ihnen, dessen Alter und Gestalt so sind, wie Sie es sich vorstellen. Sie begrüßen diesen Teil von sich, wie Sie einen lieben und teuren Freund begrüßen würden. Wenn Sie damit Probleme haben, sollten Sie das Lösen von Gefühlen anwenden. Lassen Sie sich Zeit. Sie haben alle Zeit der Welt für Ihre Begegnung mit Ihrem inneren Führer, Ihrem Höheren Selbst; eine Minute Zeit …

19. Versuchen Sie sich vorzustellen, dass Sie mit Ihrem Höheren Selbst, diesem weisen Teil Ihrer selbst, zusammentreffen. Vielleicht hat dieses besondere und weise Wesen, das ein Teil von Ihnen selbst ist, Fragen an Sie, oder vielleicht möchten Sie etwas fragen! Verbringen Sie mit ihm eine wunderbare, erhellende und beglückende Zeit, wie wenn Sie sich mit einem sehr lieben Freund träfen. Wenn Sie beunruhigt sind, lösen Sie Ihre Gefühle auf.Lassen Sie sich Zeit. Sie haben alle Zeit der Welt für diese Erfahrung, mit Ihrem Höheren Selbst eine Weile zusammenzusein; zwei Minuten Zeit…

20. Versuchen Sie sich vorzustellen, dass Sie nun wieder weitergehen wollen. Sie fühlen sich sehr glücklich über die Begegnung mit diesem weisen Teil Ihrer selbst. Sie fühlen sich ausgeglichen und geläutert, wenn das für Sie richtig ist. Vielleicht möchten Sie diesen Weisen, der ein Teil Ihrer selbst ist, mitnehmen, eins mit ihm werden oder ihn zunächst zurücklassen. Tun Sie, was immer für Sie richtig ist. Lassen Sie sich Zeit. Sie haben alle Zeit der Welt für Ihre Erfahrung; eine halbe Minute Zeit…

21. Versuchen Sie sich vorzustellen, dass Sie nun Ihren Spaziergang an diesem herrlichen Tag

fortsetzen. Sie haben ein ganz harmonisches Gefühl, es kann sein, dass die Sonne durch das Blattwerk der Bäume scheint. Sie können ihre wärmenden Strahlen auf der Haut spüren, auch einen lauen Wind, der Sie sanft streichelt, ohne dass Ihnen zu warm oder zu kühl ist. Es kann sein, dass Vögel zwitschern, Blätter rauschen, es duftet nach Blumen, nach harzigem Holz oder was immer Sie riechen mögen. Vielleicht nehmen Sie auch einen besonderen Geschmack wahr. Lassen Sie sich durch nichts stören. Das Lösen von Gefühlen kann Ihnen dabei helfen. Lassen Sie sich Zeit. Sie haben alle Zeit der Welt für Ihre Erfahrung; eine halbe Minute Zeit…

22. Versuchen Sie sich vorzustellen, dass Sie vor sich einen Tunnel sehen. Er ist so weit oder eng und so lang oder kurz, wie es in Ihren Augen richtig ist. Ohne zu zögern, gehen Sie hinein, denn Sie wissen ganz genau, dass jeder Tunnel einen Anfang und ein Ende hat, also auch dieser. Wenn Sie Schwierigkeiten haben, lösen Sie Ihre Gefühle einzeln auf. Während Sie durch den Tunnel gehen, denken Sie an sämtliche Charakterzüge, Gefühle, Einstellungen und Probleme, die Sie in körperlicher, gefühlsmäßiger und geistiger Hinsicht haben, aber am liebsten aufgeben würden. Stellen Sie fest, was es ist, das Sie aus Ihrem Leben entfernen wollen, und lösen Sie Ihre Gefühle wie gewohnt auf. Lassen Sie sich Zeit; Sie haben alle Zeit der Welt für Ihre Erfahrung; zwei Minuten Zeit…

23. Versuchen Sie sich vorzustellen, dass Sie diesen Prozess jetzt abschließen und das Ende des Tunnels erreichen. Es wird immer heller, je näher Sie zum Ausgang kommen, aber nicht heller, als Sie es für richtig empfinden. Wenn Sie das Gefühl haben, es ist richtig für Sie, dass jemand am Ende des Tunnels auf Sie wartet, lassen Sie es ruhig zu. Wer immer auf Sie wartet, tut es, um Ihr Kommen zu feiern und Ihnen zu helfen, Ihren Weg zu gehen. Vielleicht sind es Familienangehörige, Freunde, Leute, die Sie kennen, oder Unbekannte oder gar Wesen mit einer ganz anderen Frequenz als der unsrigen. Feiern Sie mit ihnen, dass Sie aus dem Tunnel gekommen sind. Tun Sie, was für Sie das Richtige ist. Lösen Sie Ihre Gefühle, wenn Sie etwas

an dieser Erfahrung stört. Lassen Sie sich Zeit. Sie haben alle Zeit der Welt für Ihre Erfahrung am Ende des Tunnels; zwei Minuten Zeit…

24. Versuchen Sie sich vorzustellen, dass die Zeit gekommen ist, Ihren Weg fortzusetzen. Sie verabschieden sich und wissen, dass Sie alle wiedersehen werden, die am Ende des Tunnels auf Sie gewartet haben, wenn es für Sie richtig ist. Unterwegs sehen Sie vor sich ein wunderschönes freies Feld. Es grünt wie im Frühling. Mitten auf dem Feld sehen Sie einen großen Heißluftballon. Seine Farben sind so, wie Sie es sich vorstellen. Sie wissen, 2 dass er für Sie da ist, so dass Sie entschlossenen Schrittes zum Korb gehen, hineinklettern und die Halterungen lösen. Langsam steigt der Ballon mit Ihnen auf. Er steigt immer höher, und auf der Erde unter Ihnen wird alles kleiner und kleiner. Sie steigen so hoch, dass sie den Mond und sämtliche Planeten klar sehen können. Und Sie lassen sich immer weiter in den Kosmos tragen, bis Sie eins mit ihm werden. Machen Sie es, wie es für Sie richtig ist. Lassen Sie sich Zeit. Sie haben alle Zeit der Welt für Ihre Erfahrung; eine halbe Minute Zeit…

25. Versuchen Sie sich vorzustellen, dass Sie eine stille Heiterkeit und Gelassenheit empfinden, während Sie die enorme Ausdehnung des Universums, das keinen Anfang und kein Ende zu haben scheint, mit allen Sinnen erfassen. Versuchen Sie sich vorzustellen, dass Sie sein Pulsieren und seinen Klang erfahren. Vielleicht nehmen Sie auch einen besonderen Geruch oder einen Geschmack wahr. Versuchen Sie zu erkennen, dass alles um Sie herum wach und lebendig ist, dass Sie eins mit diesem Kosmos sind, aber gleichzeitig ein Selbst, ein allwissendes Individuum, dass Sie alles über dieses Universum wissen, was Sie wissen möchten, weil es für Sie richtig ist. Versuchen Sie zu erkennen, dass Sie und alle anderen Menschen denselben Ursprung haben, dass Sie und alle anderen göttliche Lichtwesen sind. Versuchen Sie zu erkennen, dass das Dunkel und das Licht gleich sind, dass es das eine nicht ohne das andere gibt und dass es so richtig ist. Versuchen Sie zu erkennen, dass es zwischen Ihnen und dem Universum, in dem Sie sind, keine Trennung gibt.

Es durchdringt Sie. Es ist in Ihnen, genauso wie es außerhalb von Ihnen ist. Sie sind mit dem Universum verschmolzen, es ist eins mit Ihnen. Lassen Sie diese Erfahrung in sich wirken. Integrieren Sie sie in Ihr Leben, wenn Sie es können und das Gefühl haben, dass es für Sie richtig ist. Lösen Sie alle beunruhigenden Gefühle auf. Lassen Sie sich Zeit. Sie haben alle Zeit der Welt für Ihre kosmische Erfahrung; zwei Minuten Zeit…

26. Versuchen Sie sich vorzustellen, Sie machen sich noch einmal bewusst, in dem Ballonkorb zu sein. Auf dem Korbboden sehen Sie Schreibzeug liegen. Sie heben es auf und notieren mit wenigen Worten, welche Eigenschaft oder welches Problem Sie noch gerne los sein wollen. Dann schreiben Sie auf, worin Sie gerne stärker wären. Den ersten Zettel können Sie, wenn Sie möchten, verbrennen, aus dem Ballon streuen und zusehen, wie sich die Asche im All verteilt. Den zweiten Zettel können Sie auch ins All befördern oder zur Erde herunterfallen lassen, wenn Sie ihn nicht zur Erinnerung aufheben wollen.

27. Versuchen Sie sich vorzustellen, dass Sie allmählich zur Erde zurückkehren. Nach und nach verlieren Sie an Höhe und nähern sich der Erde. Sie merken, welche Liebe Sie für diesen Planeten empfinden, wo wir uns entwickeln und wandeln können, für die Natur, für Land und Wasser, Pflanzen und Tiere, für alle Lebewesen, die diese Erde bevölkern. Sie empfinden Zugehörigkeit zu dieser Erde und haben ein Gefühl heimzukehren. Sie sind glücklich und fühlen vielleicht sogar Dankbarkeit, weil Sie die Möglichkeit haben, auf diesem wunderschönen Planeten zu leben, wenn es für Sie richtig ist. Nach einer sanften Landung an Ihrem Ort des Friedens und der Harmonie steigen Sie aus dem Korb; Sie fühlen, wie Ihre Füße fest auf dem Boden stehen und sich wieder mit der Erde verwurzeln. Sie spüren Ihren ganzen Körper, seine Muskeln, Knochen, Sehnen, Organe, Blutgefäße, Zellen. Sie schauen sich an Ihrem Ort wieder um. Hat sich etwas verändert? Ist etwas nicht mehr da? Ist etwas neu hinzugekommen? Merken Sie es sich. Lassen Sie sich Zeit. Sie haben alle Zeit der Welt, um

zur Erde zurückzukommen und wieder an Ihrem Ort des Friedens und der Harmonie zu sein; eine Minute Zeit…

28. Versuchen Sie sich vorzustellen, dass Sie die Schwingungen Ihres physischen Körpers spüren. Es ist ein herrliches Gefühl, mit dem Sie die Rückkehr ins Hier und Jetzt antreten. Lassen Sie sich Zeit. Sie haben alle Zeit der Welt, um Ihre Erfahrung abzuschließen; eine Minute Zeit, um zu sich zurückzukommen und langsam die Augen aufzuschlagen …

Wenn Sie die Übung im Sitzen gemacht haben, legen Sie nun Ihren Kopf zwischen die Knie und schütteln die Arme aus. Auf diese Weise werden Sie rasch wieder munter.

Ich hoffe, Sie haben nicht schon längst ungeduldig das nächste Kapitel gelesen, um zu erfahren, was andere während dieser Übung erlebt haben und welche Bedeutung den Erlebnissen zum Teil zukommt. Vergessen Sie bitte nicht, Ihre Eindrücke zu notieren, um später Vergleiche ziehen zu können.

Folgende Fragen sollten Sie sich stellen:

Wie sah mein Ort des Friedens und der Harmonie aus? War er anders als die Male davor? Oder habe ich mir einen ganz anderen ausgesucht? Schien die Sonne? Haben meine Sinne etwas wahrnehmen können? Konnte ich eine entspannte Haltung einnehmen? Fühlte ich mich verwurzelt und ganz zentriert? Konnte ich es intensiver fühlen als die Male zuvor?

Wie sah die Kugel aus weißem Licht aus? War es eine Kugel? War es die gleiche oder eine andere? War sie kleiner oder größer als zuvor? Wie war das Licht beziehungsweise die Farbe? Intensiver? Kreiste die Kugel wieder um und durch mich hindurch? Zog sie die Substanz von mir weg und in die Erde hinein? War die Substanz die gleiche oder eine andere? War es mehr, weniger oder genauso viel? Als ich mich nach Abschluss dieses Reinigungsprozesses umsah, war da etwas verändert? Fehlte etwas, oder gab es etwas Neues zu sehen? Hörte ich neue Geräusche? Roch ich etwas Neues? Hatte ich einen anderen Geschmack? Hatte ich ein anderes Gefühl? Gab es etwas, das mich störte? Habe ich das Lösen von Gefühlen angewendet? Wenn ja, wie wirkte es sich auf meine Erfahrung aus?

Wie sah der Weg aus? Schien die Sonne? Was waren meine Wahrnehmungen? Welche Sinne waren daran beteiligt?

Wie sah der See aus? War er groß oder klein, tief oder seicht? War das Wasser klar oder trüb? Durchsichtig oder undurchsichtig? Konnte ich die heilende Kraft des Wassers an mir erfahren? Gefiel mir etwas nicht? Habe ich das Lösen von Gefühlen eingesetzt? Was kam dabei heraus? Konnte ich in das Wasser zum Schwimmen gehen? Oder hatte ich Probleme damit? Habe ich das Lösen von Gefühlen praktiziert? Mit welchem Ergebnis? Habe ich diesen Moment, als ich im See schwamm oder im Wasser entspannt trieb, genießen können? Wurde mein physischer Körper so durchsichtig, dass ich die blockierten Bereiche erkennen konnte? Habe ich alle Energieblockaden auswaschen können? Wurde mein Körper reiner und durchsichtiger? Gab es etwas, das mich gestört hat? Habe ich es mit Hilfe des Lösens von Gefühlen neutralisieren können?

Habe ich etwas am Grund des Sees liegen sehen? Konnte ich das Geschenk heraufholen? Was war es? War es so etwas wie eine Nachricht oder ein Gegenstand? War der Gegenstand in einem Behälter eingeschlossen? Fand ich etwas anderes? Konnte ich die Nachricht lesen? Was besagte sie? Habe ich mir das Kästchen, die Schatulle, oder was immer es war, angesehen? Konnte ich sie öffnen und den Inhalt sehen? Habe ich seine Bedeutung verstanden? Habe ich mich von etwas gestört gefühlt? Hat mir das Lösen von Gefühlen geholfen, mich freizumachen?

Habe ich mich besser gefühlt, als ich mich wieder auf den Weg machte? Habe ich das Geschenk mitgenommen, dagelassen oder im See versenkt?

Habe ich erkannt, dass die kleine Gestalt, die mir unterwegs entgegenkam, ich selbst war, und zwar als kleines Kind? Wie alt war ich als dieses Kind? Wie sah ich als dieses Kind aus? Machte es einen glücklichen oder traurigen Eindruck? Machte mir diese Selbstbegegnung zu schaffen? Habe ich meine Gefühle in diesem Zusammenhang lösen können? Was geschah danach?

Konnte ich mich selbst als das kleine Kind in die Arme nehmen? War das Kind willens dazu? Wenn nicht, wie reagierte es? Konnte ich für das Kind Liebe empfinden? War es ein angenehmes Gefühl für mich und das Kind? Welches Gefühl hatte ich, als ich dem Kind sagte, dass ich es liebe? Wie nahm es das Kind auf? Kam ich mit etwas nicht zurecht? Half mir dann das Lösen von Gefühlen? Wie fühlte ich mich danach? Hatte das Kind Fragen? Habe ich es etwas gefragt? Wie fühlte ich mich, als ich anschließend weiterging? Habe ich das Kind mitgenommen? Wurde ich eins mit ihm? Oder habe ich es zurückgelassen?

Konnte ich jenen weisen, allwissenden Teil meiner selbst erkennen? Wie sah mein innerer Führer, mein Höheres Selbst aus? Wie fiel die Begrüßung aus? Hatte ich Probleme, als ich diesem Teil von mir begegnet bin? Konnte ich sie mit Hilfe des Lösens von Gefühlen ausräumen? Wie war es danach? Wie war die Zusammenkunft mit diesem weisen Wesen? War es für mich bereichernd? Hatte dieses weise Wesen Fragen an mich? Oder habe ich es etwas gefragt? War ich glücklich, diesem weisen Wesen als einem Teil von mir begegnet zu sein? Habe ich es mitgenommen? Bin ich mit ihm eins geworden? Oder bin ich ohne dieses weise Wesen weitergegangen?

Welches Gefühl hatte ich, als ich vor dem Tunnel stand? War er weit offen oder eher eng? War es ein langer oder ein kurzer Tunnel? Habe ich mich auf das Lösen von Gefühlen besinnen müssen? Was war das Ergebnis? Was passierte, während ich durch den Tunnel ging? Konnte ich feststellen, was es war, das ich aus meinem Leben entfernt wissen wollte? Hat mir das Lösen von Gefühlen geholfen? Auf welche Weise?

Welches Gefühl hatte ich, als ich das Tunnelende erreichte? Wie hell war das Licht? Wartete jemand auf mich, als ich aus dem Tunnel kam? Habe ich erkennen können, wer es war? Wenn nicht, wie habe

ich reagiert? Haben wir gefeiert? Wie war es? Wie erging es mir mit dem Lösen von Gefühlen, und was ergab sich daraus?

Wie sah mein Heißluftballon aus? Welche Farben hatte er? Wie war die Ballonfahrt? Was war es für eine Erfahrung, diesen immensen Raum des Universums zu erleben? Spürte ich sein Pulsieren? Hörte ich kosmische Klänge oder Geräusche? Nahm ich einen Geruch oder Geschmack wahr? War es ein angenehmes, normales oder überwältigendes Gefühl? Konnte ich mich als das göttliche Lichtwesen sehen und mich damit identifizieren? Störte mich etwas an meiner Erfahrung? Konnte ich es mit Hilfe des Lösens von Gefühlen abstellen? Was kam dabei heraus?

Fand ich das Schreibzeug auf dem Boden des Ballonkorbs? Was habe ich geschrieben, und was habe ich dann damit gemacht?

Wie war meine Rückkehr zur Erde? War sie einfach oder schwierig? Empfand ich Liebe für diesen Planeten? Konnte ich verstehen, dass die Erde der Ort ist, wo wir die Möglichkeit haben, uns zu entwickeln und zu wandeln? Habe ich Zugehörigkeit zur Erde empfunden? War ich froh, heimzukehren? Bin ich an meinem Ort des Friedens und der Harmonie gelandet? Spürte ich, ob meine Füße fest auf dem Boden standen? Fühlte ich mich wieder mit der Erde verwurzelt? Wie fühlte ich mich körperlich? Hatte sich etwas an meinem Ort des Friedens und der Harmonie verändert, als ich mich zum Schluss noch einmal umsah? Fehlte etwas, sah ich etwas Neues?

Schreiben Sie die Antworten zu sämtlichen Fragen oben auf, und vergleichen Sie sie mit Ihren Erfahrungen, die Sie beim nächsten Mal machen, wenn Sie diese Phantasiereise wiederholen.

35. Subjektive Erfahrungen bei den Visualisierungsübungen

Befassen wir uns nun mit den Erkenntnissen, die ich im Laufe meiner jahrelangen Arbeit anhand der Erfahrungen gewonnen habe, die durch die Visualisierungsübungen in meinen Kursteilnehmern hervorgerufen wurden. Wir wollen dabei in der Reihenfolge der Kapitel vorgehen.

Zu Kapitel 4

In unserer ersten geistigen Vorstellungsübung haben wir versucht, uns in das Wesen einer Blume zu versetzen. Welche Blume wir gewählt haben, ist insofern wichtig, als sie über unser Grundgefühl Aufschluss gibt. Rosen, Sonnenblumen, Gänseblümchen, Seerosen und Lilien werden am häufigsten gewählt. Sri Aurobindos Gefährtin, »Die Mutter«, wie sie genannt wurde, schrieb ein wunderbares Buch über die spirituelle Bedeutung von Blumen.[1] Sonnenblumen stehen für eine Neuorientierung, für ein Umlenken körperlicher Bewusstheit zu höherem Bewusstsein. Gänseblümchen sind Ausdruck eines Verlangens nach dem Unkomplizierten, Einfachen. Lilien symbolisieren Reinheit und Seerosen Integration, Wiederherstellung des Ganzen, vollständige Verschmelzung. Rosen stehen für gemeinschaftliches Denken und Handeln, für Liebe und den Dienst am göttlichen Selbst sowie für die Hingabe zu ihm, wobei die Art der Rosendornen verrät, von welcher Reinheit Absicht und Tun sind. Dicke oder große Dornen zeigen Ärger oder sogar Wut und Zorn an. Auch in der Farbe einer Rose können sich Gefühle widerspiegeln. So deuten zum Beispiel dunkel- bis tiefrote Rosen auf versteckte Wut hin. In den Farben einer Blume sind noch sehr viel mehr feine Hinweise auf unsere Gefühlswelt verborgen. Wie wir gefühlsmäßig zu einer Blume stehen, bedeutet in Wahrheit auch, wie wir gefühlsmäßig zu uns selbst stehen. Manchmal können sich Teilnehmer nicht entscheiden, welche Blume sie wählen sollen, und so wechseln sie von einer zur anderen. Sie können sich also nicht entscheiden, wer sie sind.

Der Standort einer Blume hat ebenfalls etwas mit der Liebe zu sich selbst zu tun. Wächst eine Blume zusammen mit anderen in einem Garten, bedeutet es Geselligkeit. Allein auf einem Feld oder an einer Mauer wachsend, symbolisiert sie Isolation oder dass man seinen Weg allein geht. Eine meiner Teilnehmerinnen sah sich als Blume von Betonhäusern umgeben. Der Grund war, dass sie sich auf ihrem spirituellen Weg ganz allein fühlte, isoliert von ihren ängstlichen Arbeitskollegen, die sich in ihrem Leben festgefahren hatten. Ein trockener Boden symbolisiert Vernachlässigtsein, ein Verlangen nach Aufmerksamkeit, Zuwendung und Liebe, wohingegen weiches Erdreich etwas sehr Positives ist. Ein sehr feuchter Boden wiederum ist ungünstig, da durch die Nässe die Wurzeln verfaulen können. Die Tiefe der Wurzeln ist ein Gradmesser für die Erdung. Wie die Erdenergie empfunden wird, sagt etwas über die Beziehung aus, die jemand zur Erde hat. Die einen empfinden sie als sehr angenehm, warm, kräftigend und unterstützend, andere als unangenehm, zu schwer, dick, dunkel und kalt. Ich bin mir immer noch nicht sicher, wie hoch die Erdenergie im Körper steigen sollte. Steigt sie bis in den Kopf, habe ich das Gefühl, dass die Person dann zu erdbezogen ist und auch eine zu dichte Schwingung hat. Andererseits ist es so, dass man zu wenig geerdet ist, wenn sie nicht hoch genug kommt. Wenn sie bis zur Taille oder bis zum Solarplexus steigt und sich mit der Sonnenenergie vermischen kann, scheint sich ein Zustand der Ausgeglichenheit und Integration einzustellen. Die energetischen Schwingungen der Erde und die der Sonne sind zweierlei. In der Regel ist die Sonnenenergie leichter, durchdringender, prickelnder, und die meisten Menschen fühlen sich mit ihr besser verbunden. Die Sonnenenergie ist die männliche, kreative Energie, die Yang-Energie, der Vater; die Erdenergie ist die weibliche, empfangende Energie, die Yin-Energie, die Mutter.

Die Sonnenenergie aus unseren Blättern, sprich Händen und Fingern, ausstrahlen zu lassen ist eine Übung, um den Energiefluss erfahrbar zu machen, so dass wir uns später darauf zurückbesinnen können. Sie verhilft uns auch zu der Erfahrung, dass wir diese Energie in uns lenken sowie nach außen aussenden können. Alles, was wir während der Übung mit unseren Sinnen erfahren, können wir ganz tief integrieren. Wir merken, wie unsere Sinne auf den feineren Schwingungsfrequenzen funktionieren und welche besonders sensibel sind. Es kommt häufig vor, dass Teilnehmer auf den höheren Frequenzebenen Geruchs- und Geschmackswahrnehmungen haben und bestimmte Klänge oder Geräusche hören. Der Duft von Rosen hat etwas sehr Spirituelles an sich, desgleichen Glockengeläut und andere wunderbare Klänge.

Wenn Insekten, Vögel und andere Tiere oder auch Menschen in der Nähe der Blume waren, ist es ein Zeichen für unsere Fähigkeit, das Leben mit allem, was dazugehört, zu akzeptieren. Bienen, Hummeln und Schmetterlinge sind sehr beliebte Helfer der Blumen. Verschiedentlich haben meine Teilnehmer sich als Blumen auf einer Wiese zusammen mit Kühen und anderen großen Tieren erfahren, die sie als Bedrohung empfanden. Sie bekamen Angst, sie könnten niedergetrampelt oder vertilgt werden. Kühe sind in diesem Fall Muttersymbole. Es kam auch vor, dass sie als Blumen Angst hatten, von Menschen, vor allem von Kindern, gepflückt zu werden. Erfahrungen dieser Art drücken eine große Verletzbarkeit aus, ein Gefühl, das Leben nicht in der Hand zu haben. Andere sahen sich als Blumen am Rand einer Straße und dabei Staub und Abgasen ausgesetzt. Auch das spricht für eine Verletzbarkeit und für das Gefühl, vom Leben überrollt zu werden. Andererseits gibt es auch Menschen, für die dieser Zustand als Blume am Rande einer Straße durchaus in Ordnung ist, weil dabei nichts ihre Existenz bedroht. Natürlich hängt dies mit einer positiven Einstellung dem Leben gegenüber zusammen. Eine Blume im Garten des Elternhauses symbolisiert Anhänglichkeit und Verbundenheit mit der Familie. Manchmal ist die Blume mitten in einem stacheligen Beerenstrauch oder von Steinen umlagert. Eine solche Situation kennzeichnet ein Bedürfnis, sich zu isolieren, abzusondern, Schutz zu suchen, weil man sich sehr verletzbar fühlt. Eine

Sonnenblume, die in einem Feld zusammen mit anderen steht und sich harmonisch mit ihnen im Wind wiegt, verkörpert Flexibilität und Bereitwilligkeit. Die Seerose, deren Blüte auf der Wasseroberfläche schwimmt, mit dem Stiel im Wasser und gleichzeitig im Grund verwurzelt, ist Ausdruck für den Einklang von Verstand (die Blüte auf der Wasseroberfläche) und Gefühl (der Stiel im Wasser) und ein Zeichen für Stabilität und Ausgeglichenheit aufgrund der Fähigkeit, Gefühle zu erfahren, ohne von ihnen beherrscht zu werden.

Zu Kapitel 14

Hier ging es um spezielle Chakra-Übungen, mit dem Ziel, unsere Chakras in dreierlei Hinsicht zu erfahren, das heißt zu spüren, inwieweit sie offen, klar und vorne wie hinten miteinander verbunden sind. Bei Behinderungen und Störungen in diesen Energiezentren müssen wir mit entsprechenden Übungen Abhilfe schaffen sowie unsere Einstellungen beleuchten, die mit dem jeweiligen Chakra verbunden sind. Es kann sein, dass wir im Herz-Chakra Schmerz empfinden, wenn wir uns zum erstenmal mit ihm beschäftigen. Oftmals erscheint das rückseitige Herz-Chakra blockiert, was auf einen Mangel an Selbstliebe zurückzuführen ist. Im übrigen liefert das Kapitel 13 hinreichend Informationen über die Chakras, um unsere Erfahrungen zu erklären.

Zu Kapitel 17

Die Übung zum intensiven Kennenlernen von Farben ist aus vielerlei Gründen eine sehr wichtige Übung. Durch sie können wir die Eigenschaften der Farben in unserem Körper konkret erfahren. Wir merken, welche Farben angenehm sind und welche nicht. Mit dem Erspüren der verschiedenen Farben werden uns auch die unterschiedlichen Schwingungsebenen zugänglich. Insbesondere bei dieser Übung hilft uns das Lösen von Gefühlen, denn wie wir eine Farbe erfahren, ist etwas ganz Subjektives. Die einen bekommen einen visuellen Eindruck, die anderen fühlen ihre Schwingungsfrequenz, die dritten nehmen sie als Ton wahr und wiederum andere riechen Farben. Für manche sind Farben nur teilweise erfahrbar, während andere sofort sämtliche Farben integrieren können. Werden manche Farben ganz ausgelassen, dann hat das etwas damit zu tun, dass uns das eine oder andere Chakra, je nachdem, um welche Farbe es sich handelt, nicht zugänglich ist. Je höher wir uns in der Frequenz bewegen, desto mehr können wir in einen Zustand der Schwerelosigkeit kommen. Silber, Gold und weißes Licht sind manchmal so überwältigend, dass uns Angst überfällt, was meistens mit dem Gefühl zusammenhängt, es nicht zu verdienen oder es nicht wert zu sein. Das Erleben dieser Farben kann natürlich auch eine sehr eindrucksvolle, positive Erfahrung sein.

Violett ist eine Farbe, die bei manchen Menschen Schwindel oder Kopfweh auslöst, da sie mit dem vorderen und dem hinteren Stirn-Chakra zusammenhängt. Blau wirkt auf die meisten sehr entspannend, was sich von Grün nicht sagen lässt, von dem sich viele überfordert fühlen. Gelb stellt normalerweise kein Problem dar, wir sind durch die Sonne daran gewöhnt. Orange wird häufig übersprungen, da es mit dem Sakral- oder Sexual-Chakra zusammenhängt. Rot kann von Menschen, die Probleme mit dem Verwurzeln haben, möglicherweise nicht verkraftet werden. Rot ist die Farbe des Elements Erde. Wenn es ein kräftiges, feuriges Rot ist oder ins Dunkelrot übergeht, ist es ein Zeichen für versteckte Aggression. Je dunkler, schmutziger und stumpfer eine Farbe ist, desto mehr Arbeit ist nötig. Gleichwohl kann ein schönes dunkles Himmelblau oder ein tiefes Moosgrün sehr heilend wirken. Rosa ist die Farbe der Liebe und deshalb bei Liebeskummer besonders geeignet. Es gibt aber auch Menschen, die zu Rosa überhaupt keine Beziehung haben, während andere sich geradezu erleichtert fühlen, wenn das schwere, erdrückende Rot in ein leichtes, durchlässiges Rosa übergeht. Die Pastelltöne gehören allgemein eher zur Astralebene und zum Kausalkörper. In welchem Maß ihre Frequenz für uns zugänglich ist, bemisst sich daran, wie gut wir mit ihren weichen, luftigen Farben zurechtkommen.

Zu Kapitel 22

Durch die Übung schwingen wir uns in die Frequenz der Liebe ein. Sie macht uns bewusst, inwieweit wir bereit sind, uns selbst und unserem Körper

Liebe zu schenken und diese Liebe auch anderen zuteil werden zu lassen. Wie kräftig das Rosa in unserer Vorstellung ausfällt, zeigt an, auf welcher Frequenzstufe wir uns befinden. Je intensiver das Rosa ist, desto mehr ist die Frequenz auf die menschliche Liebe, die fordernde Liebe, bezogen, während ganz weiche Töne von Kirschblütenrosa bis zu reinem leuchtendem Rosa Frequenzen wiedergeben, die zur Kategorie der bedingungslosen Liebe gehören.

Sich an Momente zu erinnern, in denen wir Liebe empfangen haben, ist für manche Menschen nicht einfach, weil sie innerlich so programmiert sind, dass sie sich nur auf das Negative richten: Wie wenig sind sie doch geliebt worden! Manchmal sind mehrere Kurse nötig, um gewahr zu werden, wie sehr uns ein Elternteil, der uns am wenigsten zu lieben schien, in Wirklichkeit geliebt hat. Wenn wir glauben, dass wir eine solche Erfahrung, als Seele wirklich geliebt zu werden, nicht hatten, ist es ganz nützlich, zuerst mit dem Lösen von Gefühlen zu beginnen. Es gilt, sowohl das Gefühl eines Mangels an Einfluss aufzulösen, dass uns niemand liebte, weil wir niemanden hatten, der oder die uns hätte lieben können, als auch die Gefühle eines Mangels an Liebe zu uns selbst auszuräumen. Das Gefühl der Liebe hat seinen Sitz im Herz-Chakra, und es ist gewöhnlich ein sehr warmes, wohltuendes Gefühl. Ich weiß noch, wie es bei mir war, als ich mich endlich durchrang, meinen Körper wirklich zu lieben. Am ganzen Körper überkam mich ein warmes Gefühl, und ich hörte förmlich meine Zellen frohlocken: »Hurra! Endlich hat sie bemerkt, dass es uns auch noch gibt!«

Liebe an Menschen zu senden, die wir ohnehin lieben, ist normalerweise einfach. Wenn aber das Gefühl der Liebe zu jemandem manipulativen Charakter hat oder auf etwas Bestimmtes aus ist, wird die Person, der diese Liebe gilt, auch in unserer inneren Vorstellung nicht allzu glücklich aussehen.

Es gibt Menschen, die empfänglich und weniger empfänglich sind, wenn wir ihnen Liebe schicken. Die Empfänglichen kommen näher, werden größer, klarer und deutlicher, lächeln und fühlen vielleicht sogar Wärme, merken, wie sich alles mit einemmal aufhellt, als würde die Sonne scheinen. Die Unempfänglichen laufen weg, schrumpfen zusammen, bleiben schattenhaft, dunkel, runzeln die Stirn und fühlen Kälte. Manchmal sperren sie sich so, dass sie glattweg versteinern. Wenn die ausgesandte Liebe wahrhaftig bedingungslos ist, wird sogar ein Mensch, mit dem wir einen Konflikt hatten, empfänglich sein. Ist die Liebe fordernd, wird er sich dagegen verschließen. Ist es bedingungslose Liebe, laufen alle drei Erfahrungen auf das gleiche Gefühl hinaus: Es ist ein Durchfließen, frei von Widerstand und ungemein stärkend. Selbst wenn die sendende Person glaubt, sie sendet reine, bedingungslose Liebe, kann es sein, dass es statt dessen die Liebe des persönlichen Ego ist, hinter der oftmals eine manipulative Absicht steckt. Meistens ist es nur der Wunsch, reine bedingungslose Liebe zu senden, und er entspringt einer Haltung des Nicht-Akzeptierens nach dem Motto: »Man braucht meine Liebe, und da ich nun einmal ein großzügiger Mensch bin, gebe ich sie auch.« Diese Liebe wird zurückgewiesen. Sie birgt in sich sogar die Tendenz, bei der anderen Person Aggression auszulösen, statt sie empfänglich zu machen.

Die dritte Übung wird häufig durch das Senden ichbezogener Liebe sehr erschwert. Dann liegt es nicht an der empfangenden Person, selbst wenn es in der Vorstellung so aussehen mag, als sei sie unwillig. Die sendende Person ist diejenige, die nicht imstande ist, den Vorfall zu vergessen und bedingungslose Liebe auszustrahlen. In diesem Fall ist das Lösen von Gefühlen unverzichtbar, um zur Annahmebereitschaft zu finden. Dass das Senden von Liebe an einen Menschen, mit dem wir zerstritten sind, die Situation tatsächlich positiv verändern kann, zählt zu den interessanten Resultaten. Immer wieder höre ich von meinen Teilnehmern, dass sich Personen, mit denen sie einen Konflikt hatten, nach dieser Übung zur bedingungslosen Liebe oftmals wieder meldeten.

Zu Kapitel 24

Die Übung des Zaubergartens ist dazu da, Zugang zu unserem holographischen Selbst zu finden. Jeder ihrer Schritte kann ein Symbol bedeuten, das zu einer Enthüllung fuhrt und uns zu einer Selbsterkenntnis bringt, durch die wir schließlich mehr Reife erlangen.

Wenn es nach unten geht, ist es häufig eine großzügige, marmorne Freitreppe. Sie symbolisiert gewissermaßen die Bereitschaft und die freudige Erregung angesichts des bevorstehenden Abenteuers. Zuweilen wird aus der herrlichen Marmortreppe beim Rückweg eine schmale, dunkle Wendeltreppe. Aus Erfahrung weiß ich, dass jemand, dem es so ergeht, vor sehr vielen ungelösten Problemen steht, die im Unbewussten festgehalten werden. Durch die Wendeltreppe werden sie symbolisch vom persönlichen Ego im Verlauf dieser Vorstellungsübung umgangen. Eine Teilnehmerin wurde von Sträuchern und Büschen daran gehindert, die Treppe hochzugehen. Sie hatte deshalb sehr viel Angst und, wie sich herausstellte, tiefsitzende Schuldkomplexe aus der Kindheit, die damit zusammenhingen, dass sie sexuell missbraucht worden war.

Wie zugänglich der Garten ist, hängt von unserer Bereitwilligkeit ab, uns auf Unbekanntes einzulassen. Ein ummauerter Garten symbolisiert die Angst vor dem Unbekannten. Es kommt oft vor, dass Teilnehmer in ein früheres Leben hineinrutschen, was sich an der Art des Gartens zeigt, der dann zum Beispiel ein orientalischer Park oder ein Klostergarten und so weiter sein kann. Ein Teilnehmer, der dazu neigte, mit allem im Leben unzufrieden zu sein, hatte einen ganz mickerigen Garten, der ihn natürlich nicht zufriedenstellte. Zuweilen ist ein Garten anfangs sehr gepflegt und ordentlich, und nach der Rückkehr erscheint er dann wilder, wenn nicht sogar vollkommen vernachlässigt, überwuchert und verwahrlost. Wenn dies passiert, weiß ich, dass die Person dazu neigt, alles unter Kontrolle haben zu wollen, wobei die Veränderung, die der Garten anzeigt, mir sagt, dass dieser Mensch den Dingen in Zukunft mehr ihren Lauf lassen wird. Der überwucherte Garten steht symbolisch für die ungelösten Probleme, die zuvor im Bild des gepflegten Gartens nur sorgfältig vertuscht worden waren. Es gibt natürlich auch den umgekehrten Fall: Zuerst ist der Garten ungepflegt, nach der Rückkehr aber wunderschön hergerichtet. Oder der Garten ist anfangs nur eine regelrechte Ödnis oder einfach ein langweiliger Rasen, um sich später in ein kleines Paradies mit Wiesen, Blumenbeeten, Teichen und blühenden Bäumen zu verwandeln, wo bunte Schmetterlinge durch die klare Luft flattern, Schwäne majestätisch durchs Wasser gleiten und Gartentischchen zum Nachmittagstee einladen. All diese Bilder sind Symbole der inneren Wandlung.

Auch das Gartenhäuschen ist sehr aufschlussreich. Je nach Erscheinung kann es eine Durchgangsstation in ein vergangenes Leben sein. Manchmal ist es verlassen, vollkommen eingestaubt oder ganz leer, manchmal sogar bedrohlich. Was dies bedeutet, ist klar. Manchmal ist es ein magischer, wunderschöner Ort und damit ein Spiegel der inneren Klarheit eines Menschen.

Wenn es darum geht, sich in der Vorstellung auf etwas zu setzen oder hinzulegen, erscheint meistens die Hollywoodschaukel! Aber das nur nebenbei. Wie schnell wir aus unserem Körper und nach oben kommen, hängt von unserer Bereitschaft ab, uns auf die Erfahrung einzulassen. Es gibt Teilnehmer, die sind sehr skeptisch oder haben Angst vor dem, was sie über sich herausfinden könnten. Andere wollen es um jeden Preis wissen (»wollen« im Sinne von »sich wünschen« entsteht aus Angst, etwas nicht zu haben). Wiederum andere neigen zur Unzufriedenheit, wie ihr Leben bislang verlaufen ist, oder sie haben immer »den Laden schmeißen« wollen, und wenn sie dann im Gartenhaus sind, gehen sie zu ihrer großen Frustration nicht mehr heraus, was enthüllt, wie sie sich aufgrund ihrer Einstellung ihre eigenen Möglichkeiten verbaut haben.

Für manche ist der Ausflug ins Universum eine großartige Erfahrung. Sie haben das Gefühl, Lichtraketen oder Lichtkugeln zu sein. Andere erleben sich als Schwingungen, kosmische Klänge, bunte Punkte oder einfach in ein Netz von Lichtern eingebunden. Zum Teil sind sie Reisende im Kosmos, zum Teil auf den inneren Ebenen unterwegs. Manche sind ganz allein und vollkommen zufrieden damit, während andere vor dem Alleinsein in dieser Unendlichkeit Angst haben. Wem das Alleinsein nichts ausmacht, zeigt, dass der Zustand des Getrenntseins, der so intensiv empfunden wurde, überwunden ist. Viele fühlen sich als Lichtwesen mit anderen zu einer Einheit verbunden. Manchmal erscheint das Universum dunkel und friedvoll, oder es herrscht Unruhe, die mitunter unangenehm ist. Wenn dies eintritt, weiß ich, dass jemand die Dimensionen der unteren Astralebene berührt hat. Es kann auch sein, dass das Weltall sehr langweilig und öde erscheint, so dass man es gar nicht erwarten kann, wieder herauszukommen. Diese Erfahrung zeigt mir, dass jemand noch nicht bereit ist, sich mit sich selbst oder den höheren spirituellen Dimensionen zu befassen. Das Dunkel des Weltalls kann auch sehr bedrohlich erscheinen, aber es ist sehr selten, dass jemand sich in diesem Dunkel für immer gefangen fühlt. Zur Befreiung bietet sich das Lösen von Gefühlen an. Das Gefühl des Eingesperrtseins hat mit der Angst zu tun, unsere dunkle Seite zu Gesicht zu bekommen und sie uns einzugestehen, zu sagen: »Und das bin ich auch!« Viele finden sich in Situationen früherer Leben wieder, teilweise als Täter, teilweise als Opfer. Solche Erfahrungen sind anfangs sehr erschütternd, bis sie als Teil des eigenen Prozesses akzeptiert werden.

Bisweilen kommen auch Phobien kleinen oder großen Ausmaßes ans Licht. Ich erinnere mich an eine Teilnehmerin, die absolut keine Männer mit Schnauzbärten und keine Regenschirme ausstehen konnte. Während der Übung sah sie sich in ihrem Garten als elegante Dame des neunzehnten Jahrhunderts, die mit einem Sonnenschirm in der Hand eine schreckliche Auseinandersetzung mit einem schnauzbärtigen Mann hatte. Eine andere Person litt unter ständiger Angst vor Hunden. Sie erlebte sich dann als jemand, der von wilden Hunden zu Tode gehetzt wurde. Ein anderer Teilnehmer sah sich als ägyptischer Priester des Amon. Wegen seiner Verwicklung in den Versuch, dem Volk eine neue Religion nahezubringen, wurde er ermordet. Aufgrund dieser Erfahrung verstand er, warum er bislang in seinem Leben immer die Neigung gehabt hatte, andere überreden zu wollen, seine avantgardistischen Ideen zu akzeptieren. Er sah ein, dass ihm sein Eifer das Leben gekostet hatte. Unvergesslich ist mir auch eine sehr tiefe Erfahrung einer Frau, die einen Meister nach dem Sinn ihres Lebens fragte und dann ganz intensiv alles Leid und alle Freuden der gesamten Menschheit durchmachte.

Einige Teilnehmer fliegen um den Planeten und sehen viele verschwommene Bilder, die ebenso schnell vergehen, wie sie gekommen sind. Andere verweilen und haben dafür die eine oder andere längere Erfahrung. Ein Teilnehmer, der wenig Selbstachtung besaß, hoffte, ein Leben als reicher und nobler Mann zu erfahren. Statt dessen sah er eine hässliche, arme, alte Bauersfrau und einen armen Bauersmann, der sich mit einem Pflug abrackerte. Aus dieser Erfahrung lernte er, seine ganz gewöhnlichen Seiten in sich zu integrieren und nicht das Gefühl zu haben, seine Gewöhnlichkeit mache ihn zu einem minderwertigen Menschen. Es gibt natürlich auch die Erfahrung, dass Reichtum etwas sehr Banales ist, oder dass Macht eine große Bürde bedeutet. Ein anderer Teilnehmer sah sich im Himalaya als Mönch, der nur am Meditieren war. Nach seiner Rückkehr war er froh, von diesem vielen Meditieren befreit zu sein. Er hatte sich bisher immer dazu hingezogen gefühlt, erkannte nun aber, dass er es nicht noch einmal wiederholen musste. Ich denke, dass eine Identifikation mit der Erkenntnis, die wir aus derartigen Bildern, Gefühlen, Situationen, Momenten herausholen, sehr wichtig ist.

Eine Teilnehmerin projizierte ihre innere Erfahrung gerne mit Handbewegungen nach außen. Als es darum ging, das Geschlecht zu erkennen, tasteten ihre Hände neugierig den Bereich der Geschlechtsorgane ab. Dies sagte mir, dass sie ein Mann gewesen sein musste. Andere sehen nur sandalenbekleidete Füße oder raue Hände. Eine Teilnehmerin sah sich als rußbedeckter Kohlenträger, was das Rätsel löste, warum ihre Hände ihr immer so grau erschienen.

Nach dem Wiedereintritt in den Körper haben die meisten ein sehr gutes, glückliches Gefühl und erkennen, wie sehr sie ihren Körper lieben. Manchmal scheinen sie sich darin wie in ein warmes, gemütliches Bett einzukuscheln. Es kann aber auch vorkommen, dass jemand gar nicht mehr zurück möchte, weil sich der Körper so starr und dicht anfühlt. In diesem Fall ist es wichtig, die Erde zu fühlen, sich zu verwurzeln und dieses Leben so, wie es ist, anzunehmen.

Zu Kapitel 26

Normalerweise beginnen wir in meinen Kursen mit dieser Zentrierungsübung; sie zeigt mir, wo der einzelne an sich arbeiten muss.

Wenn wir uns für den Teppich entscheiden, ziehen wir gleichsam das Bekannte vor, was für ein gewisses Sicherheitsbedürfnis spricht. Demgegenüber symbolisiert die Wolke unsere Bereitschaft, uns auf Unbekanntes einzulassen. Ist der Teppich pastellfarben und ohne dunkle oder schwarze Muster, so weiß ich, dass die Person ziemlich klar ist. Ein orientalisch gemusterter Teppich mit dunklen Rottönen sagt mir, dass die Person viele ungelöste Probleme hat.

Wie der Ort des Friedens und der Harmonie aussieht, sagt sehr viel über die Persönlichkeit des einzelnen aus. Scheint an diesem Ort die Sonne, kündigen wir damit unsere Bereitschaft an, alles in Augenschein zu nehmen, während sich hinter einem bewölkten Himmel ungeklärte Probleme versteckt halten. Gelegentlich kommt es auch vor, dass jemand ein Boot oder irgendein anderes Gefährt wählt. Dies ist ein deutliches Identifikationsproblem, was mir zeigt, dass die Person nicht in der Lage ist, sich so anzunehmen, wie sie ist, und dass es ihr oft schwerfällt, sich zu verwurzeln. Wer Angst hat, die Kontrolle zu verlieren oder alte Vorstellungen über Bord zu werfen oder sich vom Leben überfordert fühlt, sucht sich kurioserweise meistens einen Platz an einem mehr oder weniger abschüssigen Hang. Fällt die Wahl zum Beispiel auf einen hohen Fels oder auf einen verschneiten Berg, lässt dies erkennen, dass sich die Person isoliert hat und buchstäblich auf ihren ungelösten Problemen hockt, die so fest und hart sind wie Berggestein. In der Regel sind es alte, aus anderen Leben mitgeschleppte Probleme, die sie sich noch nicht angeschaut hat. Es kann auch eine kleine Waldlichtung gewählt werden, die anfangs sehr schattig ist, im weiteren Verlauf der Arbeit aber immer größer, heller und sonniger wird.

Wo unser Zentrum sitzt, macht zugleich deutlich, welche Chakras momentan im Vordergrund stehen. Ein ins Sexual-Chakra verlagertes Zentrum weist auf ein sexuelles Problem hin. Ist das Zentrum im Solarplexus, geht es um Gefühle. Ist es im Herz-Chakra, geht es um Liebe, und ist es im Hals-Chakra, dann steht es um die Identität, Kreativität und Artikulationsfähigkeit nicht gerade zum besten.

Die Lichtkugel ist ein sehr wichtiges Mittel, um alte, festsitzende Gefühle und Gedanken sowie körperliche Blockaden zu entfernen. Aus meinen Kursen weiß ich, dass jeder seinen eigenen Reinigungsmechanismus entwickelt, abgesehen von einem ganz weißen Licht, das durch den Körper wie ein Wirbelsturm fegt.

Allerdings erreicht nicht jeder beim erstenmal immer den Boden, sondern bleibt dort stecken, wo sich die meiste Energie aus alten, festsitzenden Gefühlen zusammengeballt hat. Andere symbolische Reinigungsmechanismen sind zum Beispiel Autowaschanlagen oder einfach nur Bürsten, Staubwedel, Schrubber und so weiter. Zuweilen lösen sich felsengroße Brocken ab, oder es bricht eine Muschel auseinander. Am häufigsten jedoch fließt eine dunkle, dicke Flüssigkeit nach unten in den Boden, oder es werden riesige Staubwolken freigesetzt, die dann zum Boden sinken. Am Ende dieses Reinigungsprozesses fühlt man sich meistens ganz befreit, klar, auch größer und leichter. Beim erstenmal kann es aber sein, dass man sich in eine dunkle Wolke oder etwas ähnliches eingehüllt sieht. Solche Wolken können sogar als bedrohlich empfunden werden, zumal wenn sie undurchdringlich erscheinen. In so einem Fall bringt das Lösen von Gefühlen Licht ins Dunkel, dem wir uns aufgrund unseres verstopften und verschmutzten Gefühlskörpers gegenübersehen.

Manche stehen mitten in einem Morast, andere inmitten herrlicher Blumen. Aber wie dem auch sei, letztlich ist die Substanz, von der uns die Lichtkugel reinigt, immer das Produkt eines involutionären Prozesses, das heißt eines Prozesses vom Höheren zum Niederen, und von daher wirkt sie wie eine Art Dünger für alle Wesen in der Natur. Ein Teilnehmer sah sich inmitten einer Wiese, die voller Kuhfladen war, und als die Reinigung zu Ende war, sproß das Gras um so üppiger.

Die Nachwirkungen sind ähnlich wie bei der Erfahrung des Zaubergartens. Es ist auch nicht ungewöhnlich, wenn der Teppich, die Wolke oder was immer es für ein Reisemittel war, bei der Rückkehr etwas anders aussieht, also zum Beispiel hellere Farben hat, oder wenn statt des einen nun das andere Gefährt gewählt wird.

Zu Kapitel 28

Diese Übung zur Übertragung von Energie ist ein weiterer Schritt in einer fortlaufenden Reihe von Erfahrungen, die uns zu einem besseren Verständnis unserer selbst fuhren.

Da wir uns im Laufe des Kurses immer weiterentwickeln, uns wandeln und zu einem größeren Bewusstsein gelangen, kann es durchaus der Fall sein, dass sich der Ort des Friedens und der Harmonie verändert. Vielleicht ist es sogar ein ganz neuer Ort. Oder aus einem Berggipfel wird eine Blumenwiese, aus einem Fels ein Strand. Oder statt auf einem Felsen zu sitzen, haben wir uns daneben

niedergelassen. Oder aus Dornensträuchern werden blühende Büsche. All dies symbolisiert unsere eigene Veränderung.

Der Reinigungsprozess wird intensiver. Auch wenn immer noch Staub, Steine und Schlamm herauskommen, sind sie in der Regel längst nicht mehr so dunkel und massiv. Es sind auch nicht mehr solche Mengen wie am Anfang.

Die Klarheit, Intensität und Menge des einströmenden Lichts hängt von der Fähigkeit des einzelnen ab, diese sehr hohe Frequenz zu verarbeiten und zu integrieren. Gelegentlich können sich dabei Kopfschmerzen einstellen, vor allem wenn das Kronen-Chakra völlig blockiert ist. Selbst regelmäßiges Meditieren ist keine Gewähr für eine Öffnung des Kronen-Chakra. Eine Teilnehmerin hatte vom vielen Meditieren am Kronen-Chakra bereits eine kahle Stelle. Dennoch war es so blockiert, dass sie bei der Übung enorme Kopfschmerzen bekam. Die meisten können dieses Licht jedoch sehr gut aufnehmen und verarbeiten. Das Gefühl ist dann ähnlich wie bei der Vorstellung, eine Blume zu sein. In der Handmitte fühlt sich der Energiefluss langsamer und flächiger an, während er in den Fingerspitzen intensiver, gebündelter, direkter ist, fast wie ein Laserstrahl. Der Energiefluss wird normalerweise als etwas Prickelndes, Pulsierendes, Tropfendes oder Strahlendes empfunden. Sinn und Zweck dieser Übung ist, den Energiefluss so regulieren zu können, dass wir zum Beispiel Säuglingen oder alten Menschen Licht nur aufträufeln, weil sie größere Energiemengen nicht vertragen.

Zu Kapitel 33

Die Übung zur Erfahrung der Lichtkörper ist eine Erweiterung und Vertiefung der Übung in Kapitel 17. In meinen Kursen beginnen wir mit der Schwingungsfrequenz unseres physischen Körpers. Da unsere Organe sehr viele verschiedene und ziemlich starke Schwingungen besitzen, ist es zwar nicht immer ganz leicht, aber dafür sehr aufschlussreich. Einige erleben die Frequenzen der Lichtkörper als Schwingungen, andere als Farben oder als immer intensiver werdende Zustände des Getrenntseins vom eigentlichen Kern; wiederum andere erfahren die Licht-Körper in ihren Dimensionen, oder sie empfinden sie als unterschiedliche Zustände der Schwerelosigkeit.

Der Gefühlskörper wird eher als dichter, dunkler intensiver und lebhafter Körper erfahren, während der Mentalkörper der Frequenz nach heller und feiner ist, mehr ins Gelb geht und sich strahlenartig ausweitet. Oft werden geometrische Gedankenformen gesehen: Sie kommen und gehen, schweben oder fliegen eilig vorbei.

Der Astralkörper ist ein sehr farbiger, intensiver Körper und oftmals zu lebhaft, wenn nicht sogar geradezu überwältigend. Die Information kommt meist so schnell, dass der Verstand sie gar nicht zu registrieren und einzuordnen vermag. Sie kann in Form von Farben, Bildern, Tönen, Gerüchen oder Geschmackswahrnehmungen erscheinen.

Das Kobalt-Ei vermittelt angenehme Empfindungen. Fast jeder fühlt sich in seiner Schwingung wohl und bestens aufgehoben. Sie umschließt uns, ohne dass wir das Gefühl haben müssen, darin eingesperrt zu sein. Oftmals wird das Kobalt-Ei als der oberste Körper erfahren, der die Kontrolle hat. Mal ist er angenehm warm, mal angenehm kühl. Ihn ganz in Licht zu hüllen muss nicht unbedingt ein sicheres Gefühl geben; es kann auch als beengend empfanden werden.

Der Kausalkörper ist ein sehr feiner Körper; die Erfahrung ist oftmals die gleiche wie bei den Pastellfarben.

Ein anderer meist mit Wohlbehagen erfahrener Körper ist die »goldene Sphäre« beziehungsweise der buddhische Körper. Es handelt sich um eine sehr hohe Schwingungsfrequenz, so dass wir manchmal gar nicht mehr unseren Leib spüren. Ein Teilnehmer erfuhr diesen Körper als einen Zustand, in dem er alles wußte, was es zu wissen gab, mit anderen Worten: als Akasha-Schwingung. Es gibt jedoch auch Fälle, dass dieser Körper als bedrohlich oder überwältigend empfunden wird. Wenn jemand religiös ist, kann es sein, dass Christusgestalten erscheinen. Anderen offenbart sich ein goldener Buddha als Merkmal des Höheren Selbst. Auf dieser Schwingungsebene vermag es durchaus zu sogenannten Gipfelerfahrungen zu kommen, und nicht selten will der eine und andere in diesem sorgenfreien, körperlosen Zustand verharren. Den buddhischen Körper mit weißem Licht abzuschirmen kann als angenehm, aber auch als überflüssig empfunden werden.

Es ist sehr wichtig, dass wir am Ende ganz langsam zurückkehren, indem wir uns von einer Schwingungsstufe zur nächsten abwärts begeben, um uns jeweils an die dichter werdende Schwingung zu gewöhnen. Wenn wir jemanden aus einer so hohen Frequenz zu rasch zurückholen, kann es zu einem Schock kommen. Der Lichtschild des Gefühlskörpers wird dabei manchmal als Schutz-, aber auch als Trennwand empfunden. In der Regel eignet er sich besonders für Menschen, die unter sehr großem Stress stehen. Wichtig ist schließlich, dass sich jeder wieder erdet und seinen physischen Körper spürt, ehe der entspannte Zustand von außen aufgehoben wird. Das Erden und Zurückkehren in den Körper kann bei den einen ein paar Sekunden dauern, bei den anderen so lange wie die zugestandene Zeit.

Zu Kapitel 34

Diese Schlussübung gibt uns die Gelegenheit, viele Aspekte noch einmal unter die Lupe zu nehmen und in Ordnung zu bringen.

Zunächst ist der See von Interesse für uns. Es kann ein kleines, helles und seichtes oder ein großes, klares, tiefes und damit dunkles Gewässer sein. Manchmal ist es auch ein mooriger Teich, mit allerlei Gewächsen unter Wasser, wenn jemand im Leben eine Menge ungeklärter Probleme hat. Aus meiner Praxis weiß ich, dass die meisten dann trotzdem ins Wasser gehen, selbst die Wasserscheusten zögern da kaum. Für viele erscheint der Körper durchsichtig, wobei dunkle Flecken kennzeichnend für Blockaden sind. Das Reinigen geschieht für einige durch das Eintauchen in das Wasser, wobei sich der Schmutz löst und auf den Grund des Sees sinkt.

Das Geschenk besteht meistens aus einer geschmückten Schatulle, die mitunter sogar juwelenbesetzt ist und so wertvollen Inhalt wie Perlen, Rubine, Smaragde, Diamanten, Kristalle, goldene Ringe, Herzen und dergleichen birgt. Häufig erscheinen auch Muscheln von ganz einfacher Gestalt bis zu wunderschönen perlmutternen Gebilden. Alle diese genannten Objekte spiegeln spirituelle Eigenschaften und Transformation wider. Perlen und Gold symbolisieren Weisheit, Klarheit und so weiter. Ab und zu ist das Geschenk ein gewöhnlicher Stein, oder man sieht Steine am Grund des Sees.

Solche Steine symbolisieren im diesem Zusammenhang ungelöste Gefühle. Wenn das Geschenk ein Zettel oder Brief ist, lautet der Inhalt meistens: »Ich liebe dich« oder einfach nur »Liebe«.

Wer das Geschenk in den See zurückwirft, ist entweder unfähig, Geschenke anzunehmen, oder nicht bereit, an dem, was das Geschenk darstellt, zu arbeiten. Die meisten nehmen es jedoch mit. Sie tragen es dann in der Hand oder stecken es in eine Tasche. Öfters wird das Geschenk an das kleine Kind weitergegeben.

Eine der tiefsten Erfahrungen ist in meinen Kursen immer die Begegnung mit dem inneren Kind. In der Regel ist es zwischen drei und sechs Jahre alt, so dass es manchmal kaum richtig gehen kann, sondern nur voranstolpert. Es kann Entrüstung oder sogar einen Schock auslösen, wenn sich herausstellt, wie wenig das Kind geliebt wurde. Andererseits wird das Finden des inneren Kindes meist größte Freude bereiten. Es kommt auch vor, dass jemand nicht sich selbst als Kind trifft, sondern vielleicht das eigene oder irgendein anderes, wobei nicht gesagt ist, dass es dann das gleiche Geschlecht hat wie man selbst. Auch wenn die Reaktion auf das andere Kind noch so liebevoll ist, handelt es sich hierbei um Vermeidungsversuche, die die Unfähigkeit kaschieren sollen, sich mit dieser Seite der eigenen Persönlichkeit, die das Kind darstellt, auseinanderzusetzen und sich selbst zu akzeptieren. Dies ist nicht immer ein leichter Prozess, der sich von heute auf morgen vollzieht.

Das Einswerden mit dem Kind ist nichts anderes, als sich selbst voll und ganz zu akzeptieren. Wer dies nur teilweise tut, nimmt das Kind mit, und wer es zurücklässt, hat immer noch die Wahl, an sich dahingehend zu arbeiten. Nicht immer ist das Kind kooperativ oder vertrauensvoll, so dass es davor zurückscheut, in die Arme genommen zu werden. Dies spiegelt eine gewisse Unfähigkeit auf Seiten der erwachsenen Person wider, weil sie bisher mit dem Schmerz, der Wut, oder welche Gefühle sie auch immer als Kind erfahren hat, nicht fertig geworden ist. Oft lautet die Frage des Kindes: »Wo bist du gewesen?« oder »Warum hast du so lange gebraucht?« oder »Wieso hattest du mich vergessen?« Durch derartige Fragen können natürlich Hindernisse in Form von Schuldgefühlen entstehen, die jedoch mit dem Lösen von Gefühlen überwindbar sind.

Das innere Kind ist ein Symbol des persönlichen Ego. Wenn wir diesen Teil in uns nicht integriert haben, können unser Geist und Verstand auf eine harte Probe gestellt werden. Das persönliche Ego kann dann seine ganze Unsicherheit auf andere projizieren, Verwicklungen erzeugen und in einer Welt leben, die mit der Wirklichkeit nur noch im entferntesten übereinstimmt. Das innere Kind in jeder Hinsicht zu akzeptieren und in sich aufzunehmen ist einer der ganz wesentlichen Schritte, um sich von der Vormundschaft der Gefühle zu befreien. So kommt die geistige wie spirituelle Entwicklung voran.[2]

Die Begegnung mit dem weisen, allwissenden inneren Führer beziehungsweise dem Höheren Selbst symbolisiert die Beziehung zu unserem intuitiven Teil. Sie ist oftmals nur eine vage Erfahrung. Bei Übungen in früheren Jahren war es fast immer eine menschliche Gestalt, die meistens wie ein alter Mann aussah. In seltenen Fällen war es auch mal eine alte Frau oder ein Freund beziehungsweise eine Freundin oder ein Elternteil. Selbst bei Frauen hatte das Höhere Selbst überwiegend die Gestalt eines alten Mannes. In den letzten Jahren ist es jedoch anders geworden. Immer öfter erscheint nun der weise innere Führer als ein durchscheinendes, übermenschliches Lichtwesen. Viele besuchen meine Kurse mehrmals, und dabei ist mir aufgefallen, dass ihr innerer Führer, wenn er im ersten Kurs verschwommen oder undeutlich erschien, sich beim zweiten Mal bereits wesentlich konkreter präsentierte. Daran kann ich erkennen, dass wir eine immer tiefere Beziehung zu unserem intuitiven Teil herstellen können. Das Einswerden mit der inneren Weisheit spiegelt die Fähigkeit wider, dem intuitiven Wissen voll und ganz zu vertrauen. Den inneren Führer mitzunehmen ist ein erster Schritt auf dem Weg zu diesem wunderbaren Vertrauen. Nur wer noch nicht ganz bereit ist, diese Fähigkeit des unmittelbaren, inneren Wissens anzunehmen, wird dieses weise Wesen stehenlassen. Im Grunde bedeutet es, dass das persönliche Ego nicht willens ist, zurückzutreten. Am deutlichsten wird es, wenn das Höhere Selbst, dieser weise Teil des Menschen, nur schattenhaft oder überhaupt nicht erscheint. Der Rat, der am häufigsten von ihm kommt, lautet: »Hab Vertrauen zu dir selbst« oder »Du weißt bereits, was du zu tun hast«.

Der Tunnel kann ein Eisenbahntunnel oder lediglich ein enges Loch sein, so dass der einzelne sich nur kriechend fortbewegen kann. Manchmal ist es ein fürchterlich dunkler und sehr langer Tunnel oder ein ganz kurzer und heller, ja sogar weißer Durchgang. Der Weg durch den Tunnel symbolisiert eine Wiedergeburt, eine Chance für einen Neubeginn. Früher, als ich das Lösen von Gefühlen noch nicht in meine Kurse aufgenommen hatte, wurden auf dem Weg durch den Tunnel ungeheuer viele alte Probleme und Eigenschaften abgelegt. Riesige Steine brachen heraus, alle möglichen Pakete und Schachteln wurden in den Tunnelwänden verstaut, ganze Müllberge hinterlassen, Deckenschichten bröckelten ab oder riesige Mengen von Staub gingen hernieder. Es war so, wie es beim ersten Mal mit der Lichtkugel ist. Seitdem wir das Lösen von Gefühlen zusammen mit anderen Reinigungs- beziehungsweise Läuterungsprozessen praktizieren, kommen die meisten sehr schnell und leicht durch den Tunnel. Früher warteten am Ende des Tunnels auf dem Feld fast immer Verwandte und Freunde, hin und wieder auch fremde Menschen. Inzwischen erfahren meine Kursteilnehmer immer öfter intensives Licht, wenn sie aus dem Tunnel kommen; statt Menschen sind es oft Lichtwesen, die auf sie warten.

Die Farben des Ballons zeigen, woran der einzelne arbeitet. Gehen die Farben ins Violette, steht die Spiritualität im Vordergrund, die mit dem Dritten Auge verbunden ist. Bei einem feurigen Rot mit einem Weiß ist es der Ausgleich zwischen Erde und Luft, zwischen dem Körperlichen und Geistig-Seelischen. Bei Rosa ist es die Liebe, bei Gelb die Lebenskraft, bei Orange die sexuelle Energie, bei Blau der Seelenfrieden, die Gelassenheit, und auch die kreative Kraft, und bei Grün die Harmonie, das innerliche Ausgewogensein.

Die Reise mit dem Ballon ist eine ähnliche Erfahrung wie das Erleben der Schwingungseigenschaften der Pastellfarben oder von Gold oder weißem Licht. Sie ist auch mit der Erfahrung des buddhischen Körpers oder des Kausalkörpers vergleichbar. Es ist die Erfahrung des Zustands von Schwerelosigkeit, des reinen Lichts und des vollkommenen Friedens: eine paradiesische Erfahrung. Vielfach erscheinen auch andere Ballone und Lichtkörper in diesem Weltall, oder es werden Netzwerke aus Lichtfäden zusammen mit dem umfassenden Verbundensein erfahren. Es kommt auch vor, dass jemand nicht bereit ist, in die höheren Ebenen vorzudringen, sondern in Erd-

nähe bleibt. Bei einem Zwillingspaar war es so, dass der eine nur den Ballon hatte, aber keinen Korb, während der andere nur den Korb hatte, aber nicht den Ballon. Und das war nicht das einzige Mal während der Übungen, dass sich ihre tiefe Verbindung durch diese Art offenbarte.

Mit der Rückkehr zum Ort des Friedens und der Harmonie, der sich danach häufig verändert hat, und dem Verwurzeln und Spüren des physischen Körpers wird der Prozess abgeschlossen. Natürlich beschränken sich die möglichen Erfahrungen nicht allein auf die hier beschriebenen und dargestellten Aspekte. Sie sollen lediglich Anhaltspunkte geben, wo jeder von uns seinem Verständnis nach an sich selbst zu arbeiten hat. Wichtig ist, dass wir uns insbesondere den Dingen zuwenden, die uns während der einen oder anderen Vorstellungsübung zu schaffen machen, sei es, weil uns etwas durcheinander bringt, irritiert oder gar ärgert, sei es, dass wir uns vor etwas drücken oder es umgehen wollen, sei es, dass wir etwas verändern wollen, weil wir vielleicht die Farbe oder den Platz nicht mögen oder nicht ausstehen können, wie etwas aussieht, und so weiter, denn da stecken unsere ungelösten Probleme, denen wir uns entweder nicht stellen konnten oder nicht stellen wollten. Wir dürfen uns von unserem persönlichen Ego nicht ins Bockshorn jagen lassen, indem wir in unseren Vorstellungen Bilder oder Situationen und Ereignisse erzeugen, die unser persönliches Ego gerne sehen möchte. Lassen wir statt dessen lieber zu, dass die Bilder, Gefühle und so weiter spontan zutage treten.

Es ist gut, wenn wir den Verlauf unserer Entwicklung tagebuchartig aufschreiben, ohne zu versuchen, uns etwas vorzumachen oder uns in die eigene Tasche zu lügen. Jede Blockade, und sei sie noch so winzig, ist dazu da, aufgelöst zu werden und uns damit wieder einen Schritt voranzubringen. Die meisten Gefühle, die wir erfahren, sind auf irgendeine Weise mit Angst verknüpft. Aussagen wie »Ich mag es nicht«, »Es gefällt mir nicht« oder »Das will ich nicht« zeugen von einem Gefühl des Mangels an Einfluss, kaschieren Hilflosigkeit und Überwältigtsein, und das ist immer nur Angst, unnötige Angst. Räumen wir also mit unseren unbewältigten Problemen auf, finden wir unsere Mitte, unseren inneren Frieden. Lernen wir, uns selbst und andere zu lieben.

Nachwort

Oft werde ich gefragt, aus welchem Grund ich diese Arbeit mache. Ich kann nur sagen, dass ich dafür nur einen Grund habe, den einen, den Sie in Ihrem Innersten ohnehin kennen: weil es so am einfachsten nach Hause geht. Heimkehren zum Göttlichen in uns selbst über den Weg des Lichts ist unser aller Anliegen. Das ganze Leben ist ein Heimkehren, nicht nur das Sterben. Und wir haben die Wahl: Wir können den Weg des Lichts gehen, den Weg der Freude, oder den Weg der Dunkelheit, den Weg des Leids.

Schön und gut, sagen manche, aber ist der Mensch nicht auch wie ein Tier vom Instinkt getrieben? Der Mensch ist ein intuitives Lichtwesen mit einem freien Willen. Wir können stets wählen, und deshalb haben wir unser Schicksal selbst in der Hand, in jedem Augenblick unseres Daseins. Wir können es uns schwer oder leicht machen; es liegt an uns. Mein Bestreben ist, es uns leicht zu machen, und dafür biete ich meine Hilfe an sowie einiges an Rüstzeug. Es bedarf des Lernens, Übens, Neuorientierens. Mit Durchhaltevermögen und Disziplin ist alles möglich. So mag es denn auf ersten Blick als der schwierigere Weg erscheinen, doch wer einmal auf dem Weg ist, wird entdecken, wie leicht es sich in Wirklichkeit auf ihm geht. Denn der andere Weg erscheint äußerst beschwerlich und mühsam, weil es der Weg des Dunkels ist, der Weg durch Leid, Kummer und Schmerz. Warum sollen wir den Leidensweg wählen, außer es gäbe für uns einen inneren Grund, es zu tun. Wir haben die Wahl, und so steht uns der Weg des Lichts allzeit offen.

Dieser Weg beruht auf unserer persönlichen Entscheidung, die wir im Innern treffen. Wir können Wegbereiter und Beispiel für andere sein und dazu beitragen, dass die Resonanz des Lichts im planetarischen kollektiven Bewusstsein stärker wird, indem wir unser Licht ausstrahlen, so dass der Nächste, der sich auf den Weg begibt, mit Leichtigkeit vorankommt. So lade ich Sie ein, gemeinsam mit mir an dem freudvollen Tanz ins Licht teilzunehmen.

Anhang

Die elf Gefühlskategorien: Stichwörter für das Lösen von Gefühlen

Die elf Gefühlskategorien können sich sprachlich in vielen Nuancen äußern. Wir haben sieben Gefühlskategorien, die unter dem Oberbegriff *Mangel an Liebe zu sich selbst* stehen, mit folgenden Wortgruppen:

1. Hoffnungslosigkeit

Abgestumpft, Abspaltung, Abweisung, abwerten, achtlos, am Boden zerstört, am Ende sein, Antriebsschwäche, apathisch, aufgeben, ausgebrannt, ausgelaugt, banalisieren, bedeutungslos, betrübt, blockiert, Defätismus, Depression, du kannst nicht, eingeschlossen, Entfremdung, erledigt, ermattet, erschöpft, erstarrt, es ist mir egal, Faulheit, festhängen, gefangen, gefühllos, gelähmt, gleichgültig, hilflos, ich kann nicht, ich will nicht, in der Klemme sitzen, indifferent, inkompetent, inkonsequent, interesselos, isoliert, kapitulieren, keine Beachtung finden, langweilig, leer, lethargisch, lustlos, mir sind die Hände gebunden, niedergeschlagen, no future, null Bock, Nutzlosigkeit, öde, passiv, Resignation, Rückzug, Scheidung, schläfrig, schwerfällig, selbstmörderisch, sich absondern, sich fernhalten, teilnahmslos, tot, träge, Trennung, Tunix, unbeweglich, unempfindlich, unfähig, untätig, Unvermögen, Unwichtigkeit, unzuverlässig, verausgabt, verhärtet, vermiesen, zu nichts taugen …

2. Schmerz

Abgeschmettert, Agonie, aufgemischt, ausgeraubt, bedrückt, befallen, behindert, bekümmert, benutzt, beschwindelt, besorgt, bestraft, betrogen, düpiert, durchkreuzt, eingeschränkt, einsam, elend, enttäuscht, erdulden, erleiden, ertragen, für dumm verkauft, geblendet, gefoltert, gegängelt, gekränkt, geopfert, gepeinigt, geplagt, gequält, geschädigt, getäuscht, gezwungen, Gram, heimgesucht, heulen, hintergangen, hinters Licht geführt, indoktriniert, jammern, kaputt, kein Verständnis finden, klagen, krank, kreischen, Kummer, lamentieren, Leid, leiderfüllt, leidgeprüft, malträtiert, manipuliert, Missgeschick, misshandelt, Notlage, notleidend, ruiniert, schreien, traurig, überlistet, unglücklich, vereitelt, vergewaltigt, verhindert, verlassen, verletzt, verleumdet, Verlust, verraten, versetzt, verwundet, Weh, weinen, wimmern, winseln, zuschanden gekommen …

3. Angst

Ablehnen, Abneigung, abstreiten, abweisend, argwöhnisch, Armutsbewusstsein, aufpassen, aussitzen, bedroht werden, beharren, berechnend, bestürzt, betrügen, bloßstellen, die Nerven verlieren, düpieren, eingeschüchtert, entgeistert, entschlusslos, entsetzt, enttäuschen, erschüttert, erstaunt, fälschen, falsch, feige, fluchen, foltern, furchtsam, gierig, halbherzig, hintergehen, hoffen, im Stich lassen, in Abwehrstellung gehen, in der Falle sitzen, in die Enge treiben, in die Knie zwingen, in Schach halten, inkonsistent, irrational, kalte Füße bekommen, kein Durchsetzungsvermögen, kein Mumm, konfus, konservativ, kontrollieren, Lähmung, lästern, lavieren, leugnen, lügen, machtlos, manipulierend, negieren, neidisch, nicht zu Wort kommen lassen, ohnmächtig, panisch, paranoid, perplex, pervertieren, rauben, sabotieren, scheu, schockiert, schreckhaft, schüchtern, schweigen, schwindeln, sich heraushalten, sich keine Blöße geben, sich widersetzen, skeptisch, stehlen, streitsüchtig, stur, täuschen, terrorisieren, töten, überfordert, überrennen, übers Ohr hauen, überwältigt, unbeständig, unehrlich, unentschieden, unflexibel, ungläubig, unlogisch, unnachgiebig, unpässlich, unredlich, unschlüssig, unsicher, unterschlagen, unvernünftig, unwillig, unzuverlässig, verabscheuen, verbieten, verblüfft, verbohrt, verdutzt, verleumden, Vernachlässigung, verraten, Versagen, verschämt, verschreckt, verspotten, versteinert, verstockt, verstoßen, verunglimpfen, veruntreuen, verwirrt, verzerren, vorsichtig, Vorurteile, wankelmütig, zaghaft, zaudern, zögern, zweifeln …

4. Schuld

Bereuen, beschämt, büßen, bußfertig, durcheinander, eine Abfuhr erteilen, erniedrigt, feindselig, gedemütigt, gekränkt, Gewissensbisse, im Unrecht sein, negieren, reumütig, schlechtes Gewissen, schuldbewusst, sich verstecken, sündig, trotzig, verlegen, Versagensangst, verschmähen, verwirrt, wiedergutmachen, zerknirscht, zu Kreuze kriechen, zur Verantwortung gezogen werden …

5. Sucht, Abhängigkeit

Anbeten, auf etwas angewiesen sein, aufopfern, begehren, Besessenheit, Besitzgier, bewundern, eifersüchtig, eigensüchtig, ergeben, fanatisch, gefräßig, Gelüste, Genugtuung, gierig, glorifizieren, habgierig, hörig, ich brauche es, ich muss es haben, ich will es, inbrünstig, intolerant, jemandem oder etwas verfallen, lüstern, maßlos, Mißbrauch, neidisch, räuberisch, Schwelgerei, sich gehenlassen, sich sehnen, süchtig, übereifrig, unersättlich, ungeduldig, verehren, vergöttern, vernarrt, verrucht, wollüstig, Wucher, zügellos, zwanghaft…

6. Wut

Abfuhr, Affront, attackieren, aufgebracht, aufgewühlt, aufwiegeln, außer Kontrolle, beleidigen, boshaft, chaotisch, demütigen, destruktiv, erregt, erzürnt, feindselig, frustriert, Gaunerei, gehässig, gereizt, geringschätzen, gewalttätig, grantig, hasserfüllt, hitzköpfig, hysterisch, in Rage, irritiert, korrupt, kriminell, meckern, missbrauchen, missgünstig, niederträchtig, plump, provozieren, Randale, rügen, schelten, schimpfen, Schufterei, sich beklagen, sich vergehen, sittenlos, streiten, sünd-

haft, tadeln, taktlos, tobsüchtig, unbeherrscht, ungehalten, unmoralisch, Untat, unzufrieden, verabscheuen, verärgert, verbittert, Verbrechen, verdammen, verhöhnen, verkommen, verlachen, verstimmt, verurteilen, wütend, zänkisch, zensieren, zerknirscht, zornig…

7. Arroganz

Affektiert, angeben, anmaßend, arglistig, aufgeblasen, aufsässig, aufschneiden, autoritär, Betrügerei, blasiert, dogmatisch, dominieren, dünkelhaft, Egoismus, eigensinnig, eingebildet, eitel, entschuldigen, frech, gehässig, geistlos, geltungssüchtig, gemein, gespreizt, grausam, großkotzig, großspurig, herablassend, herrschen, hochmütig, hochnäsig, hochtrabend, hohl, Hybris, ichbezogen, intolerant, kommandieren, liederlich, maßlos, narzisstisch, patriarchalisch, pervers, prahlen, promiskuitiv, puritanisch, rachsüchtig, reserviert, rücksichtslos, schamlos, schonungslos, selbstgefällig, selbstherrlich, Selbstüberschätzung, sich aufspielen, skrupellos, sorglos, stolz, streng, tyrannisch, überheblich, unachtsam, unbeugsam, unehrlich, unverschämt, Verächtlichkeit, verdorben, vergeben, verurteilend, verzeihen, wichtigtuerisch …

Die Gefühle der *Liebe zu sich selbst* lassen sich in vier Kategorien aufteilen, mit folgenden Wortgruppen:

8. Mut

Ausdauernd, begeisterungsfähig, beherzt, bereitwillig, beständig, Durchhaltevermögen, Elan, Energie, entgegenkommend, entschieden, entschlussfreudig, Festigkeit, freiwillig, fröhlich, Frohsinn, Furchtlosigkeit, heiter, humorvoll, ich kann, ich möchte, ich will, Kraft, kühn, Lebensfreude, liebenswürdig, machtvoll, Mumm, munter, resolut, Schneid, Sicherheit, sorgfältig, Spaß, spielerisch, Stabilität, standhaft, tüchtig, Überzeugungskraft, unerschrocken, unerschütterlich, vital, Zähigkeit, zuverlässig, zuversichtlich …

9. Annahmebereitschaft

Abstinenz, achten, akzeptieren, anerkennen, anvertrauen, autorisieren, barmherzig, bewundern, billigen, duldsam, ehrlich, einfühlend, einwilligen, entlasten, erlauben, Eros, es fließen lassen können, flexibel, frei, freigebig, freisprechen, Freude, freundlich, Fülle, fürsorglich, geduldig, gewähren, Glauben schenken, gleichmütig, glückselig, großzügig, gutheißen, hilfsbereit, honorieren, Intuition, liberal, liebenswürdig, Mäßigkeit, Milde, mildtätig, nachgeben, nachsichtig, offen, reich, respektieren, Rücksicht nehmen, sanftmütig, sanktionieren, selbstbeherrscht, selbstlos, sensibel, sich kümmern, sinnlich, stattlich, taktvoll, tolerant, Überfluss, übertragen, vergnügt, Vertrauen, wahrhaft, wissen, zärtlich, zufrieden, zulassen, zuneigen, Zurückhaltung, zustimmen, zuversichtlich …

10. Harmonie

Affinität, Allianz, anmutig, ausgeglichen, ausgewogen, Befriedigung, beruhigen, besänftigen, Beziehung, brüderlich, Ebenmaß, ein Herz und eine Seele, einheitlich, Einklang, einträchtig, einvernehmlich, Entsprechung, erfolgreich, Erfüllung, Freundschaft, Frieden, ganzheitlich, Gedeihen, gelassen, Gemeinschaft, Gemütsruhe, Gesellschaft, gleichartig, Gleichgewicht, Gleichklang, gleichwertig, homogen, Kameradschaft, kollegial, kompatibel, konfliktfrei, kongenial, kongruent, Konsens, koordinieren, liebenswert, Liebe, meistern, mitfühlend, Natürlichkeit, ordnen, organisieren, Partnerschaft, regelmäßig, schwesterlich, sich zufriedengeben, siegreich, Solidarität, Stille, symmetrisch, Triumph, Übereinstimmung, unterstützen, verbinden, Verbundenheit, vereinen, vollbringen, Wechselbeziehung, wechselseitig, Wohlergehen, wohlhabend, Wohlklang, Ziele erreichen, Zusammengehörigkeit, Zusammenleben, Zusammenschluss …

11. Bedingungslose Liebe

Agape (reine Liebe), Atman (objektives Bewusstsein), Einssein, Ekstase, Erleuchtung, Ewigkeit, Glückseligkeit, Klarheit, Reinheit, strahlendes Licht, Unio mystica, Unsterblichkeit, Vereinigung, Vollendung, Vollkommenheit, Weisheit, Zeitlosigkeit …

Glossar

Ätherische Ebene – Erste und unterste Schwingungsebene der Lebenskraft, Körperlichkeit und des Grobstofflichen (Shtula). Sie kommt im Kobalt-Ei und im Ätherkörper zum Ausdruck.

Ätherische Substanz – Auch Vayu (= Wind, Luft) beziehungsweise Vayu Tattva genannt, was das Luftprinzip oder die gasförmige Materie bezeichnet. Prana ist eine der Eigenschaften der ätherischen Substanz und als solche eine Manifestation des göttlichen Lebenshauchs.

Ätherkörper – Erster Lichtkörper, der den physischen Körper in einem Abstand von etwa drei bis fünf Zentimetern umgibt und durchdringt. Er entspricht dem Meridiansystem, in dem die Lebenskraft (Prana) fließt.

Akasha – Schwingungssystem, das sämtliches Wissen und Geschehen der Welt aus Vergangenheit, Gegenwart und Zukunft in Form mentaler Substanz aufbewahrt. Die Akasha-Chronik birgt reine, unverfälschte Information, die nur von der buddhischen Ebene aus erreichbar ist.

Astralebene – Zweite Schwingungsebene, die der Hort von Emotionen und Begehrlichkeit (Kama) ist. Sie kommt im Kausalkörper, Astralkörper und Gefühlskörper zum Ausdruck.

Astralkörper – Vierter Lichtkörper, der den physischen Körper im Abstand von etwa eineinhalb Metern umgibt. Er durchdringt mit seinen Schwingungen den physischen Körper, Ätherkörper und Mentalkörper. Er bringt höhere, geläuterte Gefühle zum Ausdruck. In ihm sind Erinnerungen an frühere Leben gespeichert.

Atmische Ebene – Fünfte Schwingungsebene, die auch als himmlische Ebene bezeichnet wird. Sie kommt im atmischen und im himmlischen Körper zum Ausdruck.

Atmischer Körper – Neunter Lichtkörper, der zusammen mit dem himmlischen Körper alle übrigen Lichtkörper durchdringt. Über ihn ist noch wenig bekannt.

Bewusstheit – Zustand des einfachen, subjektiven Sich-Gewahrseins von Lebensfunktionen im Hier und Jetzt und damit Auslöser von Verhaltensmustern, die auf Gewohnheit beruhen. Leben ist hier auf bloßes Existieren reduziert.

Bewusstsein – Kennzeichnet die Beziehung zwischen Materie und Geist. Das Leben dient der Selbsterkenntnis.

Bioplasmafeld – Ein von russischen Forschern geprägter Begriff für ein Schwingungsfeld, das den physischen Körper in einem Abstand von etwa zwanzig bis fünfundzwanzig Zentimetern umgibt. Es umfasst den Ätherkörper und den Gefühlskörper und wird bei TT-Behandlungen stimuliert.

Buddhische Ebene – Siehe spirituelle Ebene

Buddhischer Körper – Siebter Lichtkörper, der den physischen Körper durchdringt und im Abstand von etwa acht Metern umgibt. In ihm kommen höchste Intuition, Unterscheidungsvermögen und Allwissenheit zum Ausdruck. Er eröffnet den Zugang zu archetypischem Wissen und den Informationen der Akasha-Chronik. Auf seiner Frequenz ist das Höhere Selbst angesiedelt.

Chakra – Organ eines Lichtkörpers, durch den dieser mit dem physischen Körper verbunden ist. Jedes Chakra fungiert als Energietransformator und -Verteiler.

Ego – Gesamtheit der bewussten, spirituellen Identität, die auf dem Weg von der göttlichen Quelle in dichtere Schwingungsebenen auf jeder Stufe ein entsprechendes Vehikel erhält, zuletzt den physischen Körper.

Emotion – Kombination aus Gefühlen und Gedanken, die im Gegensatz zum kurzlebigen Gefühl als Stimmung auch Stunden oder Tage anhalten kann. Emotionale Eigenarten bleiben zuweilen ein Leben lang bestehen.

Emotionales Feld – Kombination aus Gefühlskörper und Mentalkörper. Da sich Emotionen aus Gefühlen und Gedanken zusammensetzen, sind beide Lichtkörper an emotionalen Prozessen beteiligt. Wird durch Therapeutic Touch und beim Lösen von Gefühlen stimuliert.

Evolution – Entwicklungsweg zurück zur göttlichen Quelle.

Gefühl – Sekundenschnelle, nicht dauerhafte Empfindung einer Energiefrequenz, die vom Gefühlskörper produziert und an den physischen Körper übermittelt wird. Sie bildet die Grundlage für emotionale Reaktionen, so dass es empfehlenswert ist, energieaufzehrende Gefühle eines Mangels an Liebe oder an Einfluss stets zu lösen.

Gefühlskörper – Zweiter Lichtkörper, der den physischen Körper durchdringt und in einem Abstand von etwa dreißig Zentimetern umgibt. Er besteht aus astraler Schwingungssubstanz niedriger Frequenz.

Hellsichtigkeit – Mediale Fähigkeit, unter anderem die menschliche Aura mit ihren Lichtkörpern zu sehen. Wie auch das Hellhören oder Hellfühlen ist es eine subjektive Begabung, so dass jeder Sensitive eine individuelle Zugangsweise und spezifische Stärken entwickelt.

Himmlischer Körper – Achter Lichtkörper, der zusammen mit dem atmischen Körper alle übrigen Lichtkörper durchdringt. Über ihn ist noch wenig bekannt.

Involution – Trennung von der göttlichen Quelle, um in die Materie hinabzusteigen und zu inkarnieren.

Kausalkörper – Sechster Lichtkörper, der den physischen Körper durchdringt und in einem Abstand von etwa viereinhalb Metern umgibt. Die geläuterten, abgeschlossenen Erfahrungen von Gefühlen (Kama), die die Seele im Laufe ihrer Geschichte gesammelt hat, werden auf dieser Frequenz gespeichert. Der Kausalkörper erscheint um so strahlender, je klarer und gelöster die unteren Lichtkörper sind.

Kobalt-Ei – Fünfter Lichtkörper, der den physischen Körper durchdringt und in einem Abstand von etwa drei Metern umgibt und aus kosmischem Prana beschaffen ist. Es bestehen Verbindungen zum Ätherkörper sowie zum Hals-Chakra.

Kundalini – Vermählung der schöpferischen Frequenz des Seinswillens mit der rezeptiven Frequenz des Seienden, die als höchste orgastische Erfahrung erlebt wird.

Liebe – Verkörpert als Aspekt der höchsten fünften Ebene das Seiende oder "Das, was ist« und ist Ausdruck des Rezeptiven oder Weiblichen. Hält durch ihre Anziehungskraft das Universum zusammen.

Lösen von Gefühlen (Feeling Dissolve) – Methode zum Klären, Annehmen und Auflösen von energieaufzehrenden Gefühlen, um zu innerem Gleichgewicht und einer objektiven Perspektive zu gelangen. Unterstützt den Entwicklungsweg von einfacher Bewusstheit zu höherem Bewusstsein.

Mentalebene – Dritte Schwingungsebene, die die geistige Kraft (Manas) in sich birgt. Sie kommt durch den Kausalkörper, das Kobalt-Ei, den Astralkörper und den Mentalkörper zum Ausdruck.

Mentalkörper – Dritter Lichtkörper, der den physischen Körper durchdringt und in einem Abstand von etwa fünfundsiebzig Zentimetern umgibt. Er steuert die Denkprozesse.

Meta-Paradigma – Individuelles Glaubenssystem, das zusätzlich zu allgemeinen gesellschaftlichen oder kulturellen Denkvorstellungen bei jedem Menschen zu finden ist. Es drückt aus, wie das Individuum sich selbst sieht und wie es die Welt erfährt.

Mikro-Vita – Substanz von unterschiedlicher feinstofflicher Qualität, die jenseits physikalischer Materie schneller als Lichtgeschwindigkeit schwingt und aus der die Lichtkörper beschaffen sind.

Persönliches Ego – Ich-Bewusstheit, die sich in der Welt Ausdruck verschafft und, vermittelt durch Sinne und Denkprozesse, äußere Erfahrungen macht, die es speichert und filtert, um im Alltag bestehen zu können.

Prana – Kosmische Lebenskraft, die in jedem Lebewesen fließt und auf der Frequenz des Ätherkörpers beobachtet werden kann, um die Vitalität und den Gesundheitszustand des Patienten einzuschätzen.

Quelle – Göttliche Essenz. Ursprüngliche Einheit, zu der jede Seele wieder zurückstrebt.

Seelenverwandte/Seelenfreunde – Seelen, die miteinander tief verbunden sind und als inkarnierte Wesen gemeinsam versuchen, bestimmte Probleme oder Konflikte zu lösen. Gefühle der Ver-

trautheit, besondere Zuneigung oder aber Abneigung kennzeichnen die enge Verknüpfung.

Selbstliebe – Bedingungsloses Akzeptieren seiner selbst als ein göttliches Wesen, das auf seinem Entwicklungsweg in Raum und Zeit von der Seele geführt wird.

Spirituelle Ebene – Auch buddhische Ebene genannt. Vierte Schwingungsebene, die sich durch den buddhischen Körper und den Kausalkörper ausdrückt.

Spirituelle Psychologie – Holistischer Ansatz, der das Individuum sowohl auf der Ebene seiner aktuellen Inkarnation in Zeit und Raum als auch auf der Ebene seiner Seelenentwicklung betrachtet, um es bei seiner Ganzwerdung und damit auf seinem Weg zurück zur göttlichen Quelle zu unterstützen.

Therapeutic Touch oder TT (Heilende Berührung) - Universal einsetzbare Heilmethode der Energieübertragung und Harmonisierung der Lichtkörper durch Handauflegen, die in den sechziger Jahren in den USA von Dora Kunz und Dolores Krieger entwickelt wurde.

Unterbewusstsein – Setzt sich aus dem Gefühlskörper, dem Mentalkörper und dem Astralkörper zusammen und stellt ein Bewusstsein auf niedriger Entwicklungsstufe dar, da es über wenig Flexibilität in seinen Reaktionen auf die Umwelt verfügt.

Anmerkungen

Kapitel 1

1 Peter Russell, *The Global Brain. Speculations on the Evolutionary Leap to Planetary Consciousness.* J. P. Tarcher, Los Angeles 1983.
2 Thomas Verny/John Kelly, *Das Seelenleben des Ungeborenen.* 11. Aufl. Ullstein Verlag, Frankfurt a. M./Berlin 1993.
3 Manuel-David Coudris, *Ich kann sprechen. Botschaften eines Ungeborenen.* Goldmann Verlag, München 1988.
4 Ashley Montagu, *Körperkontakt. Die Bedeutung der Haut für die Entwicklung des Menschen.* Klett-Cotta, Stuttgart 1987.

Kapitel 2

1 Fred Alan Wolf, *Der Quantensprung ist keine Hexerei.* 2. Aufl. Fischer Taschenbuch Verlag, Frankfurt/Main 1990, S. 124–136.
2 Mit den Konsequenzen der Quantenphysik beschäftigt sich auch: Stanislav Grof, *Geburt, Tod und Transzendenz.* Kösel Verlag, München 1985.
3 Richard Gerber, *Vibrational Mediane. Nero Choices for Healing Ourselves.* Bear & Company, Santa Fe 1988, S. 58.
4 Wolf, *Quantensprung,* S. 94.
5 Laurel E. Keyes, *Toning. The Creative Power of the Voice.* De Vorss, Marina del Rey 1973.
6 John Diamond, *Der Körper lügt nicht.* 7. Aufl. Verlag für angewandte Kinesiologie, Freiburg i. Br. 1992.
7 Valerie Hunt: *A Study of Structural Integration from Neuromuscular, Energy Field, and Emotional Approaches* (Sponsored by Rolf Institute of Structural Integration). 1977, S. 147 f.
8 Gerber, *Vibrational Mediane,* S. 67.

Kapitel 3

1 Itzhak Bentov, *Töne, Wellen, Vibrationen. Qualität und Quantität des Bewusstseins.* Dianus-Trikont Verlag, München 1984, S. 44.
2 Wolf, *Quantensprung,* S. 194 f.
3 Jean Houston, *The Possible Human. A Course in Extending Your Physical, Mental, and Creative Abilities.* J. P. Tarcher, Los Angeles 1982, S. 188.
4 Karl Pribram, *Holonomy and Structures in Organization of Perception.* Reprint of the Department of Psycho- logy. Stanford University Press 1974.
5 Jack Schwarz, *Human Energy Systems.* E. P. Dutton, New York 1980, S. 69.

Kapitel 4

1 Bentov, *Töne, Wellen, Vibrationen,* S. 65 f.

Kapitel 5

1 Schwarz, *Human Energy Systems,* S. 67–83.
2 Charles W. Leadbeater, *Der sichtbare und der unsichtbare Mensch. Darstellung verschiedener Menschentypen, wie der geschulte Hellseher sie wahrnimmt.* 7. Aufl. Verlag Hermann Bauer, Freiburg i. Br. 1991, S. 18.
3 Siehe auch George Arthur Gaskell, *Dictionary of All Scriptures and Myths.* The Julian Press, New York 1960, S. 60.
4 Bezüglich der in unserem Arupa-Feld gespeicherten Ideen in Form von machtvollen positiven sowie schwächenden negativen Gedanken siehe die Stichwörter zu den elf Gefühlskategorien im Anhang.
5 Zum Beispiel in Form einer neuen wissenschaftlichen Theorie oder eines neuen Produkts: Es kommt vor, dass Leute, die sich gar nicht kennen, ja sogar in anderen Ländern leben, gleichzeitig ein und dieselbe Idee haben und daran arbeiten. Dies kann zuweilen zu Konflikten fuhren, wenn das jeweilige Projekt beendet ist und die Ergebnisse vorgestellt werden – und einer dem anderen geistigen Diebstahl vorwirft. In Wirklichkeit ist es jedoch so, dass beide gleichzeitig mit derselben archetypischen Idee in Verbindung gekommen sind, was keine Seltenheit ist, wenn die Zeit für die Manifestation dieser Idee reif war.

Kapitel 6

1 Nach den auf östlicher Weisheit basierenden esoterischen Systemen wie zum Beispiel der Theosophie oder Alice Baileys Arkanschule hat unser Sonnensystem sieben Existenzebenen, die in sieben Aspekte unterteilt werden. In der kabbalistischen Kosmologie werden hingegen zehn Aspekte vier Existenzebenen zugeordnet.
2 Mehr zu diesem Thema siehe Annie Besant/Charles W. Leadbeater, *Gedankenformen.* 4. Aufl. Verlag Hermann Bauer, Freiburg i. Br. 1987.
3 Mehr zu den Farbschlüsseln der Aura siehe Leadbeater, *Der sichtbare und der unsichtbare Mensch* sowie Gisela Weigl/Franz Wenzel, *Die entschleierte Aura.* 2. Aufl. Aquamarin Verlag, Grafing 1987.
4 Leadbeater, *Der sichtbare und der unsichtbare Mensch,* S. 27 und 66.
5 Meine Freundin Dr. G. besitzt diese besondere Fähigkeit, dank derer sie imstande ist, geistige Führer wahrzunehmen. Sie erzählte mir, dass sie während ihres Medizinpraktikums bei den Visiten des Chefarztes oft mit Heiterkeit beobachten konnte, wie sein geistiger Führer ihm bei manchen Diagnosen ins Ohr flüsterte und soufflierte.
6 Dieses Phänomen wird in den Publikationen von Gisela Weigl und Franz Wenzel sehr gut illustriert: *Die entschleierte Aura* sowie *Die entschleierten Gedanken.* Aquamarin Verlag, Grafing 1987 und 1986.
7 Wie dies aussehen kann, zeigen genaue und inspirierte

Zeichnungen in dem Buch *The Rainboiw Bridge* von The Two Disciples. New Age Press, Black Moun- tain 1975. Sie beschreiben auch detailliert, wie mit solchen Gedankenformen umgegangen werden kann.

8 Mehr zu diesem Thema in den Büchern von Arthur E. Powell: *The Astral Body and Other Astral Phenomena* sowie *The Mental Body.* The Theosophical Publishing House, London 1972 und 1975.

9 Die Lehren von Jesus Christus wurden entstellt, weil die Menschheit damals nicht das Bewusstsein hatte, um das, was er ihr predigte, leben zu können. Hochinteressant sind die Erkenntnisse über die Lehren Christi von Riane Eisler, *Kelch und Schwert. Von der Herrschaft zur Partnerschaft.* Goldmann Verlag, München 1993, und von Elaine Pageis, *Versuchung und Erkenntnis. Die gnostischen Evangelien.* Suhrkamp Verlag, Frankfurt/Main 1987.

10 Mehr zum Thema siehe Gaskell, *Dictionary,* S. 829.

11 Lichtformen oder Engelwesen sind bildlich dargestellt in dem Buch von Geoffrey Hodson, *In den Sphären des Lichtes.* Aquamarin Verlag, Grafing 1985, S. 123–139.

12 Eine ausführliche Beschreibung der Evolution von Engelwesen oder Devas gibt Alice A. Bailey, *Eine Abhandlung über Kosmisches Feuer. 2.* Aufl. Lucis Verlag, Genf 1982.

13 Leadbeater, *Der sichtbare und der unsichtbare Mensch,* S. 58.

14 *The Rainbow Bridge,* S. 30 f.

15 Gaskell, *Dictionary,* S. 495.

Kapitel 7

l Schwarz, *Human Energy Systems,* S. 42–66.

Kapitel 8

1 Mehr zu diesem Gedanken siehe Alice A. Bailey, *Esoterisches Heilen* (Eine Abhandlung über die Sieben Strahlen, Band 4). 4. Aufl. Lucis Verlag, Genf 1988, S. 95 ff.

2 Barbara Ann Brennan, *Licht-Arbeit. Das große Handbuch der Heilung mit körpereigenen Energiefeldern.* Goldmann Verlag, München 1990, S. 102.

3 Schwarz, *Human Energy Systems,* S. 44 f.; Leadbeater, *Der sichtbare und der unsichtbare Mensch,* S. 126; Arthur E. Powell, *The Etheric Double and Allied Phenomena.* The Theosophical Publishing House, London 1969.

4 Houston, *The Possible Human,* S. 60–84.

5 Das Interview mit Candice Pert konnte ich in Brüssel am 15. Januar 1991 im belgischen Fernsehen mitverfolgen.

6 Schwarz, *Human Energy Systems,* S. 49.

Kapitel 9

1 Schwarz, *Human Energy Systems,* S. 47.

2 Über die Auswirkungen von Drogen siehe Brennan, *Licht-Arbeit,* S. 176 f.

3 Ich bekam diese Information 1987 von der Kanadierin Connie Groll Young, die in der damaligen Sowjetunion unterwegs war, um Therapeutic Touch zu unterrichten; während eines Treffens mit verschiedenen Heilern erzählte man ihr davon.

4 Leadbeater, *Der sichtbare und der unsichtbare Mensch,* Ta-

fel X und S. 98 ff.

5 Mehr zu diesem Thema bei Leadbeater, *Der sichtbare und der unsichtbare Mensch,* Tafel XII, sowie bei Weigl/ Wenzel, *Die entschleierten Gedanken,* S. 135 f.

Kapitel 10

1 Schwarz, *Human Energy Systems,* S. 51 f.

2 Brennan, *Licht-Arbeit,* S. 105.

Kapitel 11

1 Siehe die Beispiele in *The Rainbow Bridge.*

2 Chris Griscom, *Zeit ist eine Illusion. Leben und Botschaft einer spirituellen Lehrerin.* Goldmann Verlag, München 1991, S. 72 ff.

3 Siehe die Farbtafeln in Weigl/Wenzel, *Die entschleierte Aura,* a. a. O., und Dora Kunz, *Die Aura. Farben und Symbole des menschlichen Energiefeldes.* Aquamarin Verlag, Grafing 1992.

4 Brennan, *Licht-Arbeit,* S. 147 f.

5 Brennan, *Licht-Arbeit,* S. 107.

6 *The Rainbow Bridge,* S. 155 f.

7 Mehr über Reinkarnations-Erinnerungen siehe Roger J. Woolger, *Die vielen Leben der Seele. Wiedererinnerung in der therapeutischen Arbeit.* Hugendubel Verlag, München 1992.

8 Bailey, *Esoterisches Heilen,* S. 52.

Kapitel 12

1 Brennan, *Licht-Arbeit,* S. 108 f.

2 Schwarz, *Human Energy Systems.*

3 Brennan, *Licht-Arbeit,* S. 109 f.

4 Schwarz, *Human Energy Systems,* S. 54 f.

5 Leadbeater, *Der sichtbare und unsichtbare Mensch,* S. 117 ff.

6 Brennan, *Licht-Arbeit,* S. 110 ff.

7 Leadbeater, *Der sichtbare und unsichtbare Mensch,* Tafel XX.

8 Schwarz, *Human Energy Systems.*

9 Brennan, *Licht-Arbeit,* S. 373–378.

10 Schwarz, *Human Energy Systems,* S. 57.

Kapitel 13

1 Mehr zu dem Thema bei David Tansely, *Radionics and the Subtle Anatomy of Man.* Health Science Press, Devon 1972.

2 Mantak Chia, *Tao Yoga – Praktisches Lehrbuch zur Erweckung der heilenden Urkraft Chi.* 5. Aufl. Ansata- Verlag, Interlaken 1990, S. 64 ff.

3 Prakriti = Materie, die als weiblich aufgefasst wird, im Gegensatz zu Purusha = Geist, der als männlich gilt.

4 Hiroshi Motoyama, *Theories of the Chakras. Bridge to Higher Consciousness.* Theosophical Publishing House, Wheaton 1982, S. 241.

5 Mehr zu dem Thema bei Swami Ajaya/Swami Rama/ Rudolph Ballentine, *Yoga and Psychotherapy. The Evolution of Consciousness.* The Himalayan International Institute of %ga Science and Philosophy, Honsdale 1976.

6 Motoyama, *Theories of the Higher Chakras,* S. 219.

7 *A. a. O.,* S. 228.

8 *A. a. O.,* S. 230.

9 Das Wort »Karma« stammt von dem sanskritischen Wort »kri« ab, was »arbeiten« bedeutet. Karma drückt unter anderem das Gesetz von Ursache und Wirkung aus, wobei jede Aktion eine Reaktion erzeugt. Man spricht in diesem Zusammenhang von individuellem Karma, Familienkarma und gesellschaftlichem oder kollektivem Karma. Die Chakras 1, 2v und 2h sowie 3v und 3h hängen der Reihe nach jeweils mit dem kollektiven Karma, dem Familienkarma und dem individuellen Karma zusammen.

10 Eine spezielle Übung zur drastischen Reduzierung des körperlichen Bedürfnisses nach Sauerstoff, Nahrung und Wasser beschreibt Motoyma, *Theories of the Chakras,* S. 236.

11 Chia, *Tao Yoga – Praktisches Lehrbuch,* S. 91 f.

12 Dolores Krieger, *Living the Therapeutic Touch. Healing äs a Lifestyle.* Dodd, Mead & Company, New York 1987, S. 49.

13 *A. a. O., S. 213.*

14 Swami Saradananda, *Sri Ramakrishna The Great Master.* The Jupiter Press, Honsdale 1981, S. 364.

15 *Ebenda.*

16 *Ebenda.*

17 Krieger, *Living the Therapeutic Touch,* S. 47.

18 Stanislav Groß/Christina Grof (Hrsg.), *Spirituelle Krisen. Chancen der Selbstfindung.* 2. Aufl. Kösel Verlag, München 1991.

Kapitel 15

1 Kenneth Ring, *Den Tod erfahren – das Leben gewinnen.* Gustav Lübbe Verlag, Bergisch Gladbach 1988, S. 76 f.

2 Gaskell, *Dictionary,* S. 680.

3 Wilhelm Reich, *Die Funktion des Orgasmus. Die Entdeckung des Orgons.* Kiepenheuer & Witsch, Köln 1987, S. 288–291.

4 Für Männer: Mantak Chia, *Tao Yoga der Liebe. Der geheime Weg zur unvergänglichen Liebeskraft.* 5. Aufl. Ansata-Verlag, Interlaken 1990. Für Frauen: Mantak Chia/Maneewa Chia, *Tao Yoga der heilenden Liebe. Der Weg zur weiblichen Liebesenergie.* 4. Aufl. Ansata-Verlag, Interlaken 1990.

5 Chia/Chia, *Tao Yoga der heilenden Liebe,* S. 138.

6 *A. a. O.,* S. 303 f.

7 Chris Griscom, *Die Frequenz der Ekstase. Bewusstseinsentwicklung durch die Kraft des Lichts.* Goldmann Verlag München 1991, S. 167 f.

Kapitel 16

1 Scott M. Peck, *Der wunderbare Weg. Eine neue Psychologie der Liebe und des spirituellen Wachstums.* Goldmann Verlag, München 1991, S. 89 ff.

2 Bailey, *Esoterisches Heilen.* S. 179 f.

3 *A. a. O.,* S. 574.

4 Griscom, *Die Frequenz der Ekstase,* S. 246.

5 Gopi Krishna, *Kundalini im New Age.* Herausgegeben von Gene Kieffer. Verlag Hermann Bauer, Freiburg i. Br. 1989, S. 202.

6 Ring, *Den Tod erfahren,* S. 59 f.

7 *A.a.O.,* S. 113.

8 Virginia Lloyd, *Choose Freedom.* Freedom Publica- tions, Phoenix 1983, S. 86 f.

9 Linda Clark, *Color Therapy.* Simon and Schuster, New York 1975, S. 111.

10 *A.a.O.,* S. 169–183.

11 Brugh Joy, *Weg der Erfüllung. Selbstheilung durch Transformation.* Ansata Verlag, Interlaken, 3. Auflage 1993, S. 195.

12 *A. a. O.,* S. 195.

13 Gopi Krishna, *Kundalini im New Age,* S. 212 f.

Kapitel 18

1 In ihrer ursprünglichen Form sind Liebe und Wille keine Gefühle, sondern spezifische Frequenzen. Die Chinesen nennen Liebe das Empfangende (Yin) und Wille das Kreative (Yang). Wenn sich Yin und Yang manifestieren, kann das eine nicht ohne das andere existieren.

2 Siehe auch die Stichwörter zu den elf Gefühlskatego rien im Anhang.

Kapitel 19

1 Mehr darüber kann in jedem Buch über die neuro-linguistische Programmierung (NLP) nachgelesen werden, beispielsweise bei Richard Bandler/John Grindler, *Neue Wege der Kurzzeittherapie. Neurolinguistische Programme.* Junfermannsche Verlagsbuchhandlung, Paderborn 1981, oder bei Anthony Robbins, *Grenzenlose Energie. Das Power-Prinzip.* 4. Aufl. Rentrop Verlag, Bonn 1992.

2 Eine mir bekannte Bankangestellte kann Kunden am Geruch des Schecks erkennen. Auch vermag sie den Charakter eines Menschen zu »erriechen«.

Kapitel 25

1 Dolores Krieger, *The Therapeutic Touch. How to Use Your Hands to Help or to Heal.* Prentice Hall, Englewood Cliffe, N.J. 1979, 8. 35.

2 *A. a. O.,* S. 36.

3 William David, *The Harmonics of Sound, Color and Vibration.* De Vorss, Marina del Rey 1980, S. 51.

4 *A. a. O.,* S. 46.

5 Jeff Krock ist der Begründer der »Life Energy Fundamentals«, der Lehre von den Grundlagen der Lebensenergie. Ich kam mit ihm 1983 zusammen, um an mir selbst zu arbeiten.

6 *Die Fünf »Tibeter«. Das alte Geheimnis aus den Hochtälern des Himalaya lässt Sie Berge versetzen.* Aufgezeichnet von Peter Kelder. Erw. Neuaufl. Integral Verlag, Wessobrunn 1993.

Kapitel 27

1 Dolores Krieger, *Therapeutic Touch: The Imprimatur of Nursing,* in: American Journal of Nursing, Vol. 75, 1975.

2 Dora Kunz, *Die verborgenen Quellen der Heilung.* Aquamarin Verlag, Grafing 1987.

3 Patricia Heidt, *Effects of Therapeutic Touch on Anxiety Le-*

vel of Hospitalized Patients, in: Nurses Research, 1981, S. 30, 32–37.

4 Janet F. Quinn, *Therapeutic Touch as an Energy Exchange. Testing the Theory,* in: Advances in Nursing Science, January 1984.

Kapitel 30

1 Mehr über das Heilen mit Farben bei Rüben Amber, *Color Therapy,* Aurora Press, Santa Fe 1983.
2 Zu den Klängen von Farben siehe Hunt, *A Study of Structural Integration,* a. a. O.

Kapitel 35

1 Die Mutter (Mira Alfassa): *Floivers and their Messages.* 2. Aufl. Mirapuri Verlag, Gauting 1979.
2 Siehe auch John Bradshaw, *Das Kind in uns. Wie finde ich zu mir selbst?* Droemer-Knaur, München 1992.

Literatur

Bailey, Alice A.: *Eine Abhandlung über Kosmisches Feuer. 2.* Aufl. Lucis Verlag, Genf 1982.

Bailey, Alice A.: *Esoterisches Heilen* (Eine Abhandlung über die Sieben Strahlen, Band 4). 4. Aufl. Lucis Verlag, Genf 1988.

Bentov, Itzhak: *Tone, Wellen, Vibrationen. Qualität und Quantität des Bewusstseins.* Dianus-Trikont Verlag, München 1984 (Taschenbuchausgabe unter dem Titel: *Auf der Spur des wilden Pendels.*)

Besant, Annie/Leadbeater, Charles W: *Gedankenformen.* 4. Aufl. Verlag Hermann Bauer, Freiburg i. Br. 1987.

Blavatsky, Helena P.: *Die Geheimlehre.* 3. Aufl. Adyar Theosophische Verlagsgesellschaft;, Satteldorf 1992.

Brennan, Barbara Ann: *Licht-Arbeit. Das große Handbuch der Heilung mit körpereigenen Energiefeldern.* Goldmann Verlag, München 1991.

Chia, Mantak: *Tao Yoga – Praktisches Lehrbuch zur Erwekkung der heilenden Urkraft Chi.* 5. Aufl. Ansata-Verlag, Interlaken 1990.

Clark, Linda: *Color Therapy.* Simon and Schuster, New York 1975.

David, William: *The Harmonics of Sound, Color and Vibration.* De Vorss, Marina del Rey 1980.

Diamond, John: *Der Körper lügt nicht.* 7. Aufl. Verlag für angewandte Kinesiologie, Freiburg i. Br. 1992.

Die Fünf »Tibeter«. Das alte Geheimnis aus den Hochtälern des Himalaya lässt Sie Berge versetzen. Aufgezeichnet von Peter Kelder. Erw. Neuaufl. Integral Verlag, Wessobrunn 1993.

Gaskell, George Arthur: *Dictionary of All Scriptures and Myths.* The Julian Press, New York 1960.

Gerber, Richard: *Vibrational Mediane. New Choices for Healing Ourselves.* Bear & Company, Santa Fe 1988.

Gopi Krishna: *Kundalini im New Age.* Herausgegeben von Gene Kieffer. Verlag Hermann Bauer, Freiburg i. Br. 1989.

Griscom, Chris: *Die Erequenz der Ekstase. Bewusstseinsentwicklung durch die Kraft des Lichts.* Goldmann Verlag, München 1991.

Griscom, Chris: *Zeit ist eine Illusion. Leben und Botschaft einer spirituellen Lehrerin.* Goldmann Verlag, München 1991.

Grof, Stanislav: *Geburt, Tod und Transzendenz.* Kösel Verlag, München 1985.

Hodson, Geoffrey: *In den Sphären des Lichtes.* Aquamarin Verlag, Grafing 1985.

Houston, Jean: *The Possible Human. A Course in Extending Your Physical, Mental, and Creative Abilities.* J. P. Tarcher, Los Angeles 1982.

Joy, Brugh: *Der Weg der Erfüllung.* Ansata, Interlaken 1993.

Krieger, Dolores: *Living the Therapeutic Touch. Healing äs a Lifestyle.* Dodd, Mead & Company, New York 1987.

Krieger, Dolores: *The Therapeutic Touch. How to Use Your Hands to Help or to Heal.* Prentice Hall, Englewood Cliffs, N. J. 1979.

Kunz, Dora: *Die Aura – Farben und Symbole des menschlichen Energiefeldes.* Aquamarin Verlag, Grafing 1992.

Kunz, Dora: *Die verborgenen Quellen der Heilung.* Aquamarin Verlag, Grafing 1987.

Leadbeater, Charles W.: *Der sichtbare und der unsichtbare Mensch. Darstellung verschiedener Menschen typen, wie der geschulte Hellseher sie wahrnimmt.* 7. Aufl. Verlag Hermann Bauer, Freiburg i. Br. 1991.

Macrae, Janet: *Therapeutic Touch. Kontaktheilung – Die heilende Berührung.* Aquamarin Verlag, Grafing 1989.

Meeks, W. George (Hrsg.): *Heiler und Heilprozess.* Hirthammer Verlag, München 1980.

Montagu, Ashley: *Körperkontakt. Die Bedeutung der Haut für die Entwicklung des Menschen.* Klett-Cotta, Stuttgart 1987.

Motoyama, Hiroshi: *Theories of the Chakras. Bridge to Higher Consciousness.* Theosophical Publishing House, Wheaton 1982.

Peck, Scott M.: *Der wunderbare Weg. Eine neue Psychologie der Liebe und des spirituellen Wachstums.* Goldmann Verlag, München 1991 .

Pierrakos, John: *Core-Energetik. Zentrum deiner Lebenskraft.* Synthesis Verlag, Essen 1987.

Powell, Arthur E.: *The AstralBody and Other Astral Phenomena.* The Theosophical Publishing House, London 1972.

Powell, Arthur E.: *The CausalBody and the Ego.* The Theosophical Publishing House, London 1972.

Powell, Arthur E.: *The Etheric Double and Allied Phenomena.* The Theosophical Publishing House, London 1969.

Powell, Arthur E.: *The Mental Body.* The Theosophical Publishing House, London 1975.

Ring, Kenneth: *Den Tod erfahren – das Leben gewinnen.* Gustav Lübbe Verlag, Bergisch Gladbach 1988.

Schwarz, Jack: *Human Energy Systems.* E. P. Dutton, New York 1980.

Tansely, David: *Energiekörper.* Kösel Verlag, München 1985.

Tansely, David: *Radionics and the Subtle Anatomy of Man.* Health Science Press, Devon 1972.

Two Disciples: *The Rainbow Bridge.* New Age Press, Black Mountain 1975.

Verny, Thomas/Kelly, John: *Das Seelenleben des Ungeborenen.* 11. Aufl. Ullstein Verlag, Frankfurt a.M./Berlin 1993.

Weigl, Gisela/Wenzel Franz: *Die entschleierte Aura.* 2. Aufl. Aquamarin Verlag, Grafing 1987.

Weigl, Gisela/Wenzel, Franz: *Die entschleierten Gedanken.* Aquamarin Verlag, Grafing 1986.

Wolf, Fred Alan: *Der Quantensprung ist keine Hexerei.* 2. Aufl. Fischer Taschenbuch Verlag, Frankfurt/Main 1990.

Woolger, Roger J.: *Die vielen Leben der Seele. Wiedererinnerung in der therapeutischen Arbeit.* Hugendubel Verlag, München 1992.

Elizabeth Sundance

Maud Nordwald Pollock

Elizabeth Sundance ist eine spirituelle Künstlerin mit sensitiven Fähigkeiten, die ihre besondere Gabe seit etwa dreißig Jahren als Malerin und Photographin umsetzt. In erster Linie beschäftigt sie sich mit Porträts, die sie gleichsam als eine kreative Heilmethode einsetzt. Ihre multidimensionalen Kunstwerke dienen der Transformation, Inspiration und Erweckung unseres menschlichen Potentials. Dadurch, dass sie die feinstofflichen Dimensionen, die sie mit ihrer besonderen Wahrnehmungsfähigkeit sieht, durch ihr Kunstschaffen für uns sichtbar macht, können wir ihrer Auffassung nach Einsicht in die Realität unserer spirituellen Natur bekommen, unsere Ganzheit erkennen und wissen, wer wir in Wahrheit sind.

Diese neue Möglichkeit stellt eine Parallelentwicklung dar zu der sich jetzt immer stärker verbreitenden spirituellen Heilkunde, die sich mit den Schwingungen beim Menschen befasst, und der spirituellen Psychologie, die Maud Nordwald Pollock in ihrem Buch neu zusammengefasst hat.

Elizabeth Sundance kann über folgende Adresse angeschrieben werden:

Ms. Elizabeth Sundance
P. O. Box 1084
Lindham, N. Y. 12496, USA

Maud Nordwald Pollock ist ausgebildet in Therapeutic Touch, Hypnose und NLP. Sie ist Beraterin und Referentin in Human Potentials (menschliche Fähigkeiten).

Seit über 20 Jahren erforscht und studiert sie die Ganzheitswissenschaften einschließlich Philosophie, Metaphysik, Meditation, Psychologie, Bewusstseins-Hilfsmittel und Gesundheitswesen. Seit Jahren vermittelt sie ihr umfangreiches Fachwissen in mehreren Sprachen in Seminaren und Vorträgen.

Sie gibt diese Seminare in Deutschland, der Schweiz, in Österreich, Italien sowie den USA. Dabei stellt sie die von ihr entwickelte »Neue Synthese« des Heilens von Körper und Seele, Gefühlen und Geist vor. Nach einigen Jahren in Chile lebt die gebürtige Hamburgerin heute in den USA.

Wenn Sie sich für Workshops oder Vorträge von Maud Nordwald Pollock interessieren, wenden Sie sich bitte an folgende Adresse:

Maud Nordwald Pollock
P. O. Box 739
Southampton, N. Y. 11969, USA
maudn.pollock@att.net
www.maud-nordwald-pollock.com

Kontaktadresse in Europa:
Karin Wiedenmann-Rath
Therapeutic Touch Institut Schweiz
Mattweid 13
CH-6204 Sempach Stadt

Register